金匮要略释评

李卫强 朱西杰 赵仁 主编

黄河出版传媒集团

阳光出版社

图书在版编目（CIP）数据

金匮要略释评 / 李卫强, 朱西杰, 赵仁主编. -- 银川:阳光出版社, 2021.1
ISBN 978-7-5525-5772-5

Ⅰ.①金… Ⅱ.①李… ②朱… ③赵… Ⅲ.①金匮要略方论》- 研究 Ⅳ.①R222.39

中国版本图书馆 CIP 数据核字(2021)第 031541 号

金匮要略释评
JINGUI YAOLÜE SHIPING

李卫强 朱西杰 赵 仁 主编

责任编辑 胡 鹏 丁丽萍 郑晨阳
封面设计 晨 皓
责任印制 岳建宁

 黄河出版传媒集团 阳光出版社 出版发行

出 版 人 薛文斌
地 址 宁夏银川市北京东路 139 号出版大厦（750001）
网 址 http://www.ygchbs.com
网上书店 http://shop129132959.taobao.com
电子信箱 yangguangchubanshe@163.com
邮购电话 0951-5014139
经 销 全国新华书店
印刷装订 宁夏凤鸣彩印广告有限公司
印刷委托书号 （宁）0020122

开 本 787 mm×1092 mm 1/16
印 张 25.75
字 数 500 千字
版 次 2021 年 9 月第 1 版
印 次 2021 年 9 月第 1 次印刷
书 号 ISBN 978-7-5525-5772-5
定 价 68.00 元

前　言

《金匮要略》(古称《金匮要略方论》)是我国东汉著名医学家张仲景所著《伤寒杂病论》的杂病部分,也是我国现存最早的一部论述杂病诊治的专书,全书分上、中、下三卷,记载疾病40余种,收方剂262首,所述病证以内科杂病为主,兼及外科、妇科疾病及急救猝死、饮食禁忌等内容,由于所载方剂具有药味精炼、配伍严密、主治明确的特点,被后世誉为"众方之祖",尊为"医方之经",为后世方剂学发展的重要依据,对临证具有重要的指导意义。

习近平总书记强调中医药学是中国古代科学的瑰宝,也是打开中华文明宝库的钥匙。当前,中医药振兴发展迎来天时、地利、人和的大好时机,希望广大中医药工作者增强民族自信,勇攀医学高峰,深入发掘中医药宝库中的精华,充分发挥中医药的独特优势,推进中医药现代化,推动中医药走向世界,切实把中医药这一祖先留给我们的宝贵财富继承好、发展好、利用好,在建设健康中国、实现中国梦的伟大征程中谱写新的篇章。

本书选择了《金匮要略》具有较高学术水平的注解版本《金匮要略广注》《金匮要略心典》《金匮发微》及《黄元御医集·4·金匮悬解》四部书,分别对《金匮要略》中前二十二章原条文逐一进行注释。其中清代医家李彣所著《金匮要略广注》为《金匮要略》第一部全注本,注文贴切,论析精辟,说理深入浅出,治学态度严谨求实,给后世注家以很大影响。清代尤在泾研究仲景学说多年,颇有心得,其纂注的《金匮要略心典》力求得《金匮要略》之妙谛,发仲景之心声,故名"心典",文笔简练,条理清晰、注释能与临床相契合,对原文中难以解释的深奥文义,宁可缺略,不强予衍释,可称《金匮要略》注本中较好的一种。《金匮发微》是清末民初曹颖甫先生40年对《伤寒杂病论》探索的心得,论述密切临床,精湛允当。清代黄元御学验俱丰,能发《内经》《难经》之理,其编撰的《金匮悬解》兼采诸家学说，逐篇诠释，在金匮要略阐释方面极具代表性。

同时，结合我们多年的临床及教学体会对相关条文进行评析，如"夫治未病者，见肝之病，知肝传脾，当先实脾"，我们要结合现代医学实验室及影像学检测结果，如B超检查出的甲状腺弥漫性病变及结节、胆囊炎、肝囊肿、肝血管瘤等，胃镜检查的胃黏膜糜烂等，均属消化病症，从中医角度看与情绪不调、肝郁气滞有关，提出临床中需要调整心态，积极进行药物干预，防止病变进一步发展。再如条文强调"病人饮水多，必暴喘满"，我们提出根据条文提示临床中对于胃肠功能较差的患者，汤水类的食物要少吃，水入胃肠则需脾胃阳气的蒸腾气化才能布散，大量进食汤水类食物会加重胃肠阳气损伤，影响脾胃功能恢复等胃肠病康复具有建设意义的思路与方法。

诸如此类条文深意的阐发，对于中医临床疾病诊疗及预防具有较好的阐释指导意义，也是经典理论创新的有益尝试。

本书的编撰得到宁夏医科大学中医学院的大力支持，在此表示感谢。

编者

2020 年 6 月

目　录

第一章　脏腑经络先后病脉证第一

【原文】

问曰：上工治未病，何也？师曰：夫治未病者，见肝之病，知肝传脾，当先实脾。四季脾王不受邪，即勿补之。中工不晓相传，见肝之病，不解实脾，惟治肝也。夫肝之病，补用酸，助用焦苦，益用甘味之药调之。酸入肝，焦苦入心，甘入脾，脾能伤肾，肾气微弱，则水不行，水不行，则心火气盛，则伤肺；肺被伤，则金气不行，金气不行，则肝气盛，则肝自愈。此治肝补脾之要妙也。肝虚则用此法，实则不在用之。经曰："虚虚实实，补不足，损有余。"是其义也。余脏准此。

【注解】

《金匮要略广注》：此所谓治脏腑之病也，当以"肝虚用此法"一句为主，通节皆治肝虚之法也。肝属木，脾属土。木能克土，故当先实脾以培土。土无定位，寄旺于四时之季月——三月、六月、九月、十二月是也，故云"四季脾旺不受邪"也，夫"见肝之病"，此肝之已病者也。肝病实脾，此脾尚未病而先治之。

《金匮发微》：此节借肝病传脾，以明上工治未病之说也。肝脏血虚，则其叶燥挺而压于脾。脾气郁，则痛延腹部，遂有腹中急痛之证。《伤寒论》云："阳脉急，阴脉弦，腹中急痛，先予小建中汤。"盖桂枝汤其味本甘，加饴糖则其味益甘。《内经》所谓："肝苦急，急食甘以缓之。"即实脾之说也。脾旺不必泥四季，但湿土当旺之时即是，长夏用小建中，即病胀懑，故曰勿补。中工不知因肝脏血虚之故，而用甘味以实脾，而以小建中汤为治肝补脾不二法门，则大误矣。盖肝之本味酸，而中含有胆液则苦。肝与胃同居膈下，而胃实为生血之原，肝胆之液，渗入胃中，并能消食。寒则吐酸，肝之液也。热则吐苦，胆之液也。要之，为胃气不和。胃气不和，则无以资肝脏之血，且湿胜则肝胆不调，故多呕。湿之所聚，蛔病乃作。然则所谓补用酸，助用焦苦者，以乌梅丸言之也。但焦苦当言苦温，以乌梅之酸，合细辛、干姜、蜀椒、桂枝、附子之温，及黄连、黄柏之苦燥，而后胃温湿化，肝胆之郁，方得条达。更有胃中虚寒，干呕吐涎沫，则专用苦温之吴茱萸汤，而不用酸以补之者，此证寒湿初起，肝脏未虚,故但需助胃阳而止呕也。若夫益用甘味以调之者,乃专指建中汤言之。以上三法,皆为肝虚而设。凡病虚则生寒,实则生热,故有肝乘脾、肝乘肺,而刺期门者,亦有厥深热深而当下者,亦有肝实血热,热利下重,而用白头翁汤者。若不问虚实,而概用建中汤以治肝补脾,不病胀懑,即病烦躁,故曰:"不任用之。""无实实,无虚虚,补不足,损有余",当是古《内经》文,见扁鹊《难经》。"酸入肝至要妙也"一段,述中工谬论,不着紧要,特删去之,从黄坤载悬解例也。

《金匮要略心典》:按:《素问》云:邪气之客于身也,以胜相加。肝应木而胜脾土,以是知肝病当传脾也。实脾者,助令气旺,使不受邪,所谓治未病也。设不知而徒治其肝,则肝病未已,脾病复起,岂上工之事哉? 肝之病补用酸者,肝不足,则益之以其本味也。与《内经》以辛补之之说不同,然肝以阴脏而含生气,以辛补者所以助其用,补用酸者所以益其体,言虽异而理各当也。助用苦焦者,《千金》所谓心王则气感于肝也。益用甘味之药调之者,越人所谓损其肝者缓其中也。

酸入肝以下十五句,疑非仲景原文,类后人谬添注脚,编书者误收之也。盖仲景治肝补脾之要,在脾实而不受肝邪,非补脾以伤肾,纵火以刑金之谓。果尔,则是所全者少,而所伤者反多也。且脾得补而肺将自旺,肾受伤必虚及其子,何制金强木之有哉! 细按语意,见肝之病以下九句,是答上工治未病之辞;补用酸三句,乃别出肝虚正治之法。观下文云:肝虚则用此法,实则不在用之。刻意见矣。盖脏病惟虚者受之,而实者不受;脏邪惟实则能传,而虚则不传。故治肝实者,先实脾土,以杜滋蔓之祸;治肝虚者,直补本宫,以防外侮之端。此仲景虚实并举之要旨也。后人不察肝病缓中之理,谬执甘先入脾之语,遂略酸与焦苦,而独于甘味曲穷其说,以为是即治肝补脾之要妙。昔贤云:诐辞知其所蔽,此之谓耶。

《金匮悬解》:五行生克,肝木克土,脾土克水,肾水克火,心火克金,肺金克木。克其所胜,故以病传之。见肝之病,知脾土被贼,先实其脾,是谓未病而早医。土旺四季,其时脾不受邪,即勿补之,中工未晓相传之义,见肝之病,不解实脾,惟治肝也,是以肝病未已,脾病复起。余脏准此类推。

【评析】

(1)《金匮发微》明确指出,此节借肝病传脾,以明上工治未病之说也。因此,作为医生临证中要注意通过望、闻、问、切观察患者症状,特别是中医强调的"望而知之谓之神",及时发现疾病发生的征兆或早期征象,截断病势,阻邪于未病或轻症阶段。如《金匮要略·胸痹心痛短气病脉证治第九》中"平人无寒热,短气不足以息者,实也",即指表明出现胸闷气短是胸痹的早期表现,此时即当积极预防调理,防病续传。

同时,对现代医学实验室检测的结果也要明确其临床意义,如甲状腺弥漫性病变、结节等,胃镜检查胃黏膜糜烂等,从中医角度看,与情绪不调、肝郁气滞,血脉阻滞有关,因此,临床中需要调整心态,积极进行药物干预,防止病变进一步发展。

(2)疾病治疗时始终要有整体观念,注意脏腑之间的相互影响,以肝虚症为例的组方原则,即说明了机体的协调统一性,疾病诊疗过程中要注意脏腑之间的相互影响。

【原文】

夫人禀五常,因风气而生长,风气虽能生万物,亦能害万物,如水能浮舟,亦能覆舟。若五脏元真通畅,人即安和,客气邪风,中人多死。千般疢难,不越三条:一者,经络受邪,入脏腑,为内所因也;二者,四肢九窍,血脉相传,壅塞不通,为外皮肤所中也;三者,房室、金刃、虫兽所伤。以此详之,病由都尽。若人能养慎,不令邪风干忤经络,适中经络,未流传脏腑,即医治之,四肢才觉重滞,即导引、吐纳、针灸、膏摩,勿令九窍闭塞;更能无犯王法、禽兽灾伤,房室勿令竭乏,服食节其冷热苦酸辛甘,不遗形体有衰,病则无由入其腠理。腠者,是三焦通会元真之处,为血气所注;理者,是皮肤脏腑之文理也。

【注解】

《金匮要略广注校诠》:前节云“上工治未病”,此云“不遗形体有衰,病则无由入其腠理”,亦治未病之意也。五常者,人之性,即仁、义、礼、智、信也。人“因风气而生长”,言风兼言气者,以风中有气,如《庄子》云“大块噫气”,《礼经》云“煦妪覆育万物”是也。“从其所居之乡来者为实风,主长养万物”,是因风气而生也。“从其冲后来者为虚风,主杀主害”,《素问》云“风者百病之始”,是因风气而害也。通节以“元真”二字为主。元真者,藏真之元气(经云:藏真散于肝,通于心,濡于脾,高于肺,下于肾),所谓元真是也。五脏元真通畅,人即安和。即《内经》“恬澹虚无,真气从之。精神内守,病安从来”也。客气者,客忤不正之气。以邪从外感,如客自外来,故云客气也。邪风者,经云“八风发邪以为经”,风触五脏,邪气发病。又云:“虚邪贼风,避之有时。”故中人多死也。三条,即内因、外因、不内外因也。头面七窍,合前后二阴为九窍也。三焦,又见中卷第十一篇。

李时珍曰:三焦者,元气之别使。命门者,三焦之本原。盖一原一委也。命门,指所居之府而名,为藏精系胞之物。三焦,指分治之部而名,为出纳腐熟之司。盖一以体名,一以用名。其体非脂非肉,白膜裹之,在七节之旁,两肾之间,二系著脊,下通二肾,上通心肺,贯属于脑,为生命之原,相火之主,精气之府。人物皆有之,生人生物皆由此出。《灵枢·本藏论》已著其厚薄,缓急之状,扁鹊《难经》不知原委体用之分,以右肾为命门,谓三焦有名无形者,非也。

《金匮发微》:人禀五常,不过言人之禀五德耳,《浅注》谓:“日在五气之中”,非也。玩以下方说到风气，便知所谓因风气而生长者，人得风中空气，则精神爽健，然必清晨吸受，方为有益，故昔人多有吹卯风而得大寿者。然亦不可太过，过则为病。譬如今人多喜吸受空气，甚至天寒地冻，夜中开窗眠睡，有不病伤寒者乎！此即风气生万物，亦能害万物之说也。是何异水能载舟，亦能覆舟乎！要惟本体强者，乃能无病，故脏腑元气充足，呼息调畅，然后眠食安而营卫和。若外来之客气邪风，亦当思患预防，否则中人多死。假如风中皮毛肌腠，则病伤寒中风，风中于筋，则病筋拘挛。风中腑脏，即口噤不识人。风中于头，则颠眩，或疼痛，或口眼不正。风中于体，则半身不遂，是谓邪风。且风为百病长，合于燥则病燥，合于湿则病湿，合于寒则病寒，合于暑则病暑，是谓客气。然治之得法，犹有不死者。若夫疫疠之气，暴疾之风，中人往往致死。此节为全书大纲，故特举外因、内因、不外不内因三条以为之冠。六气之病，起于皮毛肌腠，故善治病者治皮毛，其次治肌肤。今以皮毛肌腠不固，邪中经络而入主脏腑，是为外因。四肢九窍，血脉相传，脾胃主四肢，中阳不运，风湿困于四肢，则四肢为之不举。肝开窍于目而资于肾，肾阴耗而胆火盛，则目为之昏。肾开窍于耳而资于脑，脑气亏而胆火张，则耳为之聋。肺开窍于鼻，风邪袭肺，则鼻中不闻香臭。胃开窍于舌，胃中宿食不化，则口中不知五味。胃与大小肠下窍在肛门，肠胃燥则大便闭。三焦下窍在膀胱，湿痰阻其水道，则小溲不利。阳热结于膀胱，则小溲亦为之不利，是谓内因。若夫房室之伤，则病内热惑蛊。金刃之伤，缓则溃烂，急则病破伤风。虫兽之伤，毒血凝瘀，甚则走窜周身而死（金刃初伤，用小蓟叶打烂涂之，不致出血太过。毒蛇咬伤，用壁虱入面酱内捣涂即愈。疯犬咬伤，血必走窜大肠，凝结成块，久则发狂，宜抵当汤下之），是为不内不外因。即此三因推之，全书大纲，略尽于此。凡此者惟预为防范者能免之。才中皮毛肌腠，即用麻黄、桂枝二汤以发之，然后病机不传经络，即传经络，未及脏腑，即用葛根汤以发之，则外因之内陷者寡矣。血脉不流通，则四肢为之重滞，然当甫觉重滞，或用八段锦、十二段锦法，使筋节舒展，或吸气纳于丹田，而徐嘘散之，使周身血分水分，随之运行。甚或湿壅关节，时作酸痛，则针灸以通阳气，膏摩以破壅滞，则内因闭塞九窍者寡矣。然犹必安本分以避刑辟，远山林以避蛇虎，远床第以保精髓，节衣服之寒暖，节五味之过当，务令营卫调适，内外强固，六淫之邪，乃无由入其腠理，则病之成于不内不外因者又寡矣。所谓腠理者，人身肌肉方斜长短大小不等之块，凑合而成，凑合处之大隙，即谓之腠，肌肉并众丝而成块，众丝之小隙即谓之理。胸中淋巴系统，发出之乳糜水液，出肌腠而成汗，故曰："通会元真"。元真者，固有之元气真气。血分中营阴及之，水分中卫阳亦及之，故曰："通会文理"，即合并成块之肉丝，不独肌肉有之，即胃与小肠、大肠并有之，各具淋巴微管，发出水液，故仲师连类及之耳。其实病气之始入，原不关乎内脏也。

《金匮要略心典》：人禀阴阳五行之常，而其生其长，则实由风与气。盖非八风，则无以动荡而协和;非六气,则无以变易而长养。然有正气,即有客气;有和风,即有邪风。其生物害物,并出一机。如浮舟覆舟,总为一水。故得其和则为正气,失其和即为客气,得其正则为和风,失其正即为邪风,其生物有力,则其害物亦有力,所以中人多死。然风有轻重,病有浅深,约而言之,不越三条:一者邪从经络入脏腑而深,为内所因;二者邪在四肢、九窍、皮肤,沿流血脉而浅,为外所因;三者病从王法、房室、金刃、虫兽而生,为不内外因,所谓病之由也。人于此慎养,不令邪风异气干忤经络,则无病;适入经络,未入脏腑,可汗吐或和解而愈,所谓医治之也,此应前内因一段。若风气外侵四肢,将及九窍,即吐纳、导引以行其气,针灸、膏摩以逐其邪,则重滞通快,而闭塞无由,此应前外因一段。更能不犯王法、禽兽,则形体不伤,又虽有房室而不令竭乏,则精神不弊,此应前房室一段。腠理云者,谓凡病纠缠于身,不止经络血脉,势必充溢腠理,故必慎之使无由入。腠者,三焦与骨节相贯之处,此神气所往来,故曰元真通会;理者,合皮肤脏腑,内外皆有其理,细而不紊,故曰文理。仲景此论,以风气中人为主,故以经络入脏腑者,为深为内;自皮肤流血脉者,为浅为外;若房室、金刃、虫兽所伤,则非客气邪风中人之比,与经络脏腑无相干涉者,为不内外因也。

按:陈无择《三因方》,以六淫邪气所触为外因,五脏情志所感为内因,饮食、房室、跌扑、金刃所伤,为不内外因。盖仲景之论,以客气邪风为主,故不从内伤外感为内外,而以经络脏腑为内外,如徐氏所云是也。无择合天人表里立论,故以病从外来者为外因,从内生者为内因,其不从邪气、情志所生者,为不内外因,亦最明晰,虽与仲景并传可也。

【评析】

(1)本条强调人与自然界的和谐统一,即中医所讲的天人合一观,也即是国家提倡的和谐发展观。人的行为能影响自然界的生态能量场,如蝴蝶效应中蝴蝶煽动一次翅膀,千里之外即可能发生一场大的风暴即是明证,故有千里之堤毁于蚁穴之说;反过来,自然界生态能量场的变化也能影响人体的变化,导致一些传染病的流行,吴又可称为疫戾之气,即天地间一种不正之气,中医以五运六气的气机运行失常阐释。

(2)《金匮要略》中指出,疾病发生是由经络到脏腑逐渐加重,而腠理是疾病发生的关口,其致密性与现代医学所说的皮肤黏膜的完整性对机体的防护作用一样。

(3)本条还强调了早期防治,目前所谓的亚健康状态、代谢综合征之类病症,如B超提示的胆囊壁毛糙、胆囊息肉、肝血管瘤、肝囊肿、甲状腺结节等都需要积极预防,并根据自身病症选择合理的防治措施。

(4)本条提到"更能无犯王法",中国的法制建设日趋完善,也要求人民群众能遵纪守法,维护社会稳定。

【原文】

问曰：病人有气色见于面部，愿闻其说？师曰：鼻头色青，腹中痛，苦冷者死。（一云腹中冷，苦痛者死）。鼻头色微黑者，有水气。色黄者，胸上有寒。色白者，亡血也。设微赤，非时者，死；其目正圆者，痉，不治。又色青为痛，色黑为劳，色赤为风，色黄者便难，色鲜明者，有留饮。

【注解】

《金匮要略广注校诠》：治病有望、闻、问、切四法，此望而知之之法也。盖面为诸阳之会，《内经》云："声合五音，色合五行"，"脉以应月，色以应日"。又云："精明五色者，气之华也。"故气色可验于面部。脾属土，鼻者土之位，青者木之色。鼻头色青，是肝木侮脾土，以脾经入腹，色青为寒，故主腹痛苦冷死也。黑为水色。鼻头色微黑，是水来乘土，故主有水气。脾脉上膈，胃脉下膈，皆喜温恶寒。若胸上有寒，则中焦塞窒，胃不能受纳水谷，脾不能运化精微，故自现其本色而黄也。血者心之所主，《内经》云："心合脉，其荣色也。"又：心之华在面，亡血，则血无以华其色，而心气衰。经云："血脱者，色白"，夭然不泽是也。微赤见于秋月，是火来克金，为非其时，故主死。属太阳证。目者，心之使、神之舍也。"目正圆者，不治"，以太阳脉起目内眦，经云："瞳子高者，太阳不足；戴眼者，太阳已绝"也。肝木色青，腹乃脾部，此木实则痛，故主腹痛也。肾藏精，劳则精竭，伤肾，故本色见面黑。经云："烦劳则张，精绝。"又云："肾虚，面如漆柴"是也。风为阳邪，故色赤。《本经》云："里水者，一身面目黄肿，小便不利。"黄家湿热内瘀，小便不利，故色黄者便难也。（一云：小便淋闭，鼻色必黄，则黄色专主鼻言。盖鼻者，肺之窍。肺主通调水道，今小便难者，以热灼津液，水道不利，故郁蒸而鼻发黄色也。）鲜明者，水之色。留饮者，水所聚。《本经》云："水病，目下有卧蚕，面目鲜泽"是也。

《金匮发微》：气色之见于面部者，无病之人亦有之，借如夏令行烈日中则面赤，暴受惊恐则色白，此其易知者也。明乎此，乃可推病之人气色。曰："鼻头色青，腹中痛者。"鼻之上部尽头处，非鼻准之谓，相家谓之印堂，医家谓之阙下。小儿下利，印堂多见青色，腹痛不言可知。下利手足逆冷，为独阴无阳，故曰苦冷者死。湿家身色熏黄者，黄中见黑色也。今印堂微黑，故知其水气。湿病属脾脏，脾统血，血中有黄色之液，湿胜而血负，病在营，故其色黄黑相杂。水气属三焦、肾与膀胱，病在卫，故印堂微黑。胸中为饮食入胃发生水液之处，其水液由脾阳生发，中医谓之中焦，西医谓之淋巴系统。胸中有寒，是病留饮，故萎黄见于印堂。血不华色则白，故亡血者色白。人饮酒则面有赤色，行日中及向火并同，为其血热内盛，阳气外浮也。伤寒阴寒内据，真阳外脱，则亦面见赤色，是谓戴阳，此证多属冬令，故曰："非时者死"，谓非夏令血热张发之候也。按寒饮之色黄，失血之色白，或全见面部。戴阳之赤色，或见额上及两颧，不定在鼻之上部，故无"鼻头"字，非省文也。而色既辨，然又必验之于目。刚痉无汗，周身筋脉紧张，故目系强急而目正圆，此证脉必直上下行，《内经》所谓"但弦无胃"也，故曰："不治。"目色青，少年妇人时有之，或不必因病而见，然往往有肝郁乘脾，而腹中急痛。若夫色黑为劳，与女劳疸额上黑同。凡人目中瞳仁则黑，其外微黄，惟女劳则瞳仁外圈俱黑。吾乡钱茂材信芳，诊宋姓病断其必死，不三月果死，予问故，钱曰："女劳目之外眶尽黑，法在必死。"盖瞳仁精散外溢，如卵黄之忽散，臭败随之矣。风邪中于头，则入于目而目脉赤，荆芥、防风、蝉衣、殭虫等味熏洗，足以愈之，仲师固无方治也。色黄便难，是谓谷疸，宜茵陈蒿汤。惟鲜明有留饮，当指目鲜泽者及目下有卧蚕形者言之。若专以目论，则巧媚妇人，固自有明眸善睐者，何尝病留饮乎！

《金匮要略心典》：此气色之辨，所谓望而知之者也。鼻头，脾之部；青，肝之色；腹中痛者，土受木贼也；冷则阳亡而寒水助邪，故死。肾者主水，黑，水之色，脾负而肾气胜之，故有水气。色黄者，面黄也，其病在脾，脾病则生饮，故胸上有寒。寒，寒饮也。色白亦面白也，亡血者不华于色，故白；血亡则阳不可更越，设微赤而非火令之时，其为虚阳上泛无疑，故死。目正圆者阴之绝也，痉为风强病，阴绝阳强，故不治。痛则血凝泣而不流，故色青。劳则伤肾，故色黑。经云：水病人目下有卧蚕，面目鲜泽也。

《金匮悬解》：《灵枢·五阅五使》：脉出于气口，色见于明堂。《灵枢·五色》：明堂者，鼻也。青为木色，鼻头色青，是木邪克土，当腹中痛。若腹里苦冷者，则水寒木枯，土败火熄，于法当死。黑为水色，鼻头色微黑者，必有水气。黄为土色，鼻虽土位，而实窍于肺，肺位在胸，色黄者，土冷胃逆，传于肺部，法应胸上有寒也。白为金色，木藏血而主色，色白者，血亡木枯而金气乘之，故白而不华，《伤寒·脉法》所谓面白脱色也。设色见微赤，而非其应见之时者，则死。盖亡血之家，缘于土败胃逆，肺金失敛，又见赤色，则火不归水，逆刑肺金，而吐衄之病，无有止期。是其中气崩溃，阳根下断，必主死也。足太阳之脉，起于目之内眥，上巅下项，而行身后。《素问·诊要经终论》：太阳之脉，其终也，戴眼，反折，瘛疭。瘛，急。疭，缓。痉者，颈项强急，脊背反折，缘太阳之脉屈而不伸也。筋脉急缩，上引目系，开而不阖，故其目正圆，直视不瞬，此太阳之脉终，故不治也。又青为木色，木枯当冲击而为痛。黑为水色，水寒则虚损而为劳。黄为土色，土湿则郁结而便难。鲜明为留饮之色，留饮在中，故鲜明而不黯淡也。此望而知之之法也。

【评析】

《内经》指出，万物皆由气衍化而形成，脏腑亦如此。中医强调有诸内必行诸于外，脏腑与外周密切关联。因此，望诊面色实则反映的是脏腑气机运行变化表现于面部的情况。通过脏腑在面部的不同部位颜色、皮疹、结节等变化诊断反映脏腑的病变，即面色诊法，可以直接反映患者的病情,故而有望而知之谓之神的说法。

此外,诸阳经皆布于面部,心肝脾肺肾皆在面部有相应的对应区域,面色诊断也反映了机体各脏器的阳气旺盛程度。

【原文】

师曰:病人语声寂寂然,喜惊呼者,骨节间病;语声喑喑然不彻者,心膈间病;语声啾啾然细而长者,头中病。

【注解】

《金匮要略广注校诠》:此闻而知之之法也。骨节、心膈、头中诸病,皆指疼痛言。而痛病之发于声,有各异者,以所痛之部位不同也。惊呼者,忽然而呼,若惊状也。盖骨节痛无常时,或暂时痛止,则语声寂寂然。及忽然掣痛,则亦忽然惊呼,《内经》云:"肝主筋,诸筋皆属于节。"又云:"肝病发惊骇,肝在声为呼。"此惊呼者,肝病也。经所谓风气通于肝,诸痛属于木是也(肝属木)。人胸前有膈膜一层,前齐鸠尾,后脊椎之十一椎,遮隔浊气,不使上薰心肺,故名膈(心在膈上)。肺虽主声音,然肾为生气之原,呼吸之门,则语声发于肾间动气,自下而达上者也。心膈间病,则上焦阻塞,碍其上达之气道,故语声喑喑不彻也。(喑喑者,呻吟低小之声。不彻者,声不透达也。)若头在上部(三阳经皆上头,肝经出额交巅)。病则与胸中气道无碍,语声得以上达透彻,故声长。然头者,精神之府,病则精神虚愈,故语声仍啾啾然细长也(啾啾,痛楚不耐烦之声)。

《金匮发微》:无病之人,语声如平时,虽高下疾徐不同,决无特异之处。寒湿在骨节间,发为酸痛,故急于语言而声寂寂,转侧则剧痛,故喜惊呼。心膈间为肺,湿痰阻肺窍,故语声喑喑然不彻。头痛者,出言大则脑痛欲裂,故语声喑喑然细而长,不敢高声语也。

《金匮要略心典》:语声寂寂然喜惊呼者,病在肾肝,为筋髓寒而痛时作也;喑喑然不彻者,病在心肺,则气道塞而音不彰也;啾啾然细而长者,痛在头中,则声不敢扬,而胸膈气道自如,故虽细而仍长也。此音声之辨,闻而知之者也。然殊未备,学人一隅三反可矣。

《金匮悬解》:《素问·金匮真言论》:东方青色,入通于肝,其病发惊骇,阴阳应象论:在体为筋,在脏为肝,在声为呼。五脏生成论:诸筋者,皆属于节。语声寂寂然,喜忽然惊呼者,肝之声也,肝主筋,而筋会于节,故为骨节间病。肺主声,位在心膈之上,语声喑喑然不彻者,此心膈间病。肺气不清,故声音不亮也。头痛者,响震则头鸣而痛剧,故语声啾啾细长。此头中之病,不敢高声语也。此闻而知之之法也。

【评析】

声音与五脏相关联,不同声音强弱、大小反映了脏器功能的强弱。角、徵、宫、商、羽音分别与五脏相对应,声音高低强弱也代表了脏器功能变化,所以通过声音的变化可以帮助临床诊断疾病,即闻诊。

【原文】

师曰:息摇肩者,心中坚;息引胸中上气者,咳;息张口短气者,肺痿吐沫。

【注解】

《金匮要略广注校诠》:一呼一吸谓之息。肺主气,凡呼吸皆属于肺。坚,实也。心中血结气聚,呼吸气道不利,难以升降,牵引而痛,肩为摇耸,此邪实也。《内经》云:"皮毛者,肺之合也。皮毛先受邪气,邪气以从其合也"。其饮食入胃,从肺脉上至于肺,则肺寒。外内合邪,则为肺咳,故息引胸中上气者咳,此逆气也。《本经》云:热在上焦者,因咳为肺痿;张口短气者,欲咳不能咳,乃喘喝不宁之状,气虚不能摄涎,故吐沫,此肺虚也。

《金匮发微》:痰饮留于膈间,则心下坚满。痰饮篇所谓"虽利,心下续坚满""膈间支饮,其人喘满,心下痞坚",寒疝篇"脉紧大而弦者,必心下坚",则此云"息摇肩心中坚"者,其必为"心下坚"之误无疑。心为君主之脏,不能容纳外邪,惟心下为膈与胃相逼处,痰湿流于膈间,则气为之阻而气不顺。至于两肩用力摇动,则心下之坚满可知矣。此为湿痰凝固之证,所谓宜十枣汤者也。至于息引胸中上气而咳,即后文咳而上气之证。吐黄浊者宜皂荚丸。有水痰者宜射干麻黄汤。张口短气者,肺痿吐沫,即后篇所谓肺痿之证。以上三者,皆出于主气之肺。辨息至为切近,故类及之。

《金匮要略心典》:心中坚者,气实而出入阻,故息则摇肩;咳者气逆而肺失降,则息引胸中上气;肺痿吐沫者,气伤而布息难,则张口短气,此因病而害于气者也。

《金匮悬解》:喘息摇肩者,心中坚满,气无降路,故逆冲而肩摇也。息引胸中上气者,气逆,必生咳嗽也。息张口短气者,肺痿而胸满,清气湮塞,常生唾沫也。此亦闻而知之之法也。

【评析】

此部分是关于呼吸形态的望诊,对临证诊断意义重大。

【原文】

师曰:吸而微数,其病在中焦,实也,当下之即愈,虚者不治。在上焦者,其吸促;在下焦者,其吸远。此皆难治。呼吸动摇振振者,不治。

【注解】

《金匮要略广注》:《难经》云:"呼出心与肺,吸入肾与肝。"中焦实,则上下之气不得升降,欲呼不得出,欲吸不能入,故吸而微数者,气促也。《经》云:短气腹满而喘,可攻里也。下去中焦之实,则上下之气宣通,可以升降自如而愈矣。虚者,邪盛正衰,既不可下,又不可补,故不治。邪在心肺者,其气升而下降,但浮于上焦。以上焦部位甚近,故吸促(促者,急也)。病在肝肾者,丹田元气将绝,气又降而难升,移时方得一吸,不能接续如常,以下焦部位甚远,但觉出入之气濡迟,故吸远(远字作迟字解,与促字对看)。此正虚,邪亦不盛,但云难治。若呼吸动摇振振者,则气与形离,虚之极矣,故不治(振,动也。振振,动摇之貌)。李升玺曰:呼吸相连,不呼则亦不吸,吸后必致再呼,故言吸,而呼在其中。然独言吸者,以气之入为主也。

《金匮发微》:息由丹田上出肺窍是为呼,由肺窍下入丹田是为吸。呼吸略无阻碍,乃为无病之人。惟中脘宿食不化,则吸入之气,至中脘而还,不能下入丹田,故出纳转数,下之则上下通彻,略无窒碍,此大承气汤所以为承接中气之用也。然有本为大承气证,始病失下,病久精气耗损,肠胃枯燥而死者,即有久病虚赢,一下正随邪恶尽,以致虚脱而死者。因此后医失误,转授前医以为口实,而硝、黄遂成禁例。然则仲师言"虚者不治",为法当早下言之,非为见死不救之庸工言之也(大下后食复同此例)。若夫肺虚而吸气乏力故吸促,肾虚而纳气无权故吸远。促者上焦不容,远者下焦不摄,故曰难治。其不曰不治而曰难治者,肺痈、肺痿、肺胀及膈间有留饮,其吸皆促,为其有所阻也。亡血失精,其吸皆远,为其不相引也。数者皆有方治,而愈期正不可知,故曰难治。至于呼吸动摇振振,其人必大肉瘦陷,大骨枯槁,午后微热,死在旦夕。虽使扁鹊复生,无能为役矣。

《金匮要略心典》:息兼呼吸而言,吸则专言入气也。中焦实,则气之入者不得下行,故吸微数,数犹促也,下之则实去气通而愈。若不系实而系虚,则为无根失守之气,顷将自散,故曰不治。或云中焦实而元气虚者,既不任受攻下而又不能自和,故不治,亦通;其实在上焦者,气不得入而辄还,则吸促,促犹短也;实在下焦者,气欲归而不骤及,则吸远,远犹长也。上下二病,并关脏气,非若中焦之实,可从下而去者,故曰难治。呼吸动摇振振者,气盛而形衰,不能居矣,故亦不治。

《金匮悬解》:吸气微数,此中焦盛实,肺气不降,下之府清而气降,则愈矣。若中虚而吸数,此气败而根绝,法为不治。气逆于上焦者,其吸促,气陷于下焦者,其吸远,此皆中气之败也,升降失职,最难治也。呼吸动摇振振者,真气拔根,脱亡不久,此不治也。此亦闻而知之之法也。

【评析】

关于呼吸形态的望诊,如中医最常描述的张口抬肩、摇身颉肚、三凹症等等,症状的早期发现对疾病诊断及预防、治疗关系重大。

【原文】

师曰:寸口脉动者,因其王时而动,假令肝王色青,四时各随其色,肝色青而反色白,非其时色脉,皆当病。

【注解】

《金匮要略广注校诠》:脉有寸关尺三部,凡经中单言寸脉,则不及关尺。如言寸口,则有但指寸脉而别乎关尺者;亦有兼举寸关尺三部而总名为寸口者。以此脉即肺经之太渊穴,去尺泽穴一尺,故名尺;去鱼际穴一寸,故名寸也。如《难经》云:"寸口者,脉之大会。"《内经》云:"气口成寸,以决死生。气口即寸口。"此皆统举寸关尺三部而言者也。"因其王时而动"者,如春时木旺,则肝脉动而弦,其色青;夏时火旺,则心脉动而钩,其色赤;长夏土旺,则脾脉动而缓,其色黄;秋时金旺,则肺脉动而毛,其色白;冬时水旺,则肾脉动而石,其色黑。是四时各随其色也。"肝色青而反色白",则金来克木,故为非时,推而言之,心色赤而反色黑。脾色黄而反色青,肺色白而反色赤,肾色黑而反色黄,皆非时色脉,而当病者也。

《金匮发微》:此寸口以两手六部言之。凡脉之大小,视血分热度之高下。血分之热度,又以天时之寒暖为盈䐃。天时至春而疏达,则其脉调畅。夏而张发,则其脉盛大。秋而收束,则其脉敛抑。冬而闭藏,则其脉沉潜。所谓因王时而动也。夏令天气炎热,血分热度既高,甚有面色及掌心发红色者,亦有八九月间天气渐寒,红色渐变为白色者。此固因于血热之高低,非可以五色配四时也。不然,春日肝旺,冬日水旺,曾未见有春日色青,冬日色黑者。五色配四时之谬,固已不攻自破。然则四时各随其色,亦不过分赤白二色,以见血热之高低耳,非其时色者皆当病。直以天时温暖,血不华色,营气不充脉络言之。亦以天时苦寒,血热暴张,面赤脉洪者言之。然则假令肝旺色青及肝色青而反白二语,皆当删去,此必非仲师之言,或由门人袭《内经》东方生木节意而附会之。不可为训。

《金匮要略心典》:旺时,时至而气旺,脉乘之而动,而色亦应之。如肝旺于春,脉弦而色青,此其常也。推之四时,无不皆然。若色当青而反白,为非其时而有其色,不特肝病,肺亦当病矣,犯其旺气故也。故曰:色脉皆当病。

《金匮悬解》:寸口脉动者,因其王时而动,如木王于春,则肝脉动,火王于夏,则心脉动,金王于秋,则肺脉动,水王于冬,则肾脉动,土王于四季,则脾脉动也。动者,一气独旺,鼓动而有力也。脉既应时,色亦应脉,四时各随其色。假令肝王,则色应青,而反色白,是木衰而金贼也。凡色不应脉,皆当病也。此望而知之,切而知之之法也。

【评析】

本条强调时间节气的变化是自然界气机运动变化的结果,其对人体气机运行有直接的影响,即前文所述之人"因风气而生,因风气而长",受此影响,人体的脉象、面色等会有相应的变化,如脉象的春弦、夏洪、秋毛、冬石,面色的青、赤、白、黑等,均是自然界气机运行对人体影响所表现的结果。

临床中通过脉、证与人、时间节气的相应变化,可以判定机体是否有病变,病变的严重程度。

【原文】

问曰:有未至而至,有至而不至,有至而不去,有至而太过,何谓也? 师曰:冬至之后,甲子夜半少阳起,少阳之时阳始生,天得温和,以未得甲子,天因温和,此为未至而至也;以得甲子而天未温和,此为至而不至也;以得甲子而天大寒不解,此为至而不去也;以得甲子而天温如盛夏五六月时,此为至而太过也。

【注解】

《金匮要略广注校诠》:人身通乎天地,以阳气为主,若阳气不和,则人身之阳气亦乖。感之者,遂有伤寒温暑时病等疾。故推冬至后甲子日夜半甲子时少阳起为定例,以阳生于子也。少阳者,甲胆一阳之气,谓之初阳,又名少阳,因阳气初生,未壮盛也。(《易经·复卦》云:先王以至日闭关,商旅不行,安静养微阳也。)有未至者,以未得甲子言也;有至者,以已得甲子言也。而至、而不至、而不去、而太过,以天气温和未温和,或大寒,或如盛夏言也。此即天时节气、寒暖之乖沴,而人因此受病矣。

按:黄帝使大挠作甲子,以正天时。造历者取冬至年、月、日、时皆会于子为历元,后则阴阳度数不齐,不能皆会于子越数千余年,而后冬至始得年、月、日、时会于子,故每年甲子俱在冬至之后。然尧时甲子冬至日在虚一度,后至秦庄襄元年,凡二千二十八年,冬至日在斗二十二度。迄宋庆历甲申,凡一千二百九十二年,冬至日在斗五度,今已在箕六度矣。上至尧时差四十余度,不几差四十余日乎? 今寒燠愆期不时,或者岁差故耶! (出《群书备考》。)则至与不至,或不去、太过等,未必不由此也。

《金匮发微》:此一节,论天时气阳之愆伏(愆,太过也。伏,不足也),以见病气所由受,未至而至数语,当是古医家言。师特借冬至后甲子以起例。古者十一月甲子朔夜半冬至为历元,则冬至后甲子当在正月。曰"夜半少阳起"者,不过略言阳气初回,《内经》所谓"春三月发陈"之期也,当此期内,地气方得温和,春未至而地气转阳,故曰未至而至。皮毛早开,风邪易袭,多桂枝证。若时令当温不温,即为至而不至。设当春令阳回之时,而天气忽然大寒,春行冬令,是谓至而不去,皮毛未开,寒邪中之,多麻黄证。若春气方回,忽然大热如盛夏五六月,春令夏行,是谓至而太过。汗液大泄,津液早亏,多人参白虎证。四气之转移,莫不皆然,此特一隅之举耳。得甲子不过陈述故训,勿泥。

《金匮要略心典》:上之至谓时至,下之至谓气至,盖时有常数而不移,气无定刻而或迁也。冬至之后甲子,谓冬至后六十日也。盖古造历者,以十一月甲子朔夜半冬至为历元。依此推之,则冬至后六十日,当复得甲子,而气盈朔虚,每岁递迁,于是至日不必皆值甲子。当以冬至后六十日花甲一周,正当雨水之候为正。雨水者,冰雪解散而为雨水,天气温和之始也。云少阳起者,阳方起而出地,阳始生者。阳始盛而生物,非冬至一阳初生之谓也,窃尝论之矣。夏至一阴生,而后有小暑、大暑;冬至一阳生,而后有小寒、大寒。非阴生而反热,阳生而反寒也。天地之道,否不极则不泰,阴阳之气,剥不极则不复。夏至六阳尽于地上,而后一阴生于地下,是阴生之时,正阳极之时也。阳极而大热,阴极而大寒,自然之道也。则所谓阳始生天得温和者,其不得与冬至阳生同论也,审矣。至未得甲子而天已温,或已得甲子而天反未温,及已得甲子而天大寒不解,或如盛夏五六月时,则气之有盈有缩,为候之或后或先,而人在气交之中者,往往因之而病。惟至人为能与时消息而无忤耳。

《金匮悬解》:《难经》:冬至后,得甲子,少阳王。复得甲子,阳明王。复得甲子,太阳王。复得甲子,太阴王。复得甲子,少阴王。复得甲子,厥阴王。王各六十日,六六三百六十日,以成一岁,此天人之所同也。

五行之序,成功者退,将来者进。冬至之后,甲子之日,夜半之时,少阳初起。少阳之时,一阳始生,天气渐向温和,节候之正也。以未得甲子,而天因温和,来气太早,此为未应至而已至也。以得甲子,而天未温和,来气太迟,此为应至而不至也。以既得甲子,而天大寒不能解,此为已至而不去也。以方得甲子,而天温如盛夏五六月时,此为应至而太过也。此天气之不正。

天人同气,人之六气,随天之六气而递迁,《难经》:少阳之至,乍大乍小,乍短乍长,阳明之至,浮大而短,太阳之至,洪大而长,太阴之至,紧大而长,少阴之至,紧细而微,厥阴之至,沉短而敦。人气不正,则脉不应时,而太过不及之诊见矣。此亦切而知之之法也。

【评析】

天人同气,人之六气,随天之六气而递迁,本条强调时间节气的变化是自然界气机运动变化的结果,其对人体气机运行有直接的影响,即前文所要人"因风气而生,因风气而长",受此影响,人体的脉象、面色等会有相应的变化,临床中通过脉、证与人、时间节气的相应变化,可以判定机体是否有病变,病变的严重程度。

同时,对于自然界出现的异常气候及病证,可以通过五运六气的研判找出病因,从而提高人类防控疾病的能力和水平。

【原文】

师曰:病人脉浮者在前,其病在表;浮者在后,其病在里。腰痛背强不能行,必短气而极也。

【注解】

《金匮要略广注校诠》:寸脉为前,属阳。凡外感者,寸脉必浮,故主病在表。尺脉为后,属阴。其脉不当浮而浮,此肾气虚损之象。《本经》云:"尺脉浮为伤肾"是也,故主病在里。《灵枢》云:"肾脉上股贯脊",故虚则腰痛背强不能行。又肾为生气之原,呼吸之门,故"短气而极"者,精血已竭,五劳六极之谓。此皆病在里之症也。

《金匮发微》:脉浮在前,是通关前后言之,是谓表实。在后是指关后独浮言之,浮在关后,而不及关前,则脉管中血液不足可知。脉浮病在表,为麻黄、桂枝二汤证。若浮不及关以上,则血分本虚而不当发汗,此即"淋家不可发汗""失精家不可发汗"之意。太阳之里属少阴,脉之浮属太阳,不见微细,病固无内传少阴之理。然太阳之脉,夹脊抵腰中,即谓之里可也。脊为督脉经隧,腰实少阴之藏,肾与膀胱为表里,自腰以下有两管,注小溲于膀胱,中医谓之下焦,西医谓之输尿管,即为其病在里亦可也。阴虚之人,强责其汗,势必牵涉于肾。腰酸背强,犹为太阳本病,至于阴寒精自出,胻削不能行,则水之上源,因发汗而竭,而下流亦涸矣。短气而竭是者,则以肾虚不能纳气故也。况阴虚必生内热,内热熏灼,至于骨痿髓枯,焉有不死者乎。

《金匮要略心典》:前,谓关前;后,谓关后。关前为阳,关后为阴。关前脉浮者,以阳居阳,故病在表;关后脉浮者,以阳居阴,故病在里。然虽在里而系阳脉,则为表之里,而非里之里,故其病不在肠肾,而在腰背膝胫,而及其至,则必短气而极。所以然者,形伤不去,穷必及气,表病不除,久必归里也。

《金匮悬解》:寸在前主表,尺在后主里,病人脉浮者在前,其病在表,浮者在后,其病在里。表病则腰痛背强不能行,足太阳行身之背,挟脊抵腰而走足也。里病则短气而极,手太阴肺主宗气而行呼吸也。前后俱浮,则表里兼病,肺之脏与太阳之经气逆而不降故也。此亦切而知之之法。

【评析】

脉诊是中医的诊病特色,是通过按触人体不同部位的脉搏,以体察脉象变化的切诊方法。脉象的形成与脏腑气血密切相关,若脏腑气血发生病变,血脉运行就会受到影响,脉象就有变化。

脉诊在临床上,可推断疾病的进退预后。临床上主要掌握脉诊的时间,病人的体位,医生的指法和指力的轻重,每次按脉时间,以每侧脉搏跳动不少于50次为限,同时要了解健康人脉象的变化情况,才能正确地进行脉诊。我国古代医学在诊断疾病方面采用的脉诊,是一项独特诊法脉,是中医"四诊"(望、闻、问、切)之一,也是辨证论治的一种不可少的客观依据。脉象的变化与疾病的病位、性质和邪正盛衰相关,病位浅在表则脉浮,病位深在里则脉沉;疾病性质属寒则脉迟,属热则脉数;邪气盛则脉实,正气虚则脉虚。如久病脉缓,是胃气渐复病情向愈之兆;久病脉洪,则多属邪盛正衰的危候。外感热病,热势渐退,脉象出现缓和,是将愈之候;若脉急数,烦躁,则病进。

脉诊方法有3种:①遍诊法。切脉的部位有头、手、足三部(见三部九候)。②三部脉诊法。即察人迎、寸口、趺阳三部脉。其中以寸口候十二经,以人迎、趺阳分候胃气,也有加上足少阴(太溪穴)以候肾的。③寸口诊法。即诊察腕后桡动脉所在部位。遍诊法和三部脉诊法已很少采用,只在危急的病证和两手无脉时才诊察人迎、趺阳、太溪,以确定胃肾之气的存亡。

【原文】

问曰:经云:"厥阳独行",何谓也? 师曰:此为有阳无阴,故称厥阳。

【注解】

《金匮要略广注校诠》:厥阳,即阳厥也。《内经》云:"阳气衰于下,则为寒厥;阴气衰于下,则为热厥。(下者,足也。)热厥心起于足下者,以阳气起于足五指之表。阴脉者集于足下而聚于足心,故阳气胜则足下热也。"又云:"酒气与谷气相薄,热盛于中,故热遍于身"。夫酒气盛而慓悍,肾气衰,故手足为之热也。又云:"有病怒狂者,名曰阳厥。盖阳明者常动,巨阳、少阳不动。不动而动大疾,此其候也。"此"厥阳独行,有阳无阴"之大概也。

《金匮发微》:油灯将灭,火必大明。膏油竭于下,则光气脱于上,是故虚劳不足之人,日晡有微热,甚者入夜壮热,至有喉痹口燥而烂赤者,此火如煤油如火酒,救之以水则熛焰益张,扑之以灰则息矣。故昔人有甘温清热之法,《内经》所谓"劳者温之"也。然补血养阴,正不可少,若油灯之添油者然,但恐不能不受重剂耳。倘更投以寒凉,焉有不死者乎?

《金匮要略心典》:厥阳独行者,孤阳之气,厥而上行,阳失阴则越,犹夫无妻则荡也。《千金方》云:"阴脉且解,血散不通,正阳遂厥,阴不往从。"此即厥阳独行之旨欤!

《金匮悬解》:阳性上行,有阴以吸之,则升极而降,阴性下行,有阳以煦之,则降极而升。有阳无阴,则阳有升而无降,独行于上,故称厥阳。

【评析】

阴阳是一个简朴而博大的中国古代哲学,具有三个特点:统一、对立和互化。在思维上它是算筹(算数)和占卜(逻辑)不可分割的玄节点。自然界中生物的基因,人工智能中

15

的二进制都充分彰显了阴阳的生命力。

阴阳是中国古代文明中对蕴藏在自然规律背后的、推动自然规律发展变化的根本因素的描述,是各种事物孕育、发展、成熟、衰退直至消亡的原动力,是奠定中华文明逻辑思维基础的核心要素。概括而言,按照易学思维理解,其所描述的是宇宙间的最基本要素及其作用,是易的基础概念之一。

阴阳有四对关系:阴阳互体,阴阳化育,阴阳对立,阴阳同根。万事万物皆有阴阳。阴阳力是维持力,可转化,可变化,并且是永不停歇的运动。绝对的运动特性。《易传》曰"一阴一阳谓之道"。阴阳一体两面,彼此互藏,相感替换,不可执一而定象。

阴阳的位置是不断变化,周而复始的。人体内阴阳失衡或阴阳所在的位置不对,人就会生病。因此,《内经》有"阴平阳秘,精神乃治",而中医诊断疾病就是判别阴阳偏盛偏衰的程度,从而采用药物、针灸、膏摩、外治等方法调整阴阳平衡,达到治疗疾病的目的。

【原文】

问曰:寸脉沉大而滑,沉则为实,滑则为气,实气相搏,血气入脏即死,入府即愈,此为卒厥。何谓也? 师曰:唇口青,身冷,为入脏即死;如身和,汗自出,为入腑,即愈。

【注解】

《金匮要略广注校诠》:厥,逆也。卒厥者,猝然僵仆,昏不知人也。实则邪气在内,故脉沉。气与风痰鼓激,故脉滑。脏属阴而在里,唇青、身冷,阴寒盛也,故入脏即死。腑为阳而属表,身和、汗出,阳气通也,故入腑即愈。

按:厥证有六:阳厥、阴厥、痰厥、气厥、蛔厥、尸厥是也。又仲景《伤寒论》云:少阴脉不至,肾气微,少精,血奔,气促迫上入胸膈,宗气反聚,血结心下,阳气退下,热归阴股,与阴相动,令身不仁,此为尸厥。

《金匮发微》:大气挟血,并而上逆,则寸口见沉大而滑之脉。但举寸口,则关后无脉可知。气血菀于上,冲动脑气,一进昏晕而为暴厥。血逆行而入于脑,则血络暴裂死,故唇口青。青者,血凝而死色见也。若冲激不甚,血随气还,身和汗出而愈矣。须知入脏、入腑为假设之词,观下文在外、入里可知。不然,气血并而上逆,方冀其下行为顺,岂有入脏即死,入腑即愈之理。门人章次公言:"入脏为脑充血,脑膜为热血冲破,一时血凝气脱,故唇口青身冷者死。脑固藏而不泻也。入腑为气还三焦脉络,散入肌腠皮毛,故身和汗出者生。三焦固泻而不藏也。"此与《内经》所谓"气与血并走于上,则为大厥。厥则暴死,气复还则生,不还则死",其义正同,否则既云并走于上矣。《内经》虽未明言脑,而其旨甚明,尤在泾犹强指为腔内之五脏,通乎! 否乎! 章说较鄙人为详尽,故并存之。

《金匮要略心典》：实谓血实，气谓气实，实气相搏者，血与气并而俱实也。五脏者，藏而不泻；血气入之，卒不得还，神去机息，则唇青身冷而死；六腑者，传而不藏，血气入之，乍满乍泻，气还血行，则身和汗出而愈。《经》云：血之与气，并走于上，则为大厥，厥则暴死。气复反则生，不返则死是也。

《金匮悬解》：寸口脉沉大而滑，沉则为肾水之实，滑则为肝木之气，此缘水寒木陷，郁而欲升，故见沉滑。实气相持，必伤中焦血气，血气伤深而入脏即死，伤浅而入府即愈，此为卒然厥仆，何以辨其入脏入府、或死或愈也？盖脾窍于口而主肌肉，唇舌者，肌肉之本也。唇口青，是土败而木贼，身冷，是火败而水旺，此为脏阴之盛，入脏即死也。如身和，汗出而不冷，此为府阳之盛，入府即愈也。此亦切而知之之法。

【评析】

五脏与六腑在生理功能上各有特点。五脏生理功能的共同特点是化生和贮藏精气，属阴属里；六腑生理功能的共同特点是受盛和传化水谷，属阳属外。

所以《素问·五脏别论》说："所谓五脏者，藏精气而不泻也，故满而不能实。六腑者，传化物而不藏，故实而不能满也。"《灵枢·本藏》也说："五脏者，所以藏精神气血魂魄者也；六腑者，所以化水谷而行津液也。"这些论述不仅概括了五脏与六腑生理功能的特点，同时也指出了脏与腑在生理功能上的区别。所谓"满而不能实"与"实而不能满"主要是针对精气和水谷的各自特点而言。正如王冰指出的"精气为满，水谷为实，五脏但藏精气，故满而不实，六腑则不藏精气，但受水谷，故实而不满也。"

因此，疾病损伤到五脏，则机体的元真之气损伤，病情较重，而六腑脏只是在外功能的具体体现，所以本条言明并在六腑相对较轻易治疗，在脏较重，预后较差。

【原文】

问曰：脉脱入脏即死，入腑即愈，何谓也？师曰：非为一病，百病皆然。譬如浸淫疮，从口起流向四肢者，可治；从四肢流来入口者，不可治。病在外者可治，入里者即死。

【注解】

《金匮要略广注校诠》：此承前节说来。有卒厥脉沉滑者，有入脏入腑之异；此并言脉脱者，又有入脏入腑之异，亦指卒厥而言。浸淫疮，湿渍腐烂不已，从口流向四肢，则自内出外，邪气渐散之兆，故可治；从四肢流来入口，则自外侵里，邪气渐深之征，故不可治。然则入腑者，病在外而浅，故可治；入脏者，病在里而深，故即死耳。李玮西曰："病在外"二句，推开说，概指诸病而言，即上文"百病皆然"之意。"入里者死"，如痹气入脏，脚气冲心之类。仲景治少阴下利，厥逆无脉者，白通加猪胆汁汤。服汤，脉暴出者死，以正气骤泄也；

微续者生,以阳气渐复也。此又为脉脱者决死生之明验欤。或问曰:既云脉脱,则其人必死矣。遑问入脏腑乎? 曰:此因卒厥一时气逆,故脉为之伏匿。望其阳气渐复,而脉渐起耳。若果真气绝而脉脱,且奈之何哉!

《金匮发微》:上节独言寸口,则有上无下,脉垂脱矣。则此云"脉脱",当指无脉言之。陈修园以为脱换之脱,非也。按《伤寒论》云:"利厥无脉,服白通汤加猪胆汁。脉微续者生,暴出者死。"微续者,胃气尚存,故曰入腑即愈。暴出者,真藏脉见,故曰入脏即死,非为一病下,特推广言之。譬之浸淫疮,湿热兼毒之皮肤证也。天痘溃烂入口者死,广疮入口者死。若小儿天泡疮、黄水疮,未见有从四肢流入口者,盖亦外病流脂水者,通名浸淫耳。病在外者可治,入里即死。以伤寒病论,则三阳可治,三阴难治。以痈疽言,则肿痛色红者可治,平陷色白不甚痛者难治,故师言百病皆然也。

《金匮要略心典》:脉脱者,邪气乍加,正气被遏,经隧不通,脉绝似脱,非真脱也,盖即暴厥之属。经曰:趺阳脉不出,脾不上下,身冷肤硬。又曰:少阴脉不至,肾气微,少精血,为尸厥,即脉脱之谓也。厥病入脏者,深而难出,气遏不复,则死;入腑者,浅而易通,气行脉出即愈。浸淫疮,疮之浸淫不已,《外台》所谓转广有汁,流绕周身者也。从口流向四肢者,病自内而之外,故可治;从四肢流来入口者,病自外而之里,故不可治。李玮西云:病在外二句,概指诸病而言,即上文"百病皆然"之意。"入里者死"如痹气入腹,脚气冲心之类。

《金匮悬解》:脉脱者,脉虚脱而不实也。入脏者阴胜,则死,入府者阳复,则愈。凡病在外者伤浅,可治,入里者伤深,则死。浸淫疮,解见疮痈。此亦切而知之之法,所谓四诊也。

【评析】

此条在《金匮要略广注校诠》中明确指出,条文以浸淫疮为例说明脏腑病变轻重及预后不同,从口流向四肢,则自内出外,邪气渐散之兆,故可治,从四肢流来入口,则自外侵里,邪气渐深之征,故不可治,然入腑者,病在外而浅,故可治,入脏者,病在里而深,故即死耳。

因此,临床中我们要注意观察患者的症状变化,深入分析其形成原因,对于我们判别疾病预后具有重要意义,也体现出中医的疾病发展预测观。

【原文】

问曰:阳病十八,何谓也?师曰:头痛,项、腰、脊、臂、脚掣痛。阴病十八,何谓也?师曰:咳、上气、喘、哕、咽、肠鸣、胀满、心痛、拘急。五脏病各有十八,合为九十病。人又有六微,微有十八病,合为一百八病。五劳、七伤、六极、妇人三十六病,不在其中。清邪居上,浊邪居下,大邪中表,小邪中里,谷饪之邪,从口入者,宿食也。五邪中人,各有法度,风中于前,寒中于暮,湿伤于下,雾伤于上。风令脉浮,寒令脉急,雾伤皮腠,湿流关节,食伤脾胃,极寒伤经,极热伤络。

【注解】

《金匮要略广注校诠》:头、项等,皆在表,故为阳病。咳、上气等,皆属里,故为阴病。"清邪居上",即雾伤于上也。(雾性阴寒渗润,不似雨露暴注淋漓,故名清邪。)"浊邪居下",即湿伤于下也。风为百病之长,故名"大邪"。风伤卫,故中表。寒气道紧,故名小邪。寒伤荣,故中里,谷饪邪从口入,即后食伤脾胃也。五邪,即风、寒、雾、湿、热也。法者,条理也;度者,时候也。风为阳邪,故中于午前,以午前属阳也。寒为阴邪,故中于日暮,以日暮属阴也。风性鼓动,故令脉浮。寒性凝敛,故令脉急。(脉急与脉数异。脉数者,以至数速疾而言;脉急者,寒邪鼓激,脉体劲直切指,按之紧如弦者是也。)雾为清邪,蒙蒙渗溉,故伤上部,又伤皮腠。湿为浊邪,重滞浸灌,故伤下部,又流关节,循内者为经,浮外者为络。寒伤营,深中于里,则经脉凝啬,故伤经。热气浮外,又夏气在络,故伤络也。按六微取之于合:胃合入于三里,大肠合入于巨虚上廉,小肠合入于巨虚下廉,三焦合入于委阳,膀胱合入于委中央,胆合入于阳陵泉。凡六合所病,皆属于微。微者,邪在六腑,而外合于经络,为病之轻微者也。五劳者,心劳神损,肺劳气损,脾劳食损,肝劳血损,肾劳精损也。七伤者,大饱伤脾,大怒气逆伤肝,强力举重、久坐湿地伤肾,形寒饮冷伤肺,忧愁思虑伤心,风雨寒暑伤形,大怒恐惧伤志也。六极者,肝伤筋极,心伤脉极,脾伤肉极,肺伤气极,肾伤骨极,脏腑气衰,视听已卸,为精极也。妇人三十六病,《千金方》载十二症、九痛、七害、五伤、三痼不通是也。

《金匮发微》:治病以明理为先务,设病理不明,死守成方,则同一病证,且有宜于彼而不宜此者。则阳病十八一节,当是为拘守成方治病者言之。然变证虽多,岂可拘于十八之数。阳病十八,阴病十八,五脏病各有十八,六微复有十八病,令学者于此,惘无所得,若涉大川,不见津涯,卒致临证不敢用药,徬徨歧路,不知所归,此亦仲师之过也。惟善读书者,正不当以辞害意。今姑就所举之病名而释之,疑者阙焉。病在外体为阳,寒邪袭表,体温郁而不达,则阳热上冲而病头痛。风中于脑,郁而不达,则病头痛。肠胃不通,燥气上入于脑,则病头痛。疟疾发热,血气上入于脑,则病头痛。又有气挟热血菀而犯脑,则亦病头痛。头痛同而所以为头痛者不同。项为太阳经脉出脑下行之路,风寒外束,热血抵抗,胀脉奋兴,项因强痛。寒凝太阳之脉,发为脑疽,则项亦强痛。项之强痛同而所以强痛者不同。腰为少阴寒水之藏,下接输尿管而输入膀胱,寒湿内阻,三焦水道不通,则病腰痛。强力举重,气阻胁下,则病腰痛。汗出着冷,久为肾着,则腰下冷痛。腰痛同而所以为腰痛者不同。太阳经络,夹脊抵腰中,而脊髓则为督脉,寒袭于表,经络不舒,则背脊痛。强力入房,伤其督脉，则背脊亦痛。脊痛同，而所以为脊痛者不同。四肢者，诸阳之本，湿流关节，则臂脚掣痛。风中四末，四肢不用，则臂脚亦掣痛。血不养筋，筋络强急，则臂脚亦掣痛。此外复有肢节疼痛，脚肿如脱之历节。阳明燥实，伤及支脉，右髀牵掣膝外廉而痛。寒湿流筋，腨肉内痛。掣痛同，所以掣痛者不同。复有脚气肿痛者，痛而腹中麻木，属血分，宜四物加生附、牛膝、防己、吴萸、木瓜以治之。腹中急痛者，属气分，宜鸡鸣散以治之。又有血络不通，脚挛急者，宜芍药甘草汤以治之。有肠燥伤筋而脚挛急者，宜大承气以治之。此又脚病之不同也。然则阳病十八，举多数而言之也。

病在内脏为阴，风伤于肺则咳，膈间支饮则咳，肠中燥气犯肺则咳，咳固不必同也。胶痰在中脘，不能一时倾吐则上气。水痰在心下，阳气欲升不得则上气。上气固不同也。寒缚表阳，外不得汗则喘。元气下虚，肾不纳气则喘。喘固不必同也。呃逆之证，有属胃气虚寒者，有属大肠腑滞不行及膀胱小溲不利者，则哕固不同也。"咽"当为"噎"，老年之人，血气并亏，有食未入胃，梗于胸膈而不下者。又有噎膈之证，既入于胃，梗塞而不下者。是噎又不同也。水湿入肠，下利不止，则病肠鸣。痰饮为病，水入肠间，则亦肠鸣。虚劳之人，亦复肠鸣。是肠鸣又不同也。太阴寒湿，则腹中胀满。虚气停阻，则腹中胀满。水结膀胱，则少腹胀满。宿食不化，则腹中胀满。血结胞门，则少腹胀痛。是胀满又不同也。久事伛偻，胸中阳气否塞，则心痛彻背。阴寒凝结胸膈，则亦心痛彻背，背痛彻心，是心痛又不同也。虚劳之人输尿管不通，小便不利而腰痛者，小腹为之拘急。下后发汗，津液亏耗，则筋脉为之拘急。是拘急又不同也。然则阴病十八，亦举多数言之也。

若夫五脏之病，散见《内经》及元化《中藏经》者，不胜枚举。第就本书著录者言之。曰肺痿，曰肺痈，曰肺胀，曰肺中风，曰肺中寒，曰肺饮，曰肺水，此肺病之可知者也；曰肝中风，曰肝中寒，曰肝着，曰肝乘脾，曰肝乘肺，曰肝虚，曰肝实，此肝病之可知者也；曰心中风，曰心中寒，曰心中痛，曰心下痞，曰心下悸，曰心烦，曰心伤，此心病之可知者也；曰脾中风，曰脾约，曰脾水，此脾病之可知者也；曰肾着，曰水在肾，曰奔豚，此肾病之可知者也。

谷疸，宿食，呕吐，哕，反胃，消渴，不能食，食已即吐，胃病也。肠痈，下利清谷，不大便，圊脓血，肠病也。胁下痛，小便不利，遗溺，三焦病也；寒则下重便血，热则为痔，小肠病也。呕吐，口苦，耳聋，下利纯青，胆病也；膀胱无专病，时与三焦相出入，此六腑病之可知者也。

然则五脏病各有十八，合为九十，微在十八病，合为一百八病，要不过示人病出一经，寒热虚实之不同者，居其多数，不当泥成法以为治耳。不然病之变证多端，一切以十八限之，而谓绝无增减，有是理乎？据后文五劳七伤六极，妇人三十六病，不在其中，便可识立言之旨，在多数而不在定数。

自此以下，略为疏析病源。风露中人，挟高寒之气，故清邪居上。湿热蕴蒸，挟地中水气而出，故浊邪居下。六气中人，起于皮毛，故大邪中表。气体先虚，邪乃乘之，故小邪中里。槩即"谷"字，传写者误作槩耳。饪尤本作"饦"，饼也。谷饦之邪，从口入者，为宿食。胃中胆汁胰液不足，消化之力薄也。曰："五邪中人，各有法度。"谓邪之中人，各不可变易之处。风为阳邪，已至未上，为阳气方盛，故风中于前。寒为阴邪，申至戌上，为阴风始出，故寒中于暮。湿从地升，故中于下，足先受也。雾散空中，故中于上，头先受也。风脉浮缓，其表疏也。寒脉浮急，其表实也。雾伤皮腠，乃生癣疥。湿流关节，因病历节。食伤脾胃，是病腹痛。极寒伤经，项背斯痛。极热伤络，不病吐衄，即圊脓血。可以识辨证之大纲矣。

《金匮要略心典》：头、项、腰、脊、臂、脚六者，病兼上下。而通谓之阳者，以其在躯壳之外也。咳、上气、喘、哕、咽、肠鸣、胀满、心痛、拘急九者，病兼脏腑，而通谓之阴者，以其在躯壳之里也。在外者有营病、卫病、营卫交病之殊，是一病而有三也，三而六之，合则为十八，故曰阳病十八也；在里者有或虚或实之异，是一病而有二也，九而二之，合则为十八，故曰阴病十八也。五脏病各有十八，六微病又各有十八，则皆六淫邪气所生者也，盖邪气之中人者，有风、寒、暑、湿、燥、火之六种，而脏腑之受邪者，又各有气分、血分、气血并受之三端，六而三之，则为十八病，以十八之数推之，则五脏合得九十病，六微合得一百八病。至于五劳、七伤、六极，则起居、饮食、情志之所生也。妇人三十六病，则经月、产乳、带下之疾也。均非六气外淫所致，故曰不在其中。清邪、风露之邪，故居于上；浊邪，水土之邪，故居于下；大邪漫风，虽大而力散，故中于表；小邪，户牖隙风，虽小而气锐，故中于里；谷饦、饮食之属，入于口而伤于胃者也。是故邪气有清浊大小之殊，人身亦有上下、表里之别，莫不各随其类以相从，所谓各有法度也。故风为阳而中于前，寒为阴而中于暮。湿气浊而伤于下，雾气清而伤于上，经脉阴而伤于寒，络脉阳而伤于热，合而言之，无非阳邪亲上，阴邪亲下，热气归阳，寒气归阴之理。

《金匮悬解》：经络在外为阳，头、项、腰、脊、臂、脚六者掣痛，是谓阳经之六病。阳有三阳，太阳、阳明、少阳三经，一经六病，三六十八，此阳病之十八也。五脏在内为阴，咳嗽上气、喘促、哕逆、咽痛、肠鸣胀满、心痛拘急，是为阴脏之六病。阴有三阴，太阴、少阴、厥阴三经，一经六病，三六十八，此阴病之十八也。五脏之病，非第各有十八，一脏之病，虚则六气乘我，实则我乘六气，合之本气自病，亦有六条，是为三六十八。五脏病各有十八，合为九十病也。人又有六微，《难经》：心脉急甚者，肝邪干心也，心脉微急者，胆邪于小肠也。凡脏邪则甚，府邪则微，故六府之病，谓之六微。一府之病，虚则六气乘我，实则我乘六气，合之本气自病，亦有六条，是为三六十八，六府病各有十八，合为一百八病也。此三阳三阴、五脏六府之中于五邪,虚实相乘之大数也。五劳,五脏之劳病,六极,六府之极病,七伤,饮食、忧劳、饥饱、房室、经络、营卫、气血之损伤,五劳七伤,解见虚劳。妇人三十六病,解见妇人妊娠、产后、虚劳。皆本内伤,不关外邪,故另当别论,不在其中。五邪维何?清邪居于上,浊邪居于下,大邪中于表,小邪中于里,谷饪之邪,从口入者,宿食也,是谓五邪。五邪中人,各有一定之法度。风为大邪,中于身前,多得之日早,寒为小邪,中于身后,多得之日暮,湿为浊邪,伤于下焦,雾为清邪,伤于上部,此五邪中人之部位也。风则令脉浮虚,是谓大邪之中表,寒则令脉紧急,是谓小邪之中里,雾则伤其皮腠,居于上而中于表,湿则流于关节,居于下而中于里,食则伤其脾胃,入于口而中于中,此五邪中人之处所也。邪虽有五,不过寒热二者而已,五邪中人,总之极寒则内伤于经,极热则外伤于络也。

【评析】

治病当以明理为先务,本条首先以经络、脏腑的阴阳分阴病、阳病种类,实则反映的是疾病的病位深浅及病情轻重,对于临床判定疾病的治疗效果及预后具有一定的意义。

其次,条文讲述了不同致病邪气引起人体发病后的病症特点,这也是中医据症辨证的重要依据。五邪中人,各有法度,即是告诉我们学习中要熟记各种邪气的致病特点,理清辨证思维,指导临床实践,可以识辨证之大纲。

【原文】

问曰:病有急当救里救表者,何谓也?师曰:病,医下之,续得下利清谷不止,身体疼痛者,急当救里;后身体疼痛,清便自调者,急当救表也。

【注解】

《金匮要略广注校诠》:此治伤寒例也。凡伤寒里症已实,而表症尚在者,当先解表而后攻里。若先下之,则里虚,表邪陷里,为结胸痞满等病。如表症未罢,里症已虚者,宜先救里而后治表,盖以治里虚为重也。今病表症未除,医误下之,下利清谷,此里虚也。故虽身体疼痛,急当救里。后得清便自调,则里症已愈,尚身体疼痛,表症仍在,故急当救表也。(《伤寒论》:救里宜四逆汤,救表宜桂枝汤。)

《金匮发微》:此下二节,皆以治病缓急言之。治病大法,固当先表后里,如《伤寒论》太阳未罢,阳明化燥,先其表,后攻其里,此其常也。若夫太阳失表,一经误下,汗反入里,遂有水激中脘,直走小肠大肠,至于完谷不化者,此时水寒湿陷,中阳垂绝,危在须臾。虽有身痛当汗之太阳表证,正当置为后图,而急温其里。譬之侍疾之人,忽闻爨下失火,势必奄息往救,彼其心,非不爱病者,有急于此者也。若内脏无病,但有身疼痛之表证,则一汗可以立愈,不烦再计矣。

《金匮要略心典》：治实证者，以逐邪为急；治虚证者，以养正为急。盖正气不固，则无以御邪而却疾，故虽身体疼痛，而急当救里；表邪不去，势必入里而增患，故既清便自调，则仍当救表也。

《金匮悬解》：此段见《伤寒·太阳篇》，而语稍不同。伤寒表病，医误下之，泻其脾阳，续得下利清谷不止，而身体疼痛，表证犹在者，表里俱病，然急当救里。救里之后，身体疼痛，表证未解，清便自调，里证已愈，然后急当救表也。

【评析】

此条在《伤寒·太阳病脉证并治》中已有论述，重点在强调表证和里证病势不同，病位深浅不同，治疗的难易程度不同，特别是所用治疗药物作用趋势不同，对机体影响也不一样。

因此，临证中需要权衡表里证对机体及疾病预后的影响，采用先表后里，或先里后表，或表里同治之法。

【原文】

夫病痼疾，加以卒病，当先治其卒病，后乃治其痼疾也。

【注解】

《金匮要略广注校诠》：上节因病有表里，而为治之缓急。此节又因病有新旧，而为治之先后。旧病为痼疾，缓以治本；新病为卒病(谓猝然得之者)，宜急则治标也。

按本篇名脏腑经络先后病，如首节肝病传脾，是脏腑病也；次节经络受邪入脏腑，又云适中经络，是经络病也；此节痼疾加以卒病，是先后病也。一篇血脉关键在此。

《金匮发微》：病之暴起者易变，而痼疾则无变。变则加剧，不变则固无害也。故曰先治卒病。卒病者，伤寒也。虽然痰饮痼疾也，感于表寒而病，可用小青龙汤以汗之。膈间支饮，痼疾也，伤寒胃家实，可用大陷胸汤以下之。然则痼疾卒病，何尝不可同治乎。善治病者，可以观其通矣。

《金匮要略心典》：卒病易除，故当先治，痼疾难拔，故宜缓图，且勿使新邪得助旧疾也。读二条，可以知治病缓急先后之序。

《金匮悬解》：病有新旧，治有先后，此定法也。

【评析】

此条重点强调首先要明确卒病与痼疾本身的性质和病机的特点：痼疾日久势缓，根深蒂固，变化少，难以速愈；卒病新起势急，邪气尚浅，变化多，其病易除。因此，当先治卒病，后治痼疾。痼疾病久，势缓难除，欲速不达；新病始得，势急易去，迟则生变。

正如沈明宗《金匮要略编著》所言:"痼者,邪气坚固难拔,卒者,邪气骤至易去也。若病有痼疾而忽加卒病,务当先治卒病,不使邪气向并,转增旧病。但久病乃非朝夕可除,须当缓图,所以后乃治其痼疾也。"

因此,临证中需要权衡卒病与痼疾的轻重缓急,采用先卒病后痼疾,或先痼疾后卒病,或卒病与痼疾同治之法。

【原文】

师曰:五脏病各有得者愈,五脏病各有所恶,各随其所不喜者为病。病者素不应食,而反暴思之,必发热也。

【注解】

《金匮要略广注校诠》:《难经》云:五脏有五色,皆见于面,当与寸口尺内相应。假令色青,脉当弦而急,色赤;脉中缓而大,色白;脉浮涩而短,色黑,脉沉濡而滑,是色脉相应,为各有得,故愈也。各有所恶:如《内经》:"心恶热,肺恶寒,肝恶风,脾恶湿,肾恶燥"之类。各随其所不喜:如《内经》:"辛走气,气病无多食辛。咸走血,血病无多食咸。苦走骨,骨病无多食苦。甘走肉,肉病无多食甘,酸走筋,筋病无多食酸。"为五禁之类。思食发热,由胃有虚火,从中达外也。

《金匮发微》:五脏病各有所得者愈,以五味为最近。本篇首节举例甚明,肝虚者补用酸,故厥阴病之乌梅丸,以乌梅为君。肝虚乘脾,则腹中急痛。急痛者,肝叶燥而压于脾,脾气不舒,痛延腹部,因用甘味之药以实脾,故小建中汤方治,以饴糖为君。若入心,故泻心汤降逆方治,以黄连为君。辛入肺,故十枣汤泻痰泄水方治,以芫花为君(近人以芥菜卤治肺痈、白芥子治痰饮,同此例)。咸入肾,故小便不利之蒲灰散,以蒲灰为君(此即水中菖蒲烧灰,近人以为蒲黄则误)。茯苓戎盐汤,治小便不利,亦此意也。此五脏之病,各有所得而愈之大略也。肺恶寒而主皮毛,寒由皮毛犯肺,则病伤寒。汗出不彻,水在膈间,即病喘咳。脾恶湿而主肌肉,外风凝沍肌腠,因病中风,留着不去,渗入关节,因病历节。湿与水气并居,留于中脘,即病痰饮。下陷大肠,即病下利。泛滥充塞,即病水肿。心恶燥亦恶水,胆胃燥气上薄心脏,则心气不足,而病吐血衄血,是为泻心汤证。水气凌心,则心下悸,是为小青龙汤证。肝恶燥,燥则胆火盛而病消渴。肝恶拂郁,有所逆则乘脾,而腹中急痛。肝又恶湿,湿胜而血败,秽浊所聚,蛔病乃作。肾恶寒,水寒则血败,因病下血。肾又恶燥,脏躁则精竭,筋脉不舒,因病痿躄。此五脏各有所恶之大略也。脾喜燥而恶湿,多饮茶酒,则病湿痰。多卧湿地,则病风痹。肺喜温而恶寒,形寒饮冷,则病寒饮。风寒袭肺,皮毛不开,则病风湿。肾喜温而恶水,水停胁下,则小便不利,不病腹满,即病腰痛。肝喜凉而恶热,血虚生燥,则病善怒,气上撞心(心为君主之脏,无所谓喜,亦无所谓恶。其偶亦有病,亦不过他脏所牵及耳。心喜静而恶烦,人人皆然,但不在病情之中,故不述)。血热伤络,则便脓血。此则五脏之气,随其所不喜为病之大略也。要而言之,脾脏湿,故恶湿。肺脏凉,故恶寒。心脏热,故恶热。肾脏多水,故恶水。肝脏合胆火生燥,故恶燥。此脏气有余而为病者也。然发汗太过,脾精不濡,痉病乃作。肠胃燥实,肺热叶焦,乃生痿躄。心阳不振,则脉变结代。肾寒精冷,令人无子。肝脏血寒,则病厥逆。然则脏气不足,又何尝不为病乎! 究之治病当求其本,断无成迹之可拘。读《金匮》者,亦观其通焉可耳。

"病者素不应食,而反暴思之,必发热也",此三句当别为一节。古本与五脏病混而为一,以致不可解说。陈修园以为脏气为病气所变,直臆说耳。夫曰素不应食,原非素不喜食,为始病本不欲食者言之耳。此证或出于病后,或出于病之将愈。盖病气之吉凶,原以胃气之有无为验。病固有表里证悉去,始终不能纳谷以致于死者,此固有胃则生,无胃则死之明证也。但胃气之转,为病者生机,与脉伏之复出同。脉暴出者死,渐起者生,故胃气之转,亦以渐和为向愈,暴发为太过。夫胃主肌肉,常人过时忍饥则瑟瑟恶寒,至饱食之后,肢体乃渐见温和。故厥阴篇有厥利欲食,食以素饼而发热者,即为不死之征,但病后胃火太甚,即有急欲得食,食已即发壮热,而病食复者,予于家人见之。亦有阳明燥热,饱食之后,以致累日不大便,一发热而手足拘挛者,予于沈松涛见之,此仲师劳复篇中所以用博棋大五六枚之大黄,《内经》治痿所以独取阳明也。

《金匮要略心典》:所得、所恶、所不喜,该居处服食而言。如《脏气法时论》云:肝色青,宜食甘;心色赤,宜食酸;肺色白,宜食苦;肾气黑,宜食辛;脾色黄,宜食咸。又,心病禁温食、热衣;脾病禁温食、饱食、湿地、濡衣;肺病禁寒饮食、寒衣;肾病禁焠㶽热食、温灸衣。《宣明五气》篇所云:心恶热,肺恶寒,肝恶风,脾恶湿,肾恶燥。《灵枢·五味》所云:肝病禁辛,心病禁咸,脾病禁酸,肺病禁苦,肾病禁甘之属皆是也。五脏病各有所得而愈者,谓得其所宜之气之味之处,足以安脏气而却病气也。各随其所不喜为病者,谓得其所禁所恶之气之味之处,足以忤脏气而助病邪也。病者素不应食,而反暴思之者,谓平素所不喜之物,而反暴思之,由病邪之气,变其脏气使然,食之则适以助病气而增发热也。

《金匮悬解》:五脏病各有所得者愈,如肝虚得春而愈,心虚得夏而愈,燥盛得湿而愈,湿盛得燥而愈也。五脏之病,各有所恶,恶则不喜,本其所恶而反得之,则随其所不喜而为病,如病者素不应食,是食为所恶,而反暴思之,是必脏府之发热也。此问而知之之法也。

【评析】

五脏生理特性不一,因而适宜病情好转的饮食、居处也不同。病人的所得、所恶、所不喜,随疾病的性质不同而变化。机体有自发向痊愈方向转化的趋势,饮食口味的变化为其在外的表现。《素问·疏五过论》:"凡欲诊病者,必问饮食居处。"

《难经·六十一难》:"问而知之者,问其所欲五味,以知其病所起所在也。"因此,临证中医者必须了解病者的饮食情况、居住环境等。

对于饮食口味的变化,现代医学多从肠道菌群失调阐释。叶天士提出"胃家以喜为补",但主要强调在疾病状态下,特别是危重病时,喜欢吃的饮食少量给予可以保存胃气,保留生机。在一般性疾病中,我们提倡食非所喜,即适当吃一些自己不喜欢的食物,以纠正已经失衡的胃肠道微生态,促进机体的康复。

第二章　痉湿暍病脉证治第二

【原文】

太阳病,发热无汗,反恶寒者,名曰刚痉。

太阳病,发热汗出而不恶寒,名曰柔痉。

【注解】

《金匮要略广注校诠》:太阳病,谓伤寒症,属太阳经,脉浮,恶寒,头项强痛也。发热者,寒邪客于经中。阳气怫郁所致,此太阳中风,重感寒者也。寒伤荣。凝敛津液而无汗,无汗为表实,则不当恶寒,故云反恶寒也。刚痉者,以其无汗,而寒性劲冽也。

《金匮发微》:此二条说解详《伤寒发微》。风寒外薄,血热内张,正与邪相争,故名刚痉。汗出表疏,正气柔弱,不与邪争,故名柔痉。

《金匮要略心典》:成氏曰:《千金》云,太阳中风,重感寒湿则变痉。太阳病,发热无汗为表实,则不当恶寒,今反恶寒者,则太阳中风。重感于寒,为痉病也,以其表实有寒,故曰刚痉;太阳病,发热汗出为表虚,则当恶寒,今不恶寒者,风邪变热,外伤筋脉为痉病也,以其表虚无寒,故曰柔痉。然痉者强也,其病在筋,故必兼有颈项强急,头热足寒,目赤头摇,口噤背反等证。仲景不言者,以痉字该之也。《活人书》亦云:痉证发热恶寒,与伤寒相似,但其脉沉迟弦细,而项背反张为异耳。

《金匮悬解》:太阳病,发热无汗,反恶寒者,寒伤营也。寒性刚急,故名刚痉。太阳病,发热汗出,而不恶寒者,风伤卫也。风性柔和,故名柔痉。

【评析】

痉病以颈项强急,口噤不开,甚至角弓反张为主证。《金匮要略》所论痉病以津液不足,筋脉失养,外感风寒而致。

《内经》中对痉病的病因,是以外邪立论,认为乃由外邪侵袭,壅阻经络而成。如《素问·至真要大论》中"诸痉项强,皆属于湿""诸暴强直,皆属于风"等,主证初起时均有太阳表证,在内都有平素阳气或津液不足的内因。

【原文】

太阳病,发热,脉沉而细者,名曰痉,为难治。

【注解】

《金匮要略广注校诠》:痉(痓)属太阳,其病主表。发热者,表症也,反得沉细里虚之脉,此脉不与病因,故难治。李升玺曰:下文痉脉沉迟者,栝蒌桂枝汤主之。此脉但沉而细,何云难治? 盖迟则为寒,尚可解肌;细为气少,难为发表故也。

《金匮发微》:此条见《伤寒论》。盖痉为津液枯燥之证。卫气不和于表,故发热。营气不足于里,故脉沉细。发热为标阳,脉沉细则为本寒。里气不温,则水寒不能化气,是当用栝楼桂枝以解表,加熟附以温里。释详《伤寒发微》,兹不赘。

《金匮要略心典》:太阳脉本浮,今反沉者,风得湿而伏,故为痉。痉脉本紧弦,今反细者,阴气适不足,故难治。

《金匮悬解》:发热而脉沉细,阴阳俱败,故为难治。

【评析】

本条体现了脉诊在痉病诊断中的作用,是张仲景脉学特色的表现。脉沉者阳气不足,细者阴液亏虚,阴阳俱伤,故为难治。

所以,提示临床中顾护阳气和阴液的重要性。

【原文】

太阳病,发汗太多,因致痉。

【注解】

《金匮要略广注校诠》:经曰:"阳气者,精则养神,柔则养筋。"此汗多亡阳,筋失所养,故致痉。

《金匮发微》:此条见《伤寒论》。释解具详《伤寒发微》,兹不赘。

《金匮悬解》:太阳病,发汗太多,亡其津血,筋脉失养,感于风寒,因成痉病。

【评析】

汗为心之液,表证发汗当遵从"遍身漐漐微似有汗者益佳",不能大汗淋漓,导致气随津伤,病必不除。

同时,汗多伤及心阳,临床多见心悸心慌、胸闷气短、乏力等。甚则累及脾阳、肾阳,如现代临床中因过量运动出现的肌炎、横纹肌溶解症等,即是汗多伤阳之病,治疗中多从养心健脾立法,采用桂枝汤、四君子汤之类,多获佳效。

【原文】

夫风病下之则痉,复发汗,必拘急。

【注解】

《金匮要略广注》:下多亡阴,则液脱不能荣筋,故成痉(痓)。汗多亡阳,则气虚,不能卫外,故拘急。(恶寒之状也)

《金匮发微》:风病,陈修园以为发热有汗之桂枝汤证,是不然。太阳病固自有先下之不愈,因复发汗,表里俱虚,其人因致冒,终以自汗解者,亦有下后气上冲,而仍宜桂枝汤者,亦有误下成痞,误下成结胸者。独发汗致痉之证,为中风所希见,则所谓风病者,其为风温无疑。夫风温为病,其受病与中风同,所以别于中风者,独在阴液之不足,故脉浮自汗心烦脚挛急者,不可与桂枝汤,得汤便厥。所以然者,为其表阳外浮,里阴内虚,阴不抱阳,一经发汗,中阳易于散亡也。但此犹为证变未甚也。更有脉阴阳俱浮,自汗出身重息鼾,言语难出之证。一经误下,即见小便不利,直视失溲,若火劫发汗,则瘛疭如惊痫,所以然者,里阴素亏,误下则在上之津液下夺,目系因之不濡。火劫则在里之津液外烁,筋脉因之不濡。津液本自不足,又从而耗损之,风燥乃益无所制,故上自目系,下及四肢,无不拘急,而痉病成矣。不然,本篇汗出发热不恶寒之柔痉,与伤寒温病条之不恶寒,何其不谋而合乎。是知中风一证,津液充足者,虽误汗误下,未必成痉。惟津液本虚者,乃不免于痉也。

《金匮悬解》:风病木枯血燥,下之津血内亡,则成痉病。复发其汗,津血外亡,必苦拘急。

【评析】

汗、下均为祛邪之法,一般药性较强,下多亡阴,则液脱不能荣筋,故成痉,且其药性多偏寒凉,易伤中阳;汗多亡阳,则气虚不能卫外,故拘急恶寒之状也。

同时,《素问·生气通天论》亦有:"阳气者,精则养神,柔则养筋"之论,也表明了本篇痉证与阴液不足、阳气损伤密切相关。

【原文】

疮家虽身疼痛,不可发汗,汗出则痉。

【注解】

《金匮要略广注校诠》:经云:"夺血者,无汗。"疮家亡血损阴故身痛,非外感也。发汗,则又亡阳,伤卫,故成痉。(或云身疼属外感,然恐疮家重亡津液,故禁汗。)

《金匮发微》:此条见伤寒太阳篇。盖人之汗液,由卫气外出者属水分,由营气外出者属血分。身疼痛,原系寒凝肌腠,急当发汗以救表。惟疮家营分素亏,一经发汗,血液重伤,至于不能养筋,一身为之拘急,是亦投鼠不忌器之过也。夫病至无可措手,要当用药熏洗,使邪从外解,而不当任其疼痛。如浮萍、藁本、荆芥、薄荷、防风等味,俱可煎汤熏洗,但使略有微汗,疼痛当止(语详《伤寒发微》)。

《金匮要略心典》:此原痉病之由,有此三者之异。其为脱液伤津则一也。盖病有太阳风寒不解,重感寒湿而成痉者;亦有亡血竭气,损伤阴阳,而病变成痉者。经云:气主煦之,血主濡之。又云:阳气者,精则养神,柔则养筋,阴阳既衰,筋脉失其濡养,而强直不柔矣。此痉病标本虚实之异,不可不辨也。

《金匮悬解》:疮家脓血失亡,筋脉不荣,虽感风寒,不可发汗。汗出血枯,筋脉焦缩,则成痉病。

【评析】

《素问·生气通天论》曰:"阳气者,精则养神,柔则养筋",疮家多阴血亏虚,肌肉筋脉失养而不荣则痛。

汗血同源,发汗则阴液更伤,血不濡筋则痉。所以,临床中对于发汗、活血等影响阴液的治法,使用中都当慎重。

【原文】

病者身热足寒,颈项强急,恶寒,时头热,面赤目赤,独头动摇,卒口噤,背反张者,痉病也。若发其汗者,寒湿相得,其表益虚,即恶寒甚。发其汗已,其脉如蛇。

【注解】

《金匮要略广注校诠》:痉(痓)症属太阳,其脉上额交巅,别下项,夹脊抵腰中,下至足。风寒客于经中,则筋脉拘急,故颈项强急而背反张也。身热者,邪客于经,阳气怫郁也。恶寒者,邪在于表,卫气不固也。足寒有二义:重感寒湿者,浊邪中于下;发汗太多者,阳气衰于下也。时头热,面赤、目赤者,风伤于上,风为阳邪,故面目赤也。(三阳经聚于头面,足太阳脉起于目内眦,为目之上网)。头摇者,风动之象也。卒然口噤,寒主筋急也。(手三阳之筋结于颔颊,足阳明之筋上夹于目,故令牙关急而口噤。)(痉)病原属太阳中风,重感寒湿。今汗虚阳气,则邪盛正衰,寒湿仍伏而不散,是谓寒湿相得,徒令其表益虚,即恶寒甚也。脉如蛇者,即弦紧之意。

《金匮发微》:此条见《伤寒论》本篇而佚其后半节。"身热"至"恶寒",为葛根汤证。"时头热"至"背反张",为大承气汤证(语详《伤寒发微》)。惟"发其汗"下,当有衍文。痉病之未成,原有属于太阳而当发汗者,惟已传阳明,燥气用事,一经发汗,即当见经脉强急,不当有"寒湿相得,其表益虚,恶寒益甚"之变,数语似属湿证脱文,不知者误列于此。陈修园明知阳邪用事,热甚灼筋,不当恶寒,犹为之含混强解,此亦泥古之过也。愚按"若发其汗其脉如蛇"，独承上"时头热面赤"以下言之，非承上"身热足寒"证言之也。《内经》云："肝主筋，肝藏血，虚生燥，则其脉弦急。"后文所谓"直上下行"是也。发其汗，其脉如蛇，乃肝之真脏脉见。"五脏风寒积聚篇"所谓"肝死脉，浮之弱，按之如索不来，或曲如蛇行者死"是也。盖痉病脉本弦急，重发汗，则经脉益燥，直上下行之弦脉，一变而成屈曲难伸之状。脉固如此，筋亦宜然，一身之拘急可知矣。黄坤载以为即直上下行，非是。

《金匮要略心典》：痉病不离乎表，故身热恶寒；痉为风强病，而筋脉受之，故口噤、头项强、背反张、脉强直。《经》云：诸暴强直，皆属于风也。头热足寒，面目赤，头动摇者，风为阳邪，其气上行而又主动也。寒湿相得者，汗液之湿，与外寒之气，相得不解，而表气以汗而益虚，寒气得湿而转增，则恶寒甚也。其脉如蛇者，脉伏而曲，如蛇行也。痉脉本直，汗之则风去而湿存，故脉不直而曲也。

《金匮悬解》：身热足寒，颈项强急，恶寒头热，面赤目赤，头摇口噤，脊背反张者，是痉病也。以太阳寒水之经，起目内眦，上额交巅，下项挟脊，抵腰走足，筋司于肝，血枯木燥，风动筋缩，而膀胱津液之府，木所自生，更失滋润，故太阳之部，筋脉拘牵，头摇口噤，颈项强急，而脊背反折也。《素问·诊要经终论》：太阳之脉，其终也，戴眼，反折，瘛疭（瘛，急。疭，缓），即痉病之谓也。若发其汗者，阳亡火败，水土之寒湿相得，里气既亏，而表气益虚，即恶寒甚。发其汗已，经脉枯槁，动如蛇行，全失缓和从容之象矣。

【评析】

本条论述外感痉病的主要证候。太阳主表，其经脉自巅下项，行于脊背两旁。风寒之邪侵及太阳，既有太阳表证恶寒、项背强急，又见邪郁入里化热的面赤目赤、时头热，足寒是阳郁过重，不能达于四末的表现。颈项强急、背反张、卒口噤、独头摇动均为痉病的典型症状，因太阳邪郁不解，入里化热化燥动风，故由太阳经筋不利的颈项强急，进一步发展为全身筋脉拘急而背反张；阳明之脉挟口入齿中，邪入阳明，筋脉强急则口噤不开；热盛风动，故独头摇动。

【原文】

暴腹胀大者，为欲解，脉如故，反伏弦者，痉。

【注解】

《金匮要略广注校诠》：暴腹胀大者，寒湿之气忽然涣散，自内而出于外也。妙在暴字，盖邪欲外解，急不能待，倏忽向外胀大，故为欲解。若渐渐腹胀，邪便从外入里矣。（暴"字"与卒口噤"卒"字同解。）脉伏为在里，表邪深入也。弦属肝脉，风气尚存，故成"痉"也。

《金匮发微》：此节承上节言之。脉如故，即上之其脉如蛇也。

《金匮要略心典》:此即上文风去湿存之变证。魏氏云:风去不与湿相丽,则湿邪无所依著,必顺其下坠之性,而入腹作胀矣。风寒外解,而湿下行,所以为欲解也。如是诊之,其脉必浮而不沉,缓而不弦矣。乃其脉如故,而反加伏弦,知其邪内连太阴,里病转增,而表病不除,乃痉病诸证中之一变也。

《金匮悬解》:阴盛则腹胀,《素问》:肾气实则胀是也。暴腹胀大者,阴气内复,自脏流经,故为欲解。其脉如故,反沉伏而弦紧者,痉病不瘥也。

【评析】

痉病发作,如由腹部筋脉挛急,忽然转为胀大,说明痉病筋脉拘急之势欲缓解。但如脉象仍弦紧或沉伏而弦,说明筋脉紧急未有缓解之势,故仍将发痉。

脉象反映的是脏腑的阳气、阴液功能状态,是脏腑功能集中体现的部位,所以张仲景脉诊也是我们重点学习的方面。

【原文】

夫痉脉,按之紧如弦,直上下行。

【注解】

《金匮要略广注校诠》:风令脉弦,寒令脉紧。然《经》云"紧如转索无常,弦如弓弦不移",则二脉相似;又恐其易混,故云"紧如弦",而实非弦也。直者,不和柔,而坚搏切指也。上下行者,自寸至尺,皆见紧直之脉也。

《金匮发微》:痉病之成,始于太阳,而传于阳明。太阳水气,受阳明燥化,阴液消烁,筋脉乃燥。但阳明不从标本而从中气,容有一转而入太阴者,《伤寒·太阳篇》"发汗后腹胀满,厚朴生姜半夏甘草人参汤主之",即此证也。痉病本由血少,统血之脾脏当虚,而复以发汗张其虚气,病乃转入太阴,而腹部虚胀,病机由表入里,筋脉不更受灼,故为欲解。惟下文脉如故,反伏弦,则殊不可通。沉弦则非曲如蛇行矣,何得云如故耶。按此"反"字,当为"及"字,传写之误也。脉如故,即上节"曲如蛇行"之谓。沉弦,即下节"直上下行"。其所以屈曲如蛇者,为其脉中营气不足,汗后阳气暴张,气欲行而血不从也。所以直上下行者,为血分热度增高,脉道流行,暴张而不和也。夫血少则筋燥,悬生物之筋于风中可证也。热血灼筋,则筋亦暴宿,投生物之肉于沸油中可证也。故痉病之作,由于筋之受灼,验之于脉,无不可知。血虚固伤筋,血热亦伤筋也。

《金匮要略心典》:紧如弦,即坚直之象。李氏曰:上下行者,自寸至尺,皆见紧直之脉也。《脉经》亦云:痉病脉坚伏,直上下行。

《金匮悬解》:脉紧如弦,直上下行,即上章之其脉如蛇也。

【评析】

本条指出痉病的主脉。痉病的主要病机是筋脉失养而强急,反映的是邪正之间的力量对比,故其脉来弦而紧,自寸至尺皆见强直而弦之象。

【原文】

痉病,有灸疮,难治。

【注解】

《金匮要略广注校诠》:痉(痓)病筋脉强急,阳气消亡,加以素有灸疮,则焦骨伤筋,血气亏损,此阴阳两虚之症,非表药所能解散,故名难治。

《金匮发微》:痉病为风燥伤筋之证。血虚不能养筋,而复加以灸疮,使其证属中风传来,则当用栝楼根以生津,桂枝汤以发汗。然又恐犯疮家发汗之戒,故云难治。但里急于外,又不当先治灸疮。窃意先用芍药、甘草加生地以舒筋,加黄芪、防风以散风,外用圹灰年久者,调桐油以清热毒而生肌,其病当愈。陈修园浅注谓借用风引汤去桂枝、干姜一半,研末煮服,往往获效。盖此方主清热祛风,揆之于里,当自可用。

《金匮要略心典》:有灸疮者,脓血久溃,穴俞不闭。娄全善云:即破伤风之意。盖阴伤而不胜风热,阳伤而不任攻伐也。故曰难治。

《金匮悬解》:灸疮,艾火燔灼,焦骨伤筋,津血消烁,未易卒复,故难治也。

【评析】

本条《金匮悬解》阐释,有灸疮表明是因艾火燔灼,津血耗损,较难恢复,故难治也。所以,后世温病中才会提出存得一分阴液,便有一分生机之说。

【原文】

太阳病,其证备,身体强,几几然,脉反沉迟,此为痉,栝蒌桂枝汤主之。

【注解】

《金匮要略广注校诠》:以下节刚痉(痓)观之,则此为柔痉(痓)也。症备者,兼有太阳病之头项强痛、发热、恶风寒之症也。几几,伸颈之貌。身体强者,状亦如之。太阳伤寒,则脉浮紧;中风,则脉浮缓。今脉反沉迟,是太阳中风,重感寒湿之脉,盖湿则脉沉,寒则脉迟也。

栝蒌桂枝汤方

栝蒌根二两,桂枝三两,芍药三两,甘草二两,生姜三两,大枣十二枚。

上六味,以水九升,煮取三升,分温三服,取微汗,汗不出,食顷,啜热粥发之。

桂枝汤、中风解肌方也。桂枝行阳，芍药养荣，甘草和中，生姜、大枣行脾之津液而和荣卫。加栝蒌根者，以其能生液润枯，荣筋彻热，为身体强急者所宜也。

《金匮发微》：太阳病，其证备，则颈项强痛。发热自汗，恶风之证也。身体强几几，背强急而不能舒展，邪陷太阳经输也。自非将成痉证，则有汗之中风，脉宜浮缓，而不宜沉迟。夫痉脉伏弦，沉即为伏，迟为营气不足，此正与太阳篇"无血，尺中迟"者同例。血不养筋，而见沉伏之痉脉，故以培养津液为主。而君栝楼枝，仍从太阳中风之桂枝汤，以宣脾阳而达营分，使卫与营和，汗出热清，筋得所养，而柔痉可以不作矣。

《金匮要略心典》：太阳证备者，赵氏谓：太阳之脉，自足上行，循背至头项，此其所过之部而为之状者，皆是其证是也。几几，背强连颈之貌。沉本痉之脉，迟非内寒，乃津液少而营卫之行不利也。伤寒项背强几几，汗出恶风者，脉必浮数，为邪风盛于表。此证身体强几几然，脉反沉迟者，为风淫于外，而津伤于内，故用桂枝则同，而一加葛根以助其散，一加栝蒌根兼滋其内，则不同也。

《金匮悬解》：太阳病，颈项强急，发热恶寒，汗出，中风之证具备，身体强硬，几几不柔，脉反沉迟，此为柔痉。栝蒌桂枝汤，姜、桂，达经气而泻营郁，甘、枣，补脾精而滋肝血，芍药、栝蒌，清风木而生津液也。

【评析】

此条描述为柔痉，实则是太阳病邪阻滞经脉，气血运行不畅；加之脉反沉迟，显示阴液不足，故而出现经脉失养之柔痉，以桂枝汤解肌和营，栝蒌生津液而止痉。

【原文】

太阳病，无汗而小便反少，气上冲胸，口噤不得语，欲作刚痉，葛根汤主之。

【注解】

《金匮要略广注校诠》：寒伤荣，则凛懔收敛，闭固津液，故无汗而小便反少也。气上冲胸，寒邪逆上也。寒则筋急，故口噤不得语。无汗，故欲作刚痉（痓）。

葛根汤方

葛根四两，麻黄三两（去节），桂枝二两（去皮），芍药二两，甘草二两炙，生姜三两，大枣十二枚。

上七味，㕮咀，以水七升，先煮麻黄、葛根，减二升，去沫，内诸药，煮取三升，去滓，温服一升，覆取微似汗，不须啜粥。余如桂枝汤法将息及禁忌。此即桂枝汤加麻黄、葛根也。经云："桂枝本为解肌，不更发汗。"今因刚痉（痓）无汗，故加麻、葛，即桂枝、麻黄各半汤之例。或曰："经云：'发汗太多，因致痉（痓）。'今既成痉（痓），又用葛根汤发汗，何也？"曰：既见太阳表证，刚痉（痓）无汗，安得不小发其汗乎？况麻、葛、桂枝，虽能行阳发表，而内有芍药以养阴和荣,甘草、姜、枣,皆行津液、和荣卫之品,又取微似汗,不令多汗,则于发散之中,仍寓润养之意,于汗多成痉(痓)之戒何拘?先煮麻黄、葛根去沫者,去其浮越憬悍之性,亦不欲其过于发汗也。

《金匮发微》:太阳病无汗,小便反少,气上冲,此与《太阳篇》下后气上冲,可与桂枝汤如前法同。惟筋脉强急,牙关紧而见口噤,风痰阻塞会厌而不得语,实为刚痉见端。以气上冲而用桂枝,此为太阳中风正治法。惟本证为风寒两感,寒沍皮毛,内阻肺气,故外见无汗,内则会厌隔阻,故本方于桂枝汤加麻黄,期于肌表双解。太阳经输在背,邪陷经输,久郁生燥,于是有背反张,卧不着席之变,故于肌表双解外,复加葛根,从经输达邪外出,而刚痉可以立解,所谓上工治未病也。按此方本为太阳标热下陷经输而设,故加清热润燥上升之葛根,于背强痛者宜之。推原痉病所由成,以外风陷入太阳为标准,无论刚痉、柔痉一也。柔痉起于中风,故用栝楼桂枝汤,栝楼蔓生上行,主清经络之热,功用与葛根同。刚痉之成,起于风寒两感,故用葛根汤。盖非风不能生燥,非风窜经输,必不成痉。可以识立方之旨矣。

《金匮要略心典》:无汗而小便反少者,风寒湿甚,与气相持,不得外达,亦并不下行也。不外达,不下行,势必逆而上冲,为胸满,为口噤不得语,至面赤头摇,项背强直,所不待言,故曰欲作刚痉。葛根汤,即桂枝汤加麻黄、葛根,乃刚痉无汗者之正法也。

按:痉病多在太阳、阳明之交,身体强,口噤不得语,皆其验也。故加麻黄以发太阳之邪,加葛根兼疏阳明之经,而阳明外主肌肉,内主津液,用葛根者,所以通隧谷而逐风湿,加栝蒌者,所以生津液而濡经脉也。

《金匮悬解》:太阳病,无汗,是伤寒之证。而小便反少,寒水不降也。甲木生于壬水,太阳不降,甲木逆行,而贼胃土,故气上冲胸,而口噤不语。以少阳之脉,下胸而贯膈,阳明之脉,挟口而环唇也。此欲作刚痉。葛根汤,姜、甘、大枣,和中宫而补土,桂枝芍药,达营郁而泻热,麻黄散太阳之寒,葛根解阳明之郁也。刚痉全是太阳表寒束逼阳明之证,故用葛根。

【评析】

本条是风寒之邪侵袭,经脉气血运行不畅,筋脉失养,故以葛根汤解风寒之邪束缚筋脉之困,通经散寒,痉证可解。

【原文】

痉为病,胸满口噤,卧不着席,脚挛急,必齘齿,可与大承气汤。

【注解】

《金匮要略广注校诠》：凡痉（痓）属太阳，惟此传入阳明，故不冠以太阳病，而但云"痉（痓）为病"也。盖阳明病，胃家实也。其经下膈，属胃，循腹里，挟口环唇，入上齿中，以其从经入腑为实热证，故胸满（即前气上冲胸之意），口噤龄齿（噤甚，则上下齿相切也）。"卧不着席，脚挛急"者，即如角弓反张之意（邪在阳明则口噤，邪在太阳则挛急。庞安常曰：痉（痓）病卧不着席者，小儿腰间去席二指，大人手侧掌，难治）。与大承气以下里实。按经文，凡云某汤主之者，谓决宜用此汤，以之为主也；凡云可与某汤者，尚有慎重斟酌，不敢轻用之意。

《金匮发微》：风燥入阳明之腑，津液受灼，上膈乃有湿痰。痰阻胸膈，则胸满。风痰塞会厌，而阳热上灼，牙关之筋燥急，则口噤。背脊经输干燥，则卧不着席。周身筋脉液干而缩，故脚挛于下，齿龄于上，可与大承气汤，此亦急下存阴之义也。盖必泄其燥热，然后膈上之风痰，得以下行，周身筋脉，亦以不受熏灼而舒矣。下后弃其余药者，正以所急在筋脉，非燥矢宿食可比，故不曰宜而曰可与。独怪近世儿科，既不识痉病所由来，而概名为惊风，妄投镇惊祛风之药，杀人无算，为可恨也。

《金匮要略心典》：此痉病之属阳明瘀热者。阳明之筋起于足，结于跗；其直者上结于髀。阳明之脉，入齿中，挟口环唇；其支者，循喉咙，入缺盆下膈，故为是诸证。然无燥实见证，自宜涤热而勿荡实，乃不用调胃而用大承气者，岂病深热极，非此不能治欤。然曰可与，则犹有斟酌之意，用者慎之。

《金匮悬解》：刚痉为病，阳明上逆，故胸满口噤。脊背反张，故卧不著席。筋脉缩急，故脚挛龄齿（筋脉屈伸，牙齿开合作响，是谓龄齿）。此其土燥胃逆，病在阳明，可与大承气汤，大黄、芒硝，泻其燥热，枳实、厚朴，破其壅塞也。

【评析】

本条论述里热成痉的证治。外寒不解，入里化热，壅滞气机，故胸满、心烦；热盛伤津，经脉失养而筋脉挛急，故出现口噤、卧不着席、脚挛急、龄齿等症。卧不着席为角弓反张之甚，龄齿为口噤之甚。由此可见，本证又热盛伤津，化燥动风，病情急重。故急宜泄热存阴，用大承气汤釜底抽薪，使热退津保，痉挛可解。

【原文】

太阳病，关节疼痛而烦，脉沉而细者，此名中湿，亦曰湿痹。湿痹之候，小便不利，大便反快，但当利其小便。

【注解】

《金匮要略广注校诠》：太阳经行身之表，外邪皆得伤之，故亦易受湿气也。关节疼痛者，湿流关节也。烦者，湿气郁蒸而内热也。《经》云："沉潜水蓄沉细为湿脉。"然痉（痓）病亦沉迟弦细，何以别之? 要知痉（痓）病，身不疼而反张，湿则关节疼，烦。为可辨耳。痹者，闭塞不通之谓。即《内经》"湿气胜者为着痹"之意。小便不利，湿壅于内也。大便快，湿胜则濡泻也。利小便则湿去，而疼、烦止矣。

《金匮发微》：前篇曰湿流关节，又曰湿伤于下。盖太阳病汗出不彻，由腠理流入肢节空隙，因病酸疼，是为历节所由起。阳气为寒湿所遏，故内烦。脉之沉细，在痉病为寒水在下不能化气，湿病亦然。湿者，水及膏液合并，滞而不流，若痰涎。然下焦垢腻，故小便不利。水道壅塞不通，溢入回肠，故大便反快。大便有日三四行，而饮食如故者，是宜五苓散倍桂枝。但得阳气渐通，而小便自畅，大便之溏泄，固当以不治治之。余解详《伤寒发微》，不赘。

《金匮要略心典》：湿为六淫之一，故其感人，亦如风寒之先在太阳。但风寒伤于肌腠，而湿则流入关节；风脉浮，寒脉紧，而湿脉则沉而细。湿性濡滞，而气重着，故亦名痹。痹者闭也。然中风者，必先有内风而后召外风；中湿者，亦必先有内湿而后感外湿，故其人平日土德不及而湿动于中，由是气化不速，而湿侵于外，外内合邪，为关节疼烦，为小便不利，大便反快。治之者必先逐内湿，而后可以除外湿，故曰当利其小便。东垣亦云：治湿不利小便，非其治也。然此为脉沉而小便不利者设耳，若风寒在表，与湿相搏，脉浮恶风，身重疼痛者，则必以麻黄、白术、薏苡、杏仁、桂枝、附子等，发其汗为宜矣。详见后条。

《金匮悬解》：湿流关节，经脉郁阻，故生烦痛。土湿木遏，清阳不达，故脉沉细。此名中湿，亦曰湿痹。木郁不能疏泄水道，肠胃滋濡，故大便反快，而小便不利。但当利其小便，以泄湿气也。

【评析】

湿为六淫之一，侵犯机体首犯太阳，易兼夹风寒之邪，且湿性重浊下趋，易犯肌腠，故其感人，则流注关节。素有内湿，又易招致外湿，湿邪不仅流入关节，而且内合于脾，阻遏气机，痹阻阳气，形成内外合邪之证。

以脉沉而细，关节疼痛而烦，小便不利，大便反快为主证。因此，治疗上遵从叶天士"通阳不在温，而在利小便"之训，采用淡渗利湿之法，应用茯苓、猪苓、泽泻、车前子等之类。

【原文】

湿家之为病，一身尽疼，发热，身色如熏黄也。

【注解】

《金匮要略广注校诠》：黄家为湿热交蒸之病(但湿不热,但热不湿,俱不发黄)。伤寒阳明瘀热,则黄色鲜明如橘子色,阳黄也。此太阴受湿,则黄色昏黯如熏黄色,阴黄也。王海藏云："色如橘子黄,黄病也;一身不痛如烟熏黄,湿病也。"一身尽痛,盖脾主肌肉,属湿土。土色黄,脾恶湿也。阳明表里有热,则身不疼。此身疼,非伤寒客热,知湿邪在经而为黄也。发热,亦湿气熏蒸所致。

《金匮发微》：湿家之病,起于太阳寒水。表汗不出,则郁于肌理,而血络为之不通。一身尽疼者,寒湿凝冱肌腠也。此证始则恶寒,继则发热,终则湿热蕴蒸,而身色晦暗如熏黄。湿证小便不利,大率以麻黄加术为主方。师所以不出方治者,要以病变多端,随病者之体温为进退。血分温度不足,易于化寒,温度太高,易于化燥,未可执一论治也。说解详《伤寒发微》。

《金匮要略心典》：湿外盛者,其阳必内郁。湿外盛为身疼,阳内郁则发热。热与湿合,交蒸互郁,则身色如熏黄。熏黄者,如烟之熏,色黄而晦,湿气沉滞故也;若热黄则黄而明,所谓身黄如橘子色也。

《金匮悬解》：湿伤筋骨,而阻经脉,故一身尽疼。阳气郁遏,是以发热。木气不达,则见黄色,以肝主五色,入脾为黄也。

【评析】

中医学对黄疸以脾黄为论,认为黄家为湿热交蒸之病,但湿不热,但热不湿,俱不发黄。内蕴湿热迫使脾之本色外露而见身黄、目黄、小便黄。

《金匮要略》即有："黄家所得,从湿得之。"因此,临证中黄疸的治疗即侧重在湿热的清除方面。

【原文】

湿家,其人但头汗出,背强,欲得被覆向火。若下之早则哕,或胸满,小便不利,舌上如胎者,以丹田有热,胸上有寒,渴欲得水而不能饮,则口燥烦也。

【注解】

《金匮要略广注校诠》：前节湿热发黄,此属寒湿相抟也。湿家多汗,此兼寒气凝敛,故但头汗出也。覆被向火:寒湿在表,自恶寒也。背强者,太阳经行身之背,寒湿外抟,经气不利也。哕而胸满,小便不利者,下后虚,气上逆,津液内竭也。又,下后里虚,上焦阳气因虚而陷于下焦,为丹田有热。舌上白胎滑者,表间寒气乘虚入于胸中,为胸上有寒。惟丹田有热,则渴欲饮水;惟胸上有寒,虽得水不能饮,但口燥、烦也。《活人书》云:病人表实里虚,玄府不开,则阳气上出,汗见于头。凡头汗者,五脏干枯,胞中空虚,津液少也。慎不可下,下之为重虚(玄府,汗孔也)。

《金匮发微》:但头汗出,约有二端。阳热之证,阴液内竭,则但头汗出。寒湿之证,毛孔闭塞,则亦但头汗出。寒湿郁于经输,故背强(此与太阳病之项背强同)。寒冱皮毛,内连肌肉,恶寒甚者,遂欲得被向火(此与太阳伤寒同),此时正宜麻黄加术汤以发其汗,使水气外达。中气化燥,不得已而后下,然下之太早,水气太甚,随药内陷,与人体之膏液并居,留于上膈,则病寒呃胸满。陷于下焦,则滋腻之湿,阻于水道,小便为之不利。此证寒湿在上,郁热在下,故有时渴欲饮水,水入口而不能不咽。促师不立方治,陈修园补用黄连汤语详《伤寒发微》。

《金匮要略心典》:寒湿居表,阳气不得外通而但上越,为头汗出,为背强,欲得被覆向火,是宜驱寒湿以通其阳。乃反下之,则阳更被抑,而哕乃作矣。或上焦之阳不布,而胸中满;或下焦之阳不化,而小便不利,随其所伤之处而为病也。舌上如苔者,本非胃热,而舌上津液燥聚,如苔之状,实非苔也。盖下后阳气反陷于下,而寒湿仍聚于上,于是丹田有热而渴欲得饮,胸上有寒而复不能饮,则口舌燥烦,而津液乃聚耳。

《金匮悬解》:湿郁发热,皮毛蒸泄,则汗自出。若但头上汗出,是其阳郁于上,而犹未盛于中也。湿在太阳之经,脉络壅阻,是以背强(太阳行身之背)。阳郁不得外达,是以恶寒。俟其湿热内盛,而后可下。若下之太早,则土败胃逆,哕而胸满,小便不利,舌上如胎。以太阴土湿,乙木遏陷,而生下热,在于丹田。至其胸中,全是湿寒,虽渴欲得水,却不能饮,止是口中燥烦而已。以其阳郁于上,故头汗口渴。舌窍于心,阳虚火败,肺津寒凝,胶塞心宫,故舌上如胎,实非盛热生胎也。盖湿证不论寒热,总因阳虚。阳郁不达,是以生热。阳气极虚,则不能化热,止是湿寒耳。

【评析】

本条是湿邪侵及机体,影响经脉气血运行不畅,湿性黏腻重着的病性表现。同时,湿邪多因阳气不足,对水液的蒸腾气化作用下降而产生,治疗以发汗、利小便、攻逐肠道为法。

条文也提出了寒湿居表,阳气不得外通而上越,可见头汗出,当宜驱寒湿以通其阳,若误用泻下之法苦寒伤阳,则中焦阳气更被抑制,气逆不降而哕乃作。

【原文】

湿家下之,额上汗出,微喘,小便利者,死;若下利不止者,亦死。

【注解】

《金匮要略广注校诠》:湿在表,下之,则反虚其里气。额者,诸阳之会。额上汗出,是孤阳无根而上脘也。微喘者,里气不守而上逆也(经云:汗出发润,喘不休者,肺绝也)。小便利,或下利者,阴气不藏而下泄也。此阴阳离绝之证,故死。李玮西曰:前云湿家当利小便,以湿气内瘀;小便原自不利,宜用药利之。此下后里虚,小便自利,液脱而死。不可一例概也。

《金匮发微》:湿与水异,水可从小便去,而湿不可去,水清而湿浊也。湿与燥反,燥结者易攻,而湿不可攻,燥易去而湿黏滞也。故下之而湿流上膈,故有胸满小便不利之变,但此犹易为治也。至下后阳气上脱,至于额上汗出如珠,微喘而气咻咻若不续,阴液下脱,而小便反利,或下利不止,疾乃不可为矣。按伤寒阳明证,于下法往往慎重者,亦以太阳之传阳明,下燥不胜上湿,恐下后利遂不止也。否则宿食下利脉滑者,犹当用大承气汤,何独于阳明证而反不轻用乎?

《金匮要略心典》:湿病在表者宜汗,在里者宜利小便,苟非湿热蕴积成实,未可遽用下法。额汗出微喘,阳已离而上行;小便利,下利不止,阴复决而下走。阴阳离决,故死。一作小便不利者死,谓阳上游而阴不下济也,亦通。

《金匮悬解》:湿寒之证,而误下之,若额上汗出,微喘,则气脱于上,小便利,下利不止,则气脱于下,是死证也。

【评析】

本条是湿邪在表,当微汗除湿,苦寒下之则反伤及里阳,则会出现阳不固摄的尿频、尿不禁,或者脾肾衰竭之泄泻无度,预后极差。

【原文】

风湿相抟,一身尽疼痛,法当汗出而解,值天阴雨不止,医云此可发汗。汗之病不愈者,何也?盖发其汗,汗大出者,但风气去,湿气在,是故不愈也。若治风湿者,发其汗,但微微似欲汗出者,风湿俱去也。

【注解】

《金匮要略广注》:风湿相抟(抟者,凝结不解之义),一身尽疼,表症也。自宜发汗。值天阴雨,又当湿胜之时。然风属阳邪,其性轻浮;湿属阴邪,其性凝滞(成注谓风在外,湿在内者非,此俱属表证)。汗大出者,以发之太骤,则轻浮者易去,凝滞者难驱,故不愈也。微微似欲汗出:经所谓"渍形以为汗。"妙在"渍"字,有浸润透彻之义,即桂枝汤;通身絷絷,微似有汗者佳,勿如水流漓也。(王宇泰曰:此宜麻黄加术汤、桂枝附子汤、桂枝加术汤之类。)

《金匮发微》:太阳病,发汗后,或自汗,风邪乘之,毛孔闭塞,汗液之未尽者,留着肌理成湿,一身肌肉尽痛,是为风湿相抟。此证本应发汗,现太阳伤寒之体痛同,后文麻黄加术汤,麻黄杏仁薏苡甘草汤,其主方也。以麻黄之发汗,白术、薏苡之去湿,本期风湿俱去。然适当天时阴雨,病必不去。药可与病气相抵,而地中之湿,与雨中之寒,决非药力所能及,故虽发汗,病必不愈(说解《伤寒发微》)。

《金匮要略心典》:风湿虽并为六淫之一,然风无形而湿有形,风气迅而湿气滞,值此雨淫湿胜之时,自有风易却而湿难除之势,而又发之速而驱之过,宜其风去而湿不与俱去也。故欲湿之去者,但使阳气内蒸而不骤泄,肌肉关节之间充满流行,而湿邪自无地可容矣。此发其汗,但微微似欲汗出之旨欤。

《金匮悬解》:湿为阳虚,汗多阳亡,风虽去而湿愈增,又值阴雨湿盛之时,是以湿气仍在。此当微汗以泻之,则风湿俱去矣。

【评析】

风为阳邪,其性轻扬,皮毛开则汗出,风邪可随汗泄而尽去;湿为阴邪,其性黏滞,非阳气内蒸难以速去,故非一汗可能尽泄。今骤发其汗而大汗出,则风气虽去而湿邪仍在,不仅病不能愈,同时还可使阳气耗伤。

正确方法是必须微微汗出,使阳气周流全身,缓缓蒸发,营卫畅通,则风邪和湿邪同时随汗而缓缓排出体外。

由此可见,张仲景对合理发汗之法尤为重视。

【原文】

湿家病身疼发热,面黄而喘,头痛鼻塞而烦,其脉大,自能饮食,腹中和无病,病在头中寒湿,故鼻塞,内药鼻中则愈。

【注解】

《金匮要略广注校诠》:此中湿之浅者,故症在表不在里。兼言寒湿者,以湿性原属寒也。身疼者,湿着于表也。头痛者,湿浮于上也。湿怫郁而发热,湿熏蒸而面黄。或喘、鼻塞而烦者,湿壅滞不宣而气为之不利也。脉大者,病在表。能饮食者,邪未入里也。此受湿尚浅,但头中寒湿,故鼻塞。纳药鼻中,以泄头中寒湿,病自愈矣。(经云:天气通于肺,肺开窍于鼻。东垣云:内伤症显,在口而口为之不和。外感证显,在鼻而鼻为之不利,故鼻塞为湿气外薄也。王宇泰曰:宜瓜蒂散。其方用瓜蒂二十枚,赤小豆、黍米各十四粒为细末,如大豆许一粒,纳鼻中,缩入,当出黄水。慎不可吹入。)

《金匮发微》:湿家身上疼,非一身尽疼之比。风湿在皮毛,故发热。湿郁则发黄,湿在上体故而面黄。肺气不宣故喘。头痛鼻塞,风湿入脑之明证也。惟内药鼻中则愈,仲师未出方治。予每用煎药熏脑之法,倾药于盆,以布幕首熏之,汗出则愈(详《伤寒发微》,头痛甚者加独活）。

《金匮要略心典》：寒湿在上，则清阳被郁。身疼、头痛、鼻塞者，湿上甚也；发热、面黄、烦喘者，阳上郁也；而脉大，则非沉细之比；腹和无病，则非小便不利，大便反快之比。是其病不在腹中而在头，疗之者宜但治其头，而毋犯其腹。内药鼻中，如瓜蒂散之属，使黄水出则寒湿去而愈，不必服药以伤其和也。

《金匮悬解》：湿家病身痛发热，面黄而喘，头痛鼻塞而烦，其脉又大，而且自能饮食，此其腹中平和无病，病在头中寒湿，阻其肺窍，是以鼻塞头痛，面黄作喘。纳药鼻中，散其寒湿则愈矣。

【评析】

本条论述头中寒湿的证治。寒湿在外，郁遏卫阳，故身疼发热；寒湿在上，清阳被郁，故头痛，面黄而喘，鼻塞而烦；湿未入里，故能饮食，腹中和；病位在上在表，所以脉大。

寒湿在上在外，只需纳药鼻中，如甜瓜蒂等磨粉吹鼻，通过宣通肺之外窍以宣泄上焦寒湿，使肺气通利，则诸证自愈。

【原文】

湿家身烦疼，可与麻黄加术汤发其汗为宜，慎不可以火攻之。

【注解】

《金匮要略广注校诠》：身烦疼，湿邪在表也。麻黄汤恐汗大出，风气去，湿气在，故加白术，以缓中而燥湿，欲其一发一补，所谓"微微似欲汗出者，风湿俱去之意也"。火攻则湿与热并，或邪气郁而为黄病，或正气虚而为亡阳矣。

麻黄加术汤方

麻黄二两去节，桂枝二两去皮，杏仁七十个去皮尖，白术四两，甘草一两炙。

上五味，以水九升，先煮麻黄，减二升，去上沫，内诸药煮取二升半，去滓，温服八合，覆取微似汗。麻黄、桂枝发邪于表，杏仁利气于中，然恐过于发散，故加甘草以缓之，所以缓麻黄之峻烈也。白术苦以燥之，所以燥脾土之湿滞、且白术益脾，又有无汗则发，有汗则止之功。

《金匮发微》：太阳寒水，发于外者为汗，壅阻皮毛之内即成湿。故太阳伤寒，皮毛不开，无汗恶寒发热体痛者，宜麻黄汤以汗之。湿家发热身疼者，宜麻黄加术汤以汗之。加术者，所以去中焦之湿也。盖水湿凝冱肌肉，血络停阻，乃病疼痛。痛疽之生，患处必先疼痛者，血络瘀结为之也。故欲已疼痛者，必先通其不通之血络。阴疽之用阳和汤，亦即此意。若急于求救，而灼艾以灸之，断葱以熨之，或炽炭以熏之，毛孔之内，汗液被灼成菌，汗乃愈不得出,而血络之瘀阻如故也。况火劫发汗,汗泄而伤血分,更有发黄、吐血、衄血之变乎。

《金匮要略心典》:身烦疼者,湿兼寒而在表也。用麻黄汤以散寒,用白术以除湿。喻氏曰:麻黄得术,则虽发汗,不至多汗。而术得麻黄,并可以行表里之湿。不可以火攻者,恐湿与热合而反增发热也。

《金匮悬解》:湿郁经络,卫气壅遏,而生烦疼,可与麻黄加术汤,麻、桂、杏仁,泻营卫而利肺气,甘草、白术,补中脘而燥土湿。汗出湿消,烦痛自止。慎不可以火攻之,生其内热也。

【评析】

本条治疗寒湿郁滞肌表,经脉气血不通的身体酸困疼痛,当以微汗除湿之法。麻黄加术汤中麻黄、桂枝与白术的比例是决定发汗强弱的关键因素,也是我们微汗除湿法的具体体现。

【原文】

病者一身尽疼,发热,日晡所剧者,名风湿。此病伤于汗出当风,或久伤取冷所致也。可与麻黄杏仁薏苡甘草汤。

【注解】

《金匮要略广注校诠》:身疼者,湿也。发热者,风也。阳明王于申、酉、戌时,病则日晡所剧。今风湿外薄,亦日晡所剧者,何也?盖阳明者,土也,主肌肉而恶湿,肌肉受伤,皆属阳明经症,故当其王时,则邪正相争,而亦病剧也。汗出当风得之者,先客湿而后感风,汗亦湿类也。久伤取冷所致者,或风或湿,所感不论先后而并得伤之也(成无己云:此先伤风而后中湿者)。与此汤兼去风湿。

麻黄杏仁薏苡甘草汤

麻黄半两(去节,汤泡),杏仁十个(去皮尖炒),薏苡仁半两,甘草一两(炙)。

右锉麻豆大,每服四钱匕,水一盏,煮八分,去滓,温服。有微汗,避风。麻黄发表。杏仁利气。甘草和荣卫,又以缓麻黄之迅烈。苡仁去湿,入肺脾二经,主通调水道,脾土既燥,则自能制湿矣。

《金匮发微》:一身尽疼,为寒湿凝冱肌理,血络阻滞作痛,若阴疽然,前文已详言之。发热者,寒湿外闭,血分之热度,以阻遏而增剧也。日晡所为地中蒸气上腾之时,属太阴湿土,故阳明病欲解时,从申至戌上。所以解于申至戌上者,为热盛之证。当遇阳衰退阴盛而差也。明乎此,可知申至戌上为太阴主气,湿与湿相感,故风湿之证,当日晡所剧。究病之所由成,则或由汗出当风,或由久伤取冷。《内经》云:"形寒饮冷则伤肺。"肺主皮毛,务令湿邪和表热,由皮毛一泄而尽,其病当愈。师所以用麻黄汤去桂枝加薏苡者,则以薏苡能祛湿故也。

《金匮要略心典》:此亦散寒除湿之法。日晡所剧,不必泥定肺与阳明,但以湿无来去,而风有休作,故曰此名风湿。然虽言风而寒亦在其中,观下文云"汗出当风",又曰"久伤取冷",意可知矣。盖痉病非风不成,湿痹无寒不作,故以麻黄散寒,薏苡除湿,杏仁利气,助通泄之用,甘草补中,予胜湿之权也。

《金匮悬解》:汗出当风,闭其皮毛,汗液郁遏,流溢经隧,营卫壅滞,故发热身疼。午后湿土当令,故日晡所剧。麻黄杏仁薏苡甘草汤,麻黄、杏仁,破壅而发汗,薏苡、甘草,燥湿而培土也。

【评析】

《金匮要略广注校诠》阐述清晰,身疼者,湿也,发热者,风也,风湿外迫,日晡疼痛发热加剧,是因在阳明经气主令之时,邪正相争而病亦剧也。因此,临证中对于患者病症的变化要明确其原因,也体现了中医时间医学诊断和治疗特色。

同时,对于本条中提出的疾病的病因问题,汗出当风或久伤取冷所致,实则都是有阳气损伤在前,湿邪内生在后,湿蕴久则化热。所以,临证中对于引起大量出汗的锻炼、发汗解表药物都应当适度,汗为阴液,气随汗伤,这也是张仲景在桂枝汤方后特别强调发汗标准的原因。

【原文】

风湿,脉浮,身重,汗出,恶风者,防己黄芪汤主之。

【注解】

《金匮要略广注校诠》:脉浮者风也,身重者湿也。湿胜则多汗;风伤卫表虚,则亦汗出恶风也。

防己黄芪汤方

防己一两,黄芪一两一分去芦,白术七钱半,甘草半两炒。

右锉麻豆大,每炒五钱匕,生姜四片,大枣一枚,水盏半,煎八分,去滓,温服,良久再服。喘者,加麻黄半两。胃中不和者,加芍药三分。气上冲者,加桂枝三分。下有陈寒者,加细辛三分。服后,当如虫行皮中,从腰下如冰,后坐被上,又以一被绕腰以下,温令微汗,差。经云:"邪之所凑,其气必虚。"汗出恶风者,表虚也。黄芪实表以固卫气,卫气实,则风湿无所容而自散矣。风湿从皮毛而入肌肉,白术入脾胃二经,能壮肌肉而燥湿,与黄芪同为"无汗则发,有汗则止"之剂。甘草助脾土而制湿。防己入膀胱经以利水,为治风水要药

（一云行十二经,分木、汉二种:木防己治风,汉防己治水),加姜枣,行津液而和荣卫也。风
壅于肺则喘,加麻黄以通肺壅。芍药入脾经,能于土中泻水,故胃不和者,加之。气上冲者,
欲作奔豚也,桂枝泄奔豚,故加之。细辛味辛气温,能散水气以去内寒,故下有陈寒,加之。
如虫行皮中者,药气行而风湿散也。腰下如冰者,湿性阴寒从下部渗去也。故令重被绕腰,
温令微汗,以发之。

《金匮发微》:脉浮为风,身重为湿。汗出恶风,为表气虚,而汗泄不畅,此亦卫不与营
和之证。防己泄热,黄芪助表气而托汗畅行,白术、炙甘草补中气以胜湿,此亦桂枝汤助脾
阳俾汗出肌腠之意也(按本条方治下所列如虫行皮中云云,殊不可通。此证本非无汗,不
当云服药后令微汗差,谬一。本方四味俱和平之剂,非发汗猛剂,何以服之便如虫行皮中,
且何以腰下如冰冷,谬二。且阳明久虚无汗,方见虫行皮中之象,为其欲汗不得也。何以服
汤后反见此状,谬三。此必浅人增注,特标出之)。

《金匮要略心典》:风湿在表,法当从汗而解,乃汗不待发而自出,表尚未解而已虚,汗
解之法不可守矣。故不用麻黄出之皮毛之表,而用防己驱之肌肤之里。服后如虫行皮中,
及从腰下如冰,皆湿下行之征也。然非芪、术、甘草,焉能使卫阳复振,而驱湿下行哉?

《金匮悬解》:风客皮毛,是以脉浮。湿渍经络,是以身重。风性疏泄,是以汗出恶风。防
己黄芪汤,甘草、白术,补中而燥土,黄芪、防己,发表而泻湿也。

【评析】

此条临证中注意:(1)微汗除湿之法;(2)患者有气虚表现;(3)服药后正气祛除湿邪
的表现,即病人皮肤出现痒如有虫爬一样的感觉,此处切记不可做过敏症处理。

【原文】

伤寒八九日,风湿相搏,身体疼烦,不能自转侧,不呕不渴,脉浮虚而涩者,桂枝附子
汤主之,若大便坚,小便自利者,去桂加白术汤主之。

【注解】

《金匮要略广注校诠》:烦者,风也。身疼不能转侧,风湿在经也。不呕不渴,里无邪也。
经云:"风则浮虚;兼涩者湿也。"桂枝附子汤祛风逐湿,大便坚、小便利,为内无津液,桂枝
发汗、走津液,故去桂,加白术以生津液。

桂枝附子汤方

桂枝四两(去皮),甘草二两(炙),生姜三两(切),大枣二十枚(擘),附子三枚(炮去皮,破八片)。

上五味,以水三升,煮取一升,去滓,分温三服。桂枝汤解肌,去芍药,恐其酸也。加附
子温经行阳,则风湿、俱去矣。

白术附子汤方

白术二两,附子一枚半(炮去皮),甘草一两(炙),生姜一两半(切),大枣六枚。

上五味,以水三升,煮取一升,去滓,分温三服。一服觉身痹,半日许再服,三服都尽,其人如冒状,勿怪,即是术附并走皮中逐水气,未得除故耳。张元素曰:附子以白术为佐,乃除寒湿之圣药,宜少加之引经,又益火之原,以消阴翳则便溺有节也。

《金匮发微》:此条见太阳篇,说解详《伤寒发微》。于"不呕不渴"及"大便坚,小便自利"二证,辨析至为明了,兹特举其未备者言之。桂枝附子汤,为阳旦汤变方,而要有差别。阳旦之证,表阳盛而营血未为湿困,故加桂以助芍药之泄营,此证脉见浮虚而涩。表阳已虚,营先为湿困,故但加熟附以温里,以营虚不可泄,而去疏泄营气之芍药。阳旦所以用生附者,所以助里阳而泄在表之水气也。此用熟附三枚者,所以助表阳而化其湿也。彼为表实,此为表虚也。顾同一"风湿相搏,身体疼烦,不能转侧,不呕不渴"之证,何以大便燥小便自利者,便须加白术而去桂枝,加术为祛湿也。大便坚小便自利,似里已无湿,而反加白术;身烦疼不能自转侧,似寒湿独留于肌腠,而反去解肌之桂枝,此大可疑也。不知不呕不渴,则大便之坚直可决为非少阳阳明燥化。小便自利,则以阳气不行于表,三焦水道以无所统摄而下趋也。盖此证小便色白,故用附子以温肾。湿痹肌肉,故加白术以扶脾。但使术、附之力,从皮中运行肌表,然后寒湿得从汗解,津液从汗后还入胃中,肠中乃渐见润泽,大便之坚固,当以不治治之。

[附]服白术附子汤后见象解

《商书》云:"若药勿瞑眩,厥疾弗瘳。"旨哉言乎!篇中大剂每分温三服,独于白术附子汤后,详言一服觉身痹。痹者,麻木之谓。凡服附子后,不独身麻,即口中额上俱麻,否则药未中病,即为无效。予当亲验之。继之曰:"三服都尽,其人如冒状,勿怪。即术、附并走皮中,水气未得除故耳。"夫所谓冒者,如中酒之人,欲呕状,其人头晕眼花,愦愦无可奈何,良久朦朦睡去,固已溃然汗出而解矣。此亦余所亲见,独怪今之病家,一见麻木晕,便十分悔恨,质之他医,又从而痛诋之。即病者已愈,亦称冒险,吾不知其是何居心也。

《金匮要略心典》:身体疼烦不能自转侧者,邪在表也;不呕不渴,里无热也,脉浮虚而涩,知其风湿外持,而卫阳不正,故以桂枝汤去芍药之酸收,加附子之辛温,以振阳气而敌阴邪。若大便坚,小便自利,知其在表之阳虽弱,而在里之气犹治,则皮中之湿,自可驱之于里,使从水道而出,不必更发其表,以危久弱之阳矣。故于前方去桂枝之辛散,加白术之苦燥,合附子之大力健行者,于以并走皮中而逐水气,亦因势利导之法也。

《金匮悬解》:湿为风郁,两相搏结,营卫壅滞,故身体烦疼,不能转侧。脉法:风则浮虚,脉浮虚而涩者,血分之虚寒也。桂枝加附子汤,桂枝和中而解表,附子暖血而驱寒也。

若大便坚,小便自利者,则木达而疏泄之令行,湿不在下而在中,去桂枝之疏木,加白术以燥土也。

【评析】

本条提示,外感病症虽日久但未传变,病仍在表,见恶寒,发热身体疼烦,不能自转侧。同时,不呕不渴等阴性症状表明湿邪并未传里犯胃,亦未郁而化热,即未传阳明,少阳。

脉浮虚为浮而无力,"涩"为湿滞伤阳,是表阳已虚而风寒湿邪仍逗留于肌表的征象。认证清楚是关键。

【原文】

风湿相抟,骨节疼烦,掣痛不得屈伸,近之则痛剧,汗出短气,小便不利,恶风不欲去衣,或身微肿者,甘草附子汤主之。

【注解】

《金匮要略广注校诠》:经云:湿家一身尽疼,又太阳中风体痛。此"骨节疼烦掣痛",风则伤卫,湿流关节也。风气疏泄,故汗出短气。中风表虚,故恶风着衣。小便不利,湿内壅也。身肿,湿外薄也。主此汤温经以祛风湿。

甘草附子汤方

甘草二两(炙),附子二枚(炮,去皮),白术二两,桂枝四两(去皮)。

上四味,以水六升,煮取三升,去滓,温服一升,日三服。初服得微汗则复烦者,服五合,恐一升多者,服六七合为妙。(《活人书》云:身肿加防风。悸气、小便不利加茯苓。)白术补脾胜湿。桂枝发表祛风。甘草养正缓邪。附子性走而不守,浮、中、沉无所不至,昔人谓"能引发表药,逐在表之风邪;引温暖药除中外之寒湿"是也。

《金匮发微》:此与上节并见《太阳篇》,于《伤寒发微》中言之已详,兹复略而言之。盖水与湿遇寒则冰,遇热则融,此理之最易明者也。风湿相抟,至于骨节疼烦掣痛不得屈伸,近之则痛剧,此可见寒湿流入关节,表里气血隔塞不通(此与疮疡作痛略同,盖气血以不通而痛也)。不通则痛,此证暴发为湿,积久即成历节。汗出短气,亦与历节同。湿犹在表,故恶风不欲去衣,或身微肿,不似历节之纯为里证。风阳引于外,故小便不利。惟证情与历节同源,故方治亦相为出入。甘草附子汤,用甘草、白术、桂枝,与桂枝芍药知母同。用熟附子二枚,与乌头五枚、炙草三两同。惟一身微肿,似当用麻黄以发汗。仲师弃而不用者,正以湿邪陷入关节,利用缓攻也。否则发其汗而大汗出,风去而湿不去,庸有济乎?

《金匮要略心典》:此亦湿胜阳微之证。其治亦不出助阳散湿之法。云得微汗则解者,非正发汗也,阳复而阴自解耳。夫风湿在表,本当从汗而解,麻黄加术汤、麻黄杏仁薏苡甘草汤,其正法也;而汗出表虚者,不宜重发其汗,则有防己、黄芪实表行湿之法;而白术、附子,则又补阳以为行者也。表虚无热者,不可遽发其阳,则有桂枝附子温经散湿之法;而甘草、附子,则兼补中以为散者也。即此数方,而仲景审病之微,用法之变,盖可见矣。

《金匮悬解》:湿流关节,烦疼掣痛,不得屈伸,近之则痛剧,汗出短气,小便不利。湿土中郁。肺金不得降敛,故气短而汗泄。肝木不得升达,故水阻而尿癃,阳遏不达,则恶风寒。气滞不通,则见浮肿。甘草附子汤,甘草、白术,补土而燥湿,附子、桂枝,暖水而疏木也。

【评析】

风湿相抟是表证,骨节疼烦掣痛,不可屈伸,近之则痛剧提示风湿并重,已由肌表侵入关节,症状比上条明显加剧。汗出、恶风不欲去衣为表阳虚甚。短气小便不利,身微肿为里阳虚,不能化气行湿。

因此,本证属于风湿表里阳气俱虚,治疗需祛风除湿,兼顾表里阳虚。

【原文】

太阳中暍,发热恶寒,身重而疼痛,其脉弦细芤迟。小便已,洒洒然毛耸,手足逆冷;小有劳,身即热,口开前板齿燥。若发其汗,则其恶寒甚;加温针,则发热甚;数下之,则淋甚。

【注解】

《金匮要略广注校诠》:此条"中暍",所见者皆伤寒暑虚症。此以时逢长夏(六月也),湿热令行,气虚受困,非若劳人奔驰烈日,病燥渴、烦躁,治以人参白虎汤例也。然仲景无治法,东垣以清暑益气汤主之,可见为湿热交蒸之病无疑矣。盖发热恶寒。身重疼痛,暑病有之,湿病亦有之,暑脉弦细芤迟,湿脉亦沉而细也。太阳经行身之表,府属膀胱,溺所从出,小便已,洒洒然毛耸者,因溺则太阳府虚,故外虚而太阳经亦虚也。手足逆冷者,阳气内虚,不温于四末也。小有劳,身即热者,暑伤气也。口开者,湿热壅盛,肺气不利也。(经云:因于暑,汗。烦则喘喝。)齿燥,虚渴也。经云:"阳气者,卫外而为固也。炅则气泄,湿则脾困",故见此等证。发汗恶寒者,阳虚于外也。温针发热者,热攻于内也。下之淋甚者,津液竭而膀胱不利也。《活人书》:问:中暑何故恶寒?答曰:经云:"四时八风之中人也,寒则皮肤急,腠理闭;暑则皮肤缓,腠理开。闭则热而闷,开则洒然寒。"《全生集》云:夏月有四症:伤风、伤寒脉症互见;中暑热病,疑似难明。若脉紧恶寒,谓之伤寒;脉缓恶风,谓之伤风。脉盛壮热,谓之热病;脉虚身热,谓之伤暑。以此别之也。

《金匮发微》:中暍系在太阳,则伏气之说,正当不攻自破。发热恶寒,似伤寒。身重疼痛,似风湿。小便已洒洒然毛耸,手足逆冷,又似表阳大虚。所以有此见象者,夏令天气郁蒸,汗液大泄,则其表本虚,表虚故恶寒。感受天阳,故发热。加以土润溽暑,地中水气上升,易于受湿,湿甚,故身重而体痛。小便已,洒洒然毛耸者,暑令阳气大张,毛孔不闭,表虚而外风易乘也。所以手足逆冷者,暑湿郁于肌肉,脾阳顿滞,阳气不达于四肢也。是证营卫两虚,卫虚故脉见弦细,营虚故脉见芤迟。"小有劳,身即热,口开,前板齿燥",此证要属阴虚。卫阳本虚之人,发汗则卫阳益虚,故恶寒甚。阴虚之人而加温针,故发热甚。营阴本虚之人,下之则重伤其阴,故淋甚。此证忌汗、下、被火,与太阳温病略同,但彼为实证,故汗、下、被火后,多见实象。此为虚证,故汗、下、温针后,多见虚象。要之为人参白虎、竹叶石膏诸汤证,固不当以形如伤寒,妄投熟药也。

《金匮要略心典》:中暍即中暑,暑亦六淫之一,故先伤太阳而为寒热也。然暑,阳邪也,乃其证反身重疼痛,其脉反弦细芤迟者,虽名中暍,而实兼湿邪也。小便已,洒洒毛耸者,太阳主表,内合膀胱,便已而气馁也。手足逆冷者,阳内聚而不外达,故小有劳,即气出而身热也。口开前板齿燥者,热盛于内,而气淫于外也,盖暑虽阳邪,而气恒与湿相合,阳求阴之义也。暑因湿入,而暑反居湿之中,阴包阳之象也。治之者一如分解风湿之法,辛以散湿,寒以凉暑可矣。若发汗则徒伤其表,温针则更益其热,下之则热且内陷,变证随出,皆非正治暑湿之法也。

《金匮悬解》:暍者,夏月而感风寒。表闭阳遏,则见寒热。湿动表郁,则生重疼。营卫虚涩,故弦细芤迟。水降气升,故皮毛振耸。土郁不达,故手足逆冷。阳升火泄,故劳即身热。阳明不降,故口开齿燥。(阳明之脉,行于口齿)。阳明行身之前,故燥在前齿。发汗亡阳,故恶寒甚。温针亡阴,故发热甚。下之阳败土湿,木郁不泄,是以淋甚。

【评析】

暑热为阳邪,易伤阳气、阴液,本条关键是辨析暑热之邪耗气的特点,即身重疼痛、脉弦细芤迟、洒洒然毛耸、手足逆冷,小有劳,身即热;伤阴特点,即齿燥、小便疼痛不适等。

临床中,有些患者暑热之季饮水较少或者出汗太多,尿道失养,也会出现小便疼痛,不可作淋证处置,多采用养阴增液之法,如益胃汤、沙参麦冬汤等化裁可治疗。

【原文】

太阳中热者,暍是也。汗出恶寒,身热而渴,白虎加人参汤主之。

【注解】

《金匮要略广注校诠》:热伤气,气泄则汗出,气虚则恶寒。热蒸肌腠则身热,热消津液则作渴,此恶寒身热,与伤寒相类。所异者,伤寒初起无汗,不渴;中暍初起,即汗出而渴也。

白虎加人参汤方

石膏一斤(碎),知母二两,甘草二两,人参三两,粳米六合。

上五味,以水一斗,煮米熟汤成,去滓,温服一升,日三服。白虎,西方金神也,炽热方张,欲转夏暑为秋凉,故以白虎为名。石膏气味辛甘寒,其甘也,能止渴去火;其辛也,能解肌发汗。知母辛苦寒,下则润肾燥以滋阴,上则清肺金而泻火。人参益元气而生津液。甘草、粳米资养脾土,且甘温除大热也。又按春属水,夏属火。木能生火,故可转春为夏。秋属金,冬属水,金能生水,故可转秋为冬。若夏属火,秋属金,火能克金,何能转夏为秋?故用甘草、粳米,味甘属土者,使火生土,土生金,是为转夏为秋之义也。东垣曰:身以前,胃之经也。胸前,肺之室也。邪在阳明,肺受火制,故用辛寒以清肺气,所以有白虎之名。

《金匮发微》:暴行烈日之中,则热邪由皮毛入犯肌腠,于是有太阳中热之病。外热与血热并居,则身热而汗出。暑气内侵,胃液旁泄为汗,则胃中燥热,因病渴饮。寒水沾滞,卫阳不固皮毛,故表虚而恶寒。陈修园谓太阳以寒为本,虽似相去不远,究不免失之含混。此证用人参白虎汤,与太阳篇"口燥渴,心烦,微恶寒"同,然则本条所谓恶寒,与伤寒中风之恶寒甚者,固自不同也。

《金匮要略心典》:中热亦即中暑,暍即暑之气也。恶寒者,热气入则皮肤缓,腠理开,开则洒然寒,与伤寒恶寒者不同。发热汗出而渴,表里热炽,胃阴待涸,求救于水,故与白虎加人参以清热生阴,为中暑而无湿者之法也。

《金匮悬解》:暑热而感风寒,其名曰暍。内热熏蒸,是以汗出。表邪束闭,是以恶寒。暑伤肺气,津液枯燥,是以身热而渴。白虎加人参汤,白虎清金而补土,人参益气而生津也。夏月中暑,必感外寒,郁其内热。但壮火食气,汗泄阳亡,不可汗下。人参白虎,清金泻热,益气生津,实不刊之神方也。

【评析】

本条李东垣阐释明确,身以前,胃之经也,胸前,肺之室也,邪在阳明,肺受火制,故用辛寒以清肺气,所以有白虎之名,以白虎加人参汤治疗。

【原文】

太阳中暍,身热疼重而脉微弱,此以夏月伤冷水,水行皮中所致也,一物瓜蒂汤主之。

【注解】

《金匮要略广注校诠》:中暍,邪在表,故身热。伤冷水,故身疼重。暑伤气,气虚故脉微弱也。

一物瓜蒂汤方

瓜蒂二十个（锉）。

以水一升，煮取五合，顿服。瓜蒂气味苦寒，治身面四肢浮肿，散皮肤中水气，苦以泄之也。

《金匮发微》：夏令地中水气随阳上蒸，是为暑。暑者，湿热相抟之动气也。此气不着于人体则已，着于人体，无有不身热疼痛者，以有热复有湿也。但此证脉当浮大，所以然者，以血受阳热蒸化，脉道中热度必高，高者脉大，有表热而病气在肌肉，属太阳部分之第二层，与中风同。其脉当浮，而反见微弱之脉者，是非在浚寒泉恣其盥濯，或者中宵露处，卧看星河，皮中汗液未出者，乃一时悉化凉水，此即心下有水气之水，不由外入。水渍皮中，因病疼重。暴感阳热，转被郁陷，因病身热。瓜蒂苦泄，能发表汗，汗出热泄，其病当愈。《伤寒发微》中附列治验，兹不赘述（予意浮萍煎汤熏洗，亦当有效，他日遇此证，当试验之）。

《金匮要略心典》：暑之中人也，阴虚而多火者，暑即寓于火之中，为汗出而烦渴；阳虚而多湿者，暑即伏于湿之内，为身热而疼重，故暑病恒以湿为病，而治湿即所以治暑。瓜蒂苦寒，能吐能下，去身面四肢水气，水去而暑无所依，将不治而自解矣，此治中暑兼湿者之法也。

《金匮悬解》：夏月汗出，浴于冷水，水入汗孔，而行皮中。皮毛冷闭，郁遏阳火，不得外泄，故生内热。热则伤气，故脉微弱。瓜蒂泻皮中之冷水，水去则窍开而热泄矣。

【评析】

本条《金匮要略心典》阐释较清晰，暑伤气阴，暑伏湿内，故暑病恒以湿为病，而治湿即所以治暑。瓜蒂《本草汇言》曰其入手、足阳明经，味苦，性寒，有毒，能吐能下，去身面四肢水气，水去而暑无所根据，将不治而自解矣，此治中暑兼湿者之法也。

第三章　百合狐惑阴阳毒病脉证治第三

【原文】

论曰：百合病者，百脉一宗，悉致其病也。意欲食复不能食，常默默，欲卧不能卧，欲行不能行，饮食或有美时，或有不用闻食臭时，如寒无寒，如热无热，口苦，小便赤，诸药不能治，得药则剧吐利，如有神灵者，身形如和，其脉微数。每溺时头痛者，六十日乃愈；若溺时头不痛，淅淅然者，四十日愈；若溺快然，但头眩者，二十日愈。其证或未病而预见，或病四五日而出，或二十日，或一月微见者，各随证治之。

【注解】

《金匮要略广注校诠》：病名百合，以百脉合而成病也。一宗者，宗气也。人身荣气出于中焦，正当膻中发源之处（膻中，任脉穴名，在两乳间。《难经》云："气会膻中，是为上气海"）。《针经》云："五谷入胃，其糟粕、津液、宗气分为三隧。宗气积于中，出喉咙，以贯心肺而荣卫。"盖分而为百脉，合而为一宗也。百脉一宗，悉致其病，则源流、上下、表里无一不病矣。所以致此病者，《内经》云："凡伤于寒，则为病热"（今之伤寒，古名为热病）。热气遗留不去，伏于脉中，则昏昏默默。凡行卧，饮食寒热，皆有一种虚烦不耐之象。热在上则口苦，热在下则便赤；逆于上则为吐，溢于下则为利也。"如有神灵者"，以心肺俱病，神魂无所凭依而为之昏愦也。身形不和而如和者，热伏于脉而不觉也。脉微数者，热客脉中而伤荣也。头者，诸阳之首。膀胱者，太阳之府，溺从此出，太阳经上额交巅，溺，则膀胱府虚，阳气下陷，故经气亦虚，而头痛也。头痛者，其病深，故六十日，周一甲之数始愈。溺时但洒淅怯寒者，表中阳气尚未虚极，故四十日愈。若溺快然，则太阳经已克，但头眩，则较头痛为渐轻，故二十日愈。"其症"二字，指溺时头痛、淅然诸症而言。"或未病预见者"，谓未经百合病之先，预见溺时头痛等症也。（下三句仿此）。各随证治之，指下文诸治法言。

《金匮发微》：百合之病，余未之见，然意则可知。仲师以"百脉一宗，悉致其病"为提纲，即可知其病在肺。盖饮食入胃，由脾阳运行上承于肺，肺乃朝百脉而输精皮毛。百脉精液得以沾溉而不燥者，肺为水之上源，足以贯输而不竭也。故肺主一身治节，而独为五脏主。肺主皮毛，过于发汗，则肺液由皮毛外泄，而水之上源一竭。肺与大肠为表里，过于攻下，则太阳寒水由大肠下陷，而水之上源再竭。咽为食管，喉为气管，并接会厌，吐之太过，则胃液竭而肺液亦伤，而水之上源三竭。三者之中，苟犯其一，则肺必燥。肺燥则无以滋溉百脉，而百脉俱病。加以肺阴虚耗，病延血分，阴络内伤，肠中败血瘀阻。或由上源虚耗，胃中生燥，因病渴饮。或久渴不愈如消渴状。况肺阴一虚，易生内热。水泽不降，虚阳外浮，是生表热。病情不同，皆当以补肺之百合为主治之方药，此百病之大略，可由方治而揣测者也。肺阴不濡，则浊气不降，清气不升，诸脏之气，悉为顿滞，是故胃气顿滞，则欲食而不能食。意兴萧索，百事俱废，故常默然。且肺阴不降，胆火上逆，因病烦躁，故欲卧不能卧，欲行不能行。肺阴虽伤，胃气尚存，故饮食或有美时。然以筋脉懈弛，不能动作，中脘易于停顿，故或有不欲闻食臭时。肺主皮毛，肺阴伤则卫阳不能卫外，微觉恶风，故似寒无寒。津液不濡皮毛，时苦干燥，故如热无热。口苦者，肺阴不能滋溉中脘而胆胃燥也。小便赤者，水之上源不足而下焦热郁也。溺时头痛者，水液下泄，郁热上冲于脑也。冲激不甚，则太阳穴经脉跳动，而但见渐渐然似痛非痛。小便畅适，但有浮阳上冒，而病头弦，则其病更轻。若不知其肺阴之虚，而误投药剂，热药入口即吐，为其阴虚而内热也。凉药入胃即利，为其初无实热也。所谓如有神灵者，正如《左氏传》所云晋候梦二竖，居膏之上，肓之下，药所不能攻，针所不能达，使良医无能为力也。但病者身形虽如微和，其脉必见微数，微数者，肺阴亏而水之上源不足以溉五脏而濡百脉，五脏热郁而经脉俱燥也。故此证但补肺阴，而诸恙不治当愈。譬之发电总机一开，而万灯齐明，万机齐动，所谓伏其所主也。此证或未病而见者，肺阴先虚也。或既病而见者，肺阴因病而虚也。或二十日、一月后见者，则药误也。所以致此病者不同，故治法亦略有差别。此证大抵出于失志怀忧之人，平时本郁郁不乐，以致此病一发，行住坐卧饮食，不能自主。若有鬼物驱遣之者，口中喃喃，时欲速死，又如前生怨鬼索命。世无良医，无怪乡愚病此，召幽灵而女巫唱秋坟之鬼曲，设醮坛而道士擅司令之淫威，未收愈疾之功，而已室如悬罄矣，哀哉！

《金匮要略心典》：百脉一宗者，分之则为百脉，合之则为一宗。悉致其病，则无之非病矣，然详其证，意欲食矣，而复不能食；常默然静矣，而又躁不得卧；饮食或有时美矣，而复有不欲闻食臭时；如有寒如有热矣，而又不见为寒不见为热；诸药不能治，得药则剧吐利矣，而又身形如和。全是恍惚去来，不可为凭之象。惟口苦、小便赤、脉微数，则其常也。所以者何？热邪散漫，未统于经，其气游走无定，故其病亦去来无定。而病之所以为热者，则征于脉，见于口与便，有不可掩然者矣。夫膀胱者，太阳之府，其脉上至巅顶，而外行皮肤。溺时头痛者，太阳乍虚，而热气乘之也；渐然快然，则递减矣。夫乍虚之气，溺已即复，而热淫之气，得阴乃解。故其甚者，必六十日之久，诸阴尽集，而后邪退而愈，其次四十日，又其次二十日,热瘥减者,愈瘥速也。此病多于伤寒热病前后见之,其未病而预见者,热气先动也;其病后四五日,或二十日,或一月见者,遗热不去也。各随其证以治,具如下文。

《金匮悬解》:百合病者,伤寒之后,邪气传变,百脉一宗,悉致其病。百脉者,六气攸分,五行不一,而百脉一宗,则殊途同归。悉致其病,则百端俱集。意未尝不欲食,复不能食。常默然无语。动止不安,故欲卧不能卧,欲行不能行。饮食或有甘美之时,或有恶闻食臭之时。如寒而无寒,如热而无热,口苦便赤,诸药不效,得药则剧,吐利不测。身形如和,其脉微数,如是则经络脏府莫名其部,寒热燥湿,难分其条。此有法焉,观其小便。溺时头痛者,水降而气升也。气水一原,在上则为气,是谓上焦如雾,在下则为水,是谓下焦如渎,在中气水之交,是谓中焦如沤。上焦清气昏蒙,心绪烦乱,浊气稍降,头目犹清。溺时清气降泄而浊气升腾,头上壅塞,是以作痛。此其病重,两月乃愈。若溺时头上不痛,但渐渐振栗者,气虽上升而未甚壅遏,其病颇轻,四十日愈。若溺时快然,但觉头眩者,气虽上升,而不至填塞,其病更轻,二十日愈。其溺时之证,或未病而预见,或病四五日而方出,或病二十日及一月而后见者,各随其证之轻重而治之也。

【评析】

心主藏神,有统帅全身脏腑、经络、形体、官窍的生理活动和主司精神、意识、思维、情志等心理活动的功能。故《素问·灵兰秘典论》说:"心者,君主之官也,神明出焉。"心所藏之神,既是主宰人体生命活动的广义之神,又包括精神意识思维情志等狭义之神。人体的脏腑、经络、形体、官窍,各有不同的生理功能,但它们都必须在心神的主宰和调节下,分工合作,共同完成整体生命活动。神能驭气控精,调节血液和津液的运行输布,心神通过驾驭协调各脏腑之气以达到调控各脏腑功能之目的,为"五脏六腑之大主"(《灵枢·邪客》)。

心主血脉与藏神功能是密切相关的。血是神志活动的物质基础之一,如《灵枢·营卫生会》说:"血者,神气也。"心血,即在心脏与血脉中化生和运行的血液。心血充足则能化神养神而使心神灵敏不惑,而心神清明,则能驭气以调控心血的运行,濡养全身脏腑形体官窍及心脉自身。

肺藏魄,"魄"是与生俱来的、本能性的、较低级的精神活动,如新生儿啼哭、吮吸、非条件反射动作和四肢运动,以及耳听、目视、冷热痛痒等感觉。魄的活动以精气为物质基础。《灵枢抠·本神》说:"并精而出入者谓之魄","肺藏气,气舍魄",魄司痛痒等感觉,感觉由皮肤接受收,是因肺主皮毛;魄司啼哭,声音由肺所发生;魄主本能反应与动作,运动由宗气所推动。均表明肺与魄在功能上的密切相关。

因此,作为心肺阴虚内热产生的百合病,临床可以有感觉、行为、运动、饮食等等的异常表现,所以临证中一定要认真审证,辨析病情,以防误诊误治。

习近平总书记指出:"中医药学是中国古代科学的瑰宝,也是打开中华文明宝库的钥匙。"首先,怪病奇病是一种病,它存在于临床实际,之所以称为怪病奇病,是以现代医学理念出发的原故。西医学抽血化验、B超拍片等检查都是正常的,所以觉得奇怪。但对于中医学来说,一点都不奇怪,中医学是以临床症状、舌苔脉象来治病的,而不是根据化验指标来治病的。针对这些奇怪的症状,中医学已经形成了丰富的经验,这其中最经典的就是"经方"。因此要增强中医文化自信。

【原文】

百合病不经吐、下、发汗,病形如初者,百合地黄汤主之。

【注解】

《金匮要略广注校诠》:

百合地黄汤方

百合七枚(擘),生地黄汁一升。

上以水洗百合,渍一宿,当白沫出,去其水,更以泉水二升,煎取一升,去滓,内地黄汁,煎取一升五合,分温再服。中病,勿更服,大便当如漆。百合病,不经汗、吐、下,未免热郁血脉中而不散。生地黄甘寒,入心经,能养脉凉血,所谓润经益血,复脉通心也。大便如漆,则瘀血行而积热解矣。

《金匮发微》:太阳寒水,由三焦下达膀胱为溺,由肾阳蒸化膀胱,外出皮毛为汗,故溺与汗为一源。寒水下陷,轻则为蓄水,重则为蓄血。汗之由肺出皮毛者,属水分。由脾出肌腠者,属血分。故血与汗为同体。营为血之精,行于脉中,卫为水之精,行于脉外。人一身之水,藉血热而化气,故肌腠孙络温而后皮毛固。一身之血,得水液而平燥,故三焦水道通而后血海濡。今以方治标准,可知病之轻重。汗伤肺阴者,治以百合知母汤,但滋肺阴已足。下后水液下出大肠,由腑病累及藏阴,湿热逗留为病,则治以百合滑石代赭汤。吐后液亏,阳气上冒,累及主脉之心脏,而怔忡不宁,或至不能卧寐,则治以百合鸡子黄汤。此其易知者也。惟不经吐下发汗,而见百脉俱病,自来注家,未有知其病由者。陈修园知其病在太阳,不能从《伤寒》太阳篇悟到太阳之变证。黄坤载识为瘀浊在里,不能定瘀浊之名。识病而不能彻底,非所以教初学也。予以为此证直可决为太阳标热内陷蒸成败血之证,故方治用百合七枚以清肺,用生地黄汁一升以清血热(一升约今一大碗,须鲜生地半斤许)。血热得生地黄汁清润,则太阳标热除,败血以浸润而当下。观其分温再服,大便如漆,可为明证矣。按:肠中本无血,惟热郁蒸腐经络乃有之,此亦利下脓血之类,观于病蓄血者大便必黑,于此证当可了解。

《金匮要略心典》：此则百合病正治之法也。盖肺主行身之阳，肾主行身之阴。百合色白入肺，而清气中之热；地黄色黑入肾，而除血中之热。气血既治，百脉俱清，虽有邪气，亦必自下。服后大便如漆，则热除之验也。《外台》云：大便当出黑沫。

《金匮悬解》：百合病，不经吐、下、发汗，病形如初者，瘀热淫蒸，败浊未泄。百合地黄汤，百合清金而除烦热，地黄泻胃而下瘀浊也。

【评析】

百合甘寒，清气分之热，安神，清心润肺。生地黄汁甘润，泄血分之热，滋益心肾。

泉水下热气，利小便。在《金匮要略心典》阐释也很明确：百合色白入肺，而清气中之热，地黄色黑入肾，而除血中之热，气血即治，百脉俱清，虽有邪气，亦必自下；服后大便如漆，则热除之验也。

《千金方衍义》也有详尽解释：百合病若不经发汗、吐、下，而血热自汗，用百合为君，安心补神，能去中热，利大小便，导涤痰积；但佐生地黄汁以凉血，血凉则热毒解而蕴结自行，故大便当去恶沫也。

【原文】

百合病发汗后者，百合知母汤主之。

【注解】

《金匮要略广注校诠》：

百合知母汤方

百合七枚（擘），知母三两（切）。

上先以水洗百合，渍一宿，当白沫出，去其水，更以泉水二升，煎取一升，去渣；别以泉水二升煎知母，取一升，去渣，后合和，煎取一升五合，分温再服。前节云"各随证治之"，此节以下，皆随证治之之法也。病名百合，即以百合治之，前哲俱未发明，今臆解之，实有至理存焉。盖古人用药治病，有因其名而治之者，如治风用防风，生产用益母草之类是也；有因其形而治之者，如川楝子、荔枝核治疝，沙苑蒺藜补肾，大腹皮治腹胀之类是也。可见"医者，意也"，皆因名与形之相类而以意使之者也。今病名百合，药亦名百合，其名同也；瓣瓣合成，犹如心肺，其形同也。（心形如未敷莲花，中有七孔、三毛，通天真之气。肺形六叶、两耳；上垂如盖，中有二十四孔，以分布诸气。二脏形皆如百合。）况百合气味甘寒，入心肺二经，《本草》称其有清心、安神、保肺、益气之功，则以之治百合病，乃仲景至精至巧之治，神而明之者也。但其热在脉而不在皮毛，发汗则阴气既虚，复亡津液；知母入肺经而滋阴清热，以肺合皮毛，汗从皮毛中出，则肺虚，故加知母以润肺也。

《金匮发微》：

百合知母汤方

百合(七枚)，知母(三两)。

上先以水洗百合，渍一宿当白沫出，去其水，别以泉水二升，煎取一升，去滓，别以泉水二升，煎知母，取一升。后合煎一升五合，分温再服。

《金匮要略心典》：人之有百脉，犹地之有众水也，众水朝宗于海，百脉朝宗于肺，故百脉不可治，而可治其肺。百合味甘平微苦，色白入肺，治邪气，补虚清热，故诸方悉以之为主，而随证加药治之，用知母者，以发汗伤津液故也。

《金匮悬解》：百合之病，即其溺时头痛观之，是病在气分也。主气者肺，肺朝百脉，百脉之气，受之于肺，一呼则百脉皆升，一吸则百脉皆降。呼吸出入，百脉关通，是以肺病则百脉皆病。肺气清明，则神思灵爽，甘寝饱食。肺气不清，则郁闷懊恢，眠食损废矣。是宜清肺，肺气清和，百脉自调，而其由来非一，则用法不同。若得于发汗之后者，是汗亡肺津，金被火刑也。百合知母汤，百合清肺而生津，知母凉金而泻火也。

【评析】

本条是针对"如寒无寒，如热无热"的感觉异常，误为表证而发汗，伤及阴液，出现心烦少寐、口干或渴、小便短少、午后潮热、手足心热等症状，故以百合、知母滋阴润燥为治。

【原文】

百合病下之后者，滑石代赭汤主之。

【注解】

《金匮要略广注校诠》：热在脉而不在腑，下之，则热邪入里，协热遂利。而下焦不固，故加滑石之分利者，泌水谷以分阴阳。代赭石之重涩者，镇下焦而固虚脱。

《金匮发微》：

百合滑石代赭汤方

百合七枚(擘)，滑石三两(碎绵裹)，代赭石如弹九大一枚(碎绵裹)。

上先煎百合如前法，别以泉水二升，煎滑石、代赭取一升，去滓后合和重煎，取一升五合，分温再服。

《金匮要略心典》：百合病不可下而下之，必伤其里，乃复以滑石、代赭者，盖欲因下药之势，而抑之使下，导之使出，亦在下者引而竭之之意也。

《金匮悬解》：百合病，得于下之后者，是以伤中气，湿动胃逆，肺郁而生热也。滑石代赭汤，百合清金而泻热，滑石、代赭，渗湿而降逆也。

【评析】

本条针对欲食不能食,不用闻食臭之中焦纳化失常,误为积滞,治以下法,伤及脾胃,气机升降失常,出现呕吐、呃逆、小便反少等气机上逆之证,所以以滑石、代赭石清热、降逆气。

【原文】

百合病吐之后者,百合鸡子汤主之。

【注解】

《金匮要略广注校诠》:

百合鸡子汤方

百合七枚(擘),鸡子黄一枚。

上先以水洗百合,渍一宿,当白沫出,去其水,更以泉水二升,煎取一升,去滓,内鸡子黄,搅匀,煎五分,温服。吐则伤胃,鸡子黄纯是血液所成,能养胃气。以病邪在脉,脉者血之府,欲其入血分以和脉也。

《金匮发微》:

百合鸡子汤方

百合七枚(擘),鸡子黄一枚。

上先煎百合如前法,内鸡子黄搅匀,煎五分温服。

《金匮要略心典》:本草鸡子安五脏,治热疾,吐后脏气伤而病不去,用之不特安内,亦且攘外也。

《金匮悬解》:百合病,得于吐之后者,是吐伤肺胃之津,燥动而火炎也。百合鸡子汤,百合清肺热而生津,鸡子黄补脾精而润燥也。

【评析】

清代尤怡《金匮要略心典》曰:"吐下之余,定无完气",是说津液是气的载体,气必须依附于津液而存在,否则就将涣散不定而无所归。

因此,津液的丢失,必导致气的耗损。若因呕吐太过,使津液大量丢失,则气亦随之而外脱,气随液脱,胃气损伤。故以鸡子黄调治,《金匮要略广注校诠》指出鸡子黄纯是血液所成,能养胃气,以病邪在脉,脉者血之府,欲其入血分以和脉也。

所以,临证中食物的选择也应该是有其适宜性的,要考虑其寒热温凉属性、归经、性味,而不是单一看其营养成分。

【原文】

百合病一月不解,变成渴者,百合洗方主之。

【注解】

《金匮要略广注校诠》:热伏脉中,久则消烁津液,故变成渴,煮百合洗之,则血脉充畅,津液流通,而渴止矣。按百合病成渴者,心火上炎,肺金销铄也。然肺合皮毛而主气,故洗皮毛而气通;心合血脉,食面饼者,以麦入心经。心血既充,则脉病自解矣。"勿以盐豉"者,因病在血脉,经云"咸走血",血病无多食盐是也。豉味苦而上涌,气多发,能令人吐。又按作豉法,杂姜椒盐醋,醋味酸,盐味走血,姜椒辛烈散气也。

《金匮发微》:病至一月不解,则肺阴伤于里而皮毛不泽,脾阳停于里而津液不生,内外俱燥,遂病渴饮。此非水气停蓄,阻隔阴液而不能上承,不当用猪苓、五苓之方治治之。仲师主以百合洗方,洗已,食以不用咸豉之蒸饼,其意与服桂枝汤后之啜热粥略同。盖食入于胃,营气方能外达,与在表之卫气相接,然后在表之药力,乃得由皮毛吸入肺脏,而燥热以除,所谓营卫和则愈也。其不用咸豉,以百脉既病,不当走血故也。

《金匮要略心典》:病久不解而变成渴,邪热留聚在肺也。单用百合渍水外洗者,以皮毛为肺之合,其气相通故也。洗已食煮饼。按:《外台》云:洗身讫,食白汤饼,今馎饦也。本草粳米、小麦并除热止渴,勿以咸豉者,恐咸味耗水而增渴也。

《金匮悬解》:百合病,一月不解,变成渴者,是金被火刑,津枯而肺燥也。百合洗方,润皮毛而清肺燥也。

【评析】

百合病久则出现口干渴,是火热金刑,津枯而肺燥,脏腑功能低下,不能耐药,故以外洗治法为治。所以,在临床中把握中医整体观念,注意外治之法的使用。

【原文】

百合病渴不差者,栝蒌牡蛎散主之。

【注解】

《金匮要略广注校诠》:渴不差者,血虚内热也。栝蒌根能撤热生津;牡蛎,水族,咸寒,入肾经,肾属水,张元素谓牡蛎壮水之主以制阳光,则渴饮不思是也。

《金匮发微》:百合洗方,所以润肺主之皮毛,以肺脏张翕之气,原自与皮毛之张翕相应,易于传达,譬之百川赴海,一区所受,万派同归。又惧其未也,更食煮饼以助脾阳,使里气外出,引药力内渍肺脏,而其为渴当差。其不差者,必浮阳上升,肺脏之受灼特甚也。栝楼根清润生津,能除肺胃燥热而濡筋脉,观柔痉用栝楼桂枝汤可知。牡蛎能降上出之浮阳,观伤寒柴胡龙牡救逆汤可知,合二味以为方治,即降浮阳,又增肺液,渴有不差者乎。然必杵以为散者,则以病久正气不支,药当渐进也。试观久饥之人,骤然饱食则死,徐饮米汤则生,可以知用药之缓急矣。

《金匮要略心典》:病变成渴,与百合洗方而不瘥者,热盛而津伤也。栝蒌根苦寒,生津止渴,牡蛎咸寒,引热下行,不使上烁也。

《金匮悬解》:百合病,渴不差者,是相火刑金而津液枯槁也。栝蒌牡蛎散,栝蒌清金而润燥,牡蛎敛肺而止渴也。

【评析】

本条热盛而津伤,口干口渴较甚,栝蒌根苦寒清热生津止渴,牡蛎咸寒,引热下行,敛肺止渴。这也是牡蛎临证中的一个重要作用。

【原文】

百合病,变发热者,百合滑石散主之。

【注解】

《金匮要略广注校诠》:由内热以致表热,用滑石利小便,以泻去内热,则表热从泄去,此釜底抽薪法也。又心合脉为表里,利小便,即以泻心火也。

《金匮发微》:人体之腑脏,清阳内涵则凉,浊阴内蕴则热。伤寒传阳明,由于胃浊失降,其明证也。百合病内脏虽燥,其初固无表热。变热者,久郁而生热也。此证阳气与阴液俱虚。肠胃初无宿食,欲去郁热,三承气汤俱非所宜。白虎竹叶石膏虽能清热,而不能疏其瘀滞。仲师立方,用百合滑石散,滑石剂量三倍于百合,百合以润燥,滑石以清热,石质重滞,取其引热下行,但使服后微利,其热当除。所以用散者,亦因病久正虚,不宜汤剂也。

《金匮要略心典》:病变发热者,邪聚于里而见于外也。滑石甘寒,能除六腑之热。得微利,则里热除而表热自退。

《金匮悬解》:百合病,变发热者,是湿动胃逆而肺气不降也。百合滑石散,百合清金而泻热,滑石利水而泻湿也。

【评析】

百合滑石散是分利湿热与养阴清热的代表方。本条实际上就是针对下伤中气,湿动胃逆,肺郁生热阴虚与湿热并见之证,正如曹颖甫《金匮发微》言:"下后水液下出大肠,由腑病累及脏阴,湿热逗留为病。"实际上还有"寒热胶结"之意,从《神农本草经》谓滑石:"荡胃中积聚寒热,益精气"一语可知,本方取滑石利水泻湿而兼分利湿。

【原文】

百合病见于阴者,以阳法救之;见于阳者,以阴法救之。见阳攻阴,复发其汗,此为逆;见阴攻阳,乃复下之,此亦为逆。

【注解】

《金匮要略广注校诠》:百合病多端,前数条治法,亦说不尽,故此节总结上文,而以大概治例言之也。救与攻,二字不同。救者补其虚,攻者去其实也。故见阴之盛者,如厥逆之类,则当用补阳法救之,以散其阴;见阳之亢者,如燥渴之类,则当用滋阴法救之,以抑其阳。此正治也。若见阳之亢,则阴绝矣!不能救阴,而反攻其阴,且复发汗以燥其津液;见阴之盛,则阳衰矣!不能救阳,而反攻其阳,且复下之以损其真元,则逆之甚也。要知百合病原无汗下之法,不可不慎。

《金匮发微》:见于阳者,以阴法救之,盖统上七节言之。水液不足,卫阳大伤,故曰见于阳。养阴泄热,故曰以阴法救之。百合病为似病非病之证,所谓见于阴者以阳法救之,本篇既不列病状,又无方治,读《金匮》者,不无疑窦。不知肺阴既伤,阳气外浮,故用百合养其肺阴。若营阴不达,当以扶助脾阳主治,即不当用百合,且不得谓之百合病矣。岂能更列于本篇乎?

[按]太阳篇云:"病人脏无他病,时发热自汗出而不愈者,此卫气不和也。先其时发汗则愈,宜桂枝汤。"此证卫强营弱,为阴,故曰见于阴。桂枝汤能振脾阳,故曰以阳法救之。若夫阳浮于外,复发汗以戕里阴,阳乃益无所制,阴盛于里,复下之以伤中阳,阴乃寖成寒中,故皆为逆也。

《金匮要略心典》:病见于阴,甚必及阳;病见于阳,穷必归阴。以法救之者,养其阳以救阴之偏,则阴以平而阳不伤,补其阴以救阳之过,则阳以和而阴不敝。《内经》"用阴和阳,用阳和阴"之道也。若见阳之病而攻其阴,则并伤其阴矣,乃复发汗,是重伤其阳也,故为逆;见阴之病而攻其阳,则并伤其阳矣,乃复下之,是重竭其阴也,故亦为逆。以百合为邪少虚多之证,故不可直攻其病,亦不可误攻其无病,如此。

《金匮悬解》:百合病,见于阴分者,以阳法救之,阳长而阴自消,见于阳分者,以阴法救之,阴进而阳自退。若见于阳者,反攻其阴而发汗,愈亡其阴,此为逆也,若见于阴者,反攻其阳而下之,愈亡其阳,此亦为逆也。

【评析】

本条主要强调要辨证清楚,防治阴阳真假混淆,产生误治。

【原文】

狐惑之为病,状如伤寒,默默欲眠,目不得闭,卧起不安,蚀于喉为惑,蚀于阴为狐,不欲饮食,恶闻食臭,其面目乍赤、乍黑、乍白,蚀于上部则声喝,甘草泻心汤主之。

【注解】

《金匮要略广注校诠》:狐惑是伤寒遗热所致,故仍状如伤寒也。默默欲眠者,内热神昏,经云"虫动则令人悗心"是也。喉、肛与前阴,皆关窍所通,津液滋润之处,故虫每蚀于此。不欲饮食、恶闻食臭,是内热而胃气不和,故有目不得闭,卧起不安之证(经云:胃不和,则卧不安)。虫或动或伏,故面目赤、白、黑亦无定色也。蚀于上部,即喉也,喝者,声破而哑也。

甘草泻心汤方

甘草四两,人参三两,半夏半升,黄芩三两,黄连一两,干姜三两,大枣十二枚。

上七味,水一斗,煮取六升,去滓,再煎,温服一升,日三服。苦以泄之,芩、莲之苦以清热又杀虫也(虫得苦则伏)。甘草、大枣之甘,以和胃也。辛以润之,半夏、干姜之辛以润燥而和声也。

《金匮发微》:狐,淫兽也,《诗》有"狐绥绥",为寡妇欲嫁鳏夫而作。《左氏春秋》秦人卜与晋战,其繇曰:"千乘三去,三去之余,获其雄狐。"占之曰:"夫狐蛊,必其君也。"盖晋惠公蒸于贾君,有人欲而无天理,故秦人以狐名之,此可证狐为淫病矣。又晋候有疾篇,有"晦淫惑疾"之文。下文申之曰:"夫女,阳物而晦时,淫则有内热惑蛊之疾。"内热为女劳疸,惑、蛊为二证。惑即本篇虫蚀之证,蛊则聚毒虫于瓮,令自相食。或用虾蟆,或用蜈蚣,最后存其一,即为蛊。相传南方有此术,妇人于其所爱者将行,以蛊灰暗投饮食中,约期不至,即毒发而死。《左氏传》以三证并称,又可证惑为淫病矣。以理断之,直今之梅毒耳。盖阴阳二电,以磨擦生火,重之以秽浊虫生,遂成腐烂。蚀于喉为惑,蚀于阴为狐,不过强分病名,而其实则一。

按:此证先蚀于阴,阴蚀已,则余毒上攻而蚀于喉,并有蚀于鼻者,俗谓之开天窗。譬之郁伏之火,冒屋而出也。鼻烂尽,其人可以不死。蚀于上部则声嗄,会厌穿也。蚀于下部则咽干,火炎上也。惟蚀于肛者甚少,或者其变童欤?世所称龙阳毒,盖即指此。所以状如伤寒者,以头痛言也。毒发于宗筋,则其热上冲于脑而头痛,俗谓之杨梅风,宜水磨羚羊角以抑之。所以默默欲眠,起则颠眩者,小便数而痛剧也(或用车前草汁饮之,间亦有小效)。所以目不得闭,卧起不安者,昼夜剧痛,欲卧而不得也。所以不欲饮食,恶闻食臭者,小便结于前,故不欲饮,大便闭于后,故不欲食。浊阴不降,中气顿滞,故恶闻食臭。热毒攻于上,故面目乍赤。脓血成于下,故面目乍黑。营气既脱,加以剧痛,故面目乍白。以仲师方治考之,狐惑之为虫病,灼然无可疑者。苦参汤洗阴蚀,则以苦参味性寒,兼有杀虫功用也。雄黄末薰肛蚀,亦以雄黄功用,去毒而兼能杀虫也。然则蚀于上者,何不用杀虫之品?曰:"病起于下,虫即在下,蚀于喉,不过毒热上攻耳。"(此与厥阴证之口伤烂赤同)故重用解毒之甘草为君,半夏、黄连以降之,黄芩以清之,恐其败胃也,干姜以温之,人参、大枣以补之。其不用杀虫之药者,口中固无虫也。陈修园不知此证之为梅毒,乃至欲借用乌梅丸。夫谁见乌梅丸能愈梅毒者乎! 亦可笑已。

《金匮要略心典》:狐惑、虫病,即巢氏所谓䘌病也。默默欲眠,目不得闭,卧起不安,其躁扰之象,有似伤寒少阴热证,而实为䘌之乱其心也;不欲饮食,恶闻食臭,有似伤寒阳明实证,而实为虫之扰其胃也;其面目乍赤、乍黑、乍白者,虫之上下聚散无时,故其色更改不一,甚者脉亦大小无定也。盖虽虫病,而能使人惑乱而狐疑,故名曰狐惑。徐氏曰:蚀于喉为惑,谓热淫于上,如惑乱之气感而生惑;蚀于阴为狐,谓热淫于下,柔害而幽隐,如狐性之阴也,亦通。

《金匮悬解》:狐惑者,狐疑惶惑,绵昧不明,状如伤寒。而病实在里,默默欲眠,目不得闭,卧起不安,饮食皆废。其面目乍赤、乍黑、乍白,而无定色。此盖湿气遏郁,精神昏愦之病也。湿邪淫泆,上下熏蒸,浸渍糜烂,肌肉剥蚀。蚀于喉咙,其名为惑,以心主藏神,阳分受伤,清气燔蒸,则神思惶惑而不灵也。蚀于二阴,其名为狐,以肾主藏志,阴分受伤,浊气熏烁,则志意狐惑而不清也。蚀于上部,其病在心,心火刑金,是以声嗄,心火升炎,下寒上热,甘草泻心汤,参、甘、姜、枣,温补中脘之虚寒,芩、连、半夏,清降上焦之郁热也。

【评析】

狐惑病其病机主要在于中焦脾胃湿热内蕴,出现营卫失调的状如伤寒,胃不和则卧不安,出现睡眠失常,卧起不安。蚀于喉、蚀于阴之病,实则为其经脉症状和湿热下注肝经之证。面色的改变也是脾胃气血生化失常,面部失却濡养的表现。

因此,本条能透过表征看到疾病的根本病源在于脾胃湿热,故而采用甘草泻心汤主之。狐惑病类似于现代医学的白塞氏病,属于自身免疫性疾病,我们研究表明,自身免疫性疾病主要与脾胃功能失调,气血运行失常,引起肝失疏泄相关。

所以,本条也是为自身免疫性疾病的治疗提供了一个较好的思路与方法。

【原文】

蚀于下部则咽干,苦参汤洗之。

【注解】

《金匮要略广注校诠》:下部,即前阴也。虫蚀之,则津液竭于下,而咽喉干于上。凡虫生于湿热,苦参气味苦寒,苦以燥湿,寒能胜热,故主杀虫。

《金匮要略心典》:蚀于上部,即蚀于喉之谓,故声嗄,蚀于下部,即蚀于阴之谓,阴内属于肝,而咽门为肝胆之候(出《千金》),病自下而冲上,则咽干也。

《金匮悬解》:蚀于下部,其病在肾,肾脉上循喉咙,是以咽干。其前在阴器,则以苦参汤洗之。

【评析】

湿热伤阴,津不上承而致咽干,故以苦参汤清热燥湿杀虫而治疗。

【原文】

蚀于肛者,雄黄散熏之。

【注解】

《金匮要略广注校诠》:厥阴属风木而生虫,雄黄味苦有毒,独入厥阴为杀虫解毒之圣药,阴与肛,俱在下极,药力未必到此,故用熏洗之法。

《金匮要略心典》:至生虫之由,则赵氏所谓湿热停久,蒸腐气血而成瘀浊,于是风化所腐而成虫者当矣。甘草泻心,不特使中气运而湿热自化,抑亦苦辛杂用,足胜杀虫之任;其苦参、雄黄则皆清燥杀虫之品,洗之熏之,就其近而治之耳。

《金匮悬解》:后在肛门,则以雄黄散熏之。盖土湿木陷,郁而生热,化生虫匿,前后侵蚀,苦参、雄黄,清热而去湿,疗疮而杀虫也。

【评析】

本条是论狐惑病蚀于肛门的治法。由于湿热生虫,蚀于后阴,作痒作痛,肛门溃烂。此证包括近世的"白塞综合征",以雄黄熏法,雄黄有解毒除湿杀虫的功效。此方亦治虫,临床用之有效。

【原文】

病者脉数,无热微烦,默默但欲卧,汗出,初得之三四日,目赤如鸠眼;七八日,目四眦黑。若能食者,脓已成也,赤豆当归散主之。

【注解】

《金匮要略广注校诠》:此亦狐惑病也。脉数为热,无热者以热伏于内不觉其热也。微烦者,热也;默默欲卧,内热神昏也。且热自内蒸,则汗从外泄。经云"脏腑精华,上注于目",其目赤如鸠眼,四眦黑,则热毒已深;脓成,则热毒并归下部;胃虚,求食自助,故能食也(前不欲饮食,是胃不和也;此食,是胃虚)。经云"脉数不止,而热不解,则生恶疮。"今脓成在何处?大率在阴与肛之间。盖积蒸生虫,亦积热成脓,是亦恶疮之类也,故主赤豆当归散。

《金匮发微》:文曰:"脉数,无热,微烦,但欲卧,汗出。"夫无热脉数,此为阳中有痈。自汗出为脓未成,肠痈条下已历历言之,惟痈将成之状,疮痈篇初无明文。此云:"初得之三四日,目赤如鸠眼。"内热蕴蒸之象也。又云:"七八日,目四眦皆黑。若能食者,脓已成也。"目四眦黑,为内痈已腐,而败血之色外见,此当是疮痈篇诸痈肿节后脱文,传写者误录于此。赤豆当归散治肠中所下之近血,则此条当为肠痈正治。妇人腹中痛用当归散,亦以其病在大肠而用之。可见本条与狐惑篇阴阳毒绝不相干,特标出之。以正历来注家之失。

《金匮要略心典》:脉数微烦,默默但欲卧,热盛于里也;无热汗出,病不在表也;三四日目赤如鸠眼者,肝脏血中之热,随经上注于目也。经热如此,脏热可知,其为蓄热不去,将成痈肿无疑。至七八日目四眦黑,赤色极而变黑,则痈尤甚矣。夫肝与胃,互为胜负者也,肝方有热,势必以其热侵及于胃,而肝既成痈,胃即以其热并之于肝,故曰:若能食者,知脓已成也。且脓成则毒化,毒化则不特胃和而肝亦和矣。赤豆、当归乃排脓血除湿热之良剂也。

再按:此一条,注家有目为狐惑病者,有目为阴阳毒者,要之亦是湿热蕴毒之病,其不腐而为虫者,则积而为痈。不发于身面者,则发于肠脏,亦病机自然之势也。仲景意谓与狐惑阴阳毒,同源而异流者,故特论列于此欤。

《金匮悬解》:病者脉数,而无表热,郁郁微烦,默默欲卧,自汗常出,此狐惑之湿旺而木郁者。初得之三四日,目赤如鸠眼,七八日,目之四眦皆黑,以肝窍于目,藏血而胎火。木郁生热,内蒸而不外发,故脉数而身和。木贼土困,故烦郁而欲卧。风木疏泄,故见自汗。邪热随经而走上窍,故目如鸠眼。营血腐败而不外华,故目眦灰黑。此必作痈脓。若能饮食者,脓已成也,以肉腐脓化,木郁松缓,是以能食。赤小豆当归散,小豆利水而泻湿,当归养血而排脓也。

【评析】

本条为狐惑病成脓的证治。无热则病不在表。由于湿热内盛扰及心神,则脉数,微烦,默默但欲卧;湿热外蒸,腠理开泄,故汗出。三四日风热气壅于目,病在气分,则目赤如鸠眼。至七八日,邪气深入营血,壅滞不利,故目四眦黑。

若能食者,风湿不乘于胃,乃流于肠,壅逆肠中血气不利,而成肠痈脏毒之类,故谓脓已成。化脓之时,毒热之势减轻,对脾胃影响较小,故能食。

治以赤豆当归散,方中用赤小豆去湿清热,而解毒排脓。当归活血养正,以驱血中之风。浆水属阴,引归、豆入阴,驱邪为使。斯治风湿流于肠胃而设,非狐惑之方也。赤小豆渗湿清热,解毒排脓,以散恶血;当归活血养血,去腐生新;浆水清凉解热。三药同用,脓除毒解,热退湿化,其病可愈。

【原文】

阳毒之为病,面赤斑斑如锦文,咽喉痛,唾脓血,五日可治,七日不可治,升麻鳖甲汤主之。阴毒之为病,面目青,身痛如被杖,咽喉痛,五日可治,七日不可治,升麻鳖甲汤去雄黄蜀椒主之。

【注解】

《金匮要略广注校诠》:阳毒者,疫气化而为热也。病在阳明,阳明经脉循面。面赤斑,斑如锦文者,血热毒盛,胃火亢极,夹血上浮于肌肉之外也。(阳明主肌肉)《灵枢》云:"胃经循喉咙,入缺盆,病则颈肿喉痹。"今毒气上壅,津液热浮,故咽喉痛,吐脓血。五日传经未尽,故可治;七日传经尽,故不可治。阴毒者,疫气入于阴经也。病在少阴肾经,寒色凄惨,故面目青;寒气敛束,故身痛如被杖,所谓寒伤形者,此也。吴绶云:"阳毒咽痛,热极也;阴毒咽喉不利,冷极也。"少阴脉循喉咙,挟舌本,其病咽肿嗌痛,盖冷则经凝涩,血气闭固不通,故咽喉亦痛也。李升玺曰:咽痛寒热不一,惟少阴伤寒咽痛有二证:一以汗多亡阳,用干姜附子温经复阳;一以阴盛格阳,用通脉四逆汤,散阴通畅。可见咽痛多属寒证无疑。

热毒聚胃,故用升麻入胃经以解毒;鳖甲、当归养阴和血;雄黄解毒散瘀;甘草甘以缓之泻之,为解毒止痛、呈脓血之圣药;蜀椒辛温,能引热气下行,用治阳毒,所谓从治之法、引火归原之意也。然大法治发斑不可下,恐毒气内陷也;不可汗,恐增烂斑也。今此方云取汗者,因毒气郁蒸为害,须汗以通阴阳之气,要不似麻黄汤之大发汗也。阴毒亦主此者,以阴毒蕴结不散,故用升麻达阳气以散凝阴,鳖甲、当归、甘草,同为和阴血、养正气之剂,则身痛、咽痛俱止矣。去雄黄、蜀椒者以其不吐脓血,则无取雄黄之散瘀血(雄黄能使血化为水);且身痛在表,亦无取蜀椒之温中耳。或问仲景《伤寒论》治阳证以白虎承气,治阴证以四逆理中。今治阳毒不用寒药,治阴毒不用热药,仅用升麻鳖甲汤,何也?答曰:此非正伤寒例也,观王、赵二公论可知矣。附录于:赵养葵曰:此阴阳二毒,是感天地疫疬非常之气,沿家传染,所谓时疫证是也(观方内"老小再服"可见)。王履曰:仲景虽有阴毒之名,然其叙证不过面目青、身痛、咽痛而已,并不言寒极盛之证。其升麻鳖甲汤并不用大热药,是知仲景所谓阴毒者,非阴寒之病,乃感天地恶毒异气入于阴经,故曰阴毒耳。后人谓阴寒极盛之证称为阴毒,引仲景所叙"面目青、身病如被杖,咽喉痛"数语,却用附子散,正阳散等药,窃谓阴寒极盛之证,固可名为阴毒,然终非仲景所以立名之本意,观后人所叙阴毒,自是两般,岂可混论?盖后人所叙阴毒,只是内伤冷物,或暴寒所中,或过服寒凉药,或内外俱伤于寒而成耳,非天地恶毒异气所中者也。

《金匮发微》:邪中之人,血热炽盛为阳,血寒凝结为阴,此不难意会者也。然则阴阳毒二证,虽未之见,直可援症状而决之。阳毒为阳盛之证,热郁于上,故面赤斑斑如锦纹。热伤肺胃,故吐脓血。阳毒为凝寒之证,血凝而见死血之色,故面目青。血凝于肌肉,故身痛如被杖。二证皆咽痛者,阳热熏灼固痛,阴寒凝阻亦痛。咽痛同而所以为咽痛者不同。以方治论,则阳毒有虫,阴毒无虫,譬之天时暴热,则蛰虫咸仰。天时暴寒,则蛰虫咸俯。盖不独阳毒方治有杀虫之川椒、雄黄,而阴毒无之,为信而有征也。方中升麻,近人多以为升提之品,在《本经》则主解百毒,甘草亦解毒,则此二味实为二证主要。鳖甲善攻,当归和血,此与痛毒用炙甲片同。一以破其血热,一以攻其死血也。又按《千金方》阳毒升麻汤无鳖甲有桂,阴毒甘草汤无雄黄。以后文"水四升,煮取一升,顿服,取汗"观之,似升麻鳖甲汤中原有桂枝,后人传写脱失耳。

《金匮要略心典》:毒者,邪气蕴蓄不解之谓。阳毒非必极热,阴毒非必极寒,邪在阳者为阳毒,邪在阴者为阴毒也。而此所谓阴阳者,亦非脏腑气血之谓,但以面赤斑斑如锦纹,咽喉痛,唾脓血,其邪着而在表者谓之阳;面目青,身痛如被杖,咽喉痛,不唾脓血,其邪隐而在表之里者谓之阴耳。故皆得用辛温升散之品,以发其蕴蓄不解之邪,而亦并用甘润咸寒之味,以安其邪气经扰之阴。五日邪气尚浅,发之犹易,故可治;七日邪气已深,发之则难,故不可治。其蜀椒、雄黄二物,阳毒用之者,以阳从阳,欲其速散也;阴毒去之者,恐阴邪不可劫,而阴气反受损也。

《金匮悬解》:阳毒之病,少阳甲木之邪也。相火上逆,阳明郁蒸,而生上热。其经自面下项,循喉咙而入缺盆,故面赤喉痛,而吐脓血。脏气相传,五日始周,则犹可治。七日经气已周,而两脏再伤,故不可治,《难经》所谓七传者死也。五十三难:假令心病传肺,肺传肝,肝传脾,脾传肾,肾传心,一脏不再伤,故言七传者死。七日肺肝再伤,故死也。升麻鳖甲汤,升麻、甘草,清咽喉而松滞结,鳖甲、当归,排脓血而决腐瘀,雄黄、蜀椒,泻湿热而下逆气也。阴毒之病,厥阴乙木之邪也。肝窍于目而色青,故面目青,足太阴之脉,上膈而挟咽,脾肝郁迫,风木冲击,故身与咽喉皆痛。升麻鳖甲去雄黄蜀椒汤,升麻、甘草,清咽喉而松迫结,鳖甲、当归,破瘀瘀而滋风木也。

【评析】

《长沙药解》对此证有较好的解析,认为阳毒之病,少阳甲木之克阳明也。手足阳明,皆行于面,少阳甲木,从相火化气,火之色赤,故面见赤色。足阳明之脉,循喉咙而入缺盆,胆胃壅迫,相火瘀蒸,故咽喉痛而吐脓血。其病五日可治,七日不可治。升麻、甘草,清咽喉而缓急迫,鳖甲、当归,消凝瘀而排脓血,雄黄、蜀椒,泻湿热而下逆气也。

升麻鳖甲去雄黄蜀椒汤，升麻二两，鳖甲手掌大一片，甘草二两，当归一两。治阴毒为病，面目青，身痛如被杖，咽喉痛。阴毒之病，厥阴乙木之克太阴也。厥阴乙木，开窍于目，木之色青，故面目青。脾主肌肉，足太阴之脉，上膈而挟咽，肝脾郁迫，风木冲击，故身及咽喉皆痛。升麻、甘草，清咽喉而缓急迫，鳖甲、当归，破结滞而润风木也。

阳毒、阴毒，病在肝胆，而起于外邪，非风寒束闭，郁其脏腑，不应毒烈如是。升麻清利咽喉，解毒发汗，表里疏通，是以奏效也。

所以，有关阴阳毒，现代多以猩红热、风疹等病症相似论治。也有将本方用于血小板减少性紫癜等病症的治疗，效果良好，可资参考。

第四章　疟病脉证并治第四

【原文】

师曰:疟脉自弦,弦数者多热,弦迟者多寒,弦小紧者下之差;弦迟者可温之;弦紧者,可发汗、针灸也。浮大者可吐之;弦数者风发也,以饮食消息止之。

【注解】

《金匮要略广注校诠》:弦为风脉,亦属肝脉,以风气通于肝而疟生于风也。又伤寒少阳病,"见弦脉,疟疾,寒热往来,口渴作呕。"多似少阳症,故其脉亦弦。(治疟用小柴胡汤,即治伤寒少阳症例也。)热势躁急,故弦而兼数;寒性凝啬,故弦而兼迟;脉小紧者,邪气敛束,为里实,故可下。迟则为寒,故可温。寒伤荣,则弦紧而无汗,故可发汗、针灸。浮大者,病在上焦,故可吐;数乃阳脉,风为阳邪,故脉弦而数,风则伤卫,受邪尚浅,故但饮食消息止之。李玮西曰:伤寒有汗、吐、下、温、和解五法,此节治疟,亦具五法在内。饮食消息止之,及后蜀漆散、白虎加桂枝二方,皆和解法也。但汗与温,治法确不可易。若下与吐,则又宜加斟酌,不可误施者也。

《金匮发微》:弦为少阳之脉,此尽人所知也。然疟病何以属少阳,则以手少阳三焦寒水不得畅行皮毛之故。究其病由,厥有数因。人当暑令,静处高堂邃宇,披襟当风,则汗液常少,水气之留于皮毛之里者必多,秋风一起,皮毛收缩,汗液乃凝沍于肌理,是为一因。劳力之人,暑汗沾渍,体中阳气暴张,不胜烦热,昼则浴以凉水,夜则眠当风露,未经秋凉,皮毛先闭,而水气留着肌理者尤多,是为二因。又或秋宵苦热,骤冒晓凉,皮毛一闭,水气被遏,是为三因。三因虽有轻重之别,而皮里膜外,并留水气,故其脉皆弦者,由其有水气故也。太阳寒水痹于外,一受秋凉,遂生表寒。营血受压,与之相抗,是生表热。故有寒热往来之变。惟水气轻者,随卫气而动,休作日早,其病易愈。水气重者,随营血内伏,休作日晏,其病难愈。血热内张,故脉弦数而多热。水寒外胜,故脉弦迟而多寒。长女昭华治多热者,用小柴胡汤加石膏、知母,治多寒者,则加干姜、桂枝,此本孙氏《千金方》,每岁秋间,治愈者动至数十人,足补仲师方治之阙。至如弦小紧者下之差,或不尽然。

所谓小紧者，或即温疟其脉如平之谓。盖温疟之为病，但热不寒，即寒亦甚微，渴饮恶热，不胜烦苦。本属阳明热证，用桂枝白虎汤后，表虽解而腹及少腹必胀痛，即不痛，亦必大便不行。予尝治斜桥一妊妇，先病温疟，继病腹痛，先用桂枝白虎汤，愈后，继以腹痛下利，用大承气汤而愈，后治一年近不惑之老人亦然，可见下之而差，为温疟言之。辛未六月，浦东门人吴云峰患间日疟，发则手足挛急麻木，口苦吐黄水，午后热盛谵语，中夜手足不停，脉滑数而弦，用大柴胡汤下之，一剂而差。此可证当下之疟脉，不定为弦小紧矣。迟为血寒，故弦迟者可温之。弦紧为太阳伤寒之脉，水气留着皮毛，故可发汗。留着肌腠，故可针灸。浮大之脉，阳气上盛，证当自吐，不吐其胸必闷，故可用瓜蒂赤小豆散以吐之。至谓弦数者为风发，证状未明，以理断之，大约风阳暴发，两手拘挛，卒然呕吐。若吴生之证，所谓以饮食消息止之者，不过如西瓜汁、芦根汤、菜豆汤之类，清其暴出之浮阳，然究不如大柴胡汤，可以劖除病根也。惟此证病后胃气大伤，饮食少进，当以培养胃气为先务，此又不可不知耳。

《金匮要略心典》：疟者少阳之邪，弦者少阳之脉，有是邪，则有是脉也。然疟之舍，固在半表半里之间，而疟之气，则有偏多偏少之异。故其病有热多者，有寒多者，有里多而可下者，有表多而可汗、可吐者，有风从热出，而不可以药散者，当各随其脉而施治也。徐氏曰：脉大者为阳，小者为阴，紧虽寒脉，小紧则内入而为阴矣。阴不可从表散，故曰下之愈。迟既为寒，温之无疑。弦紧不沉，为寒脉而非阴脉，非阴故可发汗、针灸也。疟脉概弦，而忽浮大，知邪在高分，高者引而越之，故可吐。喻氏曰：仲景既云弦数者多热矣，而复申一义云，弦数者风发，见多热不已，必至于极热，热极则生风，风生则肝木侮土而传其热于胃，坐耗津液，此非可徒求之药，须以饮食消息，止其炽热，即梨汁、蔗浆，生津止渴之属，正《内经》风淫于内，治以甘寒之旨也。

《金匮悬解》：弦为少阳之脉，寒邪在经，以类相从，内舍三阴，少阳居二阳三阴之间，内与邪遇，相争而病作，故疟脉自弦。少阳甲木，从相火化气，其初与邪遇，卫气郁阻，不得前行，渐积渐盛，内夺阴位，阴气被夺，外乘阳位，裹束卫气，闭藏而生外寒。卫气被束，竭力外发，重围莫透，鼓荡不已，则生战栗。及其相火郁隆，内热大作，寒邪退败，尽从热化，则卫气外发而病解。此痎疟之义也。但相火不无虚实，弦数者，火胜其水，其病多热。弦迟者，水胜其火，其病多寒。弦而小紧者，府热重而表寒轻，下之则差。弦迟者，内寒，可温其里。弦紧者，外寒，可发汗针灸，以散其表。浮大者，宿物内阻，可吐之。弦数者，木郁而风发也，以饮食消息而止之，如梨浆、瓜汁清润甘滑之品，息其风燥，经所谓风淫于内，治以甘寒是也。

【评析】

本条以脉象阐述疟病的病机及治则。根据疟病的脉象，除了和解少阳之外，提出汗、吐、下、清、温等多种治疗方法。应结合临床辨证施治,不宜局限于脉弦而和解少阳。

【原文】

病疟,以月一日发,当以十五日愈;设不差,当月尽解;如其不差,当如何? 师曰:此结为症瘕,名曰疟母,急治之,宜鳖甲煎丸。

【注解】

《金匮要略广注》:月一日,谓本月内疟初发之第一日也。传经七日为一周,十五日再传经尽,故疟当愈。(或云:五日为一候,三候为一气,十五日天道节气更移,则人身阴阳气血亦为变易,故十五日愈。)症瘕者邪盛正衰,血结气聚,或痰与食固结不解也。急治之,迟则难散矣。后治牝疟用龙骨,此治疟母用鳖甲,龙属阳,鳖属阴,一阴一阳之义也。肝藏血,凡痃癖症瘕,皆肝经血液凝结之病。肝色青,鳖色亦青,能独入厥阴肝经而散痃癖,故以之为君。柴、芩清热,人参补虚,半夏散结,即小柴胡汤也,为伤寒半表里和解之剂,今治疟母,乃除风暑寒热之要药,以清其源之意也。桂枝发表,芍药和荣,即桂枝汤也,为中风解肌之方,今治疟母,乃外走表,而内养阴,为彻表里,和荣卫之要药。大黄、厚朴、桃仁,即伤寒桃仁承气汤,以治蓄血,今治疟母,为逐血攻瘕之剂。再用阿胶养血,丹皮行瘀,其余䗪虫、赤硝、鼠妇、紫葳;逐邪于血中;石韦、葶苈、瞿麦、乌扇、蜂房、蜣螂,攻邪于气分。取煅灶下灰者,即用伏龙肝之意,以其得火土之气,用以温补脾气,为养正祛邪之法。煎以清酒,欲其行也。此治疟母祖方,不可易也。

《金匮发微》:病疟之由,不外寒热,早用加减小柴胡汤,何至十五日、一月而始愈。况一月不差,结为症瘕之说,尤不可信,此传写之误也。疟母之成,多在病愈之后,岂有疟未差而成疟母者。此瘕或在心下,或在脐下,大小不等,惟鳖甲煎丸至为神妙,或半月而消尽,或匝月而消尽。予向治朱姓板箱学徒,及沙姓小孩亲验之。盖此证以寒疟为多,胎疟亦间有之,他疟则否。北人谓疟为脾寒,南人谓无痰不成疟,二者兼有之。脾为统血之脏,脾寒则血寒,脾为湿脏,湿胜则痰多,痰与血并,乃成症瘕。方中用桃仁、䗪虫、蜣螂、鼠妇之属以破血,葶苈以涤痰,君鳖甲攻瘕,而又参用小柴胡汤以清少阳,干姜、桂枝以温脾,阿胶、芍药以通血,大黄、厚朴以调胃,赤硝、瞿麦以利水而泄湿,疟母乃渐攻而渐消矣。细玩此节文义,当云:"病疟结为症瘕,如其不差当云何?"师曰:"名曰疟母,当急治之,以月一日发,当十五日愈。设不差,当月尽解,宜鳖甲煎丸。"陈修园、黄坤载辈望文生训,殊欠分晓。

《金匮要略心典》:天气十五日一更,人之气亦十五日一更,气更则邪当解也,否则三十日天人之气再更,而邪自不能留矣,设更不愈,其邪必假血依痰,结为症瘕,僻处胁下,将成负固不服之势,故宜急治,鳖甲煎丸,行气逐血之药颇多,而不嫌其峻,一日三服,不嫌其急,所谓乘其未集而击之也。

《金匮悬解》:病疟以此月之初一日发,五日一候,三候一气,十五日气候一变,故当愈。设其不瘥,再过一气,月尽解矣。如其仍然不瘥,此其邪气盘郁,结为癥瘕,名曰疟母。当急治之,宜鳖甲煎丸,鳖甲行厥阴而消癥瘕,半夏降阳明而消痞结,柴胡、黄芩,清泻少阳之表热,人参、干姜,温补太阴之里寒,桂枝、芍药、阿胶,疏肝而润风燥,大黄、厚朴,泻胃而清郁烦,葶苈、石苇、瞿麦、赤硝,利水而泻湿,丹皮、桃仁、乌扇、紫葳、蜣螂、鼠妇、蜂窠、䗪虫,破瘀而消癥也。

【评析】

本条从整体观念出发,说明天气变化对人体正气盛衰和疾病的转归会产生一定的影响,但不能机械地理解为无需治疗则病自愈。

【原文】

师曰:阴气孤绝,阳气独发,则热而少气烦冤,手足热而欲呕,名曰瘅疟。若但热不寒者,邪气内藏于心,外舍分肉之间,令人销铄肌肉。

【注解】

《金匮要略广注》:《内经》云:瘅疟者,肺素有热气盛于身,厥逆上冲,中气实而不外泄,因有所用力,腠理开,风寒舍于皮肤之内,分肉之间,发则阳气盛,则病矣。其气不及于阴,故但热不寒。"销铄肌肉",盖疟者,阴阳更胜也。瘅疟有阳无阴,故所见俱是热证。"少气,烦冤",热伤气也。四肢者,诸阳之本,此阳气盛,故手足热也。欲呕者,经云"诸逆冲上,皆属于火"也。心属火,邪气内藏,久而化热,故但热不寒。销铄肌肉,火气胜也。(《内经》以瘅疟属肺热,仲景以瘅疟属心火。)李升玺曰:下节温疟无寒但热,此瘅疟但热不寒,症颇相类,亦宜白虎加桂枝之属。

《金匮发微》:此节为温疟标准,阴气孤绝,或由汗出太过,或由亡血失精,水分不足,血热独强。温疟之证,其脉不弦者,水分虚也。水分不足,则亢阳无制,是为厥阳独行,故此病不发,则如平人,一发即身热如灼,渴欲饮冷,气短胸闷,其苦不可言喻。手足热者,谓不似寻常疟证,手足尚见微寒也。欲呕者,阳气上亢,胆胃逆行也。但热不寒,故名疸疟(《说文》:"疸,劳也。"人劳则阳气张,观于劳力之人,虽冬令多汗,阳气以用力外出之明证也)。邪气内藏于心,外舍于分肉之间,不过形容表里俱热,非谓心脏有热,各脏各腑无热也。予谓胃主肌肉,观下文肌肉消烁,此证当属阳明。原人一身肌肉,由水分与血分化合,水液本自不足,又经表里俱热,亢热熏灼,血分益增枯燥,则既类尧肌如腊,欲求如郭重之肥,见恶于季康子者,不可得矣。大肉瘘陷,大骨枯槁,能久存乎。

《金匮要略心典》:此与《内经》论瘅疟文大同。夫阴气虚者,阳气必发,发则足以伤气而耗神,故少气烦冤也。四肢者,诸阳之本,阳盛则手足热也。欲呕者,热干胃也。邪气内藏于心者,瘅为阳邪,心为阳脏,以阳从阳,故邪外舍分肉,而其气则内通心脏也。消烁肌肉者,肌肉为阴,阳极则阴消也。

《金匮悬解》:《素问·疟论》:其但热而不寒者,阴气先绝,阳气独发,则少气烦冤,手足热而欲呕,名曰瘅疟。瘅疟者,肺素有热,气盛于身,厥逆上冲,中气实而不外泄。因有所用力,腠理开,风寒舍于皮肤之内,分肉之间而发。发则阳气盛,阳气盛而不衰,则病矣。其气不及于阴,故但热而不寒。气内藏于心而外舍于分肉之间,令人消烁肌肉,故名曰瘅疟。瘅疟但热不寒,缘其阳盛阴虚,肺火素旺。汗出窍开,风寒内入,浅居皮中,闭其卫气。卫阳郁发,热伤肺气,手足如烙,烦冤欲呕。以阴气先虚而邪客又浅,是以但热无寒,其热内蓄于心,外舍分肉之间,令人消烁肌肉。是瘅疟之义也。

【评析】

瘅疟的临床辨证要点是身热、手足热、欲呕、心胸烦闷,舌红苔黄,脉弦数或弦滑。原文虽未提出方药,后世医家多以清热救阴为大法,主张用白虎加人参汤、竹叶石膏汤化裁,随证治之。

【原文】

温疟者,其脉如平,身无寒但热,骨节疼烦,时呕,白虎加桂枝汤主之。

【注解】

《金匮要略广注》:《内经》云:温疟因冬中风寒,气藏骨髓,至春阳气大发,邪气不能自出,因遇大暑,脑髓肌肉销,腠理发泄,或有所用力,邪气与汗皆出,此病藏于肾,其气先从内出之于外也。此阴虚而阳盛,盛则热矣;衰则气复反入,则阳虚而寒,故先热后寒,名曰温疟。(《内经》以先热后寒者为温疟,仲景以无寒但热者为温疟。)其脉如平者,邪气深入,伏藏于内,不平而如平耳,身无寒但热者,寒邪酝酿既久,悉化为热也。骨节疼烦,以冬时邪藏于肾,肾主骨,骨髓之内不胜其热也。时呕者,胃气热而上逆也。白虎汤清内热,加桂枝治骨节疼烦。

《金匮发微》:温疟之为病,太阳标热并入阳明之证也。太阳之气不宜,则阳明之热不去,此仲师用桂枝白虎汤之义也。外无水气压迫,故其脉不弦。一身无寒但热,骨节烦疼,及腰酸时呕,则诸疟并有之,不惟温疟为然。此于诊病时亲见之,但不如温疟之甚耳。独怪自来注家,多称"冬不藏精,水亏火盛"。若《内经·疟论》"冬中风寒,气藏骨髓,遇大暑而发"云云,尤为荒诞。治贵实验,安用此浮夸之言,使非阳明实热,何以温疟服桂枝白虎汤愈后,乃又有大承气汤证耶?

《金匮要略心典》:此与《内经》论温疟文不同,《内经》言其因,此详其脉与证也。瘅疟、温疟,俱无寒但热,俱呕,而其因不同。瘅疟者,肺素有热,而加外感,为表寒里热之证,缘阴气内虚,不能与阳相争,故不作寒也。温疟者,邪气内藏肾中,至春夏而始发,为伏气外出之证,寒蓄久而变热,故亦不作寒也。脉如平者,病非乍感,故脉如其平时也,骨节烦疼,时呕者,热从肾出,外舍于其合,而上并于阳明也。白虎甘寒除热,桂枝则因其势而达之耳。

《金匮悬解》:疟论:先伤于风而后伤于寒,故先热而后寒,亦以时作,名曰温疟。温疟者,得之冬中于风,寒气藏于骨髓之中,至春阳气大发,邪气不能自出。因遇大暑,脑髓烁,肌肉消,腠理发泄,或有所用力,邪气与汗皆出。此病藏于肾,其气先从内出之于外也。如是者,阴虚而阳盛,阳盛则热矣。衰则气复反入,入则阳虚,阳虚则寒矣。故先热而后寒,名曰温疟。温疟先热后寒,缘冬月中风,泄其卫气。风愈泄而卫愈闭,过其营血,郁而为热。后伤于寒,皮毛敛束,而风不能泄,营热更郁。营血司于肝木而生于肾水,冬时肾水蛰藏而肝木已枯,此热遂藏骨髓之中。至春乙木萌生,阳气大发,骨髓之热,可以出矣(肾主骨髓,乙木生于肾水,故骨髓之热,当随木气外出)。而外为寒束,不能自出,因遇大暑,脑髓燔烁,肌肉消减之时,腠理发泄,邪可出矣。即不遇大暑,或有所用力烦劳,气蒸汗流,邪亦出矣。热邪与汗皆出,表里如焚,于是阳盛而阴虚。物极必反,阳气盛极而衰,复反故位,阴气续复,渐而翕聚,是以寒生。此温疟之义也。温疟即瘅疟之轻者,其热未极,则阳衰阴复,能作后寒,是谓温疟。热极阴亡,后寒不作,是谓瘅疟。曰身无寒,但热,仲景指温疟之重者而言,即瘅疟也。骨节者,身之溪谷,肾水之所潮汐,热极水枯,故骨节烦疼。呕者,热盛而胃逆也。白虎加桂枝汤,石膏、知母,清金而泻热,甘草、粳米,益气而生津,桂枝行经而达表也(风寒在表,故热藏骨髓,桂枝解散风寒,引骨髓之热,外达于皮毛也)。

【评析】

温疟为里热炽盛,表兼寒邪。治以用白虎汤清热、生津、止呕,加桂枝以解表邪。

【原文】

疟多寒者,名曰牡疟,蜀漆散主之。

【注解】

《金匮要略广注》:《内经》曰:"夏伤于暑,汗出,腠理开发,因遇凄怆之小寒,藏于腠理皮肤之中,秋伤于风,则病成矣。"夫寒者,阴气也。风者,阳气也。先伤于寒而后伤于风,故先寒后热,名曰寒疟。此云"多寒",则是但寒无热。(《内经》以先寒后热者为寒疟,仲景以多寒者为牝疟。)凡人身以热为阳,以寒为阴;物类以阳为牡,阴为牝。此因寒多阴胜,故名牝疟。主蜀漆散升阳退阴也。牝疟证多阴寒,治宜助阳温散为主。云母之根为阳起石,下有云母,上有云气,性温气升,乃升发阳气之物,龙骨属阳,能逐阴邪而起阳气。蜀漆乃常山之苗,功能治疟,不用根而用苗者,取其性多升发,能透达阳气于上之义也。温疟加蜀漆,亦取其升散之功。但牝疟属阴,邪气深入,未发时服者,先其机而夺之,温疟属阳,邪气浮越,临发时服者,折其势而散之也。

《金匮发微》:疟之所以多寒者,皮毛为水气所遏,阳气不得宣也。水气留于上膈,则凝成痰涎,故世俗有"无痰不成疟"之说。蜀漆为常山苗,能去湿痰,故用之以为君。云母石《本经》主治中风寒热,如在舟车,是为止眩晕镇风阳之品。龙骨当为牡蛎之误,《本经》牡蛎主治咳逆,并言治痰如神,水归其宅。可见蜀漆散方治,专为风痰眩晕而设。盖上膈之湿痰去,然后阳气得以外达,益可信无痰不成疟之说,为信而有征矣。"补三阴疟方治。"疟之轻者日发,血分热度渐低则间日发,热度更低则间二日发,世俗谓之三阴疟。然此证仲师既无方治,俗工又不能医,故常有二三年始愈者。予蚤年即好治病,有乡人以三阴疟求诊,诊其脉,迟而弱。予决其为正气之虚,为之凝方。后此乡人愈后,将此方遍传村巷,愈十余人。后于李建初书塾诊其侄克仁之子,脉证并同,即书前方授之,二剂愈。名常山草果补正汤,此方并治虚疟。癸酉十月初三日,麦加利银行茶役韩姓子,寒热日三四度发,服此汗出而愈,方用常山四钱,草果四钱,生潞党五钱,茯苓四钱,全当归八钱,生白术四钱,炙草五钱,川芎三钱,熟地一两,小青皮三钱,知母二钱,半夏三钱,生姜八片,红枣九枚。

《金匮要略心典》:疟多寒者,非真寒也,阳气为痰饮所遏,不得外出肌表,而但内伏心间。心,牡脏也,故名牝疟。蜀漆能吐疟痰,痰去则阳伸而寒愈,取云母、龙骨者,以蜀漆上越之猛,恐并动心中之神与气也。

《金匮悬解》:疟论:疟先寒而后热者,夏伤于暑,腠理开发,因遇夏气凄沧之水寒,藏于腠理皮肤之中,秋伤于风,则病成矣。夫寒者,阴气也,风者,阳气也,先伤于寒而后伤于风,故先寒而后热也。病以时作,名曰寒疟。先寒后热,缘阳为阴束,故闭藏而为寒,阳气鼓发,故郁蒸而为热。阳虚不能遽发,故寒多而热少。阳败而不发,则纯寒而无热。疟多寒者,阴盛而阳虚也,是其寒邪凝瘀,伏于少阳之部。必当去之,蜀漆散,云母除其湿寒,龙骨收其浊瘀,蜀漆排决积滞,以达阳气也。

【评析】

牝疟多由素体阳虚,加之痰饮阻遏而成,故临床以寒多热少为特征。蜀漆散乃祛痰止疟之剂,方中蜀漆(常山苗)祛痰截疟为主药;配云母升阳以扶正,龙骨收敛浮阳、镇逆安神,共为佐药;浆水和胃,且酸收敛阴,防止蜀漆涌吐太过。

第五章　中风历节病脉证并治第五

【原文】

夫风之为病，当半身不遂，或但臂不遂者，此为痹。脉微而数，中风使然。

【注解】

《金匮要略广注》：半身不遂，即偏枯证也。不遂者，谓不能屈伸转动，不遂其意也。经云："三阳三阴发病，为偏枯痿易（言左右变易为痿也），四肢不举。"盖三阳者，足太阳膀胱也。其经自头背下行至足；三阴者，足太阴脾也，脾主四肢，故二经多有半身不遂之病。若痹者，闭也，脏腑正气，为邪气所闭，则痹而不仁。《灵枢》云："病一臂不遂，时复又移一臂者，非风也，痹也。"此亦云风病当半身不遂。若但臂不遂者，痹也，非风也。盖风与痹似同而实异，故《内经》风、痹各为立论。而《局方》，风痹类同一治者，非也。脉微者，正气虚也。数者，风为阳邪，其气烦扰不宁也。

《金匮发微》：不明风之为义，不足以知中风之病。譬之惊飙乍发，林木披靡，风从东受，则木靡于西。风从西来，则木靡于东。本体所以偏斜不正者，风力之所著，偏也，故口眼喎僻，半身不遂。所受之风，虽有轻重，而一面之暴受压迫则同。然则风之着于人体者，偏左病即在左，血气乃受约而并于右。偏右病即在右，血气乃受约而并于左。血气不行之手足，乃废而不用，故曰："当半身不遂"。但臂不遂者，此为寒湿痹于筋络，当用威灵仙、独活等合桂枝附子汤以治之，不当与中风同治矣。脉为血分盈虚之大验，血虚故脉微（与《伤寒·太阳篇》脉微脉涩同）。风为阳邪，其气善于鼓动，故脉数。盖脉微者不必数，虚固多寒也。脉数者不必微，热固多实也。今半身不遂，脉微而有数象，故决为中风使然。然则卒然晕倒痰涎上涌，两脉但弦无胃者，岂得谓之中风耶？予常治四明邬炳生右手足不用，与无锡华宗海合治之，诊其脉，微而数，微为血虚，其人向患咯血便血，营分之虚，要无可疑。日常由外滩报关行，夜半回福田庵路寓所，风邪乘虚，因而致病，以伤寒之例求之，则脉浮为风。以杂病之例求之，则数亦为风。疟脉之弦数为风发，可为明证。予因用麻黄汤外加防风、潞参、当归、川芎、熟地等味，宗海针手足三里、风池、委中、肩井、合谷、环跳、蹌阳、丰隆、离钩等穴而灸之，三日即能步行。独怪金元四家，主痰主火主风，而不辨其为虚，根本先谬，独不见候氏黑散有人参、芎、归以补虚，风引汤重用龙骨、牡蛎以镇风阳之犯脑耶！又不见防己地黄汤之重用地黄汁耶！

《金匮要略心典》：风彻于上下，故半身不遂，痹闭于一处，故但臂不遂。以此见风重而痹轻，风动而痹着也。风从虚入，故脉微，风发而成热，故脉数。曰中风使然者，谓痹病亦是风病，但以在阳者则为风，而在阴者则为痹耳。

《金匮悬解》：风之为病，或中于左，或中于右，手足偏枯，是谓半身不遂。其初先觉麻木，麻木者，气滞而不行也。肺主气，而血中之温气，实为肺气之根。右麻者，肺气之不行。左麻者，肝气之不行。麻之极，则为木。气郁于经络之中，阻滞不运，冲于汗孔，簌簌靡宁，状如乱针微刺之象，是谓之麻。久而气闭不通，肌肉顽废，痛痒无觉，是谓之木。

【评析】

此条强调中风是正气亏虚、外风侵袭而致，引起半身不遂，或但臂不遂，病情轻重不同，但其原因均在气血痹阻，脉微而数即反映的是正虚邪中之证。

同时，临床中要注意一则是中风与痹症的鉴别；一则是中风轻症与重症的鉴别。

【原文】

寸口脉浮而紧，紧则为寒，浮则为虚，寒虚相抟，邪在皮肤，浮者血虚，络脉空虚，贼邪不泻，或左或右，邪气反缓，正气即急，正气引邪，喎僻不遂。邪在于络，肌肤不仁；邪在于经，即重不胜；邪入于腑，即不识人；邪入于脏，舌即难言，口吐涎。

【注解】

《金匮要略广注》：此节八个"邪"字，俱指中风言，以风邪无定在，而有中血脉、中腑、中脏之不同也。浮紧之脉，为寒虚相抟。邪在皮肤，所谓风则伤卫，寒则伤荣也。气张于外，则血自虚于中。脉者血之府，血虚则络脉空虚，贼邪不泻，即《经》云"邪之所凑，其气必虚"也。"或左或右"五句，俱指歪僻言。"邪气反缓，正气即急"，以口两旁正气原自不缓不急，本无偏胜。假若歪僻向左，是右有邪气；经脉为之缓纵，故为左之正气所牵急也；正气引邪，言正气为邪气所引也。僻者，偏者。"歪僻不遂"，谓口角偏向，欲正不能，不遂其意也。络浅而经深，故邪在于络，肌肤不仁。经脉为邪气壅滞不利，故邪在于经，即重不胜。以上俱言中血脉也。其有中腑、中脏者，则阳明内热，气多昏冒，故邪入于腑即不识人。心之窍为舌，心之声为言；脾之窍为口，脾之液为涎。邪入于脏，舌即难言，口吐涎，是邪在心脾三脏也。按耳鼻本静，故风息焉；口目常动，故风生焉。口眼歪邪，多属胃土，而有筋脉之分，《经》云："足之阳明、手之太阳筋急，则口目为僻，眦急，不能卒视。"此胃土之筋病也。又云："足阳明之脉，挟口环唇。"此胃土之脉病也。又按：不仁二字，形容最妙。盖仁者，天地生物之心，即万物所以生生之理。譬桃、梅诸果，含于核中者，皆谓之仁。将此仁种于土中，复生千万亿桃梅诸树，且结千万亿桃梅诸果之仁，皆此生机流衍于无穷也。若肌肤不仁，则气血枯槁，痛痒不知，其肉已死，名不仁，以其生机灭绝也。

《金匮发微》：《伤寒论》有"中风"，杂病论亦有"中风"，同名而异病，究竟是一是二，此不可以不辨也。仲师云："寸口脉浮而紧，紧则为寒，浮则为虚，寒虚相抟，邪在皮肤。"此即太阳伤寒麻黄汤证也。此时营血不虚，络脉中热血出而相抗，因病发热，表气未泄，则犹宜麻黄汤。设汗液从皮毛出，即当用中风之桂枝汤以助脾阳，俾风邪从络脉外泄，然此为营血不虚者言之也。营血不虚，则所中者浅，而其病为《伤寒论》之"中风"。营血既虚，则所中者深，而其病即为杂病论之中风。是故素病咯血便血之人，络脉久虚，伤寒正治之法，遂不可用，《伤寒论》所以有"亡血不可发汗"之戒也。脾为统血之脏而主四肢，风中络脉，乃内应于脾而旁及手足，于是或左或右而手足不举矣，故其病源与太阳篇之中风同，而要有差别。风着人体，外薄于皮毛肌腠，散在周身，则气散而缓，惟偏注于一手一足，则气聚而急。邪薄于左，则正气并于右，薄于右，则正气并于左。正气以并居而急，邪乃从之，因有口眼喎斜半身不遂之变。风之所著受者见斜，昔人之诗人有"寒食东风御柳斜""轻燕受风"之句，可为喎僻偏枯之明证已，至如后文所列四证，惟入于脏一条，为半身不遂者所必有，其余不过连类及之。夫所谓"邪在于络，肌肤不仁"者，则风与寒湿相杂之证也。湿凝于肌，则络为之痹，故有不痛不痒麻木不仁者，亦有湿胜而成顽癣者，此证治之未必即愈，不治亦必无死法，是为最轻。所谓"邪在于轻，即重不胜"者，以太阴经病言也。盖风之中人，皆由血虚，风从肌腠而入，阻遏脾阳，阳气不达于肌肉，则身为之重。

《金匮要略心典》：寒虚相搏者，正不足而邪乘之，为风寒初感之诊也。浮为血虚者，气行脉外而血行脉中，脉浮者沉不足，为血虚也。血虚则无以充灌皮肤，而络脉空虚，并无以捍御外气，而贼邪不泻，由是或左或右，随其空处而留着矣。邪气反缓，正气即急者，受邪之处，筋脉不用而缓，无邪之处，正气独治而急，缓者为急者所引，则口目为僻，而肢体不遂，是以左喎者邪反在右，右喎者邪反在左。然或左或右，则有邪正缓急之殊，而为表为里，亦有经络脏腑之别。《经》云：经脉为里，支而横者为络，络之小者为孙。是则络浅而经深，络小而经大，故络邪病于肌肤，而经邪病连筋骨，甚而入腑，又甚而入脏，则邪递深矣。盖神藏于脏，而通于腑，腑病则神窒于内，故不识人。诸阴皆连舌本，脏气厥不至舌下，则机息于上，故舌难言，而涎自出也。

《金匮悬解》：寸口脉浮而紧，紧则为寒，浮则为虚，寒虚相搏，则邪在皮肤，而病中风。盖紧者营血之寒，浮者营血之虚。肝木藏血而胎君火，火者，血中温气之所化也。温气不足,故营血虚寒,而脉见浮紧。血虚寒盛,则木郁风动,是以脉浮。

【评析】

本条以脉论理,论述中风的病因病机为气血亏虚,风寒侵袭,"络脉空虚,贼邪不泻",气血不足,邪气随虚处停留而正气又无力驱邪外出,络脉气血瘀滞,筋脉肌肉失养,废而不用,或左或右,虚处留邪。突出反映了"正虚邪遏"是中风的基本病机。

受邪的一侧,因络脉气血瘀滞,肌肉筋脉失去濡养,故现弛缓状态。相反无病的一侧,血气运行正常,筋脉肌肉能发挥正常作用,因此相对紧张拘急。缓者为急者所牵引,于是出现口㖞眼斜。故中风口眼㖞斜,向左者病反在右;向右者,病反在左。

此条对于临证中针刺治疗中风偏瘫具有重要指导意义。人体经脉左右相通,故针刺可以采用健侧或者患侧肢体,但补泻方法不同,健侧以泻法为主,患侧以补法为主,健侧患侧可以轮换治疗,这也体现了中医的整体观念。

【原文】

寸口脉迟而缓,迟则为寒,缓则为虚,营缓则为亡血,卫缓则为中风。邪气中经则身痒而瘾疹,心气不足,邪气入中,则胸满而短气。

【注解】

《金匮要略广注》:此节中风,以荣卫经脉为主,盖经即脉也。脉者,血之府。荣行脉中,卫行脉外,若心合血脉,则又统领荣卫以行乎经脉者也。如经脉营卫充周,虽有风邪,何从而入?惟荣卫俱虚,故风邪得以中经也。脉迟与缓,似同而实异,迟者,一息脉二三至;缓者,脉一息四五至,往来从容不数疾也。然此所谓缓者,乃懈弛不鼓动之缓,非有胃气和缓之缓也。寸口兼言迟缓,而荣卫但言缓者,寒少而虚多,先虚而后寒也。寸口,兼脉之尺寸言,荣则单指尺脉,卫则单指寸脉,以尺脉在下属阴,主内,故为荣;寸脉在上,属阳,主外,故为卫也(或云荣指沉脉、卫指浮脉言,然浮沉之间,急则俱急,缓则俱缓,无所异也)。唯荣主血,荣缓则不能充乎脉中,故为亡血;卫主气,卫缓则不能实乎脉外,故为中风也。邪气中经,此邪气即风气也。《经》云:"迟为无阳,不能作汗,其身必痒,以痛为实,痒为虚也。"瘾疹者,风邪抟血,郁蒸而化热也。又《经》云:"风气相搏,必成瘾疹身痒者名泄风,久为痂癞是也"心合血脉,心气不足,仍是荣缓亡血之证。《经》云:阳受气于胸中,邪气入中,以虚寒相抟,阳气不足,则邪气上逆而奔迫,故胸满短气也。

《金匮发微》:风之中入,必乘营血之虚,脉之所以迟也。营虚则风从卫分传入者,营血热度不足以相闭拒,风乃得乘闲而入,此中风之大略也。邪气中经,身痒瘾疹,当即世俗所谓风疹,其病犹在表也。予尝治其寿佺及上海姚金福室人,并以麻黄加术汤取效,又在清和坊治愈一老年妇人,亦用此方,可为明证。惟心营不足,风邪转而入里。夫胸为太阳出入之道路,上、中二焦,水气分布之总区也(西医谓之淋巴干)。风从皮毛入,遏其清阳之气,阻水液之散布,故令胸满而气短。仲师不出方治,窃谓常用桂枝汤去芍药加参、术、防风、黄芪,助心阳而补脾阴,使营气略和,风将自息,风引汤似不合病。

《金匮要略心典》:迟者行之不及,缓者至而无力,不及为寒,而无力为虚也。沉而缓者为营不足,浮而缓者为卫中风,卫在表而营在里也,经不足而风入之,血为风动,则身痒而瘾疹。心不足而风中之,阳用不布,则胸满而短气,经行肌中,而心处胸间也。

《金匮悬解》:寸口脉迟而缓,迟则为气血之寒,缓则为营卫之虚,营缓则为里虚而亡血,卫缓则为表虚而中风。邪气中于经络,风以泄之,而卫气愈敛,闭遏营血,不得外达,则身痒而生瘾疹。痒者,气欲行而血不行也。血郁为热,发于汗孔之外,则成红斑。卫气外敛,不能透发,斑点隐见于皮肤之内,是为瘾疹。营气幽郁,不得畅泄,是以身痒。若心气不足,邪气乘虚而入中,壅遏宗气,则胸膈胀满而短气不舒也。

【评析】

迟、缓之脉如《金匮悬解》所言,迟则为气血之寒,缓则为营卫之虚,正虚外风侵入,血为风动,则身痒而瘾疹。此条也为临床提示,现代医学的荨麻疹、过敏病症多与中医气血亏虚有关,治疗上可以当归补血汤、八珍汤之类化裁,配合乌梅、山楂、白芍、木瓜、五味子补气养血凉血脱敏。

【原文】

寸口脉沉而弱,沉即主骨,弱即主筋,沉即为肾,弱即为肝,汗出入水中,如水伤心,历节黄汗出,故曰历节。

【注解】

《金匮要略广注》:此历节病,不独中风,而又挟湿者。盖风令脉浮,此脉沉,有辨也。此寸口脉通指寸关尺三部而言,东垣云:"外伤风寒,是肾肝之气已绝于内。"盖肾合骨,肝合筋。故主骨者即为肾,主筋者即为肝也。沉即为肾者,肾脉伏藏在下也。弱即为肝者,肝藏血而血亡,《经》所谓"风客淫气,精乃亡,邪伤肝也。"汗出则受风矣,又入水中以致水伤心而历节黄汗出,《经》所谓风湿相搏,骨节疼烦掣痛者是也,故曰历节。盖心属火,水伤心,则水克火矣。黄汗出者,水气郁蒸所致也。

《金匮发微》:肺主一身治节,独为五脏主,故近世诊病者,皆取决于手太阴动脉,《伤寒》《金匮》所言寸口,皆统关前后言之(此层本不待言,因后一节有"太阴脉浮而弱"一条,恐人不明为手太阴动脉,故略言之)。大凡历节之成要,不外乎水寒血败,血痹于下,则营气不能上承,故手太阴之动脉必弱,水气胜则阳气不升,故脉沉,此证以湿留关节为大纲。关节为筋与骨交会之所,汗出入水,不用麻黄加术汤以发之,寒湿伤筋,故筋痛,伤骨故骨痛。肝主筋,血不行故筋痹。肾主骨,髓日败故骨痹,而脉之沉弱应之。盖人之一身,气分多于水分,则脉浮,水分多于气分,则脉沉,故历节而见沉弱之脉,即可决为汗出入水所致。人身之汗孔,随肺气而张发,水渍于外,毛孔中要有正气抵拒,涓滴不能渗入,所以病此者,凉者浸灌于外,皮中汗液悉化寒水,水寒则伤血,心为主血之藏,故仲景师言:“如水伤心。”“如水伤心”云者,原不谓水气凌心也。水湿渗入关节,所以历节痛。太阳标热郁而欲出,发黄汗(黄汗在腋下,着衣成黄色),此为历节之第一因。

《金匮要略心典》:此为肝肾先虚,而心阳复郁,为历节黄汗之本也。心气化液为汗,汗出入水中,水寒之气从汗孔入侵心脏,外水内火,郁为湿热,汗液则黄,浸淫筋骨,历节乃痛。历节者,遇节皆痛也。盖非肝肾先虚,则虽得水气,未必便入筋骨,非水湿内侵,则肝肾虽虚,未必便成历节。仲景欲举其标,而先究其本,以为历节多从虚得之也。按:后《水气》篇中云,黄汗之病,以汗出入水中浴,水从汗孔入得之。合观二条,知历节、黄汗,为同源异流之病。其瘀郁上焦者,则为黄汗,其并伤筋骨者,则为历节也。

《金匮悬解》:寸口脉沉而弱,肾主骨而脉沉,故沉即主骨,肝主筋而脉弱,故弱即主筋。沉即为肾,骨属于肾也。弱即为肝,筋属于肝也。此缘汗出而入水中,如使水伤心气,则水邪随脉而注筋骨,以心主脉也。筋骨既伤,则历节作痛,以诸筋皆属于骨节,而湿邪传流于关节也。湿蒸皮毛,黄汗乃出,缘脾主肌肉,其色为黄,湿渍肌肉,木气不达,木主五色,入土化黄也。

【评析】

本条重点在于脉诊提示肝肾不足,水湿乘虚侵及肌肉关节,形成历节,对临证从补益肝肾治疗历节有较好的指导意义。

【原文】

跗阳脉浮而滑,滑则谷气实,浮则汗自出。少阴脉浮而弱,弱则血不足,浮则为风,风血相抟,即疼痛如掣。

【注解】

《金匮要略广注》:此历节病不独外感风湿,而又内伤谷气者之所致也。跗阳,胃脉也,诊在冲阳(脚面上动脉)。经云:“食入于阴,长气于阳”。滑者,脉如流珠,乃胃气有余之象,故为谷气实。实则气蒸于外,卫气疏泄,不能固表,故脉浮汗出而受风也。按前节,汗出则腠理开而受风,入水则寒气胜而透骨,故湿流关节,历节而痛,是外因也;此节跗阳脉浮滑者,胃中水谷湿热之气蒸发于外,以致汗出受风,亦历节而痛,此内因也(汗即是湿。汗出更受风,是因风湿相抟之症。)。此历节病之因血虚而致者也。少阴,肾脉也,诊在谿。(在内踝上动脉)。肾脉宜沉而微石,今反浮而弱,经云:"尺脉浮为伤肾。"故为血不足,为风也,风在中,则慓悍劲切,无所不至,为风血相抟,盖血主荣养筋骨者也,若风以燥之,则血愈耗,而筋骨失其所养,故疼痛如掣。昔人云:治风先养血,血生风自灭。此其治也。

《金匮发微》:此节前半节以趺阳、寸口之脉求出历节根原。寸口即手太阴动脉,陈修园本作少阴者,误也。趺阳脉在小儿系鞋带处,为胃脉之根。趺阳脉浮而滑,浮为阳气外出,滑则为谷气实,浮则汗自出,按《宿食篇》云:"脉数而滑者实也,也有宿食,下之愈。"外汗出而内有宿食,有似阳明府病,未可定为历节,故此证当并取决于手太阴动脉。太阴脉浮为风,邪在太阳,弱为血虚(营气不能上承,与前证略出),风气著于肌理,则湿邪凝沍而血为之痹,然但专就寸口而观,可决为汗出当风,终不能断为酒后之汗出当风,盖饮酒汗出当风,其肌肉先痹,此时不用桂枝汤以发之,则湿热蒸于内,而腑浊不行,趺阳之脉,因见浮滑。脾主四肢,为统血之脏,湿热壅于胃,则脾阳不达于四肢,于是营血内停,风湿乃日流于关节,手太阴动脉因见浮弱(太阳病中风,脉本浮缓,湿痹于外,血之热度愈低,乃变浮弱)。风束于外,湿不得泄,湿与血并,遂成阴寒,故疼痛如掣,此为历节之第二因。

《金匮要略心典》:趺阳脉浮者风也,脉滑者谷气盛也。汗生于谷,而风性善泄,故汗自出。风血相搏者,少阴血虚而风复扰之,为疼痛如掣也。趺阳少阴二条合看,知阳明谷气盛者,风入必与汗偕出,少阴血不足者,风入遂着而成病也。

《金匮悬解》:趺阳脉浮而滑,滑则阳盛而谷气实,浮则气蒸而自汗出,少阴脉浮而弱,弱则为营血之不足,浮则为风邪之外中。风邪与血虚相合,即筋骨疼痛如掣。趺阳,胃脉,少阴,肾脉,肾水温升,则生肝木而化营血,水寒不能生木,是以血虚,血中温气,实胎君火,血虚则温气不足,最易感召阴邪。水冷血寒,郁格阳明,胃气不得下行,故谷气蒸泄,自汗常出。水湿之邪,入于汗孔,流注关节之中,内与肝肾之寒,合伤筋骨。复得风邪外闭,寒湿郁发,即筋骨掣痛,而病历节。水暖血温,不作此病也。

【评析】

本条为胃有蕴热,兼肾水寒不能生肝木,肝血亏虚,感召阴邪,水湿之邪流注关节,而病历节。

【原文】

盛人脉涩小,短气,自汗出,历节疼,不可屈伸,此皆饮酒汗出当风所致。

【注解】

《金匮要略广注》：此历节病之因饮酒而致者也。当看"盛人"二字，盛人肥壮，脉当洪大，而反涩小，以体盛于外者，气歉于中，故易受风邪也。况肥人多湿，酒性湿而且热，饮之则内而熏蒸肠胃，外而发泄皮毛，更易汗出，斯时偏喜当风（热蒸故也），则风入筋骨间为历节痛。所以其脉涩小者，涩为血虚，小为气弱，此脉与形体不相应者也。短气者，肺气虚而难以接续。自汗出者，风邪鼓荡，腠理疏泄也。《内经》云："饮酒中风，则为漏风。"此历节病之所由成也。

盛壮之人，多气与血，脉当浮滑而大，反见涩小者，湿胜而脾阳不达也。短气者，酒湿伤肺也。自汗者，风主泄也（观中风有汗可知）。汗本太阳寒水，随阳而出，瘀湿内停，则寒湿不随汗解，未尽之魂汗，一受外风，遂与湿并而流入关节，故手足节骱外，疼痛不可屈伸，此为历节之第三因。

《金匮要略心典》：盛人脉涩小短气者，形盛于外，而气歉于内也。自汗出，湿复胜也。缘酒客湿本内积，而汗出当风，则湿复外郁，内外相召，流入关节，故历节痛不可屈伸也。合三条观之，汗出入水者，热为湿郁也，风血相搏者，血为风动也，饮酒汗出当风者，风湿相合也，历节病因，有是三者不同，其为从虚所得则一也。

《金匮悬解》：肥盛之人，营卫本盛旺，忽而脉候涩小，短气自汗，历节疼痛，不可伸屈，此皆饮酒汗出当风，感袭皮毛所致。风性疏泄，故自汗出。风泄而卫闭，故脉涩小。经脉闭塞，肺气不得下达，故气道短促。《素问》：饮酒中风，则为漏风。以酒行经络，血蒸汗出，益以风邪疏泄，自汗常流，是为漏风，汗孔不阖，水湿易入，此历节伤痛之根也。

【评析】

本条论述阳虚风湿历节的病机及证候。《金匮要略广注》阐释较为明晰，盛人肥壮，脉当洪大，而反涩小，以体盛于外者，气不足于内，且肥人多湿，故易受风邪侵袭发为历节。

因此，《内经》有曰：饮酒中风，则为漏风，此历节病之所由成也。

【原文】

诸肢节疼痛，身体尪羸，脚肿如脱，头眩短气，温温欲吐，桂枝芍药知母汤主之。

【注解】

《金匮要略广注》：此历节病，由气血两虚而致者也。风湿相搏，四肢节节皆痛，即历节病也。身体尪羸，邪盛正衰也。脚肿如脱，气绝于下也。头眩短气，气虚于上也。温温欲吐，气逆于中也。此三焦气血两虚，故本汤主祛风湿而温气血。

桂枝芍药知母汤方

桂枝四两、芍药三两、知母四两、防风四两、麻黄二两、附子二两(炮)、白术五两、生姜五两。

上九味,以水七升,煮取二升,温服七合,日三服。此方桂枝、芍药、甘草,即桂枝汤也。《伤寒论》:"风伤卫者,用以解肌和荣。"麻黄、桂枝、白术、甘草,即麻黄加术汤也(但少杏仁),为发汗去风湿,缓正气之剂。桂枝、附子、白术、甘草,即桂枝附子汤、甘草附子汤二方也。《伤寒论》皆治风湿相抟、骨节疼烦之药。推而广之,小续命汤亦祖其意而加减之者也。(小续命汤通治风痉(痉)之剂,但加人参、杏仁、防己三味。其用黄芩,即知母之意)。今由主治之意而论之,则桂枝、麻黄、防风祛风湿以攘外,白术、甘草益脾气以补中,生姜散逆,芍药、知母养阴,附子生用则温经散寒;熟用则益阳除湿,此一方而数方具焉,精义备焉,诚治历节病之圣方也。

《金匮发微》:历节一证,大率起于皮毛肌腠,阳气不能外达,寒湿遂留于关节,此即肢节疼痛所由来,所谓不通则痛也。身体尪羸者,统血之脏久虚,不能营养分肉也。脚肿如脱者,寒湿下注之象也,头眩为血虚(西医谓之脑贫血,亦有见于历节治愈之后者),气短为湿胜(病痰饮者,多喘,湿胜故也),独胃中尚有浮热,故温湿欲吐。温温,如釜中冷水被炭火下迫,釜底时有一沤上浮,俗名胃泛。

《金匮要略心典》:诸肢节疼痛,即历节也。身体尪羸,脚肿如脱,形气不足,而湿热下甚也。头眩短气,温温欲吐,湿热且从下而上冲矣,与脚气冲心之候颇同。桂枝、麻黄、防风,散湿于表,芍药、知母、甘草,除热于中,白术、附子,驱湿于下,而用生姜最多,以止呕降逆,为湿热外伤肢节,而复上冲心胃之治法也。

《金匮悬解》:诸肢节疼痛,身体尪羸,脚肿如脱,头眩短气,温温欲吐者,湿伤关节,则生疼痛,营卫不行,则肌肉瘦削,浊阴阻格,阳不下根,则生眩晕,气不降敛,则苦短促,胃气上逆,则欲呕吐。桂枝芍药知母汤,术、甘,培土以敌阴邪,附子暖水而驱寒湿,知母、生姜,清肺而降浊气,芍、桂、麻、防,通经而开痹塞也。

【评析】

此条抓住历节病症的几个特点:诸肢节疼痛,身体尪羸,即多个关节肿大疼痛、身体消瘦,其余则为湿热内蕴的兼证。病机为感受风湿之邪,日久化热伤阴。当以祛邪为首务,兼顾养阴,治以桂枝芍药知母汤。

历节病类似于现代医学的类风湿关节炎、大骨节病、痛风等之类的病症。

【原文】

病历节,不可屈伸,疼痛,乌头汤主之。

【注解】

《金匮要略广注》：此历节病之伤饮食、滋味而致者也。经云："味过于酸，肝气以津（津津然液泄之意）。味过于咸，大骨气劳。"盖肝合筋，肾合骨。此筋伤则缓，骨伤则痿者，即《难经》所谓"缓不能收持，骨痿不能起于床"者是也。泄者，精液陋泄之意。今人食酸味则口流涎，而额与鼻上汗出，此其证也。肾藏精而主骨，咸味走血下泄，故肾虚精竭，骨失所养而枯也。经云："荣行脉中，卫行脉外"。又云："阴在内，阳之守也；阳在外，阴之使也。"今荣气不通，故卫气益虚，不能独行也。三焦主气，无所御者，气不能主持也。四属：皮、肉、脂、髓也（时解作四肢者非）。身体羸瘦，正荣卫俱微处。肝肾主下部，"独足肿大，胫冷"者，肝肾俱虚，其气已绝于下也。《内经》云："脾胃者，仓廪之官，五味出焉。"黄汗出者，脾胃湿热外注，以味伤则脾胃困也。发热者，正气虚而邪气胜也。故为历节，不可屈伸、疼痛，乌头汤养正逐邪。

《金匮发微》：历节一证，大约寒湿痹于关节，阳气痹于肌表。阴痹而阳欲外泄，则热发而黄汗出，阳痹而寒湿阴于筋脉，则疼痛不可屈伸。此为阴寒重证，非桂枝芍药知母汤所能通治，故不得已而用乌头汤，亦犹蛔厥重证，乌梅丸所不能治，不得已用甘草粉蜜汤也。按乌头为附子之母，若芋婆然，其颗甚小，一枚约有今权三钱，五枚则一两半矣。然则麻黄、芍药、黄芪、炙草之各三两，不当如《日知录》折成七钱八分也。盖以两计可折，以枚计则无可折，岂古今药剂权量，初无沿革耶？此方重用乌头，以历节足肿胫冷，确定为少阳寒湿而用之，与寒疝用大乌头煎同，徐忠可乃谓膝胫不冷，似可加黄柏、知母，夫使膝胫不冷，岂可用乌头五枚耶？足见仲师既殁，医家更无通才也。

《金匮要略心典》：此治寒湿历节之正法也。寒湿之邪，非麻黄、乌头不能去，而病在筋节，又非如皮毛之邪，可一汗而散者，故以黄芪之补，白芍之收，甘草之缓，牵制二物，俾得深入而去留邪。如卫瓘监钟邓入蜀，使其成功而不及于乱，乃制方之要妙也。

《金匮悬解》：湿寒伤其筋骨，则疼痛不可屈伸，乌头汤，甘草、芍药，培土而滋肝，黄芪、麻黄，通经而泻湿，乌头开痹而逐寒也。

【评析】

此条病机为感受寒湿之邪痹阻关节之历节病，湿寒伤其筋骨，则疼痛不可屈伸，故以乌头开痹而逐寒，黄芪、麻黄通经泻湿，甘草、芍药，培土滋肝，俾得深入而去留邪。

临证中注意乌头的煎服方法，一则于蜜同煎，一则久煎，多一个小时以上，以口尝不麻为度。

第六章 血痹虚劳病脉证并治第六

【原文】

问曰：血痹病从何得之？师曰：夫尊荣人骨弱肌肤盛，重因疲劳汗出，卧不时动摇，加被微风，遂得之。但以脉自微涩，在寸口、关上小紧，宜针引阳气，令脉和紧去则愈。

【注解】

《金匮要略广注》：尊荣人，颐养太过，起居安逸，不耐疲劳者。故平日间骨弱、肌肤盛，体虽外充，而气则内怯也。重因疲则气耗，而内外皆越，故汗出，卧不时动摇，加被微风，得血痹之证也。脉自微涩血虚也。小紧，以被微风也。风属外感，故在寸关阳部上见之。夫血，阴类也。微涩、小紧，阴脉也。针以引导阳气，则荣卫通调，阴阳相济，其脉自和，即《难经》"气主煦之，血主濡之"之谓。紧去则愈，微风去也。

《金匮发微》：血痹初得之状，仲师初无明文，但云："尊荣之人骨弱肌肤盛，重因疲劳汗出，卧不事动摇，加被微风，遂得之。"自来注家，多未明了。予特抉其隐情而发之，大约与虚劳失精家病，原相伯仲耳。夫所谓尊荣之人者，美人充下陈，左拥而右抱，卧必宴起，纳谷不多，静坐终日，动时恒少，脾阳先已不振脾肉之吸收作用，肌肉虽盛，腠理实虚，加以内嬖既多，精气遂削，精髓空虚，骨乃荏弱，不受外邪，固已不能任事，况又入房汗出，全身动摇，微风袭之，血受风遏，阳气不达，阴血遂凝，此风不受于肩井，即受于风池、风府，以其背在上也。故知其臂必麻木，背必酸痛，平频率本微涩，而关上独见小紧者，正以痹在上部，不及中下也。此病在草野之夫，不足为患，独纨绔少年，气体素弱，因而成痹，故但需针灸所病之穴，俾血从内动，即风从外解，而紧去脉和矣。玩"则愈"二字，此意自见。丁甘仁云："五之门诊，所以多用轻药者，彼固未有重病也。"亦此意也。近有富人金姓，多姬侍，时发病，无锡华宗海一针即愈，后宗海离上海，求诊于党波平亦如之，倘今不异于古所云耶？

《金匮要略心典》：阳气者，卫外而为固也。乃因疲劳汗出，而阳气一伤，卧不时动摇，而阳气再伤，于是风气虽微，得以直入血中而为痹。《经》云：邪入于阴则痹也。脉微为阳微,涩为血滞,紧则邪之征也。血中之邪,始以阳气伤而得入,终必得阳气通而后出。而痹之为病,血既以风入而痹于外,阳亦以血痹而止于中,故必针以引阳使出,阳出而邪去,邪去而脉紧乃和,血痹乃通,以是知血分受痹,不当独治其血矣。

《金匮悬解》:血痹者,血闭痹而不行也。此以尊荣之人,骨弱肉丰,气虚血盛,重因疲劳汗出,气蒸血沸之时,安卧不时动摇,血方动而身已静,静则血凝,加被微风吹袭,闭其皮毛,内郁不得外达,因此痹著而不流通。血痹不行,则脉自微涩、风寒外闭,则寸口、关上小紧,紧者,寒闭之脉。清邪居上,故气行于寸关。此宜针引阳气,令阳气通达,则痹开而风散,紧去而脉和,自然愈也。久痹不已,而成干血,则为大黄䗪虫之证矣。

【评析】

尊荣之人,骨弱肉丰,气血亏虚,加之疲劳汗出,夜卧辗转反侧、不时动摇,阳不入阴而耗损,卫外腠理不固,外风侵袭,引起血脉运行涩滞,痹阻肌肤,出现皮肤的感觉减退,麻木不仁。

本条以脉象来诊断病情的轻重,此类病症在临床中也较多见,类似于现代医学的末梢神经炎,如格林巴利综合症、股外侧皮神经炎等。

治疗上文中提出宜针引阳气,采用小针、细针、短针浅刺、快刺、短留针或不留针,令阳气通达,则痹开风散脉和而愈。

《灵枢·根结》指出:夫王公大人,血食之君,身体柔脆,肌肉软弱,刺应"针小而入浅""微以徐之""出疾"。现代多以皮肤针叩刺,配合刮痧、走罐,疗效较好。

【原文】

血痹,阴阳俱微,寸口关上微,尺中小紧,外证身体不仁,如风痹状,黄芪桂枝五物汤主之。

【注解】

《金匮要略广注》:沉脉为阴,阳,浮、沉、寸、关俱微,则全体俱见不足之脉。又脉有七诊,独小者病,阳气虚也。脉紧如转索无常,有外感寒邪敛束之状,皆阴脉也。血、气既虚,微风外客,外证身体不仁,如风痹状,实非风也。五物汤以和阴阳而祛邪气。

黄芪桂枝五物汤方

黄芪、桂枝、芍药各三两,生姜六两,大枣十二枚。

上五味,以水六升,煮取二升,温服七合,日三服。脉微,体不仁,则荣卫不通。黄芪肥腠理以实卫气,芍药敛阴气而和荣血,桂犹圭也,宣导聘使,为通阴阳气血之品,姜枣合用,行津液而和荣卫,为治血痹之良剂。

《金匮发微》:黄芪桂枝五物汤方

黄芪三两,芍药三两,桂枝三两,生姜六两,大枣十二枚。

上五味,以水六升煮取二升,温服七日合,日三服。病至气血两虚,与上节本原柔脆,正虚病轻者,固自不同。寸口关上脉微,尺中小紧,阴血不充,阳气郁塞之脉证也。气血不通,故身体不仁,如风痹状,甚则两足痿弱或更因阳气闭塞不濡分肉,麻木不知痛处。此证治法,以宣达脾阳,俾风邪从肌肉外泄为主,故用解肌去风之桂枝汤,去甘草而用黄芪者,正以补里阴之虚,而达之表分也。

《金匮要略心典》:阴阳俱微,赅人迎、趺阳、太溪为言。寸口关上微,尺中小紧,即阳不足而阴为痹之象。不仁者,肌体顽痹,痛痒不觉,如风痹状,而实非风也。黄芪桂枝五物,和荣之滞,助卫之行,亦针引阳气之意。以脉阴阳俱微,故不可针而可药,《经》所谓阴阳形气俱不足者,勿刺以针而调以甘药也。

黄芪桂枝五物汤方

黄芪三两,芍药三两,桂枝三两,生姜六两,大枣十二枚。

上五味,以水六升,煮取二升,温服七合,日三服。

《金匮悬解》:血痹寸阳尺阴俱微,其寸口、关上则微,其尺中则微而复兼小紧。脉法:紧则为寒,以寒则微阳封闭而不上达,故脉紧。外证身体不仁,如风痹之状,以风袭皮毛,营血凝涩,卫气郁遏,渐生麻痹,营卫阻梗,不能煦濡肌肉,久而枯槁无知,遂以不仁。营卫不行,经络无气,故尺、寸、关上俱微。营瘀木陷,郁于寒水而不能上达,故尺中小紧。黄芪桂枝五物汤,大枣、芍药,滋营血而清风木,姜、桂、黄芪,宣营卫而行瘀涩,倍用生姜,通经络而开闭痹也。

【评析】

本证从上条的脉象表现为寸口关上小紧,到尺中小紧,表明寒邪逐渐深入,病情较前加重,营血凝涩,卫气郁遏,渐生麻痹,久而枯槁无知,故肌肤失养而身体不仁,如风痹状。治以甘温益气,通阳行痹,方中黄芪补益在表之卫气,充肌肤,温分肉,桂枝解肌祛风,通阳。芍药敛阴和营兼除血痹,生姜辛温散寒,助芪桂振奋卫阳,发散表邪,大枣调和营卫。《灵枢·邪气脏腑病形》曰:"阴阳形气俱不足,勿取以针,而调以甘药也。"所以本条病证不能采用"针引阳气"之法。

李捷等从中医文献回到现代医学研究论证了中医的血痹隶属于痹证,实为痹证中的著痹、肌痹。《素问·痹论》曰:风寒湿三气杂至,合而为痹也。其风气胜者为行痹;寒气胜者为痛痹;湿气胜者为着痹也。帝曰:其有五者何也?岐伯曰:以冬遇此者为骨痹;以春遇此者为筋痹;以夏遇此者为脉痹;以至阴遇此者为肌痹;以秋遇此者为皮痹。以感邪的季节不同分阶为骨痹、筋痹、脉痹、肌痹。

【原文】

夫男子平人,脉大为劳,极虚亦为劳。

【注解】

《金匮要略广注》:平人者,形如无病之人,经云:"脉病人不病者"是也。劳则体疲于外,气耗于中。脉大,非气盛也,重按必空濡,乃外有余而内不足之象(经云:独大者病。又云:大则病进)。脉极虚,劳脉之内衰者也。故劳脉虚者易识,大者难知,以脉状似实也。东垣当归补血汤(黄芪一两,当归二钱)治肌热烦渴,目赤面红。脉洪大而虚,重按全无,经云:"脉虚、血虚。"此得之饥困劳役者,误服白虎汤必死。然则脉可不审乎?

《金匮发微》:阴虚生内热,阳气外张,故脉大。阳衰生里寒,阴血不通,故脉极虚,脉大则发热,脉极虚则恶习寒,病情详后文,兹不赘。

《金匮要略心典》:阳气者,烦劳则张,故脉大。劳则气耗,故脉极虚。李氏曰:脉大非气盛也,重按必空濡。大者,劳脉之外暴者也;极虚者,劳脉之内衰者也。

《金匮悬解》:脉大者,表阳离根而外浮,所谓大则为芤也,极虚者,里阳亏乏而内空,所谓芤则为虚也。或大、或芤,皆以劳伤元气之故也。

【评析】

大脉其脉形阔大,重按无力,多为阴精不足,阳气不能内守而外张引起;虚脉则无力松软,多兼迟,多为精气不足,脉道不充引起。本条中大脉主肾虚精亏,极虚提示脾气不足,揭示了虚劳病的主要病机是阴精不足,阳气亏损,说明阴阳两虚是虚劳病的总病机。

因此,临证中强调脉象对于外形看似无病的虚劳早期具有诊断意义。临床上有些病人虽然外表看似无病,但在脉象上却已反映出来。这说明脉诊在临床上具有重要作用,应予重视。

同一种病证可出现不同的脉象,虚劳是阴阳气血不足,故虽可见"脉大",但仔细辨别当是脉大无力。

【原文】

男子面色薄者,主渴及亡血,猝喘悸,脉浮者,里虚也。

【注解】

《金匮要略广注》:此节以亡血为主。《内经》云:"精明五色者,气之华也。"又云:"心之华在面,其充在血脉。"劳则气耗火动,迫血妄行,必致亡血。盖血主濡之,血亡,则精采夺而面色薄,津液去而烦且渴矣。又劳者,气血俱耗,肺主气,气虚喘;心主血,血虚则悸,卒者,猝然见此病也。脉浮为里虚,以劳则真阴失守,孤阳无根,而气散于外者,精夺于内也。即前节脉大为劳之意。李玮西曰:脉浮属外感,何以又属里虚?此必浮而无力者也。若浮而有力,则又作别论点。

《金匮发微》:此节为望色审证及脉而知虚劳之病也。面色之厚薄,视其人之气血为转移,气血充则颊转丰腴,无论赭如渥丹为厚,即肤如凝脂亦为厚。气血不充,则枯白不华,无论面如削瓜为薄,即肥白如瓠者亦为薄,为其精亏而血少也,精亏则生内热,而引水自救,故主渴。血少则色夭不泽,故主之血,此一望而可知者也。肾不纳气则喘(此为精竭者所必有),心营虚耗则悸(此为亡血所必至),虽喘与悸皆有虚实之辨,要惟虚劳之喘,坐卧则略定,稍动则肩摇而息浊,是为卒然而喘,与汗出饮水之喘,痰饮之喘,静处不能暂停者,固不同也。虚劳之悸,略无惊恐则坦坦如平人,若据梧沉思,忽闻对座高声或凝神夜坐,忽见灯旁物影,不觉怦然大动,是为卒然而悸,与水气凌心之悸,烦热之悸绝无间断者,又不同也。至谓脉浮为里虚,则为仲师失辞,原其意殆指浮取则见,重按若无芤脉,承上渴及亡血言之。否则浮为在表,浮则为风,伤寒浮紧,中风浮缓,岂得概谓之里虚耶?

《金匮要略心典》:渴者热伤阴气,亡血者不华于色,故面色薄者,知其渴及亡血也。李氏曰:劳者气血俱耗,气虚则喘,血虚则悸。卒者,猝然见此病也。脉浮为里虚,以劳则真阴失守,孤阳无根,气散于外,而精夺于内也。

《金匮悬解》:血者,色之华也,亡血而无以华色,故面色清薄。血弱则发热而作渴,《伤寒》所谓诸弱发热,热者必渴也。热盛火炎,则刑金而作喘。血亡肝虚,风木郁冲,则生悸动。凡脉浮者,皆缘里气之虚,表阳不能内交也。

【评析】

望面色以审证及脉而诊断虚劳病,面色厚薄与其人气血盛衰直接相关。本条主要论述男子阴血不足导致虚劳病的脉证。

面部为诸阳之会,气血充盈,正常当红黄隐隐,明润含蓄,此处面色不华,色浅而白,表明阴血不足,或因亡血,或因阴虚。

患者突然出现气喘、心悸,喘者肺失濡养、肺气上逆之症,悸者乃是心失所养,心跳代偿性增快的表现,表明气血不足影响到心肺功能下降,所以临床中患者症状的出现要早于实验室检查指标的变化,此时心电图机肺功能检查多为正常,应该进行积极调理,预防疾病进一步发展。此即中医治未病中要注意的方面。

【原文】

男子脉虚沉弦，无寒热，短气里急，小便不利，面色白，时目瞑，兼衄，少腹满，此为劳使之然。

【注解】

《金匮要略广注》：《内经》云："脉者，血之府也。"劳则气血俱虚，故见虚而沉弦不足之脉。无寒热，以无表邪也。短气里急，气虚不接续也。小便不利有二：一属肺金气虚不能生水，一属膀胱内竭不能化气而出也。面白者，血不华色也。目得血而能视，血虚，故目瞑也。衄者，劳则虚火上炎，气不摄血也。少腹者，肝肾之部，满者，肝肾两虚，即里急不足之意。此虚劳在肺、肝、肾三经也。

《金匮发微》：凡脉见沉弦者，不主里水，即主表寒。卫虚则生寒，营虚则生热，故表邪见沉弦者，心有寒热，今无寒热则非表邪可知。虚阳不归其根，故短气。里急者，似胀非胀，似痛非痛，而中气否塞也。小便不利而少腹满者，三焦水道由肾下达膀胱，水道得温则行，遇寒则冻，肾阳既耗，水道遂瘀，按此证必兼腰痛，尝见好眠睡忍小便者，其腰必痛，水瘀肾脏，以膨急而伤也。否则，其膀胱必痛，亦以膨急而伤也。若夫肾阳以多欲而丧，则水脏虚寒，其气不能上下行。不上行，则与水之上源隔绝，而见气短里急。不下行，则下流之输泄无力，而见小便不利，少腹急。下文虽有小建中一方以治里急，八味肾气丸以治小便不利，自非猛自惩艾，实于生命无济，倘如《西厢记》所云："月移花影，疑是玉人来。"虽卢扁其奈之何。

《金匮要略心典》：脉虚沉弦者，劳而伤阳也，故为短气里急，为小便不利，少腹满，为面色白，而其极则并伤其阴而目瞑兼衄。目瞑，目不明也。

《金匮悬解》：脉虚者，空虚而不实。沉者，阳陷而不升。弦者，水寒而木枯也。无寒热者，无表证也。短气者，气不归根。里急者，木郁不达。小便不利者，土湿木陷，不能行水。面色白者，血不华色。时时瞑者，阳不归根，升浮而眩晕。衄者，肺金之不敛。少腹满者，肝木之不升。此皆劳伤中气，不能升降阴阳，故使之然也。

【评析】

《金匮悬解》指出，脉虚者，空虚而不实，沉者，阳陷而不升，弦者，水寒而木枯也，此三种脉象皆为气血两虚之症。肾气虚衰，不能纳气则短气，不能化气利水则小便不利。面色白、目瞑、衄血皆因肝脾血虚所致。

【原文】

劳之为病，其脉浮大，手足烦，春夏剧，秋冬瘥，阴寒精自出，酸削不能行。

【注解】

《金匮要略广注》：脉浮大者，里虚而气暴于外也。四肢者，诸阳之本，劳则阳耗阴虚而生内热，故手足烦。凡劳伤多属阴虚，宜收敛而忌张散，春夏木火盛炎之际，且气浮于外，则里愈虚，故剧。秋冬金水相生之候，且气敛于内，则外不扰，故瘥也。阴寒者，命门之火衰也，精自出，肾水不藏也。肾主骨，故酸削不能行(削，弱也)。经云："强力举重则伤肾。"此虚劳之病在肾者也。

《金匮发微》：上节言肾阳之虚，"小便不利与少腹急"为连文，与下"少腹拘急，小便不利"同，"面色白"三语属阴虚，为此节脱简，今订正之。血虚而阳络之末空，不能上荣颜面，因而色白。脑为髓海，髓之精则以目睛为标，精竭而脑虚，目睛失养，不能胜阳光之逼，故时目瞑。阴虚而浮阳窜脑，脑气热，则颅骨之缝开，故兼衄。此证惟目时瞑者，为予所亲见，予诗友吴苇青名希鄂者，诗才高隽，尝患房劳证，畏阳光，虽盛暑必以黄布冪窗棂，与人对语时，忽然闭目良久，人皆谓目力之不济，而不知脑气不能濡养眸子，不能久耐阳光也。手足烦为掌心足底皆热，脾阴虚也。春夏不胜阳热，故剧，秋冬阳气伏藏，故差。阴虚之人，相火不能蛰藏，宗筋易举易泄，而胆火益弱，阴头益冷，宜乎髀肉日削，欲行不得，而一步之折摇矣。

《金匮要略心典》：脉浮者，劳而伤阴也，故为手足烦，为酸削不能行，为春夏剧而秋冬瘥，而其极则并伤其阳而阴寒精自出，此阴阳互根，自然之道也。

《金匮悬解》：脉浮大，手足烦者，阳气内虚而外盛也。春夏阳气浮升，内愈寒而外愈热，故剧。秋冬阳气沉降，外热轻而内寒减，故瘥。缘中气虚败，不能交济水火，火炎而上热，水渐而下寒，肾者，蛰闭封藏之官也，水冷不能蛰藏阳气，则阴寒精自出，水寒不能生发肝木，则酸削不能行也。

【评析】

本条为真阴不足，阳浮于外所致虚劳病症。手足烦是真阴不足，虚热内生所致。肾阳虚不能固摄精关则阴精自出，肾精亏竭表现出患者消瘦乏力，四肢酸困等。临证中要熟记不同脏腑生理功能和病理症状，有助于辨证施治。

中医强调动则生阳，动则气耗，故虚劳患者活动后会出现手足烘热、心烦，春夏阳气升浮向上，故症状较重，秋冬阳气内敛内收，故病情相对较轻。此即后世李东垣所言之气虚生热病症，可以采用补中益气汤之类调理。

【原文】

男子脉浮弱而涩，为无子，精气清冷。

【注解】

《金匮要略广注》:脉浮者,气耗于外;弱者,血亏于内;涩者,阴气不足也,经云:"丈夫二八肾气盛,精气溢泻故能有子。"以精中有气,必气盛而精足,始得温暖生化而有子。若清冷,则生化之源已绝。此一为肾虚水竭,一为命门火衰也。

《金匮发微》:易始乾坤,生生之义大矣。《系辞传》曰:"夫乾,其静也专,其动也直,是以大生焉。夫坤,其静也翕,其动也辟,是以广生焉。"其所以象人体者,尽人能言之,人子始生,则母之交骨开,故谓之辟。寡欲则无二偶而肾阳充,故静专而动直,此即大生之义也。若男子之脉,以阳气不足而浮弱,以精血不足而涩,则其肾脏元阳必虚,而交感之时,精冷而不能有子,此证惟羊肉当归汤足为疗治。冬令服二三剂,定当黍谷回春,虽妇人有痛淋者,亦能生子,屡试而效,阅者倘能传布,功德莫大焉(予所定之方,用生羊肉三觔,当归四两,生附子一枚,生姜四两,附子无麻醉性,羊肉不膻,生姜不甚辣,服此者向无流弊,勿惧)。

《金匮要略心典》:若脉浮弱而涩,则精气交亏而清冷不温,此得之天禀薄弱,故当无子。

《金匮悬解》:脉浮者,阳虚而不敛也。弱者,气衰而不振也。涩者,血寒而不流也。此其肝肾阳亏,精气清冷,不能生子也。冬水蛰藏,地下温暖,春时木气发泄,则阳升而物生。人之所以生子者,肾肝之阳旺也,若水寒木枯,生意不旺,不能生子也。

【评析】

本条为肾虚精冷无子之虚劳证。精气清冷源于阳虚不温,精亏不盈,固不能授胎。阳气亏虚鼓动脉道运行无力,故脉象浮弱而涩。

曹颖甫主张用当归生姜羊肉汤(生羊肉三斤,当归四两,生附子一枚,生姜四两。附子无麻醉性,羊肉不膻,生姜不甚辣,服此者向无流弊,勿惧)。

【原文】

男子平人,脉虚弱细微者,喜盗汗也。

【注解】

《金匮要略广注》:自汗为阳,虚乃卫气不实。腠理疏泄,汗自出也,盗汗为阴虚,目暝则阳气陷入阴中,不能外护皮肤而汗出;醒时阳气复还在外,则汗止,如入睡被盗者然,因名盗汗。此属阴虚证,故虚弱细微,亦见阴虚之脉也。

《金匮发微》:人体血分多于水分,则热度高而脉道利,应指者条达而冲和。水分多于血分,则热度低,而脉道窒,应指者虚弱而微细。水分多则卫强,血分少则营弱。凡人醒时则阳气外达,寐则阳气内守,卫所以夜行于阴也。卫气内守则营气当夜行于阳之时,不能外泄,故寐者无汗,惟卫气不守,营气从之,乃为盗汗。盗汗者,卫不与营也。按伤寒之例,卫不与营和,先时以桂枝汤发汗则愈,更加龙骨以镇浮阳,牡蛎以抑上逆之水气,则盗汗当止,师虽不出方治,读者当观其通也。

《金匮要略心典》:平人、不病之人也。脉虚弱细微,则阴阳俱不足矣。阳不足者不能固,阴不足者不能守,是其人必善盗汗。

《金匮悬解》:脉虚弱细微者,里阴盛而表阳虚,寐时卫气不交,阴分外泄而不敛,故喜盗汗。

【评析】

平人指表象无病之人,但其脉象显示虚弱细微,虚弱微则阳气鼓动力量不足,细则阴血不能充盈脉管,阳不足者不能固,阴不足者不能守,因此患者必善盗汗。

【原文】

人年五六十,其病脉大者,痹侠背行,苦肠鸣、马刀侠瘿者,皆为劳得之。

【注解】

《金匮要略广注》:《内经》云:男不过尽八八,女不过尽七七,而天地之精气竭矣。故人年五六十,脉大者精气内竭,而张散于外象也。人身背为阳,腹为阴,经云:"背者,胸中之府,背曲肩髓,府将惫矣。"又云:"阳气者,精则养神,柔则养筋,开阖不得,寒气从之,乃生大偻(曲背也)。"今痹侠背行,则阳气不行,血脉凝滞,亦开合不得,背曲肩随之象也。经云:"中气不足,肠为之苦鸣鸣者,气虚下陷也。"瘿生乳腋下,曰马刀,又侠生颈之两旁者为侠瘿(侠者,挟也,马刀,蛤蛎之属,疮形似之,故名。瘿一作缨。侠缨者,发于结缨之处也,二疮一在颈,一在腋下,常相联络,故俗名历串)《内经》谓陷脉为瘘也(瘘者,漏也。有狼瘘,鼠瘘诸名)。盖胆经下颈,循胁里,下腋,故生马刀侠瘿处,皆胆经过脉之处,以胆为甲木,为初阳,性宜舒畅,若人情志不伸,则胆之气不升,折而内郁,常生此病,观今人患马刀侠瘿者,必成劳疾之病,成劳疾者,先生马刀侠瘿之疮,可验也。

《金匮发微》:少年气血俱盛,则脉当实大而动数,老年气血俱虚,则脉当虚细而安静,此其常也。至于病脉,固不尽然。人当用力太过,阳气外张,则其脉必大,此固不可以年齿论。然则师言"其病脉大,痹侠背行"者,尽谓劳力阳伤于前,阳张汗泄,故始病倦怠。见浮大之脉,毛孔不闭,风寒乘之,汗液未尽者,乃悉化为湿,背毛锢于寒湿,因侠背而痹,但既痹之后,阳气一虚,即脉不应大。此证初起,当与风湿同治,麻黄加术、麻黄杏仁薏苡甘草二汤,皆可用之。至于痹证既成,则其脉当微,而为黄芪五物证,所以然者,痹在太阳部分,阳气已为寒湿所困,岂有阳气不达而其脉反大者乎!

《金匮要略心典》:人年五六十,精气衰矣,而病脉反大者,是其人当有风气也。痹侠背行,痹之侠脊者,由阳气不足,而邪气从之也。若肠鸣、马刀、侠瘿者,阳气以劳而外张,火热以劳而上逆。阳外张,则寒动于中而为腹鸣,火上逆,则与痰相搏而为马刀、侠瘿。李氏曰,瘿生乳腋下曰马刀,又夹生颈之两旁者为侠瘿。侠者挟也。马刀,蚌蛤之属,疮形似之,故名马刀。瘿,一作缨,发于结缨之处。二疮一在颈,一在腋下,常相联络,故俗名疬串。

《金匮悬解》:病脉大者,阳不归根而外盛也。痹挟背行者,足太阳之经,行身之背,太阳不降,则经气痹著,挟背而行也。肠鸣者,水寒而木郁,乙木陷于寒水之中,郁勃激宕,故雷鸣而气转也。马刀挟瘿者,瘰疬之疮,足少阳之病也。足少阳之经,循颈侧而入缺盆,随足阳明而下降,水寒土湿,胃逆不降,则胆脉上壅,痰结而生瘰疬。《灵枢·经脉》:胆足少阳之经,是动则病口苦,心胁痛,缺盆中肿痛,腋下肿,马刀挟瘿,《灵枢·痈疽》:其痈坚而不溃者,为马刀挟瘿,此皆劳伤水土,不能滋培木气故也。

【评析】

《素问·上古天真论》云:"丈夫八岁肾气实,发长齿更。二八肾气盛,天癸至,精气溢泻,阴阳和,故能有子。三八肾气平均,筋骨劲强,故真牙生而长极。四八筋骨隆盛,肌肉满壮。五八肾气衰,发坠齿槁。六八阳气衰竭于上,面焦,发鬓斑白。七八肝气衰,筋不能动,天癸竭,精少肾藏衰,形体皆极。八八则齿发去。"

"女子七岁。肾气盛,齿更发长;二七而天癸至,任脉通,太冲脉盛,月事以时下,故有子;三七,肾气平均,故真牙生而长极;四七,筋骨坚,发长极,身体盛壮;五七,阳明脉衰,面始焦,发始堕;六七,三阳脉衰于上,面皆焦,发始白;七七,任脉虚,太冲脉衰少,天癸竭,地道不通,故形坏而无子也。"

男性在五八即肾气衰,女性五七即阳明脉衰,身体功能逐渐趋于衰退,而本条强调人已五六十岁,自然精气衰退,脉搏跳动力量逐渐下降,但检查却见脉象反大者,是脉证不相应的表现,提示其人当有代谢较为旺盛的病证存在,即《内经》所言:"大则病进,小则平。"

瘿生腋下曰马刀,人年五六十岁为肿瘤高发人群,出现马刀侠瘿则多为恶性病变,与张仲景强调的杂病因于阳气不足,邪气侵袭而发的观点一致,故言皆为阳气因劳耗损而得之。因此,在此年龄阶段一定要注意发现异常脉象时,要注意排除肿瘤。

【原文】

脉沉小迟,名脱气,其人疾行则喘喝,手足逆寒,腹满,甚则溏泄,食不消化也。

【注解】

《金匮要略广注》：此肺、脾、肾三经俱病也。肺主气，气为阳，沉小迟，皆阳气虚衰之脉，故为脱气，此肺病也。疾行则喘喝，以肺主出气，而肾主纳气，为生气之原。呼吸之门，若真元耗损，则虚气上逆，而肾不纳气，故喘喝，此肾病也。又脾主四肢，四肢者，诸阳之本，逆寒者，阳虚不温四末也。腹满者，脾经入腹，气虚中满也。溏泄食不化者，此脾虚不能运磨水谷，多见鹜溏飧泄之症。严用和谓"坎水不温，不能上蒸脾土，冲和失布，中州不运"而然者也。

《金匮发微》：脉沉小而迟，是为水寒血败，血分热度愈低，津液不能化气，故名脱气。疾行则喘喝者，肾虚不能纳气也。血分之热度弱而又弱，故手足逆寒。寒水下陷，故腹满而溏泄。胃中无火，故食不消化。按此条在《伤寒论》中为少阴寒湿证，亦当用四逆、理中主治。

《金匮要略心典》：脉沉小迟，皆阴象也。三者并见，阴盛而阳乃亡矣，故名脱气，其人疾行则喘喝者，气脱而不固也。由是外无气而手足逆冷，胃无气而腹满，脾无气而溏泄食不化，皆阳微气脱之证也。

《金匮悬解》：其人疾行则喘喝而仰息，喘喝者，阳中之阳，逆而不降也。气不归根，故动则发喘。其手足逆冷，以四肢秉气于脾胃，脾胃阳虚，四肢失秉，故寒冷不温，阳受气于四末，《素问》语。手足者，阳盛之处，温则为顺，不温而寒，是谓逆也。脾主升清，胃主降浊，阳衰湿旺，升降反作，清气陷而浊气逆，是以腹满。脾阳升动，则水谷消磨，清阳下陷，磨化失职，是生飧泄，故甚则大便溏泄，食不消化也。

【评析】

脉搏跳动是心气心阳鼓动的结果，从脉势上可以反映阳气的强弱。本条沉小迟均是力量不足之脉象，提示心阳心气损伤，故名脱气。

气不足则能量不够，所以其人疾行则喘喝，手足失却温养而冰凉怕寒，腹满，甚则溏泄，饮食消化不良。

【原文】

脉弦而大，弦则为减，大则为芤，减则为寒，芤则为虚，虚寒相抟，此名为革。妇人则半产漏下，男子则亡血失精。

【注解】

《金匮要略广注》：脉弦为减，气虚于外也。大为芤，血失于内也。气衰，则阳不足而寒；血失，则阴不足而虚。革脉者，浮取有余，重按不足。丹溪云："如按鼓皮，外绷急而内空虚，以鼓为革者,脉形象之,故名为革。"(李士材曰:滑伯仁以革为变革之义,误矣,若云变革,是怪脉也,而革果怪脉乎?)阴阳气血,男妇俱有之,故半产漏下,亡血失精,总是气虚不能摄血,血虚不能壮气,皆阴阳气血之乖也。(成无己注:以真阳减属男子,阴血虚属妇人,恐为偏见。)

《金匮发微》:脉弦为阳气衰,脉大而芤为阴气夺,阳衰则中寒,阴夺则里虚,两脉并见,其名曰革。浮阳不降,则阳不摄阴,阴不抱阳,则精血寒陷。此条见妇人杂病篇,治妇人半产漏下,则有旋覆花汤,而男子亡血失精,独无方治,而补阳摄阴之法,要以天雄散为最胜。天雄以温下寒,龙骨以镇浮阳,白术、桂枝以扶中气,而坎离交济矣。黄坤载云:"后世医法不传,治此乃用清凉滋润,中气崩败,水走火飞,百不一生,今之医士不可问也。"谅哉斯言。

《金匮要略心典》:脉弦者阳不足,故为减为寒,脉大者阴不足,故为芤为虚,阴阳并虚,外强中干。此名为革,又变革也。妇人半产、漏下,男子亡血、失精,是皆失其产乳生育之常矣,故名曰革。

【评析】

脉搏强弱、快慢是脏腑阳气旺盛程度的直接反映,首先要牢记正常脉象的表现:有胃、神、根,和缓有力,按之不绝,以此为异常脉象的判断标准,从脉势上即可以诊断脏腑病变。

【原文】

夫失精家,少腹弦急,阴头寒,目眩,发落,脉极虚芤迟,为清谷、亡血、失精。脉得诸芤动微紧,男子失精,女子梦交,桂枝加龙骨牡蛎汤主之。

【注解】

《金匮要略广注》:此虚劳病之在肝肾二经也。盖肝主藏血,肾主藏精。亡血失精,则肝肾俱虚矣。少腹者,肝肾之部分(云肝脉过阴器,抵小腹,肾脉络膀胱)。少腹弦急,以肝肾两亏,则里气虚而张急如弦也。肝主筋,前阴者宗筋之所聚,肝衰,故阴头寒也。肝藏血,开窍于目;肾主骨,骨之精为瞳子;又肾之华在发,发者血之余,此肝肾两虚,故目眩,发落也。芤脉者,浮沉有,中间无,似中空芤草,故名芤脉(譬如葱管,轻举之,则得上面之葱皮。重按之,则着下面之葱皮。按其中央,却空洞无物也)。此亡血之脉,以脉者血之府,血虚则脉亦虚也。《内经》云:"迟为在脏。"又云:"迟则为寒。"脉极虚芤迟,则其症亦虚。清谷者,大便完谷不化而出。此命门火衰,不能生土所致也。

经云:"数脉见于关上,上下无头尾,如豆大,厥厥动摇者,名曰动也。"又云:"阳动则汗出。阴动则发热、形冷恶寒者,三焦伤也。"盖阴阳相搏而虚者,则动也,紧者,如转索无常,乃阴脉也,芤动微紧,则脉虚矣。故失精,梦交,其症亦虚也。

桂枝汤,乃伤寒解肌发表之剂,今用治虚劳,则桂枝;生姜、固卫以行阳;芍药、甘草、大枣和脾以养阴。又为阴阳兼理之方矣。失精,梦交,神魂不定精气虚脱也。经云:"涩可去脱。"龙骨牡蛎之属,盖龙骨属阳,入心肝肾三经,以心藏神,肝藏魂,肾藏精与志,用之所以安神魂而定志。牡蛎属阴,入肾经,壮水之主以制阳光,则相火自熄,此益阳养阴之主方也。李升玺曰:或问失精梦交,皆劳伤阴分之证,何以不单用养阴药,而用此汤?不知病虽伤阴,而其本实在亡阳,故用桂枝、龙骨等益阳之药,夫阳生则阴固矣,此制方之精义也。

《金匮发微》:失精之情不同,始则有梦而遗,是尚有相火也。至于不梦亦遗,而肾阳始败矣。又其甚则醒时亦遗,而肾阳益败矣。少腹弦急,浊阴下注而小便不利也。阴头寒,精气虚而寒湿下注宗筋也。目之瞳人,视脑气盈虚为出入,脑气以精血两竭而虚,故目眩(此与痰饮之眩、少阳病之眩不同)。此与历节之头眩同,精神恍惚,开目则诸物旋转,闭目则略定,世传防眩汤,间有特效,录之以为救急之助,方用党参、半夏各三钱,归、芍、熟地、白术各一两,川芎、山萸各五钱,天麻三钱,陈皮一钱,轻者四五剂,可以永久不发。予早年病此,嘉定秦芍龄师曾用之,惟多川芎三钱耳,至今三十年无此病,皆芍师之赐也。发者血之余,故少年血盛则墨,老年血衰则白。至于肾脏虚寒,胞中血海之血,乃不能合督脉上行于脑,脑气不濡而发为之落,此正如高秋风燥,草木黄落者然。脉失精则虚,亡血则芤,下利清谷则迟。劳之所以失精者,相火不能蛰藏也。所以失血者,阴气益虚,相火益炽,阳根拔于下,血海之血乃随之而上脱也。所以下利清谷者,人体精血日损,水分益寒,入胃之水饮以不得温化而下陷也。胆火下窜,真阴不守,在男子则为失精,在女子则为梦交,于是脉芤而见动,脉微而见紧,泄之愈甚,阴寒愈急,若更以滋阴降火之剂投之,则阳气愈不得升,阴液益无统摄,故用桂枝汤以扶脾阳,加牡蛎、龙骨以固肾阴,独怪近世医家,专用生地、石斛、麦冬、知母、玉竹、黄柏一切阴寒滋腻之品,吾不知其是何居心也。

《金匮要略心典》:脉极虚芤迟者,精失而虚及其气也,故少腹弦急,阴头寒而目眩,脉得诸芤动微紧者,阴阳并乖而伤及其神与精也,故男子失精,女子梦交。沈氏所谓劳伤心气,火浮不敛,则为心肾不交,阳泛于上,精孤于下,火不摄水,不交自泄,故病失精。或精虚心相内浮,扰精而出,则成梦交者是也。徐氏曰:桂枝汤外证得之,能解肌去邪气,内证得之,能补虚调阴阳,加龙骨、牡蛎者,以失精梦交为神精间病,非此不足以收敛其浮越也。

《金匮悬解》:失精之家,风木郁陷,则少腹弦急。温气虚败,则阴头寒凉。相火升泄,则目眩发落。缘水寒不能生木,木气遏陷,横塞于少腹,故弦硬而紧急。肝主筋,前阴者,宗筋之聚,肾肝之阳虚,故阴头寒冷。水木下寒而不升,则火金上热而不降,相火升腾,离根而虚飘,故目眩而发落。其脉极虚芤迟涩,此为清谷、亡血、失精之诊。凡脉得诸芤动微紧,皆阴中无阳,男子则失精,女子则梦交。盖乙木生于肾水,温则升而寒则陷。肾主蛰藏,肝主疏泄,水寒木陷,郁而生风,肝行其疏泄,肾失其蛰藏,故精滑而遗失也。此其中,全缘土虚。以水木为阴,随己土而上升,则下焦不寒,火金为阳,随戊土而下降,则上焦不热。上清则无嗽喘吐衄之证,下温则无清谷遗精之疾,是谓平人。脾升胃降之机,是为中气。中气者,升降阴阳之枢,交济水火之媒,姹女婴儿之配合,权在于此,道家谓之黄婆,义至精也。其位居坎离之中,戊己之界,此即生身之祖气,胎元之元神,阴阳之门,天地之根也。(《老子》:玄牝之门,是谓天地根,指此。)桂枝龙骨牡蛎汤,桂枝、芍药,达木郁而清风燥,姜、甘、大枣,和中气而补脾精,龙骨、牡蛎,敛神气而涩精血也。

【评析】

阴阳之间是互根互用、相互依存、相互转化的,本条即是因失精阴损及阳,一方面精血亏虚失养而目眩,发落,另一方面阳气亏虚失却温养而少腹弦急,阴头寒。

所以,张仲景强调疾病中阴阳时相互影响的,疾病发生阴阳两方面均可受到损伤,临证中当阴阳并调。因此,采用桂枝加龙骨牡蛎汤主之,育阴潜阳。

【原文】

虚劳里急,悸,衄,腹中痛,梦失精,四肢酸疼,手足烦热,咽干口燥,小建中汤主之。

【注解】

《金匮要略广注》:脾主四肢,其经入腹。里急腹痛,四肢酸疼。脾虚不能荣养中外也。悸者,气虚,衄者,血热也。梦失精者阴虚不守也,手足烦热者,脾为至阴,阴虚生内热也。脾经挟咽,连舌本。开窍于口,咽干口燥者,脾虚津液不布也,此虚劳病之有脾也。

或问虚劳诸病杂乘,独用小建中汤补脾,何也?答曰:《经》云:"脾者土也,孤脏以灌四旁者也。"盖土为万物之母,土旺而木火金水循序以生,故《易》云:"四时百病胃气为本。"此东垣云"补肾不如补脾也。"今据本方解之,则桂枝行阳气,芍药养阴血,甘草、大枣、胶饴,俱甘味入脾,归其所喜,以鼓舞脾气升腾灌溉,而为胃行其津液焉。又生姜佐桂枝以行阳气,而辛以润之,且与大枣合用,以行脾之津液而和荣卫也。此建立中州,全其母气,功洵巨矣。

《金匮发微》:里急以下诸证,用小建中汤,此乃第一篇所谓治肝脾之方治也。厥阴含少阳胆火,胆实则气壮而强,胆虚则气馁而悸。腹为足太阴部分,肝胆之火逆于太阴,则腹中痛,厥阴之脉络于阴器,胆火下泄,则梦失精。阴泄于下,脑应于上,则为衄。脾精不行于四肢,故四肢痛楚而手足烦热。脾精不上承,故咽干而口燥。其病在脾,致病之由则为肝胆,此证肝胆俱虚而不任泻,故特出建中汤以补脾,使肝脏不虚,则胆火潜藏,岂能泄肾阴而伤脾脏,故又云:"肝虚则用此法也。"

《金匮要略心典》:此和阴阳调营卫之法也。夫人生之道,曰阴曰阳,阴阳和平,百疾不生。若阳病不能与阴和,则阴以其寒独行,为里急,为腹中痛,而实非阴之盛也。阴病不能与阳和,则阳以其热独行,为手足烦热,为咽干、口燥,而实非阳之炽也。昧者以寒攻热,以热攻寒,寒热内贼,其病益甚。惟以甘酸辛药,和合成剂,调之使和,则阳就于阴,而寒以温,阴就于阳,而热以和,医之所以贵识其大要也,岂徒云寒可治热,热可治寒而已哉。或问:和阴阳调营卫是矣,而必以建中者,何也?曰:中者,脾胃也,营卫生成于水谷,而水谷转输于脾胃,故中气立,则营卫流行而不失其和。又中者四运之轴,而阴阳之机也,故中气立,则阴阳相循,如环无端,而不极于偏。是方甘与辛合而生阳,酸得甘助而生阴,阴阳相生,中气自立,是故求阴阳之和者,必于中气,求中气之立者,必以建中也。

《金匮悬解》:里急者,乙木郁陷,迫急而不和也,木性喜达,郁而欲发,生气不遂,冲突击撞,是以腹痛。肝主筋,诸筋皆聚于节,生气失政,筋节不畅,故四肢酸疼。胆气上逆,胸肋壅塞,肝脉上行,升路郁阻,风木振摇,故心下悸动。子半阳生,木气萌蘖,而生意郁陷,不能上达,则欲动而梦交接。益以风令疏泄,是以精遗。风燥亡津,肺府枯槁,故咽干口燥。风木善泄,肺金失敛,故血衄鼻窍。手之三阳,足之三阴,陷而不升,故手足烦热。(手之三阳不升,则阳中之阳,陷于阴中,足之三阴不升,则阴中之阳,陷于阴中,故手足烦热。)此以中气虚败,风木下陷,而相火上逆也。小建中汤,胶饴、甘、枣,补脾精而缓里急,姜、桂、芍药,达木郁而清风火也。

【评析】

阴阳之间的互根互用、相互依存、相互转化,在本条即是因中阳损伤,阳损及阴,一方面阳气亏虚失却温养而虚劳里急,悸,腹中痛,另一方面阴液亏虚,虚热内扰而梦失精,四肢痠疼,手足烦热,咽干口燥,小建中汤建中阳、复阴液而主之。

【原文】

虚劳里急,诸不足,黄芪建中汤主之。

【注解】

《金匮要略广注》:虚劳属气血两虚,《难经》云:"气主煦之,血主濡之,则气能统血,而阳生阴长。"此血脱者,必先益气也。建中汤加黄芪,以实卫气。

黄芪建中汤方

于小建中汤方加黄芪一两半,余依上法。气短胸满者加生姜,腹满者去枣,加茯苓一两半。及疗肺虚不足,补气,加半夏三两。建中汤既补中宫,而卫气实则补中者,而未免于外泄,加黄芪以固卫气,则卫实荣生,阳行阴守,八珍汤加黄芪。以咸十全大补之功义本诸此。气短胸满,加生姜以温胃气,且辛以散之也;腹满去枣,恐其滞也,加茯苓,下气行水也;疗肺虚补气,加半夏,运枢机以行补剂也。

《金匮发微》:虚劳一证,急者缓之以甘,不足者补之以温,上节小建中汤其主方也。但小建中汤于阳虚为宜,阴阳并虚者,恐不能收其全效,仲师因于本方外加黄芪以补阴液,而即以黄芪建中为主名,此外之加减不与焉。气短胸满加生姜者,阳气上虚,故气短,阴干阳位,故胸满,因加生姜以散之。腹满所以去枣加茯苓者,腹满为太阴湿聚,防其壅阻脾气也,因去大枣加茯苓以泄之,湿去而脾精上行,然后肺脏得滋溉之益,故肺之虚损亦主之。补气所以加半夏者,肺为主气之脏,水湿在膈上,则气虚而喘促,故纳半夏以去水,水湿下降,则肺气自调,其理甚明。陈修园以为匪夷所思,不免自矜神秘,盖彼第见俗工以补为补,而不知以泻为补,故自负读书得闲耳。

《金匮要略心典》:里急者,里虚脉急,腹中当引痛也。诸不足者,阴阳诸脉,并俱不足,而眩、悸、喘喝、失精、亡血等证,相因而至也。急者缓之必以甘,不足者补之必以温,而充虚塞空,则黄芪尤有专长也。

《金匮悬解》:虚劳之病,脾阳陷败,风木枯槁,郁迫不升,是以里急。木中温气,阳气之根也,生气之陷,原于阳根之虚,黄芪建中汤,胶饴、甘、枣,补脾精而缓里急,姜、桂、芍药,达木郁而清风燥,黄芪补肝脾之气,以培阳根也。

【评析】

本证也是中阳损伤,阳损及阴之证,症情较小建中汤为重。"诸不足",是阴阳气血俱虚。《灵枢·邪气脏腑病形》指出:"阴阳形气俱不足,勿取以针,而调以甘药也。"《素问·至真要大论》亦云"劳者温之""损者益之""急者缓之"。

黄芪建中汤乃甘温之剂,甘可缓急,温能补虚,方中黄芪甘温补气,化生阴阳气血;饴糖温中补虚,缓急止痛;重用芍药敛阴,配以桂枝温阳;炙甘草得芍药则酸甘化阴,缓急止痛。得桂枝则辛甘化阳,温中补虚;生姜走表而助卫阳,大枣入脾而益营阴。俾中阳健运,化生气血,灌溉四旁,则虚劳不足诸证可愈。是故求阴阳之和者必于中气,求中气之立者必以建中,求建中化生气血者必加黄芪也。

【原文】

虚劳腰痛,少腹拘急,小便不利者,八味肾气丸主之。

【注解】

《金匮要略广注》:此虚劳病之在肾经者也,腰者肾之府,肾脉络膀胱,少腹,其部分也。肾主二便,开窍于二阴,小便其所司也。腰痛,少腹拘急者,肾气虚也。小便不利者,肾虚液竭膀胱气不化也(肾与膀胱为表里。经云:"膀胱者,津液藏焉,气化则能出矣")。主八味丸以补肾虚。夫肾为水脏,而命门属火,以温阳肾水。此一阳藏于二阴之间,以成坎体,所谓两肾之间一点阳是也。(《难经》以左为肾,右为命门者,非。据云:男子以藏精,女子以系胞,然人禀天地之正气,未有胞胎偏系,精藏一边者也。)今用六味补水,则阴虚内热之症熄矣。所谓"壮水之主以制阳光"是也。盖以熟地补肾为主,山茱萸补肝佐之,此癸乙同归一治而腰痛,少腹拘急可愈矣,山药补脾,防水气之泛溢,丹皮去相火。茯苓、泽泻利水以泻肾邪,则小便自利矣,又加桂附补命门相火,以去沉寒虚怯之患,所谓益火之原以消阴翳是也。沈子华曰:今医见小便不利即用清凉药泻内热矣,安知水火既济者,以资化源而小便自利乎?此八味丸为治天一生水之圣济也。

《金匮发微》:八味肾气丸见妇人杂病篇。虚劳腰痛,少腹拘急,小便不利,此肾阳不充之证也。肾脏虚寒,则水湿不能化气,膨急于上则腰痛,膨急于下则少腹拘急,此证仲师主以崔氏八味丸,然予曾用之,绝然不应,乃知陈修园易以天雄散为不刊之论也。原肾脏所以虚寒者,则以肾阳不藏之故,肾阳不藏,则三焦水道得温而气反升,水欲下泄,虚阳吸之,此水道所以不通也,方用龙骨、天雄以收散亡之阳,白术补中以制逆行之水,桂枝通阳以破阴霾之寒,于是天晴云散,水归其壑矣。

《金匮要略心典》:下焦之分,少阴主之,少阴虽为阴脏,而中有元阳,所以温经脏,行阴阳,司开阖者也。虚劳之人,损伤少阴肾气,是以腰痛,少腹拘急,小便不利,程氏所谓肾间动气已损者是矣。八味肾气丸补阴之虚,可以生气,助阳之弱,可以化水,乃补下治下之良剂也。

《金匮悬解》:肾位于腰,在脊骨十四椎之旁,足太阳之经,亦挟脊而抵腰中。腰者,水位也,水寒不能生木,则木陷于水,而腰痛作。木郁风生,不能上达,则横塞少腹,枯槁而拘急。乙木郁陷,缘于土湿,木遏于湿土之中,疏泄之令不畅,故小便不利。八味肾气丸,附子温癸水而益肾气,地黄滋乙木而补肝血,丹皮行血而开瘀涩,薯、萸,敛精而止失亡,苓、泽,泻水而渗湿,桂枝疏木而达郁也。

【评析】

本证是张仲景虚劳重视补益脾肾的代表性方证。腰者肾之外候,虚劳之人肾气虚而不行则腰痛;肾与膀胱为表里,不得三焦之阳气以决渎,膀胱气虚不化则少腹拘急,小便不利。

八味肾气丸,附子温癸水而益肾气,地黄滋乙木而补肝血,丹皮行血而开瘀涩,薯、萸,敛精而止失亡,苓、泽,泻水而渗湿,桂枝疏木而达郁。肾与膀胱表里之气足,而腰痛,少腹拘急,小便不利,未有不愈者。

肾气丸也是目前中医药养生保健中增强免疫功能、抗氧化等研究比较多的一首方剂。

【原文】
虚劳诸不足,风气百疾,薯蓣丸主之。

【注解】
《金匮要略广注》:因虚劳不足而致风气者,经云:"邪之所凑,其气必虚"是也。然风者,善行数变,故言百疾以统之。

薯蓣丸方

薯蓣三十分,人参十分,茯苓五分,白术六分,甘草二十八分,干地黄、当归各十分,芎穷、芍药各六分,阿胶七分,麦冬、杏仁各六分,桔梗、柴胡各五分,桂枝十八分,防风六分,干姜三分,白敛二分,豆黄卷十八分,大枣百枚为膏。

上二十一味末之,炼蜜和丸如弹子大,空腹酒服一丸,一百丸为剂(以大豆为芽,蘗生便干之,为豆黄卷)。薯蓣甘温入脾肺二经,补虚羸,除寒热,在上滋原,在下补肾,故为君。参、术、苓、草,四君子也,所以补气,夫治风必养气血者,以补虚劳为主,所谓养正邪自消也,更用防风、柴胡、桂枝祛风,阿胶养血,豆黄卷和气,麦冬、杏仁、桔梗、白敛顺肺,干姜温中,大枣补脾,曲导药力,酒行荣卫,而虚劳风疾愈矣。

《金匮发微》:虚劳诸不足,是为正虚。风气百疾是为邪实。正虚则不胜表散,邪实则不应调补,此尽人之所知也。若正虚而不妨达邪,邪实而仍应补正,则非尽人之所知也。仲师虚劳篇于黄芪建中、八味肾气丸已举其例,复于气血两虚,外感风邪者,出薯蓣丸统治之方。所用补虚凡十二味,舍薯蓣、麦冬、阿胶、大枣外。实为后人八珍汤所自出,去风气百疾者凡九味,白敛能散结气,治痈疽疮肿,敛疮口,愈冻疮,出箭镞,止痛,大率能通血络壅塞而排泄之力为多。盖风之中人,肌腠外闭而脾阳内停,方中用白敛,所以助桂枝之解肌也。风中皮毛,则肺受之,肺气被阻,咳嗽乃作,方中用桔梗、杏仁所以开肺也。气血两虚,则血分热度愈低,因生里寒,方中用干姜,所以温里也。风气外解必须表汗,然其人血虚,设用麻黄以发之,必致亡阳之变,故但用防风、柴胡、豆卷以泄之。且风着肌肉,脾阳内停,胃中不无宿垢,胃纳日减,不胜大黄、枳实,故但用神曲以导之。要之补虚用重药,惟不胜邪也。开表和里用轻药,惧伤正也。可以识立方之旨矣。

《金匮要略心典》：虚劳证多有挟风气者，正不可独补其虚，亦不可着意去风气。仲景以参、地、芎、归、苓、术补其气血，胶、麦、姜、枣、甘、芍益其营卫，而以桔梗、杏仁、桂枝、防风、柴胡、白蔹、黄卷、神曲去风行气，其用薯蓣最多者，以其不寒不热，不燥不滑，兼擅补虚去风之长，故以为君，谓必得正气理而后风气可去耳。

《金匮悬解》：虚劳之病，率在厥阴风木一经。肝脾阳虚，生气不达，木郁风动，泄而不藏，于是虚劳不足，百病皆生。肺主收敛，薯蓣敛肺而保精，麦冬清金而宁神，桔梗、杏仁，破壅而降逆，以助辛金之收敛。肝主生发，归、胶，滋肝而养血，地、芍，润木而清风，芎穹、桂枝，疏郁而升陷，以助乙木之生发。土位在中，是为升降金木之枢，大枣补己土之精，人参补戊土之气，苓、术、甘草，培土而泻湿，神曲、干姜，消滞而温寒，所以理中而运升降之枢也。木位在左，是为克伤中气之贼，柴胡、白蔹，泻相火而疏甲木，黄卷、防风，燥湿土而达乙木，所以剪乱而除中州之贼也。

【评析】

本证如《金匮要略广注》所言，寓含了四君子汤、四物汤补气补血，所谓养正而邪自消，配合防风、柴胡、桂枝祛风，阿胶养血，豆黄卷和气，麦冬、杏仁、桔梗、白蔹顺肺，干姜温中，大枣补脾，曲导药力，酒行荣卫，而虚劳风疾愈矣。

所以，本方剂也是临床中提高机体免疫功能，用于气血亏虚感冒的常用方药。

【原文】

虚劳，虚烦不得眠，酸枣仁汤主之。

【注解】

《金匮要略广注》：虚烦不眠者，血虚生内热而阴气不敛也，《内经》云："卫气行于阳，阳气满，不得入于阴，阴气虚，故目不得瞑。"酸枣汤养血虚而敛阴气也。《内经》云："肝藏血。"人卧则血归于肝，肝虚者，血不归经，故虚烦不眠。枣仁补肝味酸。气主收敛，则阴得其养，血自归经而得眠矣。川芎亦入肝经，佐枣仁以养肝生血。茯苓降逆气以除烦；知母滋阴虚以清热。甘草补正泻邪。皆所以成治虚烦不眠之功也。

《金匮发微》：酸枣仁汤之治虚烦不寐，予既屡试而亲验之矣，特其所以然，正未易明也。胃不和者，寐不安，故用甘草、知母以清胃热。藏血之脏不足，肝阴虚而浊气不能归心，心阳为之不敛，故用酸枣仁以为君。夫少年血盛，则早眠而晏起，老年血气衰，则晚眠而晨兴，酸枣仁能养肝阴，即所以安魂神而使不外驰也，此其易知者也。惟茯苓、川芎二味，殊难解脱。盖虚劳之证，每兼失精亡血，失精者留湿，亡血者留瘀。湿不甚，故仅用茯苓（茯苓无真者，予每用猪苓、泽泻以代之，取其利湿也）。瘀不甚，故仅用川芎。此病后调摄之方治也。

《金匮要略心典》：人窹则魂寓于目，寐则魂藏于肝。虚劳之人，肝气不荣，则魂不得藏，魂不藏、故不得眠，酸枣仁补肝敛气，宜以为君。而魂既不归容，必有浊痰燥火乘间而袭其舍者，烦之所由作也，故以知母、甘草，清热滋燥，茯苓、川芎，行气除痰，皆所以求肝之治，而宅其魂也。

《金匮悬解》：土湿胃逆，相火升泄，是以虚烦，不得眠睡。酸枣汤，甘草、茯苓，培土而泻湿，芎穹、知母，疏木而清烦，酸枣敛神魂而安浮动也。

【评析】

本证是因肝血不足，血不藏魂，临床多见入睡困难、睡后易醒等失眠表现。李龙曰：虚烦不得眠者，血虚生内热，而阴气不敛也。《内经》云：气行于阳，阳气满，不得入于阴，阴气虚，故目不得瞑。

故以酸枣仁味酸入肝柔肝补肝，敛阳入阴，川芎亦入肝经，佐枣仁以养肝生血；茯苓健脾养心安神，知母滋阴清热；甘草补正泻邪，皆所以成治虚烦不眠之功也。临床疗效如《金匮发微》所言，酸枣仁汤之治虚烦不寐，予既屡试而亲验之矣。

此证以中老年病人居多，伴有情绪不稳定，容易激动或抑郁，注意酸枣仁一天剂量不少于30克，同时注意要先煎半小时以上，必要时可打成粉分次口服。

【原文】

五劳虚极羸瘦，腹满不能饮食，食伤、忧伤、饮伤、房室伤、饥伤、劳伤，经络营卫气伤，内有干血，肌肤甲错，两目黯黑，缓中补虚，大黄䗪虫丸主之。

【注解】

《金匮要略广注》：或问，劳伤何以有肝血乎？盖血脉周流不息，灌溉一身者也。一有劳极诸伤，则血虚而不实，滞血不行，此干血所由积也。血干，则不能充身、泽毛荣润肌肉，故致甲错（谓皮聚而肉厚，如衣甲然。又如鱼蟹之生甲，而错杂于身体也）。肝藏血，开窍于目，目得血而能视，血干，则不能荣养其目，故两目黯黑。经云："损其肝者缓其中。"大黄、䗪虫丸皆攻下之药，而云缓中补虚，何也？盖干血不去，则新血不生，攻邪即所以养正也。

经云："留者攻之，燥者濡之。苦走血，咸胜血。"干漆、虻虫、水蛭、蛴螬、䗪虫之苦咸以攻干血，甘缓结，苦泄热，桃仁、大黄、黄芩之苦甘以下结热。血干则气滞而荣竭，故用杏仁利气，地黄润燥，芍药和荣。又恐药力猛峻，甘草缓之；恐干血坚凝，酒饮行之也。

《金匮发微》：大黄䗪虫丸主治为五劳虚极，羸瘦腹满不能饮食，外证则因内有干血，肌肤甲错，两目黯黑，立方之意，则曰缓中补虚。夫桃仁、芍药、干漆，所以破干血（芍药破血,人多不信,试问外科用京赤芍何意),加以虻虫、水蛭、蛴螬、䗪虫诸物之攻瘀(䗪虫俗名地鳖虫,多生灶下垃圾中,伤药中用之,以攻瘀血,今药肆所用硬壳黑虫非是)。有实也,大黄以泻之。有热也,杏仁、黄芩以清之。其中惟甘草缓中,干地黄滋养营血,统计全方,似攻邪者多而补正者少。仲师乃曰:"缓中补虚。"是有说焉,譬之强寇在境,不痛加剿除,则人民无安居之日,设漫为招抚,适足以养疽遗患。是攻瘀,即所以缓中,缓中即所以补虚也。今有患阳明实热者,用大承气汤不死,用滋阴清热之药者,终不免于死,则本方作用,可以比例而得之矣。

《金匮要略心典》:虚劳症有挟外邪者,如上所谓风气百疾是也,有挟瘀郁者,则此所谓五劳诸伤,内有干血者是也。夫风气不去,则足以贼正气而生长不荣。干血不去,则足以留新血而渗灌不周,故去之不可不早也。此方润以濡其干,虫以动其瘀,通以去其闭,而仍以地黄、芍药、甘草和养其虚,攻血而不专主于血,一如薯蓣丸之去风而不着意于风也。喻氏曰:此世俗所称干血劳之良治也。血瘀于内,手足脉相失者宜之,兼入琼玉膏补润之剂尤妙。

《金匮悬解》:五劳,五脏之劳病也。《素问·宣明五气》:久视伤血,久卧伤气,久坐伤肉,久立伤骨,久行伤筋,是谓五劳所伤。心主血,肺主气,脾主肉,肾主骨,肝主筋,五劳不同,其病各异,而总以脾胃为主,以其为四维之中气也,故五劳之病,至于虚极,必羸瘦腹满,不能饮食,缘其中气之败也。五劳之外,又有七伤,饱食而伤,忧郁而伤,过饮而伤,房室而伤,饥馁而伤,劳苦而伤,经络营卫气伤。其伤则在气而病则在血,血随气行,气滞则血瘀也。血所以润身而华色,血瘀而干,则肌肤甲错而不润,两目黯黑而不华。肝开窍于目,《灵枢》:肝病者眦青,五阅五使篇。正此义也,血枯木燥,筋脉短缩,故中急而不缓。大黄䗪虫丸,甘草培土而缓中,杏仁利气而写满,桃仁、干漆、虻虫、水蛭、蛴螬、䗪虫,破瘀而消症,芍药、地黄,清风木而滋营血,黄芩、大黄,泻相火而下结块也。凡五劳七伤,不离肝木,肝木之病,必缘土虚。以中气劳伤,己土湿陷,风木郁遏,生气不达,于是贼脾位而犯中原。脾败不能化水谷而生肌肉,故羸瘦而腹满。肝藏血而窍于目,木陷血瘀,皮肤失荣,故肌错而目黑。大黄䗪虫丸,养中而滋木,行血而清风,劳伤必需之法也。

【评析】

本证是五劳七伤等因素伤及机体阴阳气血,久则脉络瘀滞,结为干血,即久病入络之重症,临床中多见于肝硬化、肿瘤等病症。因此,症候中才会出现虚极羸瘦,肌肤甲错,两目黯黑等瘀血致病的特征性表现。

张仲景在此证候中提出缓中补虚之法,表明久病体虚之人当攻补兼施,峻药缓攻,以防伤正,所以采用丸剂以缓图取效。

　　《素问·标本病传论》言诸病之治均当治本,唯"中满"与"小大不利"治其标,何故也?因"中满"与"小大不利"乃中焦脾胃气机阻滞之表现。脾胃乃全身气机升降之枢纽,脾胃气机滞,则升降滞。原文在"五劳虚极羸瘦"后特列出"腹满不能饮食",即是提示临床要重视脾胃之本的作用。因腹为脾之外候,"腹满"乃脾胃气机阻滞之表现,"不能饮食"乃脾胃之气衰败之征兆,在此"腹满不能饮食"即是告诫医者,心劳、肝劳、脾劳、肺劳、肾劳虽各不相同,但必损及脾胃,脾胃虚弱,运化失常,则五劳之病,至于虚极,形容憔悴,大肉尽脱。故当以恢复脾胃气机,拯救将绝之脾胃为首务,祛其瘀血,脾胃生机自然恢复。方中地黄、芍药、甘草,后世多理解为滋阴补虚,其实地黄在《神农本草经》云:"主折跌绝筋,伤中,逐血痹,填骨髓,长肌肉。做汤,除寒热积聚,除痹。生者尤良。一名地髓。生川泽,"首举其"主折跌绝筋,伤中,逐血痹"之功,可见地黄行血逐瘀为其主要作用。《神农本草经》言:"一名地髓",表明地黄于行血之外,亦可补益中焦脾胃作,故对既有脾胃衰败又有瘀血在内的干血劳,可谓甚是对证。芍药"苦平无毒。主邪气腹痛,除血痹,破坚积,寒热疝瘕,止痛,利小便,益气。"甘草,《名医别录》:"通利血脉",因此说仲景用此二药亦是取其行血祛瘀之功。

　　所以,大黄䗪虫丸渐去其干着之瘀血,以恢复脾胃生机而缓脾胃之气将绝之急。"缓中补虚"之"中"乃中焦、脾胃。脾胃健运,则气血得以化生,荣卫畅达,五劳虚极得补。

第七章　肺痿肺痈咳嗽上气病脉证治第七

【原文】

问曰：热在上焦者，因咳为肺痿。肺痿之病，从何得之？师曰：或从汗出，或从呕吐，或从消渴，小便利数，或从便难，又被快药下利，重亡津液，故得之。曰：寸口脉数，其人咳，口中反有浊唾涎沫者何？师曰：为肺痿之病。若口中辟辟燥，咳即胸中隐隐痛，脉反滑数，此为肺痈，咳唾脓血。脉数虚者为肺痿，数实者为肺痈。

【注解】

《金匮要略广注》：《经》云："天气通于肺。天处高而必有雨露以为润泽，肺主气而必有津液以为滋荣。"若经从汗出，呕吐、消渴、小便利数、便难，快药下利，是重亡津液，此肺痿受病之因也。脉数者，《经》云："数则为热。"又云："数则为虚。"以肺居上焦，故脉亦应寸口上部也。咳者，肺气逆也。肾主液，自入为唾，入脾为涎，口中唾涎沫者，肺虚挟热则脾肾子母俱虚（脾为肺母，肾为肺子），津液秽败，此肺痿之症也。辟辟者，燥咳唾脓血之声。胸中为肺之部分，隐隐痛者，以热腐脓血，气与火相搏而痛也。脉数且滑者，脓血内溃也，此肺痈之症也。肺痿、痈俱有热，故俱脉数。但肺痿亡津液，故脉数而虚，肺痈吐脓血，故脉数而实。

《金匮发微》："热在上焦"二语，为仲师所常言（见下五脏风寒积聚篇），兹特借此发问，以研求肺痿所从来。夫既称热在上焦，便当知上焦在人体中居何部位，焦字究属何义，固不当如庸工所言："三焦有名而无形也。"盖上焦在胸中，即西医所谓淋巴干，为发水成汗输出毛孔作用。中焦在胃底，即西医所指脺肉，中医即谓之脾阳，为吸收小肠水液，由上焦输入肺脏作用。散布未尽之水液，乃由肺下降，由肾脏注膀胱，是为下焦。合上中下三部观之，方显出焦字之义。譬之釜中煮饭，蒸气上浮，其饭始干，蒸气化水，仍回于下，釜底之饭，久久而焦，可见焦之为义，为排泄水液之统名，而排泄作用，实由于少阳胆火。师言热在上焦，因咳为肺痿，便可知病由燥热矣。故仲师历举燥热之病由以答之。曰"或从汗出"者，肺主皮毛，呼吸与之相应，太阳表汗，由肺外出皮毛，汗出太多，则肺脏燥。曰"或从呕吐"者，呕吐为胆胃上逆，胆胃气燥，则上灼肺脏，肺脏之液与之俱涸。曰"或从消渴"者，消则胆火逼水液而泄出肾膀，渴则胃中热而引水自救，随消随渴，则肺脏之液以涸。曰"小便利数"者，肺为水之上源，水从下焦一泄无余，则上源告竭。曰"或从便难，又被快药下利，重亡津液"者，大肠与肺为表里，大肠燥则肺脏与之俱燥，此其所以寖成肺痿也。（按：以上所列病由，俱出燥热，以视肺痈，但有虚实之别耳，故治此证者，火逆之麦门冬汤，肺痈之千金苇茎汤，并可借用。仲师固未出方治也。）《内经》云："肺热叶焦，则生痿躄。"盖上源绝则下流涸，津液枯燥，不濡筋脉，而两足挛急，此因痿成躄之证。予于沈松寿亲见之，盖始则病后能食，继则便难，终则脚挛急，故治痿独取阳明也（章次公在红十字会治痿证，用大承气及鲜生地、玉竹、知母等味重剂，五剂而瘥，是时襄诊者为卢扶摇。病者始则两足不能移动，继则自行走去，盖步履如常矣）。

上文但举肺痿病由，然犹未详肺脏燥热之脉证何如也。曰："寸口脉数"，热在肺也。曰："其人咳"，气上逆也，脉数而气逆，病当口燥，乃口中反有黏腻之浊唾涎沫，可见肺脏之津液被燥气蒸逼，悉化痰涎，故可决为肺痿，所以别于肺痈者，以其津液随热外泄而不内闭也。至于口中辟辟作声，燥咳无津，每咳则胸中隐隐作痛，便可决为肺痈。痈者，壅也，盖此证肺络为外邪壅塞，郁而生热，热伤血滞，因而成痈。风袭于肺故咳。血郁成胀，故胸中隐隐作痛。血络壅则营分热度增高，故脉数。肺中热郁血腐，故咳吐脓血。要之肺痿之与肺痈，皆出于热，不过为虚实之辨，故脉数相似，浮而虚者为痿，滑而实者为痈也。

《金匮要略心典》：此设为问答，以辨肺痿、肺痈之异。热在上焦二句，见《五脏风寒积聚》篇，盖师有是语，而因之以为问也。汗出、呕吐、消渴、二便下多，皆足以亡津液而生燥热，肺虚且热，则为痿矣。口中反有浊唾涎沫者，肺中津液，为热所迫而上行也。或云肺既痿而不用，则饮食游溢之精气，不能分布诸经，而但上溢于口，亦通。口中辟辟燥者，魏氏以为肺痈之痰涎脓血，俱蕴蓄结聚于肺脏之内，故口中反干燥，而但辟辟作空响燥咳而已。然按下肺痈条亦云：其人咳，咽燥不渴，多唾浊沫。则肺痿肺痈二证多同，惟胸中痛，脉滑数，唾脓血，则肺痈所独也。比瘴而论之，痿者萎也，如草木之萎而不荣，为津烁而肺焦也；痈者壅也，如土之壅而不通，为热聚而肺瘠也。故其脉有虚实不同，而其数则一也。

《金匮悬解》：热在上焦者，因咳嗽而为肺痿，肺痿之病，由于津亡而金燥也。溯其原来，或从汗出而津亡于表，或从呕吐而津亡于里，或从消渴便数而津亡于前，或从胃燥便难，津液原亏，又被快药下利，重亡津液而津亡于后，故得之也。寸脉虚数，咳而口中反有浊唾涎沫者，此为肺痿。若口中辟辟干燥，咳即胸中隐隐作痛，脉反滑数，此为肺痈。脉数而虚者，为肺痿，脉数而实者，为肺痈。肺痿因于燥热，故数虚而无脓，肺痈因于湿热，故数实而有脓也。盖痿者,痿软而不振也。人之所以精神爽健者,肺气清也,肺热而金烁,则气耗而体倦,是以委靡而废弛也。《素问·痿论》:肺主身之皮毛,肺热叶焦,则皮毛虚弱急薄,着则生痿躄也。肺者,脏之长也,心之盖也,有所失亡,所求不得,则发肺鸣,鸣则肺热叶焦,故曰:五脏因肺热叶焦,发为痿躄,此之谓也。五脏各有痿,而五脏之痿,则以肺痿为根。缘肺主气而气化津,所以浸灌五脏。五脏之气,皆受于肺,气耗而津枯,五脏失滋,是以痿也。五脏之痿,因于肺热,而肺热之由,则又原于阳明之燥,故治痿独取阳明。阳明虽化气于燥金,而燥金实受气于阳明,以金生于土故也。

【评析】

"热在上焦,因咳为肺痿。"是虚热肺痿之病因总纲。由于误治,或他脏之病消亡津液,津伤则阴虚,阴虚则生内热,火性炎上,热在上焦,肺受熏灼,气逆则咳。日久不愈,气阴耗伤,肺失濡养,如草之枯萎不荣,肺叶痿弱不振,乃成肺痿。

肺痿与肺痈均属肺藏疾患,多为热证。但肺痿之热,属于虚热;肺痈之热属于实热。虚热肺痿,因肺气不振,津不敷布,为热所灼,化为痰涎,则见浊唾涎沫,脉数虚之证;肺痈,因风热犯肺,气失肃降,热壅血瘀,蓄结壅脓,故见咳吐脓血,口中燥,胸中痛,脉数实之后。

【原文】

肺痿吐涎沫而不咳者,其人不渴,必遗尿,小便数。所以然者,以上虚不能制下故也。此为肺中冷,必眩,多涎唾,甘草干姜汤以温之;若服汤已渴者,属消渴。

甘草干姜汤方

甘草(炙)四两,干姜(炮)二两。

上二味,以水三升,煮取一升五合,去滓,分温再服。

【注解】

《金匮要略广注》:吐涎沫者,脾为肺母,脾虚不能摄涎也。肺气虚而不逆,故不咳。内无热,故不渴也。遗尿、小便数为下虚,盖肺居上部,膀胱居下部,肺气虚不能约束津液,而偏渗膀胱,此上虚不能制下也。虚则必寒,故肺中冷。以肺热则闭癃,肺寒则遗尿,(肺主通调水道,下输膀胱。)《经》所谓水液澄彻清冷皆属于寒是也。《经》云:"上虚则眩。"甘草干姜汤以温经。服汤已,渴者,肺中有热,则遗尿便数,非肺痿,乃消渴也。《内经》云:"肺消者,饮一溲二,死不治。"又云:"心移热于肺,传为鬲消"是也。

《金匮发微》:痿之言萎,若草木然,烈日暴之,则燥而萎,水泽渍之,则腐而萎。本条吐涎沫而不渴之肺痿,与上燥热之肺痿,要自不同。所谓"不渴必遗尿,小便数"者,上无气而不能摄水也。气有余即是火,气不摄水,则肺中无热可知,然则仲师所谓肺中冷,实为肺寒。眩为水气上冒。多涎唾,则寒湿在上也。故宜甘草干姜汤以温之。陈修园以为冷淡之冷,不可从,不然服汤已而渴者,何以属燥热之消渴耶!便可知甘草干姜方治专为寒肺痿设矣。又按:《伤寒·太阳篇》干姜甘草汤治,误用桂枝汤发汗,伤其脾阳,而手足见厥冷而设,故作干姜甘草汤以复其阳,便当厥愈足温,但治厥倍干姜,治痿倍甘草耳,此亦虚寒用温药之明证也(此方治寒肺痿,要为升发脾精,上滋肺脏而设,章次公云)。

《金匮要略心典》:此举肺痿之属虚冷者,以见病变之不同。盖肺为娇脏,热则气烁,故不用而痿,冷则气沮,故亦不用而痿也。遗尿、小便数者,肺金不用而气化无权。斯膀胱无制而津液不藏也。头眩、多涎唾者,《经》云上虚则眩。又云上焦有寒,其口多涎也。甘草、干姜,甘辛合用,为温肺复气之剂。服后病不去而加渴者,则属消渴。盖小便数而渴者为消,不渴者,非下虚即肺冷也。

《金匮悬解》:肺痿之病,金被火刑,必咳而渴,若但吐涎沫而不咳者,则其人不渴,必当遗尿而小便数。所以然者,以上虚不能制下,气不摄水故也。此为肺中寒冷,必头目眩晕,多吐涎唾。以其肺胃寒滞,阳不归根,是以发眩。气不四达,是以多涎。甘草干姜汤,甘草补中而培土,干姜温肺而降逆也。此肺痿之寒者。

【原文】

问曰:病咳逆,脉之何以知此为肺痈?当有脓血,吐之则死。其脉何类?师曰:寸口脉微而数,微则为风,数则为热,微则汗出,数则恶寒。风中于卫,呼气不入,热过于荣,吸而不出。风伤皮毛,热伤血脉。风舍于肺,其人则咳。口干喘满,咽燥不渴,多吐浊沫,时时振寒,热之所过,血为之凝滞,蓄结痈脓,吐如米粥,始萌可救,脓成则死。

【注解】

《金匮要略广注》:此肺痈一症,不独内伤,而亦有受外感者也。肺位上焦,故脉应上部寸口;微则为风,外邪至而正气虚也;数则为热者,火势张而性速疾也。正气虚,而腠理疏泄,故汗出。热伏于内,肌表反觉洒渐恶寒,此火极似水之象也。卫在外,呼出气亦在外,风中于卫,呼气不入者,风邪壅于外而真息不收于内也。夫壅于外,则风外伤皮毛矣。荣在内,吸入气在内,热过于荣,吸而不入者,热气郁于内而不宣于外也,夫郁于内,则热内伤血脉矣。是以风伤皮毛,邪气舍其所合,(舍,居也。肺合皮毛。)则肺气壅逆,故咳而喘满;热伤血脉,则津液不布,故口干;咽燥。但热不在胃,故不渴耳。多唾浊沫者,肺热液败也。时时振寒者,即上文数则恶寒之意。夫始因中风,其既也,风悉化而为热,则不觉其有风,但见其有热,故热之所过,血为凝滞,而蓄脓致吐。脓成则死,以脏真不可伤也。

《金匮发微》:咳逆之证,有痰饮,有风邪,有水气,所以决定为肺痈者,要有特异之脉证,肺痈之死证,固以吐脓血为最后一步,要其最初病因则甚轻,揆仲师所举脉证,特为中风失治。中风之证,其脉浮,发热,自汗,恶寒,此宜桂枝汤以发之者也。今曰"寸口脉浮而数,浮则为风,数则为热,浮则汗出,数则恶风,风中于卫,呼气不入,热过于营,吸而不出",其与"太阳中风,发热、汗出、鼻鸣、干呕者"何异,或早用桂枝汤以发其汗,宜必无肺痈之病,惟其失时不治,致风热内陷肺脏,久久寖成肺痈。究其所以然,风伤皮毛,则内舍于肺,热伤肺络,则变为咳嗽,但初见口干喘满,咽燥不渴,多唾浊沫,时时振寒,虽非若前此之桂枝汤证,苟能清燥救肺,其病犹易愈也。惟其热郁肺脏,肺中血络凝阻,若疮痬然,其始以血络不通而痛,痛之不已,遂至蒸化成脓,吐如米粥,则内痈已成,始崩尚有方治,脓溃则万无一生,此肺痈之大略也。

《金匮要略心典》:此原肺痈之由,为风热蓄结不解也。凡言风脉多浮或缓,此云微者。风入营而增热,故脉不浮而反微,且与数俱见也。微则汗出者,气伤于热也;数则恶寒者,阴反在外也。呼气不入者,气得风而浮,利出而艰入也;吸而不出者,血得热而壅,气亦为之不伸也。肺热而壅,故口干而喘满。热在血中,故咽燥而不渴,且肺被热迫,而反从热化,为多唾浊沫。热盛于里,而外反无气,为时时振寒。由是热蓄不解,血凝不通,而痈脓成矣。吐如米粥,未必便是死证,至浸淫不已,肺叶腐败,则不可治矣。故曰始萌可救,脓成则死。

《金匮悬解》:寸口脉微而数,微则为风泄于表,数则为热郁于里。微为风泄,则窍开而汗出,数为热郁,则阴束而恶寒。风则伤卫,风愈泄而卫愈闭,呼气不能入,热则伤营,卫有闭而营莫泄,吸气不能出也。出气为呼,风泄于外,譬犹呼气,泄而不开,是呼气不入。入气为吸,气闭于内,譬犹吸气,闭而不泄,是吸气不出。风邪外伤其皮毛,热邪内伤其血脉。风伤皮毛,故风舍于肺,皮毛闭塞,肺气壅阻,则生咳嗽,口干喘满,咽燥不渴,多吐浊沫,时时振寒。热伤血脉,故热过于营,血脉凝滞,瘀蒸腐败,化为痈脓,痈脓蓄结,吐如米粥。始萌可救,脓成则死,盖肺痈之病,因胸膈湿盛,外感风邪,肺气壅遏,湿郁为热,表则寒热兼作,里则瘀浊淫蒸,营血腐烂,化而为脓,久而肺脏溃败,是以死也。

【评析】

肺痈为风热之邪侵及肺卫所致。其病机演变可分为初起和脓成两个阶段。初起风中于卫,风伤皮毛,多见恶寒发热、汗出、咳嗽、脉浮等证。若在卫不解,内侵及肺,则又见口干喘满,咽燥不渴,时吐浊沫,时时振寒,为肺壅初起,邪在肺卫,脓未成之候。继则热入营血,邪热煎灼营血,蓄结成脓,则见咳吐脓血,形如米粥,腥臭异常。

肺痈类似于现代大叶性肺炎、肺脓疡之类的病症,因抗生素的大量使用,此类病症相对较少见。

【原文】

肺痈，喘不得卧，葶苈大枣泻肺汤主之。

【注解】

《金匮要略广注》：葶苈大枣泻肺汤方

葶苈熬令黄色，捣丸如弹子大，大枣十二枚。

上先以水三升煮枣，取二升，去枣，内葶苈，煮取一升，顿服。肺痈气逆则喘，喘息不得卧。葶苈泻肺，大枣甘以缓之，甘以泻之也。

《金匮发微》：葶苈大枣泻肺汤方

葶苈熬令黄色，捣丸，如弹子大，大枣十二枚。

上先以水三升，煮枣，取二升，去枣，内葶苈煮取一升，顿服。

《金匮要略心典》：肺痈喘不得卧，肺气被迫，亦已甚矣，故须峻药顿服，以逐其邪。葶苈苦寒，入肺泄气闭，加大枣甘温以和药力，亦犹皂荚丸之饮以枣膏也。

葶苈大枣泻肺汤方

葶苈熬令黄色，捣丸如鸡子大，大枣十二枚。

上先以水三升，煮枣取二升，去枣内葶苈，煮取一升，顿服。

《金匮悬解》：肺痈，喘不得卧，肺郁而气逆也。此缘土虚湿旺，浊气痞塞，腐败瘀蒸，肺无降路。葶苈大枣泻肺汤，大枣补脾精而保中气，葶苈破肺壅而排脓秽也。

【评析】

肺痈实证，用葶苈大枣泻肺汤开肺逐邪，清热利水。方中葶苈子辛苦寒，能开泻肺气，清热利水，配大枣甘温安中缓和药性，葶苈熬令黄色，是指将葶苈烤干炒黄之意。

此处降肺气之治法，对于临床中咳嗽的治疗具有较好的指导意义。咳嗽为肺气上逆的表现，咳嗽证治中可以采用葶苈子之类药物泄肺降逆而达止咳之效。

【原文】

咳而胸满，振寒脉数，咽干不渴，时出浊唾腥臭，久久吐脓如米粥者，为肺痈，桔梗汤主之。

【注解】

《金匮要略广注》：桔梗汤方

桔梗一两，甘草二两。

上二味，以水三升，煮取一升，分温再服，则吐脓血也。肺痈脓成则死，然既有脓血，则又宜于吐出。《本草纲目》云："甘草能泻热也。桔梗色白，味苦辛，入肺经，苦以泄之，辛经

113

散之，能开提气血，为舟楫之剂，所以载甘草上升，而使之吐也。"

《金匮发微》：（桔梗汤方，桔梗一两，甘草二两，上以水三升，煮取一升，分温再服，则吐脓血也）。肺为主气之脏，风热壅阻肺窍，吸气不纳，呼气不出，则喘。喘急则欲卧不得，迭被而倚息，证情与但坐不得眠之咳逆上气者相近，但不吐浊耳。壅脓未成，但见胀满，故气机内闭而不顺，此证与支饮不得息者，同为肺满气闭，故宜葶苈大枣泻肺汤，直破肺脏之郁结。用大枣者，恐葶苈猛峻，伤及脾胃也（此与皂荚丸用枣膏汤同法）。

《金匮要略心典》：此条见证，具如前第二条所云，乃肺痈之证也。此病为风热所壅，故以苦梗开之，热聚则成毒，故以甘草解之。而甘倍于苦，其力似乎太缓，意者痈脓已成，正伤毒溃之时，有非峻剂所可排去者，故药不嫌轻耳。后附外台桔梗白散，治证与此正同。方中桔梗、贝母同用，而无甘草之甘缓，且有巴豆之毒热，似亦以毒攻毒之意。然非病盛气实，非峻药不能为功者，不可侥幸一试也。是在审其形之肥瘠，与病之缓急而善其用焉。

桔梗汤方

桔梗一两，甘草二两。

上以水三升，煮取一升，分温再服，则吐脓血也。

《金匮悬解》：咳而胸满振寒者，肺气郁阻，阳为阴闭也。脉数者，肺气不降，金被火刑也。咽干不渴者，咽燥而肺湿也。时出浊唾腥臭者，肺金味辛而气腥，痰涎瘀浊，郁蒸而腐化也。久而痈脓上吐，形如米粥，此为肺痈。桔梗汤，桔梗行瘀而排脓，甘草泄热而保中也。

【评析】

肺壅脓以成，正虚邪实，热毒蓄结，痈脓溃泄，宜宣提肺气而祛邪，用桔梗汤排脓解毒。《本经疏证》："桔梗者，排脓之君药也。"

现代医学在大叶性肺炎、肺脓疡等此类病症中多采用抗生素治疗。

【原文】

肺痈胸胀满，一身面目浮肿，鼻塞清涕出，不闻香臭酸辛，咳逆上气，喘鸣迫塞，葶苈大枣泻肺汤主之。

【注解】

《金匮要略广注》：肺在胸中，痈则胸满为胀，一身面目浮肿者，肺主气，合皮毛，火升气逆也。鼻塞涕出不闻香臭酸辛者，肺开窍于鼻，肺气壅塞。咳逆上气，喘鸣迫塞，总属肺气不利所致。

《金匮要略心典》：肺痈，喘不得卧，肺郁而气逆也。此缘土虚湿旺，浊气痞塞，腐败瘀蒸,肺无降路。葶苈大枣泻肺汤,大枣补脾精而保中气,葶苈破肺壅而排脓秽也。

【评析】

风热内结于胸中阻塞肺气,故胸满胀,肺气失降,不得通调化气,故"一身面目浮肿"。肺气被遏故肺窍"鼻塞",风热内郁迫使肺液上逆,故流"清涕";肺窍鼻塞不利,故鼻不闻香臭酸辛;肺气壅塞,不得肃降与痰饮相逐,故见"咳逆上气,喘鸣迫塞"。风热痰浊壅闭于肺,为邪实气闭证。

《医学源流论》曰:"肺为娇脏,寒热皆所不宜。太寒则邪气凝而不出,太热则火烁金而动血,太润则生痰饮,太燥则耗精液;太泄则汗出而阳虚;太湿则气闭而邪结。"可见肺不但容易受邪,且畏寒、畏热、恶燥、恶湿。肺喜清润而苦温燥,喜轻灵而忌重浊。因此,邪气壅肺之病症,当据邪气之属性因势利导而清除,恢复肺体清虚轻灵之性。

【原文】

上气面浮肿,肩息,其脉浮大,不治,又加利,尤甚。

【注解】

《金匮要略广注》:肺在上,而其气则常下降,所谓地道宜上升,天气宜下济也。咳逆上气,则气逆矣。面浮肿者,气升火载。肩息者,喘息抬肩,此气之上脱也。浮大者,脉暴出而内虚,此气外散也。故不治。加利则脾土更衰,不生肺金,此气之下泄也,故尤甚。

《金匮发微》:肾不纳气,则气上冲,肺气壅塞,则气亦上冲,但"面浮肿",则痿黄而不泽,肩息则气短而不伸,加以浮大之脉,则阳气将从上脱,故曰"不治"。又加下利,则阳脱于上,阴竭于下也,此上气以肺肾两虚而不治者也。

《金匮要略心典》:上气面浮肿,肩息,气但升而不降矣。脉复浮大,则阳有上越之机,脉偏盛者,偏绝也。又加下利,是阴复从下脱矣。阴阳离决,故当不治。肩息、息摇肩也。

《金匮悬解》:咳嗽上气,壅于头面,是以浮肿。喘息肩摇,是谓肩息。其脉浮大者,阳根下绝,此为不治。又加下利,中气败泄,尤为甚也。

【评析】

肾气衰竭,不能摄纳,阳虚气浮,水气上溢。故上气肩息,面目浮肿,脉浮大无根,正虚欲脱预后不良。若再见下利,则阳脱于上,阴竭于下,阴阳离决,脾肾衰败,病情更为垂危。此时,现代医学检查多可见呼吸性酸中毒、肺功能失调的表现,注意危重症的及时救治。

【原文】

上气,喘而躁者,属肺胀,欲作风水,发汗则愈。

【注解】

《金匮要略广注》:《内经·水热穴论》曰:"肾者,至阴也,至阴者,盛水也。肺者,太阴也。……其本在肾,其末在肺,皆积水也。""肾者胃之关也,关门不利,故聚水而从其类也。勇者劳甚,则肾汗出,逢于风,内不得入于脏腑,外不得越于皮肤,客于玄府(汗空也),行于皮里,传为胕肿(胕,脚面也),本之于肾,名曰风水。""故水病肾为胕肿大腹,肺为喘呼不得卧者,标本俱病"也(肾是本,肺是标)。又《评热病论》云:"少气时热,从胸背上至头,汗出,手热,口干苦渴,小便黄,目下肿,腹鸣身重难以行,月事不来,烦不能食,正偃则咳,名曰风水。"又《大奇论》:"肾肝并沉为石水,并浮为风水。"合《内经》观之,肾病水气上逆,因致肺胀,以肺为母,肾为子,因子病而害及于母,所以喘出于肺,躁出于肾也。发汗则愈者肺合皮毛中,汗出,则风水之邪从皮毛中泄去,肺胀自消矣。

《金匮发微》:若夫喘逆而躁疾,则为肺实,而胀为风遏太阳寒水不能外达皮毛之证。欲作风水则为风水未成,盖风水既成,必至一身尽肿,此证独无,故曰发其汗即愈,麻黄加术汤、越婢汤、小青龙汤,俱可随证酌用,此上气以肺实而易愈者也。

《金匮要略心典》:上气喘而躁者,水性润下,风性上行,水为风激,气凑于肺,所谓激而行之,可使在山者也,故曰欲作风水。发汗令风去,则水复其润下之性矣。故愈。

《金匮悬解》:咳嗽上气,喘而躁烦者,此为肺胀而气阻也。气为水母,此欲作风水。以风中皮毛,遏闭肺气,不能调水道而输膀胱也。《素问·五脏生成论》:咳嗽上气,厥在胸中,过在手阳明太阴。手阳明升则化气,手太阴降则化水,咳嗽上气,辛金不降,无以行水,欲作风水之兆也。发汗以泻其皮毛而消肺胀,则愈矣。

【评析】

因风邪外束,水饮内停,肺实胀满,宣降失司,故烦躁气喘。肺气壅闭,不能通调水道,下输膀胱,风遏水阻,水溢肌表,可转为风水。

现代医学肾炎等病症多因感冒诱发,与风水相似,因此,临床中出现风水表现当注意肾炎等,可以检查尿常规、肾功能等鉴别诊断。

【原文】

肺胀,咳而上气,烦躁而喘,脉浮者,心下有水,小青龙加石膏汤主之。

【注解】

《金匮要略广注》:心下有水,则水寒射肺,故致肺胀,而有喘咳烦躁之证。水病脉宜沉,而反浮者,水气泛溢上壅,又心肺居上焦,其脉原属浮也。

小青龙加石膏汤方

麻黄、桂枝、芍药各三两,甘草、干姜各三两,五味子、半夏各半升,细辛三两,石膏二两。

上九味,以水一斗,先煮麻黄,去上沫,纳诸药,煮取三升,强人服一升,羸者减之,日三服,小儿服四合。

龙能变化,施雨水,《经》云:"阳之汗以天地之雨名之,故发汗用大青龙汤,行水用小青龙。"此命名制方之本意也。心下有水,麻黄、桂枝发汗以泄水于外,半夏、干姜、细辛温中,甘草益脾土以制水,加石膏以去烦躁兼能解肌、出汗也。

《金匮发微》:小青龙加石膏汤方

麻黄、芍药、桂枝、细辛、干姜、甘草各三两,五味子、半夏各半升,石膏二两。

上九味,以水一斗,先煮麻黄,去上沫,内诸药,煮取三升,强人服一升,羸者减之,日三服,小儿服四合。

咳而上气,为心下有水,为咳嗽吸引而上冲,不咳之时则其气如平,与咳逆上气之全系燥热不同,前条已详辨之。惟水气所从来,则起于太阳失表,汗液留积胸膈间,暴感则为肺胀,寖久即成痰饮。使其内脏无热,则虽不免于咳,必兼见恶寒之象,惟其里热与水气相抟,乃有喘咳,目如脱状,或喘而并见烦躁。要之脉浮者,当以汗解,浮而大,则里热甚于水气,故用越婢加半夏汤,重用石膏以清里而定喘。脉但浮,则水气甚于里热,故用蠲饮之小青龙汤加石膏以定喘,重用麻桂姜辛,以开表温里,而石膏之剂量独轻,观麻杏石甘之定喘,当可悟二方之旨矣。

《金匮要略心典》:此亦外邪内饮相搏之证,而兼烦躁,则挟有热邪,麻、桂药中,必用石膏,如大青龙之例也。又此条见证,与上条颇同,而心下寒饮则非温药不能开而去之,故不用越婢加半夏,而用小青龙加石膏,温寒并进,水热俱捐,于法尤为密矣。

小青龙加石膏汤方

麻黄、芍药、桂枝、细辛、干姜、甘草各三两,五味、半夏各半升,石膏二两。

上九味,以水一斗,先煮麻黄,去上沫,内诸药,煮取三升。强人服一升,羸者减之,日三服,小儿服四合。

《金匮悬解》:肺胀,咳而上气,烦躁而喘,脉浮者,此心下有水,阻格金火降路,气阻而发喘咳,肺热而生烦躁也。小青龙加石膏汤,甘草、麻、桂,补中气而泻营卫,芍药、半夏,清胆火而降胃逆,姜、辛、五味,下冲气而止咳喘,石膏凉肺蒸而除烦躁也。积水化汗而外泄,诸证自愈矣。

【评析】

外邪内饮相互搏结,故咳嗽上气而喘,饮邪郁久化热则烦躁,脉浮者,表未解。故当解表化饮,清热除烦。方用小青龙汤外解表寒,内化水饮;加石膏清郁热,解烦躁。

【原文】

咳而上气,此为肺胀。其人喘,目如脱状,脉浮大者,越婢加半夏汤主之。

【注解】

《金匮要略广注》:凡人风热外壅,气急咳喘,则口开目瞪,以出逆气,又内热郁闷者,鼻窍闭塞,目珠疼胀溜大,此皆目如脱状之意也。脉浮为风,大为热,治宜疏风清热。

越婢加半夏汤方

麻黄六两,石膏半斤,甘草二两,生姜三两,大枣十五枚,半夏半斤。

上六味,以水六升,先煮麻黄,去上沫,纳诸药,煮取三升,分温三服。

脾运水谷,主为胃行津液,职卑如婢,汤名越婢者,取发越脾气,通行津液之义也。今治肺胀,则麻黄散表邪,石膏清内热,甘草、大枣养正缓邪,半夏、生姜散逆下气也。

《金匮发微》:越婢加半夏汤方

麻黄六两,石膏半斤,生姜三两,大枣十五枚,甘草二两,半夏半升。

上六味,以水六升,先煮麻黄,去上沫,内诸药,煮取三升,分温三服。

《金匮要略心典》:外邪内饮,填塞肺中,为胀为喘,为咳而上气。越婢汤散邪之力多,而蠲饮之力少,故以半夏辅其未逮。不用小青龙者,以脉浮且大,病属阳热,故利辛寒,不利辛热也。目如脱状者,目睛胀突,如欲脱落之状,壅气使然也。

《金匮悬解》:咳而上气,此为肺气胀满,其人喘阻,肺气上冲,目如脱状。脉浮大者,是表邪外束而里气上逆也。越婢加半夏汤,姜、甘、大枣,培土而和中,石膏、麻黄,清金而发表,半夏降逆而下冲也。

【评析】

饮热郁肺,用越婢加半夏汤宣肺泻热,降逆平喘,涤饮下行。方中重用麻黄、石膏辛凉配伍,外解表邪,发越水气以平喘兼清里热,半夏涤饮降逆,甘草大枣和中缓急,生姜辅佐麻黄以解表,和大枣调营卫而安中。

【原文】

咳而上气,喉中水鸡声,射干麻黄汤主之。

【注解】

《金匮要略广注》：射干麻黄汤方

射干三两，麻黄四两，半夏半斤(洗)，细辛、款冬花、紫菀各三两，五味子半斤，生姜四两，大枣七枚。

上九味，以水一斗二升，先煮麻黄两沸，去上沫，内诸药，煮取三升，分温三服。

喉中水鸡声，痰气痛而作声也。麻黄、细辛开壅塞而泄风痰，射干、半夏、紫菀、款冬花皆保肺定喘之药，生姜辛以散之，大枣甘以缓之。李升玺曰：此汤近似小青龙，亦证挟停饮者，以不烦躁，故不如前加石膏。

《金匮发微》：射干麻黄汤方

射干三两，麻黄、生姜各四两，细辛、紫菀、款冬花各三两，大枣七枚，半夏半升，五味子半升。

上九味，以水一斗二升，先煮麻黄两沸，去上沫，内诸药，煮取三升，分温三服。

太阳水气，不能作汗外泄，则留着胸膈而成寒饮，饮邪上冒则为咳。胸有留饮吸入之气不顺，则为上气。呼吸之气引胸膈之水痰出纳喉间，故喉中如水难声，格格而不能止，此固当以温药和之者也。故射干麻黄汤方治，麻黄、细辛、半夏、五味子并同小青龙汤，惟降逆之射干，利水之紫菀(《本草汇》有云："能通小便")，散寒之生姜，止咳之款冬，和中之大枣，则与小青龙汤异。究其所以然，咳而上气之证，究为新病，不似痰饮之为痼疾，及时降气泄水，开肺散寒，尚不至寝成痰饮，外此若细辛之治咳，五味之治气冲，生麻黄之散寒，生半夏之去水，不惟与小青龙汤同，并与苓甘五味姜辛半夏汤同，可以识立方之旨矣。

《金匮要略心典》：咳而上气，肺有邪，则气不降而反逆也。肺中寒饮，上入喉间，为呼吸之气所激，则作声如水鸡。射干、紫菀、款冬降逆气，麻黄、细辛、生姜发邪气，半夏消饮气，而以大枣安中，五味敛肺，恐劫散之药，并伤及其正气也。

射干麻黄汤方

射干三两，麻黄、生姜各四两，细辛、紫菀、款冬花各三两，大枣七枚，半夏半升，五味半升。

上九味，以水一斗二升，先煮麻黄两沸，去上沫，内诸药，煮取三升，分温三服。

《金匮悬解》：风寒外闭，肺气郁阻，逆冲咽喉，泻之不及，以致呼吸堵塞，声如水鸡。此缘阳衰土湿，中气不运，一感外邪，里气愈郁。胃土上逆，肺无降路，而皮毛既阖，不得外泄，是以逆行上窍，冲塞如此。射干麻黄汤，射干、紫菀、款冬、五味、细辛、生姜、半夏，下冲逆而破壅塞，大枣补土而养脾精，麻黄发汗而泻表寒也。此即伤风鮈喘之证。

【评析】

"咳而上气"，因其内有水饮停滞，偶感风寒，内外合邪，肺为寒饮闭塞，肺气不得下降，故"咳而上气"。水饮上逆阻碍呼吸道路，呼吸出入之气触动水饮，痰气搏结，故"喉中水鸡声"。

此类病症多见于喘息性支气管炎、哮喘等，患者痰液清稀，气管呼吸音听诊多粗糙，甚则不用听诊器亦可在喉部听见痰鸣音，小儿更多见。

本方对哮喘、喘息性支气管炎、支气管肺炎、百日咳等病以咳喘喉中痰鸣，咳痰色白为特征者，不论老幼，均有较好疗效。

【原文】

咳逆上气，时时吐浊，但坐不得眠，皂荚丸主之。

【注解】

《金匮要略广注》：皂荚丸方

皂荚八两，刮去皮，用酥炙。

上一味，末之，蜜丸梧子大，以枣膏和汤服三丸。日三，夜一服。

唾浊者，肾不纳气而水泛为痰也。坐不得眠，肺气不降而上壅为逆也。皂荚味辛咸，辛以散肺气，咸以走水气而胜肾邪。枣膏和服，即葶苈大枣泻肺汤之意。

《金匮发微》：皂荚丸方

皂荚八两，刮去皮，酥炙，蜜丸，梧子大，以枣膏和汤服三丸，日三夜一服。

上节云："咳而上气"，是不咳之时，其气未必上冲也。若夫咳逆上气，则喘息而不可止矣。此证惟背拥迭被六七层，尚能垂头而睡，倘迭被较少，则终夜呛咳，所吐之痰，黄浊胶黏。此证予于宣统二年，侍先妣邢太安人病亲见之。先妣平时喜食厚味，又有烟癖，厚味被火气熏灼，因变浊痰，气吸于上，大小便不通，予不得已，自制皂荚丸进之，长女昭华煎枣膏汤，如法昼夜四服，以其不易下咽也，改丸如菉豆大，每服九丸，凡四服，浃晨而大小便通，可以去被安睡矣（后一年，闻晋乡城北朱姓老妇，以此证坐一月而死，可惜也）。

《金匮要略心典》：浊，浊痰也。时时吐浊者，肺中之痰，随上气而时出也。然痰虽出而满不减，则其本有固而不拔之势，不迅而扫之不去也。皂荚味辛入肺，除痰之力最猛，饮以枣膏，安其正也。

皂荚丸方

皂荚八两，刮去皮，酥炙。

上一味，末之，蜜丸梧子大，以枣膏和汤服三丸，日三夜一服。

《金匮悬解》：咳逆上气，时时唾浊，但能坐而不得眠，此肺气之壅闭也。皂荚丸利气而破壅，故能主之。

【评析】

肺气郁闭化热,煎熬津液而成浊痰,壅塞气道,肺失清肃,故"咳逆上气,时时吐浊"。平卧则痰浊壅塞而气逆更甚,故见"但坐不得眠"。

皂荚丸宣壅导滞,利窍涤痰。方用皂荚辛咸温,涤痰利窍,宣壅开闭;以甘缓枣膏和蜜为丸,兼顾脾胃且缓和皂荚峻烈之性。主要用于痰液黏稠难咯出的胶痰。

曹颖甫曰:皂荚丸之功用,能治胶痰,而不能去湿痰。良由皂荚能去积年之油垢,而不能除水气也。然痰饮至于嗽喘不已,中脘必有凝固之痰,故有时亦得取效。惟皂荚灰之作用乃由长女昭华发明。彼自病痰饮,常呕浓厚之痰,因自制而服之。二十年痰饮竟得剗除病根。予服之而效。曹殿光适自芜湖来诊,病情略同,故亦用之而效也。

【原文】

咳而脉浮者,厚朴麻黄汤主之。脉沉者,泽漆汤主之。

【注解】

《金匮要略广注》:厚朴麻黄汤方

厚朴五两,麻黄四两,石膏如鸡子大,杏仁半斤,五味子半斤,半夏半斤,细辛二两,干姜二两,小麦一升。

上九味,以水一斗二升,先煮小麦熟,去滓,纳诸药,煮取三升,温服一升,日三服。

咳者,水寒射肺也。脉浮者,停水而又挟风以鼓之也。麻黄去风、散肺逆,与半夏、细辛、干姜、五味子、石膏同用,即前小青龙加石膏为解表行水之剂也。然土能制水,而地道壅塞,则水亦不行,故用厚朴疏敦阜之土,使脾气健运而水自下泄矣。杏仁下气去逆(《经》云:喘家加厚朴、杏子),小麦入心经,能通火气,以火能生土助脾而共成决水之功也。

泽漆汤方

泽漆三升,东流水五斗,煮取一斗三升,人参、桂枝各三两,半夏半斤,黄芩三两,甘草三两,生姜五两,白前五两,紫参五两。

上九味,㕮咀,纳泽漆汁中,煮取五升,温服五合,至夜尽。

脉沉为水,以泽漆为君者,因其功专于消痰行水也。水性阴寒,桂枝行阳气以导之。然所以停水者,以脾土衰不能制水,肺气逆不能通调水道,故用人参、紫参、白前、甘草补脾顺肺,同为制水利水之坊。黄芩苦以泄之,半夏、生姜辛以散之也(泽漆,即大戟苗也,生时摘叶,有白汁,故以为名。紫参主心腹积聚,散邪爱瘀)。

《金匮发微》:厚朴麻黄汤方

厚朴五两,麻黄四两,石膏如鸡子大,杏仁半升,半夏半升,干姜、细辛各二两,小麦一升,五味子半升。

上九味以水一斗二升，先煮小麦熟，去滓，纳诸药，煮取三升，温服一升，日三服。

泽漆汤方

半夏半升，紫参（一本作紫菀）、生姜、白前各五两，甘草、黄芩、人参、桂枝各三两，泽漆三升（以东流水五斗煮取一斗五升。泽漆即大戟苗，性味功用与大戟相同，今沪上药肆无此药，即用大戟可也）。

上九味，哎咀，内泽漆汤中煮取五升，温服五合，至夜尽。咳而脉浮，水气在胸膈间，病情与痰饮同。咳而脉沉，水气在胁下，病情与痰饮异。惟病原等于痰饮，故厚朴麻黄汤方治，略同小青龙汤，所以去桂枝、芍药、甘草者，桂、芍、甘草为桂枝汤方治，在《伤寒论》中，原所以扶脾阳而泄肌腠，中医所谓脾，即西医所谓胰，在胃底，为吸收小肠水气发舒津液作用，属中焦。此证咳而脉浮，水气留于胸膈，胸中行气发水作用，西医谓之淋巴干，中含乳糜，属上焦。去桂、芍、甘草加厚朴者，正以厚朴祛湿宽胸，能疏达上焦太多之乳糜故也。人体之中，胃本燥热，加以胸膈留饮，遏而愈炽，所以加石膏者，清中脘之热，则肺气之下行者顺也。所以加小麦者，咳则伤肺，饮食入胃，由脾津上输于肺，小麦之益脾精，正所以滋肺阴也（妇人脏燥，悲伤欲哭，用甘、参、大枣。悲伤欲哭，属肺虚，三味皆补脾之药，可为明证也）。此厚朴麻黄汤大旨，以开表蠲饮为主治者也。惟病原异于痰饮，故泽漆汤方治，君行水之泽漆（本草："利大小肠，治大腹水肿。"），而去水之生半夏，利水之紫菀佐之（原作紫参非）。咳在上则肺热不降，故用黄芩以清之，白前以降之。水在下则脾脏有寒，故用生姜以散之，桂枝以达之。水气在下则胃气不濡，故用人参、甘草以益之，此泽漆汤大旨，以祛水肃肺和胃为主治者也。

《金匮要略心典》：此不详见证，而但以脉之浮沉为辨而异其治。按：厚朴麻黄汤与小青龙加石膏汤大同，则散邪蠲饮之力居多。而厚朴辛温，亦能助表，小麦甘平，则同五味敛安正气者也。泽漆汤以泽漆为主，而以白前、黄芩、半夏佐之，则下趋之力较猛，虽生姜、桂枝之辛，亦只为下气降逆之用而已，不能发表也。仲景之意，盖以咳皆肺邪，而脉浮者气多居表，故驱之使从外出为易；脉沉者气多居里，故驱之使从下出为易，亦因势利导之法也。

厚朴麻黄汤方

厚朴五两，麻黄四两，石膏如鸡子大，杏仁半升，半夏六升，干姜、细辛各二两，小麦一升，五味子半升。

上九味，以水一斗二升，先煮小麦熟，去滓，内诸药，煮取三升，温服一升，日三服。

泽漆汤方

半夏半升，泽漆三升，以东流水五斗，煮取一斗五升，紫参、生姜、白前各五两，甘草、黄芩、人参、桂枝各三两。

上九味,㕮咀,内泽漆汤中。煮取五升,温服五合,至夜尽。

《金匮悬解》:咳而脉浮者,其病在上,是表邪外束,里气上逆,肺金郁格而不降也。厚朴麻黄汤,麻黄发表而散寒,石膏、小麦,清金而润燥,朴、杏、姜、辛、半夏、五味,破壅而降逆也。咳而脉沉者,其病在下,是水邪上泛,相火壅阻,肺金伤克而不归也。泽漆汤,人参、甘草,补中而培土,生姜、半夏,降逆而驱浊,紫参、白前,清金而破壅,桂枝、黄芩,疏木而泻火,泽漆决瘀而泻水也。脉法:浮为在表,表有寒邪,故用麻黄。

【评析】

咳而脉浮,为饮邪迫肺,病偏于表而邪留于上,重用厚朴行气宽胸,止咳平喘;咳而脉沉,为水饮内结,上迫于肺,厚朴麻黄汤宣肺化饮,泽漆汤重在逐水通阳。

【原文】

大逆上气,咽喉不利,止逆下气者,麦门冬汤主之。

【注解】

《金匮要略广注》:咽喉,肺系也,即会厌所在,为气之道路。大逆上气,咽喉不利,则肺虚矣。方内补虚益气之品,即所以止逆下气也。

麦门冬汤方

麦门冬七升,人参二两,半夏一升,甘草二两,大枣十二枚,粳米三合。

上六味,以水一斗六升,煮取六升,温服一升,日三,夜一服。

肺主气,大逆上气者,脾土不能生肺金,东垣所谓"脾胃一虚,肺气先绝"是也。人参、甘草、大枣、粳米,同为补土生金之剂,麦冬清润咽喉,半夏解散痰饮,皆所以止逆下气也。

《金匮发微》:麦门冬汤方

麦门冬七升,半夏一升,人参、甘草各二两,粳米三合,大枣十二枚。

上六味,以水一斗二升,煮取六升,温服一升,日三夜一服。

火逆一证,为阳盛劫阴,太阳篇所谓"误下烧针,因致烦燥"之证也。盖此证胃中津液先亏,燥气上逆,伤及肺脏,因见火逆上气。胃中液亏,则咽中燥。肺脏阴伤,则喉中梗塞,咽喉所以不利也。麦门冬汤,麦冬、半夏以润肺而降逆,人参、甘草、粳米、大枣以和胃而增液,而火逆可愈。喻嘉言不知肺胃同治之法,漫增清燥救肺汤,则不读书之过也。

《金匮要略心典》:火热挟饮致逆,为上气,为咽喉不利,与表寒挟饮上逆者悬殊矣。故以麦冬之寒治火逆,半夏之辛治饮气,人参、甘草之甘,以补益中气。盖从外来者,其气多实,故以攻发为急;从内生者,其气多虚,则以补养为主也。

麦门冬汤方

麦门冬七升，半夏一升，人参、甘草各二两，粳米三合，大枣十二枚。

上六味，以水一斗二升。煮取六升，温服一升。日三夜一服。

《金匮悬解》：土虚胃逆，相火莫降，刑克辛金，肺气逆冲，上窍壅塞，故火逆上气，咽喉不利。麦门冬汤，甘、枣、参、粳，补中而化气，麦冬、半夏，清金而降逆也。

【评析】

肺胃津伤，火逆上气。根据《内经》"高者抑之"的原则，仲景立滋阴清热，止火逆，降肺气之法以治之。

方中重用七升麦门冬润肺养胃，并清虚热，仅用一升半夏降逆下气，化其痰涎，其性虽辛温，但与大量麦门冬配伍则其燥被制，且麦门冬得半夏则滋而不腻，两药配伍，相反相成。人参、大枣、甘草、粳米补胃气以滋肺，取补土生津之意，使脾胃气旺，水谷精微上注于肺，加半夏降逆开结祛痰。

临床报道，用麦门冬汤加减治疗慢性支气管炎、支气管扩张、慢性咽喉炎、矽肺、肺结核等属肺胃阴虚，气火上逆者。亦治胃及十二指肠溃疡、慢性萎缩性胃炎等属胃阴不足，气逆呕吐者，均取得了一定的疗效。但是临床应用本方必须坚持中医的辩证论治原则，必须抓住燥热、气逆是麦门冬汤治证的本质和临床表现特点，不可只根据病名应用。

第八章　奔豚气病脉证治第八

【原文】

师曰:病有奔豚,有吐脓,有惊怖,有火邪,此四部病,皆从惊发得之。

【注解】

《金匮要略广注》:《内经》云:"肝病发惊骇。"(肝藏魂,魂摇则惊)。又云:脾移热于肝为惊衄。又"二阳一阴病主惊骇"(二阳,胃也。一阴,肝也)。又"阳明终者,善惊"。又胃病,闻木音则惕然而惊。(胃,土也。闻木音惊者,土恶木也。)由是观之,则心、肝、脾、胃,皆有所惊也。今以奔豚从惊发得者言之,《伤寒论》云:"太阳伤寒者,加温针必惊也。"盖心主血,汗者心之液,烧针发汗,则损阴血、而惊动心气,肾邪因心虚而上凌,发为奔豚,(水克火也)则因惊以致奔豚。此惊发之属于心者也。以吐脓从惊发得者言之,胃为水谷之海,惊则饮食停滞,气血不行,蓄而为热,内不能容,外无所泄,于是腐化为脓。病胃脘痛而吐脓血者有之(呕吐出于胃),则因惊而惊怖不已。此惊发之亦属于心者也。以火邪从惊发得者言之,《经》云:"诸病惊骇,皆属于火。"心恶热,火动则心惕不宁。又,相火寄在肝胆,肝多惊,木旺则心火愈炎(肝属木)。如小儿热剧者,其受惊必多;发搐者,则火弥炽,则因惊致火邪。此惊发之属于心,而亦属于肝胆者也。此病情宜细审也。

《金匮发微》:此一节,因奔豚起于惊发而连类以及他证。吐脓为肺痈,桔梗甘草汤证也(见上篇),误列百合狐惑篇之赤小豆当归散,肠痈方治,亦可用之。火邪有太阳阳热,以火熏下陷胞中,围脓血者,仲师未出方治,窃意当用桃核承气汤以下之。亦有太阳寒水,因灸而陷下焦,邪无从出,腰以下重而痹者,俟其阳气渐复,乃能汗出而解(并见太阳篇),独惊怖一证未见。"太阳病加温针必惊","火劫亡阳则为惊狂",此本桂枝去芍药加蜀漆、龙骨、牡蛎证,予谓暴感非常而病惊怖者,病情正与此同。所以然者,以二证并有热痰上窜脑部故也。特无太阳表证者,但用蜀漆、龙骨、牡蛎已足,仲师以其与奔豚同出一原,故类举之耳。

《金匮要略心典》:奔豚具如下文。吐脓有咳与呕之别,其从惊得之旨未详。惊怖即惊恐,盖病从惊得,而惊气即为病气也。火邪见后惊悸部,及《伤寒》太阳篇,云太阳病,以火熏之,不得汗,其人必躁,到经不解,必圊血,名为火邪,然未尝云从惊发也,《惊悸》篇云。火邪者,桂枝去芍药加蜀漆牡蛎龙骨救逆汤主之,此亦是因火邪而发惊,非因惊而发火邪也。即后奔豚证治三条,亦不必定从惊恐而得,盖是证有杂病伤寒之异,从惊恐得者,杂病也;从发汗及烧针被寒者,伤寒也。其吐脓火邪二病,仲景必别有谓,姑阙之以俟知者。或云东方肝木,其病发惊骇,四部病皆以肝为主,奔豚、惊怖,皆肝自病,奔豚因惊而发病,惊怖即惊以为病也。吐脓者,肝移热于胃,胃受热而生痈脓也。火邪者,木中有火,因惊而发,发则不特自燔,且及他脏也,亦通。

【评析】

(1)本条明确指出由惊这类情志刺激性因素可引起奔豚、吐脓、惊怖、火邪。且惊则气乱,神无所归,虑无所定;恐则气下,气不行矣;惊则伤心,恐则伤肾;而肝主疏泄条达,气乱则肝的疏泄功能失常;进而心、肾、肝的脏腑失调,发为此类病。

(2)在当今社会,人们生活压力越来越大,精神焦虑和情绪抑郁很多,不只是惊吓可以造成奔豚气和惊怖,七情失常也可以诱发。

(3)虽然生活水平逐渐提高,但实际上饮食习惯却愈发不健康,过食肥甘厚腻造成痰饮积聚体内,加上情绪易躁易怒,肝郁化火,易发吐脓及火邪。

【原文】

师曰:奔豚病从少腹起,上冲咽喉,发作欲死,复还止,皆从惊恐得之。

【注解】

《金匮要略广注》:王肯堂曰:《内经》无有称惊怖者,始于《金匮要略》。奔豚条云:"有惊怖",又云惊恐,由是见惊怖即惊恐。盖怖,俱也。恐亦俱也,于义且同。然惊因触于外事,内动其心,心动则神摇;恐因惑于外事,内歉其志,志歉则精却。故《内经》谓"惊则心无所依,神无所归,虑无所定,故气乱矣。恐则精却,则上焦闭,闭则无气以还,则下焦胀,故气不行矣。此惊与恐之所由分也。"(奔豚从惊恐得之,解见前)。张子和云:惊者,为自不知故也。恐者,为自知也。盖惊者,闻响即惊;恐者自知,如人将捕之状,及不能独自坐卧,必有人伴侣,方不恐惧。或夜无灯烛,则亦恐惧是也。

《金匮要略心典》:前云惊发,此兼言恐者,肾伤于恐,而奔豚为肾病也。豚,水畜也;肾,水脏也。肾气内动,上冲胸喉,如豕之突,故名奔豚。亦有从肝病得者,以肾肝同处下焦,而其气并善上逆也。

《金匮悬解》:《难经》:肾之积,名曰奔豚,发于少腹,上至心下,若豚状,或上或下无时。《伤寒·霍乱》理中丸加减：若脐上筑者，肾气动也。《伤寒》：脐下悸者，必发奔豚。其实根原于肾而病发于肝，非纯为肾家之邪也。病从少腹而起，上于胸膈而冲于咽喉，喘呼闭塞，七窍火生。木气奔腾，势如惊豚，若胁，若腹，若心，若头，诸处皆痛，发作欲死，凶恶非常。及其气衰而还，诸证乃止。其原皆从惊恐得之。盖五脏之志，肾主恐而肝主惊，惊则气乱，恐则气下。惊恐之时，肝肾之气，乱其生发之常，而为沦落之势。生气殒堕，陷于重渊，日月积累，渐成硬块。《难经》以为肾积，究竟是木陷于水，而成积聚也。其结于少腹，坚硬不移者，奔豚之本。其冲于咽喉，奔突不安者，奔豚之标。其标不无燥热，而其本则全是湿寒。以少阳甲木下行，而温癸水，水暖木荣，则胆壮而不生惊恐，甲木拔根，相火升泄，胆肝皆寒，则惊恐作焉。人之仓卒惊恐，而振栗战摇者，水澌而胆寒也。

【评析】

(1)正如上条所诉，惊恐可引起奔豚气。奔豚气的症状表现为自觉有气从少腹向上冲逆至咽喉部，发作时起病急，病情重，痛苦甚至有濒临死亡感，发作后可消退，最终恢复如常人。如《诸病源候论》所言："若惊恐则伤神，心藏神也；忧思则伤志，肾藏志也。神志伤动，气积于肾，而气下上游走，如豚之奔，故曰奔豚。"

(2)现在临床上有很多中年女性有心身疾病，多半是由家庭和社会因素造成，这是奔豚气的主体人群。我们要多从心理疏导的方向来引导调节她们的情志，多和其家属沟通，增强治疗效果。

【原文】

奔豚，气上冲胸，腹痛，往来寒热，奔豚汤主之。

【注解】

《金匮要略广注》：奔豚者，阴气上攻，故冲胸腹痛也。往来寒热，邪正相搏也。心气虚，则奔豚肾邪得而凌之。芎劳辛以行气，当归温以和血，芍药酸以敛阴，配甘草又止腹痛，皆所以助行气，使不上冲也。甘草甘以缓之，李根白皮以苦辛，止心烦逆气，生葛发散寒热，黄芩苦以降逆，半夏、生姜辛以散逆也。李玮西曰：奔豚加桂枝宜也，此用黄芩凉剂，何欤？不知往来寒热，尚有半表半里症在。黄芩与半夏、甘草、生姜同用，即小柴胡汤例也。芎劳入肝经，散寒热，与用柴胡无异。

《金匮发微》：奔豚之病，少腹有块坟起，发作从下上冲，或一块，或二三块，大小不等，或并而为一。方其上冲，气促而痛，及其下行，其块仍留少腹，气平而痛亦定。但仲师言从惊恐得之，最为精确，与《难经》所云："从季冬壬癸日得之者"，奚啻郑昭宋聋之别。予尝治平姓妇，其人新产，会有仇家到门寻衅，毁物漫骂，恶声达户外，妇大惊怖，嗣是少腹即有一块,数日后,大小二块,时上时下,腹中剧痛不可忍,日暮即有寒热,予初投以炮姜、熟附、当归、川芎、白芍,二剂稍愈,后投以奔豚汤二剂而消,惟李根白皮,为药肆所无,其人于谢姓园中得之,竟得痊可,盖亦有天幸焉。

《金匮要略心典》:此奔豚气之发于肝邪者,往来寒热,肝脏有邪,而气通于少阳也。肝欲散,以姜、夏、生葛散之;肝苦急,以甘草缓之;芎、归、芍药理其血;黄芩、李根下其气。桂、苓为奔豚主药,而不用者,病不由肾发也。

《金匮悬解》:奔豚之发,木胜而土败也。木邪奔发,气上冲胸,脾土被贼,是以腹痛,肝胆同气,木气上冲,胆木不得下行,经气郁迫,故往来寒热。以少阳之经,居半表半里之间,表阳里阴,迭为胜负,则见寒热之往来。厥阴,风木之气,风动血耗,木郁热发。奔豚汤,甘草补土而缓中,生姜、半夏,降胸膈之冲逆,黄芩、生葛,清胆胃之郁热,芎、归、芍药,疏木而润风燥,李根白皮清肝而下奔气也。

【评析】

(1)本条论述了肝郁化热的奔豚气的特征,肝气郁结,气随冲脉上逆,故气上冲胸;肝郁气滞故腹痛;肝胆互为表里,少阳病则往来寒热。

(2)奔豚汤为甘草、川芎、当归各二两,半夏四两,黄芩二两,生葛五两,芍药二两,生姜四两,甘李根白皮一升。据《名医别录》记载:"李根皮,大寒。主消渴,止心烦,逆奔气。"奔豚汤养血平肝,和胃降逆,我们在临床上要辨病性病位,随证治之,对症下药,方可取得好的疗效。

【原文】

发汗后,烧针令其汗,针处被寒,核起而赤者,必发奔豚,气从小腹上至心,灸其核上各一壮,与桂枝加桂汤主之。

桂枝加桂汤方

桂枝五两,芍药三两,甘草二两(炙),生姜三两,大枣十二枚。

上五味,以水七升,微火煮取三升,去滓,温服一升。

【注解】

《金匮要略广注》:汗者,心之液。汗后又加烧针,则损阴血而惊心气。心虚,则肾气凌心而上逆,发为奔豚。因针处被寒,先灸核上以散寒。芍药养阴,生姜散邪,桂枝导引阳气,以泄肾邪,甘草、大枣,补土以克水也。

《金匮发微》:《伤寒论》此节发端,无"发汗后"三字,盖衍文也。烧针令发汗,本桂枝汤证,先服桂枝汤不解,刺风池、风府,却与桂枝汤则愈之证,乃针后不用桂枝汤,风邪未能外泄,寒气乘虚而闭针孔。夫风池本少阳之穴,风府以督脉之穴而属少阴,二穴为寒邪所遏,则少阳抗热,挟少阴冲气,一时暴奔而上,此所以针处核起而赤,必发奔豚也。故仲师救逆之法先灸核上,与桂枝加桂汤,比即先刺风池、风府,却与桂枝汤之成例,所以汗而泄之,不令气机闭塞,吸而上冲也。

《金匮要略心典》:此肾气乘外寒而动,发为奔豚者。发汗后烧针复汗,阳气重伤,于是外寒从针孔而入通于肾,肾气乘外寒而上冲于心,故须灸其核上,以杜再入之邪,而以桂枝汤外解寒邪,加桂内泄肾气也。

《金匮悬解》:此段见《伤寒·太阳》。伤寒,烧针发汗,汗后阳虚脾陷,木气不舒。一被外寒,闭其针孔,风木郁动,必发奔豚,若气从少腹上冲心胸,便是奔豚发矣,宜灸其核上各一壮,以散外寒,即以桂枝加桂汤,疏风木而降奔冲也。

【评析】

(1)本条论述了心阳虚奔豚气的证治。发汗后用烧针再次发汗,针处再加以外寒,进而寒气从腠理而入,气血凝滞于腠理肌表,故核起而赤,是因为强行发汗后心阳虚损,下焦寒气上犯心胸,发为奔豚。

(2)奔豚气治宜桂枝加桂汤。桂枝汤重用桂枝通心阳平冲降逆,配甘草、生姜、大枣温通心阳,压制下焦虚寒之气,芍药破阴结利水气,诸药合用,温通心阳,平冲降逆。

【原文】

发汗后,脐下悸者,欲作奔豚,茯苓桂枝甘草大枣汤主之。

茯苓桂枝甘草大枣汤方

茯苓半斤,桂枝四两,甘草二两(炙),大枣十五枚。

上四味,以甘澜水一斗,先煮茯苓,减二升,内诸药,煮取三升,去滓,温服一升,日三服。(甘澜水法:取水二斗,置大盆内,以杓扬之,水上有珠子五六千颗相逐,取用之。)

【注解】

《金匮要略广注》:汗多亡阳,汗后脐下悸者,阳气虚而肾邪上逆。脐下为肾气发源之地也,茯苓泄水以伐肾邪,桂枝行阳以散逆气,甘草大枣甘温,助脾土以平肾水。煎用甘澜水者,扬之无力,全无水性,取其不助肾邪也(肾属水)。李升玺曰:合二方观之,前因烧针发汗,阴阳两虚,故用桂枝加桂行阳,芍药养阴,此不加烧针,但亡阳耳,不伤阴分,故不用芍药养阴也。

《金匮发微》:发汗则伤阳,阳虚而水气上凌,则脐下悸,欲作奔豚者,不过水气为浮阳吸引,而非实有癥瘕也。故仲师苓桂甘枣汤方治,用茯苓以抑水,桂枝以通阳,甘草、大枣培中气而厚提防,使水邪不得上僭,后煎以甘澜水,扬之至轻,使不助水邪之上僭,脐下之悸平,奔豚可以不作矣。

《金匮要略心典》:此发汗后心气不足,而后肾气乘之,发为奔豚者。脐下先悸,此其兆也。桂枝能伐肾邪,茯苓能泄水气。然欲治其水,必益其土,故又以甘草、大枣补其脾气。甘澜水者,扬之令轻,使不益肾邪也。

《金匮悬解》:汗亡血中温气,木郁风动,摇荡不宁。则生振悸,轻则枝叶振惕而悸在心下,重则根本撼摇而悸在脐间。若脐下悸生,则奔豚欲作矣。苓桂甘枣汤,茯苓、桂枝,泻癸水而疏乙木,甘草、大枣,补脾精而滋肝血也。

【评析】

本条论述心阳虚欲做奔豚气的证治。心阳下蛰肾故气化蒸腾得司,水气上升,心火得调节,水火相济。若发汗后脐下悸,是因为心阳受损,肾水不温,水气停于下焦,上虚而气欲上冲,故脐下动如奔豚气欲发作。病机为心阳不足,下焦寒饮欲动,治宜温通心阳,化气行水,方用茯苓桂枝甘草大枣汤。

第九章　胸痹心痛短气病脉证治第九

【原文】

师曰:夫脉当取太过不及,阳微阴弦,即胸痹而痛,所以然者,责其极虚也。今阳虚知在上焦,所以胸痹、心痛者,以其阴弦故也。

【注解】

《金匮发微》:诊病者之脉,阳有余,阴不足,则为发热自汗之中风,以阳有余而阴不足也。故其脉右浮而左弱。阳不足阴有余,则为胸膈引痛之胸痹,故其脉右微而左弦。营弱而卫强,故脉有太过不及,阳虚而阴盛,故脉亦有太过不及。胸痹之证,阳气虚于上,而阴寒乘之之证也。阳气主上,阳脉微,故知在上焦(上焦在胸中,西医谓之淋巴干,为发抒水液之总机,微管中并有乳糜,乳糜停阻,则凝结而痛)。心之部位在胸中,故曰胸痹心痛,与心中坚痞在心中,俱为仲师失辞。脉弦为有水,为阴寒,水气与寒并结胸中,故痛,是可于左脉沉弦决之。

《金匮要略心典》:阳微,阳不足也;阴弦,阴太过也。阳主开,阴主闭,阳虚而阴干之,即胸痹而痛。痹者,闭也。夫上焦为阳之位,而微脉为虚之甚,故曰责其极虚。以虚阳而受阴邪之击,故为心痛。

《金匮悬解》:诊脉当取其太过不及,以定虚实。寸为阳,尺为阴,寸旺于尺,人之常也,寸微是阳虚于上,尺弦是阴盛于下。弦为肝脉,应见于左关,尺弦者,水寒不能生木,木郁于水而不升也。不升则脾必陷,肝脾所以升清阳,肝脾郁陷,清阳不升,是寸之所以微也。阳不敌阴,则阴邪上犯,浊气填塞,是以胸痹。宫城逼窄,是以心痛。所以然者,责其上焦之清阳极虚也。阳在上,今寸微阳虚,因知病在上焦。其上焦所以胸痹而心痛者,以其尺脉之弦。阴盛而侵微阳,上凌清位,窒塞而不开,冲击而不宁也。此脉之不及而病虚者。

【评析】

"阳微"为上焦阳气不足。胸阳不振之征;"阴弦"为阴寒太盛,水饮内停之象。两者并见,则上焦阳虚,阴邪上乘,邪正相搏,壅塞胸位,阳气不通,气滞血瘀,则胸痹心痛。

【原文】

平人无寒热,短气不足以息者,实也。

【注解】

《金匮要略广注》:寒热者,表症也,病人短气,有寒热,则邪尚在表,非里实也。若平人无寒热,则外无表症;而短气不足息,此为里实,以邪气填塞胸中,即胸痹是也。然观后数节,胸痹短气,如括蒌、薤白、茯苓、杏仁、桔枳姜汤之类,皆用辛散下气之药,以邪在上焦气分,非如伤寒、阳明证热邪入府,用承气汤下之之实也。(伤寒喘而胸满者,不可下。)然首节云责其极虚,此又何以云实?不知《经》云"邪之所凑,其气必虚,留而不去,其病为实"是也。按短气与少气有辨,少气者,气少不足于言,《内经》云:"言而微,终日乃复言者,此夺气"是也。短气者,气短不能相续,似喘非喘,若有气上冲,而实非气上冲,故似喘而不摇肩,似呻吟而无痛是也。李升玺曰:观首节"上焦阳虚"句,则短气亦有属虚者,须分初病、能食、脉有力,为实;久病、不能食、脉无力,为虚。此又不可不辨也。

《金匮发微》:其人素无他病,忽然肺窍气短,而呼吸不顺,非留饮阻于膈上,即宿食留于中脘,与胸痹之阴寒上僭者不同,法当蠲饮导滞,仲师以其与胸痹相似而举之,使人知虚实之辨也。

《金匮要略心典》:平人,素无疾之人也;无寒热,无新邪也。而乃短气不足以息,当是里气暴实,或痰,或食,或饮,碍其升降之气而然。盖短气有从素虚宿疾而来者,有从新邪暴遏而得者,二端并否,其为里实无疑,此审因察病之法也。

《金匮悬解》:若夫平人外无寒热之表证,忽而短气不足以息者,此必隧道壅塞而不通,或有宿物阻格而不达,是实证也。实则宜泻,当以行瘀开闭之方,除旧布新之法,排决菀陈,则气降而息顺矣。此脉之太过而病实者。

【评析】

本条提示短气也有属实证者,与上条胸痹心痛的短气属虚中夹实者不同。

【原文】

胸痹之病,喘息咳唾,胸背痛,短气,寸口脉沉而迟,关上小紧数,栝蒌薤白白酒汤主之。

栝蒌薤白白酒汤方

栝蒌一枚(捣),薤白半斤,白酒七升。

上三味同煮,取二升,分温再服。

【注解】

《金匮要略广注》：痹在胸中，气道窒碍，故喘息、咳唾、短气也。胸背痛者，背为阳，胸中阳气虚，则其背亦虚，寒邪外彻，故牵引而痛也。寸脉主上焦，脉沉而迟者，《经》云沉为在里，迟为在脏也。胸痹为阳虚，关脉小者，阳气不充，又紧则为寒，数则为虚也。薤白辛而滑，能散结气。栝蒌甘而润，能荡涤胸中垢腻。痰饮不用洌酒，而用白酒者，虚人饮洌酒，力不能胜，多致气逆而喘。今胸痹短气，不可再令气喘，故但用白酒，取其通行痹气足矣。《内经》所谓"气薄则发泄，厚则发热，味厚则泄，薄则通"是也。李时珍曰："仲景治胸痹及结胸症皆用栝蒌实，取其甘寒不犯胃气，能降上焦之火，使痰气下降也。"成无己云："栝蒌泄热。"盖不尝其味厚不苦，随文傅会耳。

《金匮发微》：凡人劳力则伤阳，耐夜则寒袭，然而采芙蓉膏泽，一榻明灯；冒城郭星霜，五更寒析，卒不病此者，盖以卧者，阳不散；行者，阳独张也。惟劳力伛偻之人，往往病此。予向者在同仁辅元堂亲见之，病者但言胸背痛，脉之沉而涩，尺至关上紧，虽无喘息咳吐，其为胸痹，则确然无疑，问其业，则为缝工，问其病因，则为寒夜伛偻制裘，裘成稍觉胸闷，久乃作痛，予即书栝蒌薤白白酒汤授之。方用栝蒌五钱，薤白三钱，高粱酒一小杯，二剂而痛止。翌日复有胸痛者求诊，右脉沉迟，左脉弦急，气短，问其业，则亦缝工，其业同其病同，脉则大同而小异，予授以前方，亦二剂而瘥。盖伛偻则胸膈气凝，用力则背毛汗泄，阳气虚而阴气从之也。惟本条所举喘息咳唾，所见二证皆无之，当移后节不得卧上，为其兼有痰饮也。

《金匮要略心典》：胸中阳也，而反痹，则阳不用矣，阳不用，则气之上下不相顺接，前后不能贯通，而喘息、咳唾、胸背痛、短气等证见矣。更审其脉，寸口亦阳也，而沉迟，则等于微矣，关上小紧，亦阴弦之意，而反数者，阳气失位，阴反得而主之，《易》所谓阴凝于阳，《书》所谓牝鸡之晨也，是当以通胸中之阳为主。薤白、白酒，辛以开痹，温以行阳；栝蒌实者，以阳痹之处，必有痰浊阻其间耳。

《金匮悬解》：胸痹之病，凡喘息咳唾，即胸背疼痛，短气喘促，寸口之脉沉而迟，关上之脉小而紧数，是中气不运，浊阴上逆，气道痞塞而不通也。栝蒌薤白白酒汤，栝蒌涤瘀而清烦，薤白、白酒，开壅而决塞也。

【评析】

本条为胸阳不振，寒痰闭阻，阳微阴弦，阳虚邪闭。予以栝蒌薤白白酒汤通阳散结，豁痰下气。方中栝蒌苦寒滑润，能"开胸中痰结"，薤白辛温通阳豁痰下气。白酒为辛温，开痹行阳。三药合用，能畅通胸中阳气，消散阴气，使胸痹自愈。

【原文】

胸痹不得卧，心痛彻背者，栝蒌薤白半夏汤主之。

栝蒌薤白半夏汤方

栝蒌实一枚，薤白三两，半夏半升，白酒一斗。

上四味同煮，取四升，温服一升，日三服。

【注解】

《金匮要略广注》：胸痹阳虚气逆，故不得卧也。心痛彻背，寒气相引也。（解见前节。）伤寒结胸病。二三日，不能卧，但欲起，心下必结，脉微弱者，此本有寒分也。夫胸痹、结胸，名虽不同，而俱不得卧。总之，邪在胸中。胸痹为阳虚，即结胸之有寒分也；结胸有寒分，即胸痹之阳虚也。二证正可互相发明。此前汤加半夏，为辛以散结之意。然《甲乙经》用半夏治夜不眠，义本《灵枢》。盖不得卧者，阴阳之气不通于内外也。经脉以太阳为开，阳明为阖，少阳为枢。半夏入少阳经。为转运枢机之剂，使阴阳既通，其卧立至，此半夏治不得卧之精义也。按仲景小陷胸汤，治小结胸症，用半夏、栝蒌实，今治胸痹亦用此二药。但彼因里虚热入，故佐黄连，此因上焦阳虚，故用薤白、白酒以行阳气也。

《金匮发微》：咳而上气，时吐浊，但从不得眠，与此证不得卧相似，惟不见黄厚胶痰，则非皂荚丸证可知。咳逆倚息不得卧为风寒外阻，吸起痰饮，与此证不得卧同，而心痛彻背为独异，则非小青龙汤证可知。夫肺与皮毛，束于表寒，则寖成留饮，甚至倚息不得卧，惟胸背痛为胸痹的证，固当从本证论治，特于前方加生半夏以蠲饮，所以别于前证也。

《金匮要略心典》：胸痹不得卧，是肺气上而不下也；心痛彻背，是心气塞而不和也，其痹为尤甚矣。所以然者，有痰饮以为之援也，故于胸痹药中，加半夏以逐痰饮。

《金匮悬解》：胸痹不得眠卧，心痛彻背者，是阴邪上填，冲逼心宫，而胸膈痹塞，气无前降之路，膈上莫容，是以后冲于脊背也。栝蒌薤白半夏汤，栝蒌涤瘀而清烦，薤白、白酒、半夏，破壅而降逆也。

【评析】

胸痹病，今见不得平卧，心痛彻背，为痰浊壅盛，闭塞心肺，肺气不降，胸阳被阻，不达于背部所致。故在栝蒌薤白白酒汤中加半夏以化痰降逆。

【原文】

胸痹心中痞，留气结在胸，胸满，胁下逆抢心，枳实薤白桂枝汤主之，人参汤亦主之。

枳实薤白桂枝汤方

枳实四枚,薤白半斤,桂枝一两,厚朴四两,栝蒌实一枚(捣)。

上五味。以水五升,先煮枳实,厚朴,取二升,内诸药,煮数沸,分温三服。

人参汤方

人参、白术、甘草、干姜各三两。

上四味,以水八升,煮取三升,温服一升,日三服。

【注解】

《金匮要略广注》:心,君主也。心痞胸满,则主衰不得令。肝经相火,窃君火以行权,故胁下逆抢心(相火寄在肝胆,肝经循胁里)。然相火盛而水旺,则用枳实、薤白、桂枝汤以平之。心主衰而阳虚,用人参汤温补之可也。枳实、厚朴,所以去痞泄满,薤白辛以散之。胁下逆抢心者,肝邪也,肝属木,木得桂而枯,故用桂枝伐肝。此即理中汤也、人参、白术补虚,甘草和中,干姜温中行气,此养正邪自消也。

《金匮发微》:寒缚于表,而肺气内停,清阳之位固已为阴霾所据,日久遂变痰涎,痰积于上,故胸中痞气,留积不散。胸中为上焦,发水行气之道路,下焦水道,由肾下接膀胱,肾膀并在胁下,胸中阻塞,胁下水气为阴霾所吸,乃从胁下逆行,冲迫心下。尝见土润溽暑之时,云阴昼晦,地中水气,为在上蒸气吸引,暴奔于上,俗名挂龙。自非雷以动之,风以散之,雨以降之,安在于顷刻之间,俾天光下济。枳实、栝蒌实达痰下行,譬之雨;薤白通阳,譬之雷;厚朴燥湿,譬之风,而胸中阴霾之气乃一泄无余矣。上无所引,则下无所吸,但得胸满一去,而胁下逆抢自定。至于人参汤一方,乃服汤后调摄之方,而非胸痹正治,明者辨之。

《金匮要略心典》:心中痞气,气痹而成痞也,胁下逆抢心,气逆不降,将为中之害也。是宜急通其痞结之气,否则速复其不振之阳,盖去邪之实,即以安正;养阳之虚,即以逐阴,是在审其病之久暂,与气之虚实而决之。

《金匮悬解》:胸痹,心中痞塞,浊气留结在胸,胸膈壅闷,胁下气逆,上抢于心,是皆胆胃逆升,浊阴不降之故也。枳实薤白桂枝汤,枳、朴、薤白,破壅塞而消痹结,栝蒌、桂枝,涤浊瘀而下冲气也。人参汤,参、术,燥土而益气,姜、甘,温中而缓急,亦主治之。

【评析】

胸阳不振,阴邪乘之。气滞不通,则见心下痞,胸满,胁下逆抢心,为实证。应祛邪以扶正,治用枳实薤白桂枝汤通阳开结,下气除满。若胸中阳微,中气虚寒,则可见四肢不温,倦怠少气,舌质淡,脉细弱,属虚证,治用人参汤补中助阳。

【原文】

胸痹,胸中气塞,短气,茯苓杏仁甘草汤主之,橘枳姜汤亦主之。

茯苓杏仁甘草汤方

茯苓三两,杏仁五十个,甘草一两。

上三味,以水一斗,煮取五升,温服一升,日三服。不差更服。

橘枳姜汤方

橘皮一斤,枳实三两,生姜半斤。

上三味,以水五升,煮取二升,分温再服。

【注解】

《金匮要略广注》:肺主气,其脉起于中焦,正当胸中部分,胸痹气塞短气,则肺气不利矣。茯苓杏仁甘草汤,下气和中,桔枳姜汤,亦宽胸利气,行阳散逆之剂也。

《金匮发微》:胸中气塞,其源有二,一由水停伤气,一由湿痰阻气。水停伤气,以利水为主,而用茯苓为君,佐杏仁以开肺,甘草以和中,而气自顺。湿痰阻气,以疏气为主,而君橘皮、枳实以祛痰,生姜以散寒,而气自畅,证固寻常,方亦平近,初无深意者也。

《金匮要略心典》:此亦气闭、气逆之证,视前条为稍缓矣。二方皆下气散结之剂,而有甘淡苦辛之异,亦在酌其强弱而用之。

《金匮悬解》:胸痹,胸中气塞,短气,是土湿胃逆,浊气痞塞,肺无降路,是以短气。肺气埋塞,则津液凝瘀,而化痰涎。茯苓杏仁甘草汤,杏仁利气而破壅,苓、甘,补土而泻湿也。橘枳生姜汤,橘皮破凝而开郁,枳、姜,泻满而降浊也。

【评析】

若以"胸中气塞"为主,兼有短气,说明胸胃兼有积气,水津不得下行,为气甚于饮,治当利气为主,故用橘枳姜汤以利气散饮。若以"短气"为主,兼有气塞,为胸中先有积水,水甚于气,治当以利水为主,故用茯苓杏仁甘草汤以利水宣肺。

【原文】

胸痹缓急者,薏苡附子散主之。

薏苡附子散方

薏苡仁十五两,大附子十枚(炮)。

上二味,杵为散,服方寸匕,日三服。

【注解】

《金匮要略广注》:胸痹者,中气虚寒痞塞所致。缓急者,或缓而痛暂止,或急而痛复作也。薏苡仁入脾以和中,入肺而利器。附子温中行阳,为散服,则其效更速矣。

《金匮发微》:胸痹缓急,仲师以薏苡附子散为主治之方。薏苡祛湿,附子散寒,此固尽人能言之,但"缓急"二字,毕竟当作何解,病状未知而妄议方治,恐亦误人不浅也。盖胸为太阳出入之道路,湿痹则痛,平时痛缓,遇寒则痛急,故谓之缓急,方用薏苡以祛湿,大附子以散寒,欲药力之厚,故散而服之,病不可以急攻,故缓而进之。方中薏苡用至十五两,大附子十枚,以今权量计,大附子每枚当得一两半,则十枚亦得十五两矣,谁谓古今权量之不同耶。

《金匮要略心典》:阳气者,精则养神,柔则养筋。阳痹不用,则筋失养而或缓或急,所谓大筋软短,小筋弛长者是也。故以薏苡仁舒筋脉,附子通阳痹。

《金匮悬解》:胸痹缓急者,水土湿寒,浊阴上逆,肺气郁阻,胸膈闭塞。证有缓急不同,而总属湿寒。薏苡附子散,薏苡泻湿而降浊,附子驱寒而破壅也。

【评析】

胸痹之病,有时缓解,有时加剧,此为胸阳不足,寒湿乘袭所致。阳虚盛,寒湿盛,则痛剧,阳气伸,寒湿减,则痛缓。阴邪与阳气相争,故胸痛时缓时急。用薏苡附子散温阳散寒,除湿宣痹。

【原文】

心中痞,诸逆,心悬痛,桂枝生姜枳实汤主之。

桂枝生姜枳实汤方

桂枝、生姜各三两,枳实五枚。

上三味,以水六升,煮取三升,分温三服。

【注解】

《金匮要略广注》:《灵枢》:肾脉从肺出络心,心如悬,若饥状,此肾病也。盖心居上,而火欲其下降;肾居下,而水欲其上升,为水火既济。心中痞,则心火不下降,肾水亦不上升,是为心肾不交,故诸气上逆,心悬痛(虚悬而空痛),用桂枝生姜行阳而止痛,枳实下而散逆也。

《金匮发微》:湿痰阻于膈上,则心阳以不达而痞,心阳不达,则胸中之阳气虚,阳虚于上,肾邪凌之,冲气逆之,而心为之悬痛,治之者当伏其所主,扶心阳破湿痰,则痞去而痛止矣,此用桂枝枳实生姜之意也。

《金匮要略心典》:诸逆,该痰饮、客气而言;心悬痛,谓如悬物动摇而痛,逆气使然也。桂枝、枳实、生姜,辛以散逆,苦以泄痞,温以祛寒也。

《金匮悬解》:心中痞塞,诸气上逆,心悬作痛,以胆胃不降,胸膈郁满,阻碍厥阴升路,冲击作疼。桂枝生姜枳实汤,枳、姜,降浊而泻痞,桂枝疏木而下冲也。

【评析】

"心悬痛"即心窒痛,现代医学所谓"压榨感""压窄性""绞窄性"心痛的感觉。病机为阳气不宣,膈间水饮气逆,邪滞心脉,治当宣通胸阳,和胃降逆,泄痞止痛。方用桂枝辛温,宣通心阳而平饮逆,以生姜温胃化饮,降逆通滞,枳实苦泄,开降气结。三药配伍,可使痞结开,诸逆平,痛自治。

【原文】

心痛彻背,背痛彻心,乌头赤石脂丸主之。

乌头赤石脂丸方

乌头一分(炮),赤石脂一两,附子半两(炮,一法一分),干姜一两,蜀椒一两。

上五味,末之,蜜丸如梧子,先食服一丸,三服不知,稍加服。

【注解】

《金匮要略广注》:心痛在内而彻背,则内而达外矣。背痛在外而彻心,则外而入于内矣。故既有附子温中,而复用乌头走表,干姜行阳散寒,蜀椒下气开郁。然心主血,不可无入血分之药以和之,赤石脂入心经血分,性温体重。性温则能生阴气于阴血之中;体重,则能降脾气于胸膈之下矣。

《金匮发微》:前证心痛彻背,既出栝蒌薤白半夏汤方治矣,此并见背痛彻心之证,其不当以前方混治,固不待言。按五脏风寒积聚篇云:"心中寒者,其人苦病心如噉蒜状,剧者心痛彻背,背痛彻心,譬如虫注。脉浮者,自吐乃愈。"然心何以中寒,何以如噉蒜状,痛何以如虫注,何以自吐乃愈,与乌头赤石脂丸证,是一是二,皆不可知也。盖此证与胸痹同,阳微于上,阴乘于下也,如噉蒜者,形容无可奈何之状,谚所谓猢狲吃辣椒也。注之言窜,背方痛而已窜于心,心方痛而又窜于背,一似虫之窜于前后,故如虫注。心阳衰微,阴寒乘之,自生湿痰,自吐乃愈者,吐其湿痰,心阳始不受困也。盖此即乌头赤石脂丸证,以肾邪之凌心也,故用乌头、附子。以其如虫注也,故用蜀椒(湿痰有虫,蜀椒有杀虫之功,而并温化湿痰)。以其寒也,故用干姜。以水邪之上僭也,故用止涩之赤石脂(观桃花汤及赤石脂禹余粮汤,可见止水功用)。方中乌头炮用,附子生用,一以固表阳,一以去肾寒,其中皆有深意,独怪近日药肆,至于不备生附子,有书于方笺者,反以为怪,则庸工之教也(脉浮者能吐,故无方治,此证脉必沉紧,故别出方治如此)。

《金匮要略心典》:心背彻痛,阴寒之气,遍满阳位,故前后牵引作痛。沈氏云:邪感心包,气应外俞,则心痛彻背;邪袭背俞,气从内走,则背痛彻心。俞脏相通,内外之气相引,则心痛彻背,背痛彻心,即经所谓寒气客于背俞之脉,其俞注于心,故相引而痛是也。乌、附、椒、姜,同力协济,以振阳气而逐阴邪,取赤石脂者,所以安心气也。

《金匮悬解》:寒邪冲逆,凌逼心君,故心背彻痛。乌头赤石脂丸,乌、附、椒、姜,驱寒邪而降逆,赤石脂护心君而止痛也。

【评析】

心阳虚极,阳微阴盛,寒气客于心背,治当温阳散寒,峻逐阴邪,以固护心阳为主。方用乌头、附子、川椒、干姜类大辛大热之品驱寒定痛。

【原文】

附方:九痛丸治九种心痛

人参一两,附子三两(炮),巴豆一两(去皮心,熬,研如脂),吴茱萸一两,干姜一两,生狼牙一两(炙香)。

上六味,末之,炼蜜如梧子大,酒下,强人初服三丸,日三服;弱者二丸。兼治卒中恶,腹胀痛,口不能言;又治连年积冷,流注心胸痛,并冷冲上气,落马坠车血疾等皆主之。忌口如常法。

【注解】

《金匮要略广注》:心痛九种:饮、食、寒、热、气、血、悸、虫、疰也。一云:饮、食、风、寒、热、悸、虫、忤、疰。诸书亦各不同。总之,心痛悉属虚寒,用人参补之,姜、附、吴茱萸、巴豆等以温之。狼牙味苦酸,有毒,散邪气。杀腹脏虫也。

《金匮要略心典》:按:九痛者,一虫、二注、三风、四悸、五食、六饮、七冷、八热、九去来痛是也,而并以一药治之者,岂痛虽有九,其因于积冷结气所致者多耶。

《金匮悬解》:狼牙,疮家敷洗之药,用之心痛方中,甚属无谓。去此一味,换橘皮一两,减巴豆十分之七,可也。

第十章　腹满寒疝宿食病脉证治第十

【原文】

趺阳脉微弦,法当腹满,不满者必便难,两胠疼痛,此虚寒从下上也,当以温药服之。

【注解】

《金匮要略广注》:趺阳,胃脉也(在脚面上)。胃经循腹里,微为阴脉,弦属肝脉,此阳气不足,胃中虚冷所致。《内经》云"胃中寒则胀满"是也。不满者必便难,寒气闭结也。胠,胁下也。肝经布胁肋,胠痛,肝气滞也。虚则必寒,肝居下部,胃居中焦,在肝之上,由肝而至胃,此虚寒从下而上,乃肝木侮脾之象也。服温药以散虚寒之气。

《金匮发微》:趺阳脉在足背,为胃脉之根,其脉当滑大而和,今以微弦之脉见于趺阳,是谓阴加于阳。阴邪上逆,是生胀满,譬之瓮水坚冰,沃以沸汤,犹恐不济,稍事迟疑,则砉然崩裂矣。所以然者,寒之力百倍于热也。是故寒入太阴则腹满,不满亦必痰涎壅阻,浸成痼瘕,而大便不通。寒水上逆,则水道不行而两胠疼痛。两胠为下焦水道从出之路,寒水膨则腰中痛引两胠,所谓虚寒从下上者,为水邪将上干阳位也。仲师但言温药服之而未出方治,窃意当用大黄附细辛汤,所以然者,以腹满兼有寒痰故也(门人俞哲生言腹满脉弦者无宿食,宜附子粳米汤,便难者有宿食,故宜温下,亦通)。

《金匮要略心典》:趺阳,胃脉也,微弦,阴象也。以阴加阳,脾胃受之,则为腹满;设不满,则阴邪必旁攻胠胁而下闭谷道,为便难,为两胠疼痛。然其寒不从外入而从下上,则病自内生,所谓肾虚则寒动于中也,故不当散而当温。

《金匮悬解》:趺阳,胃脉,在足跗上(即冲阳也)。微弦者,肝胆之气也。脉见微弦,则木邪克土,戊土贼于甲木,胃逆而浊气不降,法当腹满。若不腹满者,则甲木不贼戊土,乙木必贼己土,脾陷而清气不升,法当便难,以脾陷肝郁,不能行其疏泄之令也。肝胆之脉,行于胁肋,若见两胠疼痛,此虚寒之气,从下而上也。当以温药服之,温暖水土,以舒木气也。盖木生于水,木气之郁,必因水寒。水位在下,木位在左右胁肋之间,两胠疼痛,是木气之郁,此必寒水之气从下而上侵于木位也。

【评析】

腹满、便难、两胠疼痛三证之脉象为"趺阳脉微弦"；其病机为"此虚寒从下上也"，即脾胃虚寒，肝气上乘所致；其治则均当"以温药服之"。

【原文】

病者腹满，按之不痛为虚，痛者为实，可下之。舌黄未下者，下之黄自去。

【注解】

《金匮要略广注》：虚者，寒气也。实者，食积也。舌黄，热聚于胃也。下之黄自去，热邪解也。然云"未下者下之"。则已下者属虚热，又未可再下矣。

《金匮发微》：同一腹满，要有阴寒宿食之辨。宿食则按之而痛，不按亦痛。阴寒亦有时而痛，按则痛止。然证情时有变迁，不当有先入之见，予曾与丁济华治肉铺范姓一证，始病喜按，既服四逆汤而愈矣。翌日剧痛，按之益甚，济华决为大承气证，书方授之，明日问其侄，愈矣。又与陈中权、黄彝鼎诊叶姓女孩，始病腹满不食，渴饮不寐，既下而愈矣。翌日病者热甚，予乘夜往诊，脉虚弦而面戴阳，乃用附子理中汤，一剂而瘥。可见腹满一证，固有始病虚寒得温药而转实者，亦有本为实证，下后阴寒乘虚而上僭者，倘执而不化，正恐误人不浅也，至于舌苔黄厚或焦黑，大承气一下即愈，此庸工能之，不具论。

《金匮要略心典》：腹满，按之不痛者，无形之气，散而不收，其满为虚；按之而痛者，有形之邪，结而不行，其满为实。实者可下，虚者不可下也。舌黄者热之征，下之实去，则黄亦去。

《金匮悬解》：病者腹中胀满，按之不痛为虚，虚满而未至滞塞也，痛者为实，实满而已至壅阻也。陈宿凝瘀，是可下之。舌黄者，湿气乘心，故舌起黄胎。以心窍于舌，土性湿而色黄也。痛满因于气滞，气滞必缘土湿，舌胎黄色，湿之外候，其未下者，下之湿气内泻，则黄色外退矣。

【评析】

此条指出腹满之辨证方法，以按之痛与不痛分虚实，舌之黄与不黄分寒热。舌黄干燥的实热腹满可用下法。

【原文】

腹满时减，复如故，此为寒，当与温药。

【注解】

《金匮要略广注》：腹满不减者，实而可下。若有时而减，后复满如故，是寒气在里，聚散无时,故当与温药。

《金匮发微》:腹满不减,减不足言,仲师既出大承气方治矣。此却以时减时满为寒,知虚实之辨,即在减与不减矣。盖宿食有形,阴寒无形,有形者不能减,无形者,能减,此人之所易知也。尝视同乡章向青腹满证,病经半载,马泽人投以熟附子,则稍减,予改用生附子三钱,佐以干姜、白术,五六剂减其太半,六月中至上海,以方示恽铁樵,以为不必再服,由恽处方服之,无效,后赴丹阳访贺医,乃用海参肠、韭菜子等味,日:"及此湿令治愈,乃不复发",回江阴后,服至十余剂,病乃大痊,乃知去病方治,不可太过也。

《金匮要略心典》:腹满不减者,实也;时减复如故者,腹中寒气得阳而暂开,得阴而复合也。此亦寒从内生,故日当与温药。

《金匮悬解》:阳清而阴浊,清则通而浊则塞,中气痞塞,是以满也,腹满时减,复如故者,阳有时而复,故减,阴有时而胜,故复如故。阴易胜而阳难复,是以减不逾时而旋即如故。此为阴胜而内寒,非有陈宿之阻格,当与温药,以驱寒邪也。

【评析】

中焦阳虚,寒自内生,阳虚而寒气时聚时散,正如尤氏谓"腹中寒气得阳而暂开,得阴而复合也",治法是"当于温药"温中散寒,因温药可温养阳气,使阳气健运,则阴寒自散而腹满不再如故。

【原文】

病者痿黄,躁而不渴,胸中寒实,而利不止者,死。

【注解】

《金匮要略广注》:此腹满而见阳虚气脱之症也。痿者,脾气虚。黄者,脾色困也。躁者,阴盛格阳,阳气欲脱,而争将与形离也,若躁而烦渴者为热,则阳气尚存,犹为可治。今躁而不渴,阳气虚也。胸中寒实,邪气盛也。兼利不止,元气又下泄矣,不治。在一"躁"字,伤寒少阴下利,不烦而躁者,死。

《金匮发微》:病者痿黄,寒湿之象也。燥而不渴,寒湿隔于中脘,胃中无热而津不上输也。胸中寒实而利下不止,是为上下俱寒,生阳俱绝,故仲师以为必死,然用大剂术、附以回阳,用祛湿之赤石脂、禹余粮以止涩下焦,或亦当挽救一二也。

《金匮要略心典》:痿黄,脾虚而色败也。气不至,故燥,中无阳,故不渴。气竭阳衰,中土已败,而复寒结于上,脏脱于下,何恃而可以通之止之乎?故死。

《金匮悬解》:病者痿弱发黄,咽喉干燥而实不觉渴,是湿旺而土郁也。土气困乏,则痿靡不振。木气不达,则入土化黄。木主五色,入土为黄。木郁风动,则咽喉干燥。水胜土湿,则不渴。若胸中寒实而下利不止者,火燃金冷,土败木贼,阳无复机,必主死也。

【评析】

"病者痿黄,躁而不渴,胸中寒实"为脾气虚衰,胸中寒实内结,阴盛阳微之证,可予以温通之法;兼下利不止,则中阳败绝,此时通之脾不支,止之则胃实益增,故属难治之危候。

【原文】

寸口脉弦者,即胁下拘急而痛,其人啬啬恶寒也。

【注解】

《金匮要略广注》:此腹满而见肝气郁滞之症也。弦者,肝脉,亦阴脉也。肝经布胁肋,性宜疏散,故《经》云:"脏真散于肝。"散者,即透达疏越之意。今肝经郁于内,故胁下拘急而痛,肝气怯于外,故啬啬恶寒也(啬啬,不足也,即恶寒之貌)。李升玺曰:胁在身之两旁。《经》云:"左右者,阴阳之道路也。"今见弦脉,乃肝经气逆,而阴气血俱为凝滞,故内则胁痛拘急,外则恶寒。

《金匮发微》:寸口脉弦者,即太阳病浮紧之脉。太阳之脉,出脑下项,夹脊抵腰中,太阳本寒入里,故胁下拘急而痛,啬啬恶寒,病在皮毛,此当用葛根汤,使下陷之寒邪循经上出而外达皮毛,便当一汗而愈,盖胁下之拘急,原等于项背强也。

《金匮要略心典》:寸口脉弦,亦阴邪加阳之象,故胁下拘急而痛,而寒从外得,与趺阳脉弦之两胠疼痛有别,故彼兼便难,而此有恶寒也。

《金匮悬解》:趺阳以候阳明,寸口以候太阴,寸口脉弦者,肝木之克脾土也。木邪郁迫,经气不舒,故胁下拘急而痛。木郁阳陷,阴邪外束,其人当啬啬恶寒也。啬啬者,皮毛振疏,战栗不宁之义也,此申明上章之义也。

【评析】

此条为外寒乘肝气之虚,客于肝经的腹痛脉证。弦为肝脉,主寒主痛,寒气滞于肝,多因肝阳不足,阳虚易招致外寒,形成内外皆寒,寒性收引,卫阳不能卫外,故于无风之时啬啬恶寒。

【原文】

夫中寒家,喜欠,其人清涕出,发热,色和者,善嚏。

【注解】

《金匮要略广注》:《灵枢》云:"阴气急于下,阳气未尽,阳引而上,阴引而下,阴阳相引,故数欠。"阳气未尽而欲入于阴,或阴加于阳也,又运气欠嚏有三,其一曰太阳司天,寒气下临,心气上从,寒清时举,鼻嚏数欠,故中寒家喜欠也。清涕者,鼻中清冷之液。盖肺合皮毛,开窍于鼻,皮毛外受风寒,内入于其所合,则肺经亦寒,而清冷之液出于其窍也。发热者,《经》云:"人伤于寒,则为病热。"(古人名伤寒为热病。)色和者,三阳经皆上于面。今阳气稍充,尚不为寒所困,故色和。《灵枢》云:"阳气和利,满于心,出于鼻,故为嚏。"此阳气欲通也。刘河间云:嚏者,鼻中因痒气喷,作于声也。鼻为肺窍,痒为火化,心火邪热干于阳明,发于鼻而痒则嚏也。或故以物扰之痒而嚏者,扰痒属火故也。或视目而嚏者,由目为五脏精华,太阳真火,曜于目,心神躁乱而发热于上,则鼻中痒而嚏也。

《金匮要略心典》:阳欲上而阴引之则欠,阴欲入而阳拒之则嚏。中寒者阳气被抑,故喜欠;清涕出、发热色和,则邪不能留,故善嚏。

《金匮悬解》:欠者,开口出气。《灵枢·口问》:卫气昼行于阳,夜行于阴,阴者主夜,夜者卧。阳者主上,阴者主下,故阴气积于下。阳气未尽,阳引而上,阴引而下,阴阳相引,故数欠。中寒之家,阴气下盛,招引阳气,引则阳陷,而阳性升浮,随引即升,一陷一升,是以有欠,常引常升,故喜欠也。缘其阴盛阳衰,升气少而降令多,不必日暮而阴常司权故也。清涕出者,肺气之上熏也。肺气郁阻,不得下达,则上熏鼻窍而生清涕。鼻孔窄狭,积气不能畅泄,故冲激而为嚏喷。以其中气虚寒,枢轴不运,肺无下降之路,因而逆行上窍,肺气熏冲,是以清水常流而嚏喷恒作。然欲涕而即出,犹是上焦阳气之稍盛者,阳稍盛,则颜色和也。

【评析】

《灵枢·口问》:"黄帝曰:人之嚏者,何气使然?岐伯曰:阳气和利,满于心,出于鼻,故为嚏。"患者发热而面色红润,说明阳气与外邪相争,肺气有抗邪外出的能力,阳气排击外寒,鼻窍畅通而嚏,但外寒未得尽散,鼻窍被外寒壅闭,而阳气又不断冲击外寒,故"善嚏"。

【原文】

中寒,其人下利,以里虚也,欲嚏不能,此人肚中寒。

【注解】

《金匮要略广注》:上节中寒欠、涕等证,其病在表;此下利欲嚏,其病在里。在表者其寒浅,故色和善嚏,阳气欲通也;在里者,其寒深,欲嚏不能,则阳气未通,故知为肚中寒。

《金匮发微》:寒有微甚不同,轻者在肺,是为表寒,重者在肚,是为里寒,不曰在胃而曰在肚者,以太阳寒水与太阴湿土混杂,病在脾而不在胃也。胃气郁而欲伸,故喜欠。肺窍之气,经寒化水,故清涕出,善嚏者,清寒入肺窍,肺中热气与之相冲激也。体中之血,与寒相抗,故发热。寒不入营,故色和,此证俗名伤风,以荆、防、姜、苏煎熏头面而即愈者也。但失此不治，寒水陷入太阴，即病下利，寒入于里，不得外泄，故欲嚏不得，此时惟有重用五苓散，使水气从小便出，庶为近之，所谓因势利导也。

《金匮要略心典》：中寒而下利者，里气素虚，无为捍蔽，邪得直侵中脏也。欲嚏不能者，正为邪逼，既不能却，又不甘受，于是阳欲动而复止，邪欲去而仍留也。

《金匮悬解》：中寒，其人大便下利，以其里阳之虚也。若欲嚏不能，此人肚中阳虚而寒盛也。《灵枢·口问》：阳气和利，满于心，出于鼻，则为嚏。嚏者，肺气逆行，蓄极而通，而泄路迫狭，故激而为响。至于欲嚏不能，则气虚寒盛，较上之善嚏者，又不如也。

【评析】

素体阳虚，寒邪直中，形成阳虚寒盛之下利，腹中阴寒气重，脾肾阳气大虚，故"欲嚏不能"。

【原文】

夫瘦人绕脐痛，必有风冷，谷气不行，而反下之，其气必冲，不冲者，心下则痞。

【注解】

《金匮要略广注》：瘦人中气凝寒，绕脐痛，有风冷、谷气不行者，当与温中药为是，反下之虚其里，气虚而气逆，则上冲；虚而气节，则作痞（伤寒病发于阴而下之，因作痞。但满而不痛者是也）。盖阴在内，阳之守也，下多亡阴，则气已无根，无根者必致上窜，此冲与痞所由作也。

《金匮发微》：风邪挟寒，由肌腠入，则脾阳为之不运，故表受风寒者，多不欲食，此谷气所由停也。谷停则浊不行，故绕脐痛，此寒积也。治此者即宜四逆、理中，否则亦当温下，若误用寒凉，则气必上冲，所以然者，宿食去而风寒不去也。按太阳篇："下之后，气上冲者，可与桂枝汤，不上冲者，不得与之。"所以然者，气上冲，则风邪不因下而陷，故仍宜桂枝汤，若不上冲而心下痞，便当斟酌虚实，而用泻心汤矣。

《金匮要略心典》：瘦人脏虚气弱，风冷易入，入则谷气留滞不行，绕脐疼痛，有似里实，而实为虚冷，是宜温药以助脾之行者也。乃反下之，谷出而风冷不与俱出，正乃益虚，邪乃无制，势必犯上无等，否亦窃据中原也。

《金匮悬解》：瘦人阳气衰乏，绕脐痛楚，腹中必有风冷之邪壅遏，谷气不得运行。寒水风木，合而贼土，冲突击撞，是以痛也。而反下之，败其微阳，阴邪无制，其气必冲。若不冲于膈上，必填于心下，心下痞硬之证，于是作也。

【评析】

素体脾胃阳气不足，不能纳化吸收所食之物，风邪乘虚内入胃肠，大肠传导功能失常,饮食积滞不得下行,故"绕脐痛",此条为里虚寒滞,风冷积结,治宜温通,不可用下法。

【原文】

病腹满,发热十日,脉浮而数,饮食如故,厚朴七物汤主之。

厚朴七物汤方

厚朴半斤,甘草、大黄各三两,大枣十枚,枳实五枚,桂枝二两,生姜五两。

上七味,以水一斗煮取四升,温服八合,日三服,呕者加半夏五合,下利去大黄、寒多者加生姜至半斤。

【注解】

《金匮要略广注》:厚朴、大黄、枳实,即小承气汤也,所以攻里;桂枝、甘草、生姜、大枣,即桂枝汤例也(但少芍药),所以发表。此表里双解之剂,呕者加半夏,散逆也,下利去大黄,恐寒胃也,寒多加生姜,温中也。

《金匮发微》:解外与攻里同治,此俗医所诃,愚为厉禁者也。病见腹满发热,是为表里同病。十日脉浮数,饮食如故,则里实未甚,而表邪未去。表邪为风,故用中风证之桂枝汤而去芍药。里实为大便硬,故用和燥气之小承气汤,此仲师参变方治,不从先表后里之例者也。辛未秋七月,予治虹庙弄吴姓小儿,曾用此方,下后热退腹减,拟用补脾温中法,病家不信,后仍见虚肿,延至八月而死,可惜也(下后脾虚,则气易胀,虚而寒气乘之,则寒亦能胀)。

《金匮要略心典》:腹满,里有实也;发热脉浮数,表有邪也。而饮食如故,则当乘其胃气未病而攻之。枳、朴、大黄所以攻里,桂枝、生姜所以攻表,甘草、大枣,则以其内外并攻,故以之安脏气,抑以和药气也。

《金匮悬解》:腹满痛,发热十日,脉浮而数者,外感风邪,经腑皆郁。经气不泄,故发热脉浮。腑气不通,故腹满而痛。而饮食如故,则内证非寒。厚朴七物汤,姜、桂、甘、枣,解表而和中,枳、朴、大黄,泻满而攻里也。以小承气而合姜、桂、甘、枣,重用生姜,亦温下法也。

【评析】

先发热后病腹满,为表邪未解,热实已成,里重于表。饮食如故;知胃气未伤,病位在肠,治用厚朴七物汤表里双解。

表里同病在处理时要注意权衡表里证对患者的影响大小,以及用药上的协同作用。

【原文】

腹中寒气,雷鸣切痛,胸胁逆满,呕吐,附子粳米汤主之。

附子粳米汤方

附子一枚(炮)，半夏、粳米各半升，甘草一两，大枣十枚。

上五味，以水八升，煮米熟，汤成去滓，温服一升，日三服。

【注解】

《金匮要略广注》：腹中者，脾胃过脉之处。雷鸣切痛，胸胁逆痛，呕吐，皆胃受寒，虚而上逆，为肝木所侮也(肝经循胁)。脾胃喜温恶寒，附子温中为主，半夏散逆，甘草、大枣、粳米以实脾也。

《金匮发微》：此中阳将败，水寒上逆之证也。寒乘中气之虚，故曰寒气。水走肠间，故雷鸣。寒气结于太阴部分，故切痛。切痛者，沉着而不浮也。胸胁逆满而呕吐者，阳虚于上而肾脏虚寒，乘中阳之虚而上僭也。附子粳米汤用炮附子一枚以回肾阳，用粳米、甘草、大枣以扶中气，复加半夏以降冲逆。肾阳复则虚寒之上逆者息矣。中气实则雷鸣切痛止矣。冲逆降则胸胁逆满呕吐平矣。或谓腹中雷鸣为有水，故纳生半夏以去水，寒气在腹，故切痛，故用附子以定痛，说殊有理，并存之。

《金匮要略心典》：下焦浊阴之气，不特肆于阴部，而且逆于阳位，中土虚而堤防撤矣，故以附子辅阳驱阴，半夏降逆止呕，而尤赖粳米、甘、枣，培令土厚，而使敛阴气也。

《金匮悬解》：腹中寒气，雷鸣切痛者，水寒木郁，肝气梗涩。而怫怒冲突，必欲强行，气转肠鸣，声如雷引，排触击撞，是以痛切，胸胁逆满。呕吐者，胆胃上逆，经络壅塞，浊气熏冲，则生呕吐。附子粳米汤主之，粳米、甘、枣，补土而缓中，半夏、附子，降逆而驱寒也。

【评析】

"腹中寒气"言其病因为脾胃阳虚，阴寒内盛；阳虚水湿不化，攻走肠间，寒凝气滞，则"雷鸣切痛"；阴寒之气上逆阳位，则"胸胁逆满，呕吐"。治则是散寒降逆，温里止痛，方用附子粳米汤。附子助阳驱寒，半夏降逆止呕。

【原文】

痛而闭者，厚朴三物汤主之。

厚朴三物汤方

厚朴八两，大黄四两，枳实五枚。

上三味，以水一斗二升，先煮二味，取五升，内大黄，煮取三升，温服一升，以利为度。

【注解】

《金匮要略广注》：《内经》云："热气留于小肠，瘅热焦渴，坚干不得出，故痛而闭，不通。"此痛而闭者，为内热也。厚朴泄满，枳实去痞，大黄泻实即小承气汤也。

《金匮发微》：病腹满发热，为表里同病，故参用桂枝汤以解外。若但见腹痛便闭而不发热，厚朴三物汤已足通大便之闭，一下而腹痛自止矣。按此方即小承气汤，惟厚朴较重耳。

《金匮要略心典》：痛而闭，六腑之气不行矣。厚朴三物汤，与小承气同，但承气意在荡实，故君大黄，三物意在行气，故君厚朴。

《金匮悬解》：痛而内闭不通，必郁而生热，直用寒泻，不须温下。厚朴三物汤，枳、朴，泻其满，大黄通其闭也。

【评析】

此方即小承气汤重用厚朴，行气通下，主治气滞里实，胀重于积。此方与小承气汤同样的药物组成，但剂量比例有别，所以主治功效也有差异。

【原文】

按之心下满痛者，此为实也，当下之，宜大柴胡汤。

大柴胡汤方

柴胡半斤，黄芩、芍药各三两，半夏半升（洗），枳实四枚（炙），大黄二两，大枣十二枚，生姜五两。

上八味，以水一斗二升，煮取六升，去滓再煎，温服一升日三服。

【注解】

《金匮要略广注》：要看"心下"二字。凡痛在腹中者，邪已入府，故宜大下。此满痛在心下，未全入府，邪热未深，故不用大承气而用大柴胡，于攻里之中仍兼和解之法。此心下与腹中有上下深浅之别也。大法：表寒宜汗，里热宜下，邪在半表半里，虽未热实，而寒宜渐化为热，下可汗下，宜小柴胡汤和解之，若邪已入里，里症既急，而表症犹在者，则于小柴胡汤中，加大黄、枳实、芍药以泄热泻实，为表里兼治之法。兹以里有实邪，而满痛尚在心下，故主此汤攻里，仍不忘半表半里和解之意也。

《金匮发微》：今日之医家，莫不知大柴胡汤为少阳阳明合病方治，而仲师乃以治心下满痛，心下当胃之上口，满痛为胃家实，非必尽关少阳，此大可疑也。不知小柴胡汤本属太阳标阳下陷方治，按伤寒之例："太阳病，汗下利小便，亡其津液，则转属阳明，汗出不彻者，亦转属阳明"，一为寒水发泄太尽，一为标热下陷，故心下支结，外证未去者，柴胡桂枝汤主之。发热汗出，心下痞硬，呕吐下利者，大柴胡汤主之。可见太阳将传阳明，其病必见于心下矣。此心下满痛所以宜大柴胡汤，亦犹心下痞硬，呕吐下利者之宜大柴胡汤，皆为标热下陷而设，初不关于少阳也。

《金匮要略心典》：按之而满痛者，为有形之实邪。实则可下，而心下满痛，则结处尚高，与腹中满痛不同，故不宜大承气而宜大柴胡。承气独主里实，柴胡兼通阳痹也。

《金匮悬解》：心下满痛者，少阳之经郁迫阳明之府也。少阳之经，由胃口而行两胁，胆胃上逆，经腑壅塞，故心下满痛。此为实也，法当下之，宜大柴胡汤，柴、芩、芍药，清解少阳之经，枳实、大黄，寒泻阳明之腑，半夏、姜、枣，降逆而补中也。

【评析】

此条既有满证又有痛证，部位在上腹部，连及两胁，拒按，表明内有实邪。当下之，病位较高，邪在阳明又及表，治当用和表攻里的大柴胡汤。

【原文】

腹满不减，减不足言，当须下之，宜大承气汤。

大承气汤方

大黄四两(酒洗)，芒硝三合，枳实五枚(炙)，厚朴半斤(炙，去皮)。

上四味，以水一斗，先煮二物，取五升，去滓，内大黄，煮取二升，去滓，内芒硝，更上火，微煮一二沸，分温再服，得下，止服。

【注解】

《金匮要略广注》：《内经》云：浊气在上，则生䐜胀。大黄苦寒泻热，《经》所谓"攻里不远寒"是也。厚朴苦以行滞；枳实下气最速，故能泄满消胀；芒硝辛以润燥，咸以软坚，《经》云"热淫于内，治以咸寒，佐之以苦"是也。张卿子先生云：乾阳亢极于上，而曰有悔，悔字即阴承于下，五行家所谓阴生于午，坤象所谓顺承天，亢害承制之义爽然，此汤不曰制火，不曰生阴，而曰承气，仲景真法天而为方者也。

《金匮发微》：大承气汤方见伤寒阳明篇，又见痉病(说详腹满时减，并见《伤寒阳明篇》)。

《金匮要略心典》：见痉病。

【评析】

实热聚结，腑气不通，以大承气汤下之。

【原文】

心胸中大寒痛，呕不能饮食，腹中寒，上冲皮起，出见有头足，上下痛而不可触近，大建中汤主之。

大建中汤方

蜀椒二合，去汗，干姜四两，人参一两。

上三味，以水四升，煮取二升，去滓，内胶饴一升，微火煎取一升半，分温再服。如一炊顷,可饮粥二升,后更服,当一日食糜,温覆之。

【注解】

《金匮要略广注》:心胸寒痛,呕,不饮食,寒在上膈也。腹中寒上冲,寒在中焦也。皮起出见有头足,乃寒气上冲之象,非真有一物具头足也。寒气凝结,故上下痛不可触近,非里实不可按之痛也。故但宜建中,不可攻下。人参、胶饴甘温以补里虚。干姜辛辣以散内寒。蜀椒温中下气,以腹中寒上冲也,方名建中者,建,立也,脾主中州,则上下四旁寒邪悉散,阳春舒布矣。

《金匮发微》:阳气痹于上,则阴寒乘于下。心胸本清阳之位,阳气衰而寒气从之,因而作痛。寒入于胃,则呕而不能饮食。寒入太阴则腹中满,寒气结于少腹,一似天寒,瓶水冻而欲裂,于是上冲皮起,见有头足,上下俱痛而不可触近。此病于脾胃特重,故用大建中汤。干姜以温脾,人参以滋胃,加饴糖以缓痛,饮热粥以和中,特君蜀椒以消下寒,不待附子、乌头,便已如东风解冻矣。

《金匮要略心典》:心腹寒痛,呕不能食者,阴寒气盛,而中土无权也。上冲皮起,出见有头足,上下痛而不可触近者,阴凝成象,腹中虫物乘之而动也。是宜大建中脏之阳,以胜上逆之阴。故以蜀椒、干姜温胃下虫,人参、饴糖安中益气也。

《金匮悬解》:心胸大寒痛,呕不能饮食者,土火俱败,寒水上凌,胃气奔逆,不能下降也。腹中寒气,上冲皮起,头足出现,上下走痛而不可触近者,寒水与风木合邪,肆行无畏,排击冲突,势不可当也。大建中汤,胶饴、人参,培土而建中,干姜、蜀椒,补火而温寒也。

【评析】

脾胃阳虚,肝经阴寒之气上逆,格拒中焦,胃气当降不降,不能纳谷,寒性收引,阴寒内盛,阳失温煦,故心胸中大寒,拘急作痛,甚则上冲皮起有头足,手不可触近。由于本证中阳大虚,阴寒积于腹中,肆行无制,上下攻冲,故其满与痛具有面广、痛剧、成像的特点。治则是温中散寒,大建中气。

方中蜀椒温脾胃,助命火,散寒止痛,为君药。以辛热之干姜辛热,温中散寒,助蜀椒散寒之力;饴糖温补中虚,缓急止痛,助蜀椒止痛之功,共为臣药。人参补脾益气,配合饴糖重建中脏,为佐药。

大建中汤治疗虚寒性腹痛之"痛、呕"及扶正养胃作用均较附子粳米汤强,因此,寻找用药规律:治疗虚寒性腹痛附子不如干姜,治疗虚寒性呕吐半夏不如蜀椒,温养脾胃枣、草、米不如人参、饴糖。

【原文】

胁下偏痛,发热,其脉紧弦,此寒也,以温药下之,宜大黄附子汤。

大黄附子汤方

大黄三两,附子三枚(炮),细辛二两。

上三味,以水五升,煮取二升,分温三服。若强人煮取二升半,分温三服,服后如人行四五里,进一服。

【注解】

《金匮要略广注》:胁者,肝之部分。胁下偏痛,发热,此肝气实。《经》云:"木实则痛,是也。弦者肝脉,紧则为寒。"又云:"紧为里实。"(后节云脉数弦者,当下其寒。脉大而紧者,阳中有阴,可下之。)此肝气实,则脾气郁变为寒中,《经》云:"土郁则夺之,"是宜土中泻水。而中气寒者,又当用温中之药泻之,故主大黄附子汤。实者下以大黄,加附子温中,细辛散寒,是以温药下之,仲景治伤寒少阴证,反发热者,有麻黄附子细辛汤。此用大黄附子汤,或以温药发表,或以温药攻里,二方并立,皆用附子、细辛,而一配以麻黄,一配以大黄,寒热配用,表里互施,真神方也。

《金匮发微》:弦为阴脉,主肾虚而寒动于中。寒水上逆,则为水气,为饮邪、阳虚于上,阴乘于下,则为胸痹,为腹满、寒疝。本条云:"胁下偏痛,发热,其脉紧弦,此寒也,以温药下之,宜大黄附子汤。"夫胁下偏痛,何以知为寒水凝结?发热似有表证,何以知其当下?诊病者要不可无定识也。胁下为肾,属中下二焦水道之关键(由中焦而上出胸中,上接肺阴,出皮毛为汗,肺气下行,津液还入胃中,滋溉大肠,余则由胁下肾藏走下焦,输泄膀胱为溺)。水道阻于关键,故胁下痛。伤寒误下成痞,足为旁证。卧者平时偏着之处,即为痛处,所以然者,着则气凝也。阴寒内据,则浮阳外越;阴寒不破,则孤阳无归,且其脉紧弦,发热则见数,用大黄附子汤者,后文所谓脉弦数者当下其寒也。方中附子、细辛以去寒而降逆,行水而止痛,更得大黄以利之,则寒之凝瘀者破,而胁下水道通矣。《内经》云:"痛则不通。"岂其然乎。

《金匮要略心典》:胁下偏痛而脉紧弦,阴寒成聚,偏着一处,虽有发热,亦是阳气被郁所致。是以非温不能已其寒,非下不能去其结,故曰宜以温药下之。程氏曰:大黄苦寒,走而不守,得附子、细辛之大热,则寒性散而走泄之性存是也。

《金匮悬解》:胁下偏痛,发热,其脉紧弦,此脾土寒湿,肝木郁遏,以温药下其湿寒则愈矣。宜大黄附子汤,辛、附,降逆而驱寒,大黄下积而破结也。

【评析】

胁下为足厥阴肝经所之处,肝经阴寒内结,则胁下痛,脉紧弦主寒主痛,阳为寒郁,则见发热，病机是脾失温运，寒实内结，正虚邪实，腹气不通，营卫失调，治以温经散寒，下结止痛，方用大黄附子汤，炮附子温肾阳而散寒，细辛温经以散寒，大黄导阴寒下行，全方寒热并用，苦辛相合。

此方为仲景温下的代表性方剂，方中附子、细辛同用，用于治疗寒邪伏于阴分，细辛虽为温里药，但其性辛散温通，芳香走窜，可入里化表，宣通上下。善止疼痛，无温中作用。

【原文】

寒气厥逆，赤丸主之。

赤丸方

乌头二两(炮)，茯苓四两，细辛一两，《千金》作人参(洗)，半夏四两(洗)，一方用桂。

上四味，末之，内真朱为色，炼蜜丸，如麻子大，先食酒饮，下三丸，日再夜一服，不知，稍增之，以知为度。

【注解】

《金匮要略广注》：王履曰：仲景言四逆与厥者非一，未尝分逆为不温，厥为冷也。既曰不温，则冷矣。尚何异乎？然四肢与手足却有所分。凡举四逆者，是通指的手足臂胫以上言也；若手足厥逆，手足厥冷等，及无手足字者，是独指手足言也。伤寒少阴证，四逆而死者二条，其手足厥冷烦躁者治以吴茱萸汤。可见四逆重于厥冷。成氏谓厥甚于逆，谬矣(此见言厥逆，则专指手足，不主四逆可知)。手足为诸阳之本，因寒气厥逆，则阳气衰矣，不用附子而用乌头者，以手足主表，故用乌头走表以通行阳气，然必有水饮内蓄，以致阳气不温于手足，故用半夏、茯苓行阳，细辛散水气以去内寒也。

《金匮发微》：寒气厥逆，此四逆汤证也，然则仲师何以不用四逆汤而用赤丸，知此意者，方可与论赤丸功用。盖汤剂过而不留，可治新病，不可以治痼疾，且同一厥逆，四逆汤证脉必微细，赤丸证脉必沉弦，所以然者，伤寒太阴少阴不必有水气，而寒气厥逆即从水气得之。肾虚于下，寒水迫于上，因病腹满。阳气不达四肢，乃一变而为厥逆。方用炮乌头二两，茯苓四两，(茯苓无真者，惟浙苓为野山所产，但不出省，不南产更少)，细辛一两，生半夏四两，朱砂为色，取其多，炼蜜成丸，取其不滑肠，无分量者，但取其足用也。方治重在利水降逆，便可知厥逆由于水寒，即乌头细辛有回阳功用，实亦足以行水而下痰。朱砂含有铁质，足以补血镇心，使水气不得上僭。丸之分量不可知，如麻子大则甚小，每服三丸，日再服，夜一服者，欲其缓以留中，使得渐拔病根也。此则用丸之旨也。

《金匮要略心典》：寒气厥逆，下焦阴寒之气，厥而上逆也。茯苓、半夏降其逆，乌头、细辛散其寒，真朱体重色正，内之以破阴去逆也。

《金匮悬解》：寒气厥逆，寒气在内，手足厥冷也。四肢秉气于脾胃，寒水侮土，四肢失秉，是以厥逆。寒水上凌，心火渐败，是宜泻寒水而护心君，赤丸，茯苓、乌头，泻水而驱寒湿，半夏、细辛，降浊而下冲气，真朱，保护心君而止痛也。

【评析】

此条属脾肾虚寒，水饮内盛，寒气挟水饮上逆所致，除四肢厥冷外，当有腹痛呕吐、心动悸等证。以赤丸散寒止痛，化饮降逆。

【原文】

腹痛，脉弦而紧，弦则卫气不行，即恶寒，紧则不欲食，邪正相搏，即为寒疝。绕脐痛，若发则白津出，手足厥冷，其脉沉弦者，大乌头煎主之。

大乌头煎方

乌头大者五枚，熬，去皮，不㕮咀。

上以水三升，煮取一升，去滓，内蜜二升，煎令水气尽，取二升，强人服七合，弱人服五合。不差，明日更服，不可一日更服。

【注解】

《金匮要略广注》：疝属肝经，为阴寒冷湿之病。肝经抵小腹，宜止小腹痛，此云腹痛，并绕脐痛者，篇首所谓虚寒从下上也。卫气行于表，弦为肝脉，亦阴脉，以阴病而见阴脉，表上阳虚，故恶寒也，紧则为寒，寒停胃口，故不欲食。白汗者，囊中冷湿，出阴汗也、手足厥冷，阳衰不温于四末也。脉沉紧者，寒在里也。（紧则为寒，沉为在里。）故主大乌头煎以温之。（或云汗从皮毛中出，肺合皮毛，其色白，故名白汗。）乌头性轻疏而气剽悍，故能散寒逐湿。止用此一味，取其力专而速也，但恐过于猛峻，故用蜜煎，甘以缓之，且解毒也。

《金匮发微》：今人用附子，熟者能用一钱，已为彼善于此，至于生附用至三钱，已令人咋舌，况在乌头？脱遇重证，有坐视其死耳，又其甚者，已不能用，而又禁病者之服，非惟寡识，抑又不仁，予读《金匮》，至大乌头煎及乌头桂枝汤，为之废书三叹。乌头药力，大于附子，干者小于附子。一枚合今权三钱有奇，五枚当得今权一两半，以水三升煮取一升，去滓，纳蜜二升，煎令水气尽，取二升，乌头之膏液，固已尽入于蜜，强人服七合，则为三之一，弱人五合则为四之一，不瘥者，明日更服，何尝不慎之又慎。仲师卒毅然用此者，正以危急之证，非此不能救死也。夫寒疝所由成，大率表阳不达，而阴寒内乘。阳衰于外，故恶寒而脉弦。阴乘于内，故不欲食而脉紧。表寒与里寒并居，然后绕脐急痛，发为寒疝。阴寒内迫，至于白津下泄。剥之上九，几不得硕果之孤悬，设非大破阴寒，此证将成不救，此予所以苦口相告，愿天下有心人奉仲师为瓣香者也。

《金匮要略心典》：弦紧脉皆阴也，而弦之阴从内生，紧之阴从外得。弦则卫气不行而恶寒者，阴出而痹其外之阳也；紧则不欲食者，阴入而痹其胃之阳也。卫阳与胃阳并衰，而外寒与内寒交盛，由是阴反无畏而上冲，阳反不治而下伏，所谓邪正相搏，即为寒疝者也。绕脐痛，发则白津出，手足厥冷，其脉沉紧，皆寒疝之的证。白津，汗之淡而不咸者，为虚汗也，一作自汗，亦通。大乌头煎大辛大热，为复阳散阴之峻剂，故云不可一日更服。

《金匮悬解》：腹痛，脉弦而紧者，肝脉弦，肾脉紧，寒水风木之邪，合而克土，是以腹痛。弦则木郁阳陷，阴乘阳位，外束卫气，故卫气不行、阳郁不达，是以恶寒、紧则寒水侮土，胃气上逆，故不欲食。清阳下陷，上与阴邪相争，不能透围而出，木气郁沦，永坠寒水之中，即为寒疝。疝瘕同类，皆肾肝阴邪所凝结也。寒疝之病，水木合邪，以侵土位，常苦绕脐疼痛。若发则木气疏泄，肾精不藏，溲出白液。手足厥冷，其脉沉紧者，水寒而木郁也，宜大乌头煎，蜂蜜缓急迫而润风木，乌头泻湿淫而温寒水也。白津出，《素问·玉机真脏论》：脾传之肾，名曰疝瘕，少腹冤热而痛，出白。白津，即白淫之类也。

【评析】

此条为寒气内结，阳气不行，邪正相搏，为寒疝偏于实，宜大乌头煎主治以温阳散寒。临床中要注意乌头的煎服方法：应先久煎乌头减轻其毒性；素体虚弱之人慎用忌用；一日用量不可过大；以药液入口不麻为度；用蜜很重要。

【原文】

寒疝腹中痛，及胁痛里急者，当归生姜羊肉汤主之。

当归生姜羊肉汤方

当归三两，生姜五两，羊肉一斤。

上三味，以水八升，煮取三升，温服七合，日三服。若寒多者，加生姜成一斤；痛多而呕者，加橘皮二两，白术一两。加生姜者，亦加水五升，煮取三升二合，服之。

【注解】

《金匮要略广注》：疝属肝病，肝藏血，其筋布胁肋，腹胁并痛者，血气寒而凝涩也。当归通经活血，生姜温中散寒。里急者，内虚也，用羊肉补之。《内经》云："形不足者温之以气，精不足者补之以味"是也。

《金匮发微》：人体血分多则生热，水分多则生寒。腹为足太阴部分，脾为统血之脏，水胜血寒则腹痛。胁下，足少阴部分。肾为寒水之脏，水气太盛，则胁痛而里急。当归生姜羊肉汤，当归、羊肉以补血，生姜以散寒而其痛自止。（此为妇科温经补血良剂，另详）虚寒甚者，可于本方加生附子一枚，不但如仲师方后所载，痛多而呕者加橘皮、白术已也。

《金匮要略心典》:此治寒多而血虚者之法,血虚则脉不荣,寒多则脉绌急,故腹胁痛而里急也。当归、生姜温血散寒,羊肉补虚益血也。

《金匮悬解》:寒疝,腹中痛,及胁痛里急者,风木寒郁,而克湿土也。当归生姜羊肉汤,当归滋木而息风,生姜、羊肉,行郁而温寒也。

【评析】

此条为寒盛血虚,为疝之偏于虚,治宜用当归生姜羊肉汤以养血散寒。《素问·阴阳应象大论》"形不足者,温之以气,精不足者,补之以味",所以选用羊肉补虚生血。

当归生姜羊肉汤多用作食疗强身,尤其是产后及失血后的调养。对血虚内寒性产褥热、产后恶露不尽、肌衄、久泻以及低血压性眩晕、十二指肠球部溃疡等,使用时应酌情加味。

【原文】

寒疝腹中痛,逆冷,手足不仁,若身疼痛,灸刺诸药不能治,抵当乌头桂枝汤主之。

乌头桂枝汤方

乌头。

上一味,以蜜二斤,煎减半,去滓,以桂枝汤五合解之,得一升后,初服二合,不知,即服三合,又不知,复加至五合。其知者,如醉状,得吐者,为中病。

【注解】

《金匮要略广注》:腹痛,寒结于内也,手足厥冷不仁,身痛,寒彻于外也。此中外皆寒,故用乌头温中散寒,佐桂枝以行阳走表。

《金匮发微》:腹痛逆冷,手足不仁,身疼痛,视大乌头煎一证,似为稍缓,按《伤寒论》,凡身疼痛而无里证者,用麻黄汤以解表,兼里证而欲使之外达者,则用桂枝汤以解肌。乌头桂枝汤用乌头煎以回里阳,复加桂枝汤以救表阳,以蜜二升煎减半者,煎去蜜之半而止,复减其半,而取桂枝汤之半数相加,合得一升而又仅服五合,不知更服三合,又不知,更服五合,岂不慎之又慎,最后却云:"其知者如醉状,得吐者为中病。"此非亲验者不能言,盖乌头性同附子,麻醉甚于附子,服后遍身麻木,欲言不得,欲坐不得,欲卧不得,胸中跳荡不宁,神智沉冥,如中酒状。顷之,寒痰从口一涌而出,胸膈便舒,手足温而身痛止矣。服生附子者,往往有此见象,予与长女昭华,俱以亲试而识之,但昭华因痰饮服之,则呕痰而愈,予以寒利服之,则大泄而愈,要其为麻醉则一也。

《金匮要略心典》:腹中痛,逆冷,阳绝于里也,手足不仁,或身疼痛,阳痹于外也。此为寒邪兼伤表里,故当表里并治。乌头温里,桂枝解外也。徐氏曰:灸刺诸药不能治者,是或攻其内,或攻其外,邪气牵制不服也。如醉状则营卫得温而气胜,故曰知。得吐则阴邪不为阳所容而上出,故为中病。

《金匮悬解》:寒疝,腹中痛,手足逆冷不仁者,肾肝之邪,合而贼土,土败而四肢失养也。或身上疼痛,灸刺诸药不能治,是脏病而经亦郁。病根在里,故但以灸刺诸药治其表,不能愈也,抵当乌头桂枝汤,乌头驱寒而逐湿,桂枝疏木而通经也。

【评析】

本条论述寒疝兼有表证。"寒疝腹中痛"是因阳虚,阴寒邪气内结,气血不行所致。"逆冷,手足不仁",是阳气为寒邪闭阻,不能达于四肢,"若身疼痛",为营卫不和,经气不利,寒邪痹阻肌表。

内外皆寒,表里俱病,宜用乌头桂枝汤两解表里之邪。尤当注意乌头的煎服方法。

【原文】

其脉数而紧乃弦,状如弓弦,按之不移,脉数弦者,当下其寒,脉紧大而迟者,必心下坚,脉大而紧者,阳中有阴,可下之。

【注解】

《金匮要略广注》:此亦疝痛也。盖疝乃肝病,弦属肝脉,紧者,如转索无常,弦与紧相似。其脉数而紧乃弦者,谓数有转动之势,似乎紧脉,其实非数而紧乃数而弦也。恐人不知弦脉体状,故又以弓弦比之。脉数弦者,则仍是数而弦,非数而紧矣。盖数者,邪气乘之急也(与数为热异),弦者阴寒敛之深也。当下其寒者,以沉寒蕴结于中,必通利之而后消散也。脉大者,邪盛也,兼紧与迟,仍属寒邪内结,故心下坚。又脉大为阳,大则病进;脉紧为阴,紧为里实,故云阳中有阴,可下之,与下其寒相应,即前节大黄附子汤。其脉紧弦,此寒也,以温药下之之意。

《金匮发微》:脉数为阳热,为气。紧弦则为阴寒,为水。惟其独阴无阳,故脉如弓弦。按之不移者,言其紧张搏指,盖虽有歧出之脉,要当以弦脉为准,此正如航海南针,随所往而不迷所向,故无论脉弦而数,脉紧大而迟,脉大而紧,皆当以温药下之,而浮阳之数与大,俱可不问矣。仲师但言当下其寒,心中坚,阳中有阴,未出方治,陈修园以为即大黄附子汤,殆不诬也。

《金匮要略心典》:脉数为阳,紧弦为阴,阴阳参见,是寒热交至也。然就寒疝言,则数反从弦,故其数为阴凝于阳之数,非阳气生热之数矣。如就风疟言,则弦反从数,故其弦为风从热发之弦,而非阴气生寒之弦者,与此适相发明也。故曰脉数弦者,当下其寒。紧而迟、大而紧亦然。大虽阳脉,不得为热,正以形其阴之实也,故曰阳中有阴,可下之。

【评析】

此条指出，数与大脉为邪盛，弦、紧、迟为内寒，是阳中有阴之寒实内结之脉象。邪盛当下，阴寒当温，故其治则为温下。

【原文】

问曰：人病有宿食，何以别之？师曰：寸口脉浮而大，按之反涩，尺中亦微而涩，故知有宿食，大承气汤主之。脉数而滑者，实也，此有宿食，下之愈，宜大承气汤。下利不饮食者，有宿食也，当下之，宜大承气汤。

【注解】

《金匮要略广注》：肠胃脉，不应在寸口脉浮而大，亦不主宿食，其知有宿食者，在"按之反涩，尺中亦微而涩"二句。盖涩者，津液闭结之脉，初觉浮大，按之反涩，则沉而涩矣。沉为在里，涩为气滞，又尺中正应大肠部分亦微而涩，故知有宿食也。然宿食，脉应滑大，今微涩者，何也？本经云："趺阳脉浮而涩，浮则胃气强，涩则小便数，浮涩相搏，大便则坚，其脾为约，麻仁丸主之。"可与此参看。王三阳曰：尺涩亦有属血虚者，须审外证：恶食气否？及胸膈饱闷否？方是宿食。滑者，水谷之气胜也。若滑而兼数，则实热已入胃府矣（《经》云：数则为热），故云有宿食，可下之。下利里虚，则欲食，其不欲食者，宿气滞，不能推陈致新也，故当下之。

《金匮发微》：予每见脉滑数及下利不欲食者，既莫不以大承气汤为主治之方矣，此脉证之易知也。凡人胸腹上下有凝滞之处，其脉必滑，是故湿痰多者其脉滑，妊娠者其脉滑，中有所阻，而气反有余也。下利不欲食，其人必有渴饮，阙上痛，不寐，或心痞闷及腹痛拒按诸证，惟寸口浮大，按之反涩，尺中微而涩者，最为难辨。盖浊阴不降，阳气不宣，故脉涩。寸口脉大者，肺与大肠为表里，腑气不通，肺中吸入之气格而不受，故寸口独大，此可见吸气必促。涩者，凝滞之象，按之反涩，即可见腑滞不行，合之尺中之微而涩，益可决为当下之证矣。按《伤寒》阳明篇有谵语，潮热，脉滑疾服小承气汤，不转矢气，脉反微涩者为难治，彼惟不见浮大，而但见微涩，故为里虚，此则寸口浮大，气不下达，故知为宿食也。

《金匮要略心典》：寸口脉浮大者，谷气多也，谷多不能益脾而反伤脾。按之脉反涩者，脾伤而滞，血气为之不利也。尺中亦微而涩者，中气阻滞，而水谷之精气不能逮下也。是因宿食为病，则宜大承气下其宿食，脉数而滑，与浮大同，盖皆有余之象，为谷气之实也。实则可下，故亦宜大承气。谷多则伤脾，而水谷不分，谷停则伤胃，而恶闻食臭，故下利不欲食者，知其有宿食当下也。夫脾胃者，所以化水谷而行津气，不可或止者也。谷止则化绝，气止则机息，化绝机息，人事不其顿乎？故必大承气速去其停谷，谷去则气行，气行则化续,而生以全矣！若徒事消克,将宿食未去而生气已消,岂徒无益而已哉。

《金匮悬解》:宿食在胃,郁格表阳,故寸口脉浮大,阻碍里气,故按之梗涩。尺中亦微而涩者,尺中主里也。此段见《伤寒·可下》中。

【评析】

脉象涩滞,乃是食积较多,肠胃气滞不通;脉象滑利,属宿食新停,壅滞未甚,病情较浅,故从脉象滑涩之不同可预测病之新久。

治法应用《素问·至真要大论》之"通因通用"法,因势利导,下其宿食。

【原文】

宿食在上脘,当吐之,宜瓜蒂散。

瓜蒂散方

瓜蒂一枚,熬黄,赤小豆一分,煮。

上二味杵为散,以香豉七合煮取汁,和散一钱匕,温服之,不吐者少加之,以快吐为度而止。亡血及虚者不可与之。

【注解】

《金匮要略广注》:食入肠胃,则宜下。食在上脘,则未曾入胃,气从上涌为便。《内经》云:"其高者,因而越之。"吐是也。上脘在脐上五寸,足阳明手太阳任脉之会。瓜蒂、香豉味苦,赤小豆味酸,《内经》云:"酸苦涌泄为阴"是也。

《金匮发微》:宿食在上脘,其气痞闷而不通,下不入于小肠,留积中脘,梗塞而不能下,非引而越之,使之倾吐而出,则胃气不降而新谷不纳,故宜瓜蒂散以吐之。盖此证必有寒痰,故《伤寒论》谓之胸有寒,可见宿食所以留积上脘者,为湿痰所格故也。

《金匮要略心典》:食在下脘者当下,食在上脘者,则不当下而当吐。《经》云:其高者因而越之也。

《金匮悬解》:此段见《伤寒·可吐》中。宿食未消,而在上脘,阻碍粮道,法当吐之,宜瓜蒂散。

【评析】

宿食新停,积滞在上,其症见胸膈满闷,且有泛泛欲吐之势,为正气抗邪外出之征。治疗当因势利导,用涌吐之剂,正所谓"其高者,因而越之"。

【原文】

脉紧如转索无常者,有宿食也,脉紧头痛,风寒,腹中有宿食不化也。

【注解】

《金匮要略广注》：紧为里实，故知有宿食，然必沉而紧也。若浮而紧，则风寒在表，安可遽为宿食乎？"转索无常"四字，形容紧脉最妙，譬如绞索一般，不转则不紧，愈转则愈紧。若有外感者，脉愈转愈紧，以致阴寒敛束，筋骨痛而无汗。其成里实者，脉亦愈转愈紧，以致邪气深入，而宿食抟聚，此命名紧脉之精义也。此脉与证似伤寒，而非伤寒者，以身不疼腰脊不强故也，然脉紧亦有辨，浮而紧者为伤寒，沉而紧者为伤食。《甲乙经》云："人迎紧盛伤于寒，气口紧盛伤于食。"（左为人迎，右为气口，俱在关前一分。）则寒与食，又以左右手为辨耳，若头痛，恶风寒，为表证，何以知有宿食？曰：此非表证也，伤寒十枣汤有头痛证，彼以心下停饮，水气泛溢故头痛；此以胃有宿食，谷气熏蒸，故亦头痛也。白虎汤有背微恶寒证，彼以阳气内陷，故外微恶寒；此以胃气内郁，故外亦恶寒也。然既有宿食，仲景不言下法。若欲下之，宜大柴胡汤，或厚朴七物汤，小柴胡汤加芒硝汤之类。李玮西曰：冬时正伤寒而外，又有类伤寒数证（痰积伤食、虚烦、脚气、疝气等），今脉紧、头痛、恶风寒乃伤食者也。

《金匮发微》：宿食而见涩脉，已不易辨，至于紧脉，则尤在疑似之间，紧为表寒，惟表寒之紧，按之益紧，惟宿食之脉，则如转索无常，忽松忽紧，亦有因外感风寒而停食者，其脉亦紧，其头必痛，此头痛为矢气上冲，一经下后，当得微汗，头痛止而风寒亦散矣。此予在苏垣亲验之。

《金匮要略心典》：脉紧如转索无常者，紧中兼有滑象，不似风寒外感之紧，为紧而带弦也。故寒气所束者，紧而不移；食气所发者，乍紧乍滑，如以指转索之状，故曰无常。脉紧头痛风寒者，非既有宿食，而又感风寒也，谓宿食不化，郁滞之气，上为头痛，有如风寒之状，而实为食积类伤寒也。仲景恐人误以为外感而发其汗，故举以示人曰：腹中有宿食不化，意亦远矣。

《金匮悬解》：脉紧如转索无常者，锤轮索转而不定，愈转则愈紧也。以水寒土湿，则食停不化，宿食在中，土气郁满，乙木抑遏，陷于寒水，不能上达，是以脉紧。甚而木郁阳陷，阴邪外乘，头痛风寒，形似外感，实乃腹中有宿食不化也。

【评析】

紧脉主寒主痛，亦主宿食，而宿食病亦可见浮大、滑数、涩紧等脉，临证须脉证结合。

第十一章　五脏风寒积聚病脉证并治第十一

【原文】

肺中风者,口燥而喘,身运而重,冒而肿胀,肺中寒,吐浊涕,肺死脏,浮之虚,按之弱如葱叶,下无根者,死。

【注解】

《金匮要略广注》:《内经》云:"脏真高于肺,以行荣卫阴阳。"盖肺主气,肺气不和,风邪得以中之,于是气拥而津液不行,故口燥;气逆而呼吸不和,故气喘也。又正气虚,则身运而冒;邪气盛,则身重而肿胀。《灵枢》经云:"肺病胀满,膨膨而喘咳,胸满而瞀"是也(冒,目不明也,即冒状)。五液入肺为涕,肺合皮毛而开窍于鼻,寒邪从皮毛而入于肺,则肺窍不利而鼻寒,涕唾稠粘,壅遏不通,并出于口内。肺脉原浮,然以浮而有力为佳,若无力,是浮之虚也,脉弱如葱叶,有似芤脉之状,但芤脉中间无,浮沉有,犹为有根,故止于伤精失血,而不至于死;若下无根,则不唯中间无,而沉之亦无矣,是谓气血俱脱,故死。

《金匮发微》:《内经》言肺风之状有三,一曰"多汗恶风",即太阳中风证象,杂病亦有之,盖即"痉湿暍篇"所谓"脉浮,身重,汗出,恶风"之防己黄芪汤证。汗欲泄而风从毛孔相薄,故恶风。风中于毛,湿留于肌,故身重。在表,故脉浮,可见《内经》言"汗出恶风",即本篇"身运而重"之证。身运者,风动于外,头目眩转,坐立不定之象也。二曰"时咳",此即"咳嗽上气篇"所谓"风舍于肺,其人则咳,上气喘而燥,欲作风水,发其汗即愈"之证也,可见《内经》所谓时咳,即本篇"口燥而喘"之证,风薄于外,故燥,湿藏于内,故喘也。三曰"昼瘥暮甚",此即"身疼,发热,日晡所剧"之麻黄杏仁薏苡甘草汤证也。失此不治,表阳日痹,寒水陷于皮中,乃变为一身悉肿之风水,而为越婢汤证,甚则为久咳苦冒之支饮证。可见《内经》言昼瘥暮甚,为本篇冒而肿胀之积渐。水气停蓄,故肿胀。冲气上逆,故冒也。合参之而其义始备也。寒从皮毛入,即内应于肺,太阳寒水为之不行,气闭热郁,乃吐浊涕。表寒不散,即里热不清,发其汗即愈,若不知病源而漫为清燥,矢之远矣。肺脉之绝也,《内经》谓之"但毛无胃",此云:"浮之虚,按之弱如葱叶,下无根者死",盖浮按即轻如风絮,软若游丝,稍重似有,沉取则无之脉也。得此脉者,其气不续,故主死。按肺死藏之"藏"字,当为"脉"字之误,诸家解为真脏脉,文义不通,特更正之。

《金匮要略心典》:肺中风者,津结而气壅,津结则不上潮而口燥,气壅则不下行而喘也。身运而重者,肺居上焦,治节一身,肺受风邪,大气则伤,故身欲动而弥觉其重也。冒者,清肃失降,浊气反上,为蒙冒也。肿胀者,输化无权,水聚而气停也。肺中寒,吐浊涕者,五液在肺为涕,寒气闭肺窍而蓄脏热,则浊涕从口出也。肺死脏者,肺将死而真脏之脉见也。浮之虚,按之弱如葱叶者,沈氏所谓有浮上之气,而无下翁之阴是也。《内经》云:真肺脉至,大而虚,如以毛羽中人肤,亦浮虚中空,而下复无根之象尔。

《金匮悬解》:肺主气,气化津,肺中风者,风邪在表,肺气壅阻,是以发喘。气滞津凝,是以口燥。风郁勃而外泄,故身体旋运。气收敛而内闭,故身体迟重。阳遏不能外达,故昏冒无觉。气滞不能四达,故肿胀不消。肺主皮毛,寒侵皮毛,里气郁塞,肺无降路,逆冲上窍,清气淫蒸,则化痰涕。涕少则出于鼻,多则出于口也。肺死脏者,肺之真脏脉也。肺脉浮而涩,盖金降于水,则脉沉,涩者,将沉而未沉,气之方收而未藏者也。若浮取之而虚飘,重按之弱如葱叶之空,下无根者,是肺金之衰败而不降也。此谓真脏脉,真脏见则死。《素问·平人气象论》:死肺脉来,如物之浮,如风吹毛,曰肺死,玉机真脏论:真肺脉至,大而虚,如以毛羽中人肤,即此义也。

【评析】

五脏风寒与积聚并列:(1)五脏风寒是痼疾,积聚也是痼疾。(2)五脏风寒与积聚有联系,风寒原其因,积聚论其果。

本篇名曰《五脏风寒积聚病脉证并治》包括两个大类。

一是五脏风寒病,从上下文可以看到肺中风、肝中寒等字样。仲景之论,以客气邪风为主,不从内伤外感为内外,而以经络脏腑为内外,陈无择合天人表里立论,以病从外来者为外因,从内生者为内因,其不从邪气情志所生者,为不内外因,亦最明晰。所谓五脏中风或中寒,是借风寒二字来代表两种性质不同的病因,非专指外感,即两种性质不同的病因及内脏而产生的五脏证候。

二是积聚病,准确地说是两个疾病,他们各自有独立的症状、治疗和预后,其实本篇还有一个疾病与作为鉴别诊断积、聚一同提出,就是谷气。五脏风寒与积聚之间,正如《巢源》言:积聚者,由阴阳不和,脏腑虚弱,受于风邪,搏于脏腑之气所为也。诸脏受邪,初未能为积聚,留滞不去,乃成积聚。

"肺中风"可理解为一个疾病的诊断,这个诊断包括三点,第一:病位在肺。第二:邪气性质为风邪。第三:以"中"的形式发病,表现为邪气直接入脏,而不经皮毛经络。进一步举例的话,肺中风的诊断类似于现代医学的"支原体肺炎""肺炎链球菌肺炎"等。

肺中风与肺中寒的症状,与邪气性质及邪气与正气相对强弱有关。

【原文】

肝中风者,头目眩,两胁痛,行常伛,令人嗜甘。肝中寒者,两臂不举,舌本燥,善太息,胸中痛,不得转侧,食则吐而汗出也。肝死脏,浮之弱,按之如索不来,或曲如蛇行者,死。

【注解】

《金匮要略广注》:肝经上出额,与督脉会于巅。又肝开窍于目,目得血而能视,肝中风,则头目眴动,以风性动摇摩定,《经》云"风胜则动"是也。肝经布胁肋,胁痛,肝气不利也,肝主筋而盛血,行常伛堵,风燥血枯,失所养而挛急。(伛者,背曲不能伸也。)嗜甘者,《经》云:"肝苦急,急食甘以缓之"之理也。肝藏血,寒则血脉凝涩,而两臂不举,本经《中风历节篇》云:"或但臂不遂者为痹"是也。舌本燥者,肝脉循喉咙之后,上入颃颡,寒则津液闭而不流,《灵枢》云:"肝病咽干"是也。肝属木,性宜疏畅,喜太息者,肝氤郁而不伸也。肝经上贯膈,布胁肋,寒邪凝敛,经气不利,故胸中痛,不得转侧也。《灵枢》云:"肝脉挟胃,所生病者,胸满呕逆。"今食则吐者,胃冷不纳食也,又吐则仓廪倒出。津液泄,腠理开而汗随之而出也。肝脉宜沉,若浮之弱,谓举之无力也。按之如解索,是绝脉也;不来者,即代脉往而弦不以自还,精气脱也。《经》云:"肝脉沉而长",若曲如蛇行,则不弦不长,失肝脉之本体,而胃气绝矣,故死。

《金匮发微》:肝为藏血之脏,而主一身之筋节,所谓中风者,亦血虚生风之类,非比肺脏外应皮毛,真有外风袭之也。肝脏血虚,则风动于上而头目,此证仲师无方治,当用熟地以补血,潞参以补气,重用龙骨、牡蛎以镇之,其效至速,万不可疏风破气。甚者,目中房舍林木旋转不已,往往途中颠仆。至于两胁痛,行常伛,则血弱气尽,邪正相搏,结于胁下之小柴胡汤证也。肝脏血足则柔,风胜则燥,燥气薄于脾脏则腹痛,食甘稍缓,故令人嗜甘,此"先予小建中汤,不差者与小柴胡汤"之证也。按后节"两臂不举"三语,亦为肝中风,列于肝中寒下,实为传写之误。风燥而血不养筋,故两臂不举,血虚于下,风胜于上,故舌本燥(《内经》肝中于风,嗌干。)风胜而气郁,故善太息,此理甚明,特订正之。肝中寒之证有三,曰胸中痛,曰不得转侧,曰食则吐而汗出。胸中痛有二证,一为水寒血腐,蛔虫滋生,固当有蛔上入膈之乌梅丸证,谓之蛔厥。亦有如后文所云"胸常气痞,按之小愈"之旋覆花汤证,谓之肝着。肝胆之气,主疏泄营卫二气,太阳寒水与太阴寒湿并居,则肝胆不得疏泄,故凝滞胸膈作痛。不得转侧亦有二,一为寒阻胸膈,阳气不通,水道阻于下焦,痛连胁下,不得转侧,则为"胸胁苦满,往来寒热,或胁下痞硬"之小柴胡汤证;亦有"脾藏蕴湿,寒湿凝闭肌腠"者,则为"一身尽重不可转侧"之柴胡加龙骨牡蛎汤证。肝胆与胃同部,胃底原有消食之胆汁,肝中寒,则胃中亦寒,故食即吐酸而汗出,此即"呕而胸满"之吴茱萸汤证。阳明病之不能食为胃中虚冷,亦正以肝脏困于寒湿,消食之胆汁少也。肝脉之绝也,《内经》但言"但弦无胃",此云"浮之弱",谓浮取之无力也,重按之则如绳索之弦急,忽然中止,则弦而见代脉矣。曲如蛇行,即痉证。发其汗,其脉如蛇之证,盖筋脉以燥而强急也。

《金匮要略心典》:肝为木脏,而风复扰之,以风从风动而上行,为头目眴也。肝脉布胁肋,风胜则脉急,为两胁痛而行常伛也。嗜甘者,肝苦急,甘能缓之,抑木胜而土负,乃求助于其味也。肝中寒两臂不举者,肝受寒而筋拘急也。徐氏曰:四肢虽属脾,然两臂如枝,木之体也,中寒则木气困,故不举,亦通。肝脉循喉咙之后,中寒者逼热于上,故舌本燥。肝喜疏泄,中寒则气被郁,故喜太息。太息,长息也。肝脉上行者,挟胃贯膈,故胸痛不能转侧,食则吐而汗出也。浮之弱,不荣于上也,按之如索不来,有伏而不起,劲而不柔之象。曲如蛇行,谓虽左右奔引,而不能夭矫上行,亦伏而劲之意。按:《内经》云:真肝脉至,中外急,如循刀刃,责责然,如按琴瑟弦。与此稍异,而其劲直则一也。

《金匮悬解》:肝为厥阴风木,肝中风者,木郁风动,筋脉振摇,故头目眴悸。肝脉行于胁肋,经气壅塞,故两胁痛楚。筋脉燥急,故行常伛俯。木燥而克土,土虚则嗜甘,土味甘也。足之三阴,自足走胸,手之三阴,自胸走手,肝中寒者,足之厥阴下陷,手之厥阴上逆。手厥阴之脉,入肘下臂,两臂无气,故痿而不举。《灵枢·经脉》:肝者,筋之合也,筋者,聚于阴器,而脉络于舌本,木陷风生,故舌本燥。经脉:胆足少阳之经,是动则病口苦,善太息,肝胆同气,阳盛则怒,阴盛则悲也。肝脉上贯胸膈,风木郁冲,故胸中痛。厥阴行身之侧,经气郁缩,转侧痛生,故不得转侧。脾土被刑,饮食不化,故食则吐逆。食下之时,土困肝郁,风木疏泄,是以汗出也。肝死脏者,肝之真脏脉也。肝脉弦而滑,盖甲木降于水,而乙木升于火,升于火,则脉浮,滑者,将浮而未浮,气之方生而未长者也。若浮取之而弱,重按之如索不来,或曲如蛇行者,是肝木之颓败而不升也。如索不来者,如绳索空悬,轻飘游移,按之应手而去,不能复来鼓指也。如蛇行者,木畅则直,郁则曲,一曲一直,郁而不畅,故状如蛇行。平人气象论:死肝脉来,急益劲,如新张弓弦,曰肝死。玉机真脏论:真肝脉至,中外急,如循刀刃责责然,如按琴瑟弦。彼乃肝脉之太过,此则肝脉之不及者也。

【评析】

本段论述了三个方面:肝中风、肝中寒、肝死脏。本条需讨论的是"肝脏"与黄疸的关系,根据中医对肝的认识,肝之本脏病应有黄疸,但为何金匮中未曾提及?不但于肝病中未曾提出"黄"的症状,反而在黄疸病篇中直言"脾色必黄,瘀热以行"。这种对于黄病属脾的理论一直作为古代中医的主流理论直至民国,张氏衷中参西论中仍言"盖黄疸之症,中法谓脾中蕴蓄湿热,西法谓由胆汁溢于血中"。

可见脾在古代一直作为黄疸病的治疗核心,即中医的脾黄学说,临床治疗黄疸中医仍以平胃散之类方剂健脾化湿为治施治。

【原文】

肝着,其人常欲蹈其胸上,先未苦时,但欲饮热,旋覆花汤主之。

旋覆花汤方

旋覆花三两,即金沸草、葱十四茎,新绛少许。

上三味,以水三升,煮取一升,顿服。

【注解】

《金匮要略广注》:肝主疏泄,着则气郁不伸,常欲人蹈其胸上,以舒其气(蹈者,按摩之谓)。又以寒气固结于中,欲饮热以散其寒、旋覆花味咸,能软坚,且主下气,温能解散,可利心胸也。

《金匮发微》:肝着之病,胸中气机阻塞,以手按其胸则稍舒,此肝乘肺之证也。胸中阳气不舒,故未病时当引热以自救。旋覆花汤方用葱十四茎,以通阳而和肝,旋覆花三两以助肺,新绛以通络而肝着愈矣。

《金匮要略心典》:肝脏气血郁滞,着而不行,故名肝着。然肝虽着,而气反注于肺,所谓横之病也,故其人常欲蹈其胸上。胸者肺之位,蹈之欲使气内鼓而出肝邪,以肺犹橐籥,抑之则气反出也。先未苦时,但欲饮热者,欲着之气,得热则行,迨既着则亦无益矣。旋覆花咸温下气散结,新绛和其血,葱叶通其阳。结散阳通,气血以和,而肝着愈,肝愈而肺亦和矣。

《金匮悬解》:肝著者,肝气痹著而不舒也。肝愈郁而风愈动,风木荡摇,神魂悬虚,故常欲人蹈其胸上。先未苦时,水寒木燥,故但欲饮热。旋覆花汤,旋覆、新绛,行血而清风,葱白通经而泻滞也。

【评析】

本条论述肝着病,或因邪气留着肝脏,气血滞而不畅所致。或因劳怒,气滞血瘀所致。魏念庭《金匮要略方论本义》:"肝着者,风寒湿合邪,如痹病之义也。"

关于肝着病的病机问题,注家各说不一。周扬俊说:"肝主疏泄,言其用也。倘郁不舒,势必下乘中土,土必弱而时满,气必结而不开,故喜人按之柔之也。"(《金匮玉函经二注》)周氏从所伤之脏而言,认为是肝郁乘脾。尤在泾说:"肝脏气血郁滞。《临证指南医案·胁痛》:"肝著,胁中痛,劳怒致伤气血。"

"肝着,其人常欲蹈其胸上,先未苦时,但欲饮热",胸部间断性的不适感,因后面有先未苦时,故此种不适不是持续的,总想要用手捶打胸部,在不适发作前,通过喝热水可以预防或减轻发作,此即肝着症状。

初郁气分见胸满,胀痛,蹈胸、饮热尚可;久病入血则胸胁刺痛,经脉气血郁滞,虽饮热亦无助。

此方中旋覆花汤为治络瘀肝着之要方,善通肝络而行气,气行则血行;葱叶通阳散结,助旋覆花通畅气机;新绛行气活血。

《圣济总录》载有"治风寒客于肝经,膈脘痞塞,胁下拘痛,常欲蹈其胸上,名肝着,蹈胸汤方(枳实、薤白、橘皮、生姜、桔梗、甘草)",可用于肝着初起偏于气滞者。

旋覆花汤为络病之始,后世清代叶天士《临证指南医案》进一步发展了络病学说,提出久病入络,治疗肝络血瘀所致的多种病证,擅用辛温通络,温柔通补,辛泄通瘀等法。

【原文】

心中风者,翕翕发热,不能起,心中饥,食即呕吐。

【注解】

《金匮要略广注》:心属火,中风则风火相炽,翕翕者,热气郁闷不散之貌。心饥,食即呕吐者,《经》云:"去邪热不杀谷,诸逆冲上,皆属于火"故也。

《金匮发微》:风邪入脏,舌即难言,口吐涎,中风篇既言之矣。乃又有"翕翕发热,不能起,心中饥,食即呕吐"之证,与前证是一是二,前人未有言及此者,此大可疑也。按此为风邪袭肺,吸动心阳之证,心阳随卫气外泄,故翕翕发热。热伤气,故无气以动而卧不能起。心营虚,故嘈杂似饥。胃底胆汁为风阳吸而上逆,故食入即呕吐。风一日不去,则心阳一日不定,胃气一日不和,是当用黄芪、防风以泄风,甘草、大黄以降逆,不必治风而风自愈,若漫用羚羊以熄风,犀角以凉心则失之矣。

《金匮要略心典》:翕翕发热者,心为阳脏,风入而益其热也。不能起者,君主病而百骸皆废也。心中饥,食则呕者,火乱于中,而热格于上也。

《金匮悬解》:心中风者,火郁上炎,故翕翕发热。热则伤气,故虚乏不能起身。心液消烁,空洞虚馁,故心中常饥。心火既升,胃气必逆,缘火不归水,水寒则土湿故也。胃气上逆,故食即呕吐。

【评析】

心中风,心中饥,食即呕吐,发微言"邪入脏,舌即难言,口吐涎",但依此条之症状,邪入脏乎?入腑乎?依此症状来看,心中风者,本就胃病,汉代时心胃混杂,时而曰心,时而曰胃,《病源》即云"心之正经不可伤,伤之即死",正经尚且不可伤,又何况脏乎?下条之心中寒应与此条同看。

【原文】

心中寒者,其人苦病,心如噉蒜状,剧者心痛彻背,背痛彻心,譬如蛊注。其脉浮者,自吐乃愈。

【注解】

《金匮要略广注》:心属火,为寒气敛束,则火郁不得散,故心如噉蒜状,嘈杂不耐烦之意也。剧甚也,甚则心背彻痛,寒之极也。蛊痓病宜吐,若脉浮,则病在上膈,故如蛊痓,自出寒气乃愈。然曰自吐,则不可强之使吐明矣。(按蛊者,越人以虫蛇诸毒聚瓮中,令自相唼食,食尽,止存一虫最毒,名曰蛊,能随饮食变化入腹还生,食入五脏。注者,痓也,亦言住也。若人血气衰弱,则风邪鬼气住人身内,留连肌腠,并着脏腑,或皮肤掣动,或心腹刺痛,或体热皮肿至死,死复注易旁人。)

《金匮发微》:此乌头赤石脂丸证,说详胸痹篇不赘。

《金匮要略心典》:心中如噉蒜者,寒束于外,火郁于内,似痛非痛,似热非热,懊憹无奈,甚者心背彻痛也。如虫注者,言其自心而背,自背而心,如虫之往来交注也。若其脉浮,则寒有外出之机,设得吐则邪去而愈,然此亦气机自动而然,非可以药强吐之也,故曰其脉浮者,自吐乃愈。

《金匮悬解》:金之味辛,心中寒者,火衰不能制金,金反侮火,故心中时作辛味。剧者寒水侮火,故心痛彻背,背痛彻心,譬如虫注之痛楚也。其脉浮者,寒瘀胸膈,必自吐之乃愈也。

【评析】

本条与前文相同,观其症状,乃胃病无疑。

【原文】

心伤者,其人劳倦,即头面赤而下重,心中痛而自烦,发热,当脐跳,其脉弦,此为心脏伤所致也。

【注解】

《金匮要略广注》:劳倦则阴火攻冲,故头面赤也。下重者,火升于上而下部沉滞,无气以举也。心主血,心痛自烦发热,皆血虚火盛之证。《经》云:"脐上筑者,肾气动也。"此心风,气虚而水欲上凌心,故当脐跳也。弦乃风脉,心病见此,虚火上炎,热极生风。李升玺曰:按《难经》心脉,外证面赤口干,内证脐上有动气,烦心,心痛,此节心伤,亦本《难经》。

《金匮发微》:此营虚证也,营虚则虚阳浮于上而头面赤。浊阴滞于下,浮阳吸之,则为下重。下重者,大便欲行而气滞也。此证当便脓血,但证由劳倦而见,即属虚寒,当用桃花汤以温中去湿,或用四逆、理中,而非实热之白头翁汤证。阳气浮于上,则心中热痛,自烦发热。浮阳吸肾邪上僭,则当脐跳动,此与发汗后欲作奔豚同。脉弦者,阴寒上僭之脉也,此盖心阳虚而冲气上冒之证,故曰为心藏所伤,法当用桂枝以扶心阳,甘草、大枣以培中气,桂枝加桂汤、茯苓桂枝甘草大枣汤,正不妨随证酌用也。

《金匮要略心典》:心伤者,其人劳倦,即头面赤而下重。盖血虚者,其阳易浮,上盛者下必无气也。心中痛而自烦发热者,心虚失养,而热动于中也,当脐跳者,心虚于上,而肾动于下也。

《金匮悬解》:心为水伤,心者火也,心伤者,一遇劳倦即火上炎而头面赤,水下凝而腿足重,寒气逆冲而心痛,热气升郁而自烦,火上郁而发热,木下郁而脐跳,其脉弦而不能洪,此为心脏伤于寒水所致也。弦为肝脉,肝木,心之母,心脉浮洪,木不生火,故心脉当洪而反弦也。

【评析】

本条言心脏所伤,诸病云,心之正经不可伤,伤之则死,大经尚且不可伤,脏伤预后必定不良。故而此处所言之心伤,实则是心阳损伤所致诸症。

【原文】

心死脏,浮之实如麻豆,按之益躁疾者,死。

【注解】

《金匮要略广注》:《难经》云:"心脉浮大而散",若浮之实如麻豆,按之益躁疾,则真脏脉见,胃气全无,故死。《内经》云:"真心脉至坚而搏(即躁疾意),如循薏苡子,累累然(即如麻豆意)。"可与此参看。

《金匮发微》:心脉之绝,《内经》云"但钩无胃",谓如带钩之坚实数急而不见柔和也。此云:"浮之实,如麻豆",即以坚实言之。按之益躁疾,即以数急而不见柔和言之也。

《金匮要略心典》:心之平脉,累累如贯珠,如循琅玕,又胃多微曲曰心平,今脉弦,是变温润圆利之常,而为长直劲强之形矣,故曰此为心脏伤所致也。《经》云:真心脉至,坚而搏,如循薏苡子,累累然。与此浮之实如麻豆,按之益躁疾者,均为上下坚紧,而往来无情也,故死。

《金匮悬解》:心死脏者,心之真脏脉也。心火下降,则心位清虚而不实,《难经》所谓浮而大散者,心也。若浮取之实如麻豆,重按之益觉躁疾者,是心火之升炎而不降也。平人气象论:死心脉来,前曲后居,如操带钩,曰心死,玉机真脏论:真心脉至,坚而抟,如循薏苡子累累然,即此义也。

【原文】

邪哭,使魂魄不安者,血气少也,血气少者属于心,心气虚者,其人则畏,合目欲眠,梦远行而精神离散,魂魄妄行。阴气衰者为颠,阳气衰者为狂。

【注解】

《金匮要略广注》:此言肺、肝、肾三脏俱虚,而总之统于心虚也。《内经》云:"肺藏魄,主气。肝藏魂,主血。肾藏精,主志。"又云:"肺主哭,精气并于肺则悲,并于肝则忧,并于肾则恐。"而心则藏神,以心为君主之官也。心虚,则肺、肝、肾俱虚,因而魂魄不安,精、气、血皆竭,此主不明,则十二官危也。"其人则畏",以心舍空虚,神不守舍也。《经》云:"五脏精华,上注于目,合目欲眠,精华去也。"梦远行者,心肾精神离散,肝肺魂魄妄行,故梦补寐中飘摇靡定也。阴气收敛,不能暴发,故阴衰为癫;阳气慓悍,易于发越,故阳衰为狂。然《内经》云:"重阳者狂,重阴者癫。"与此阴衰阳衰相反,何也?盖彼云重阳重阴者,以邪气言;此云阴衰阳衰者,以正气言也。《内经》云:"骨癫疾者,颅齿、诸腧分肉皆满,而骨居、汗出、烦闷。""筋癫疾者,身蜷挛急。""脉癫疾者、暴仆,四肢之脉皆胀而纵。"又云:"有病怒狂者,阳气暴折而难决,故喜怒,名阳厥"也。又"阳明病,甚则阳盛,而四肢实,故登高弃衣,妄言骂詈不食"也。《难经》云:"狂之始发,少卧不饥,自高贤也,自辩智也。自贵倨也,妄笑,好歌乐,妄行不休。癫始作,意不乐,直视僵仆。"又:"狂则暴病,癫则久病。"又:"狂多开目,阳跷盛也。癫多闭目,阴跷盛也。"

《金匮发微》:"邪哭"当从黄坤载作"邪入",陈修园谓"如邪所凭而哭",此望文生训之过也。表邪乘里,必从其虚,气少则卫虚,血少则营虚,营卫两虚,则外邪从皮毛肌腠而入。曰"使人魂魄不安"者,不过言梦寐之不安,原不指肝、肺二藏言之。心为主血之藏而主脉,营气之环周应之,故血气少者属于心。心气虚,则中馁,故善畏。神魂不宁,故合目即梦远行而精神离散,魂魄妄行,譬之釜下薪火将灭,烟腾而熛飞,将一散而不可收也。此证正虚为重,外邪为轻,治此者,朱砂以镇之,枣仁以敛之,熟地、潞参、当归以补之,而又加远志以化痰,半夏以降逆,秫米以和胃,或者十活四五,否则积之既久,虽不即死,为癫为狂,将成痼疾矣(太阴无阳气,则脾藏聚湿成痰,痰蒙心窍是为癫。阳明无阴气,则肠胃积燥生热,热犯心包是为狂)。

《金匮要略心典》:邪哭者,悲伤哭泣,如邪所凭,此其标有稠痰浊火之殊,而其本则皆心虚而血气少也。于是窈寐恐怖,精神不守,魂魄不居,为癫为狂,势有必至者矣。经云:邪入于阳则狂,邪入于阴则癫。此云阴气衰者为颠,阳气衰者为狂,盖必正气虚而后邪气入。经言其为病之故,此言其致病之原也。

《金匮悬解》:《灵枢·本神》:心藏脉,脉舍神,肾藏精,精舍志,肝藏血,血舍魂,肺藏气,气舍魄,邪入使魂魄不安者,肝肺之血气少也。血气少者属于心,以血者自阴而之阳,水升而化火则生血,气者自阳而之阴,火降而化水则生气,血气皆原于火,故血气少者,由于心火之虚也。心气虚则肾水胜火,肾之志为恐,缘火盛则神气升达而为喜,水盛则神气沦陷而为恐,故水胜火者,其人则恐。水寒火败,则火升而水沉,金逆而木陷,火升水沉,则神飞而精走,金逆木陷,则魄荡而魂驰,故合目欲眠,梦远行而精神离散。魂魄妄行,以水火之不济,金木之不交也。精魄阴也,阴气衰者,则志迷而为颠。神魂阳也,阳气衰者,则神乱而为狂。《难经》:重阴则颠,重阳则狂,言与此殊,而实则同也。盖浊降则为阴,阴愈盛则愈温,清升则为阳,阳愈盛则愈凉,故阳降而为浊阴,阴升而化清阳。阳清则化神,阴浊则化精,而神根于精,坎之阳也,水阴而抱阳,故精温而不颠,精根于神,离之阴也,火阳而含阴,故神清而不狂。狂者君火不降,虽上热如炉,实阳虚而非阳盛也,颠者癸水不升,虽下寒如冰,实阴虚而非阴盛也。

【评析】

本段出现一个新的病名"邪哭",说的是心之情志病。清代莫枚士 1856 年著《研经言》云:"邪哭云者,谓得邪病而哭……且其病源于风",莫氏此说本于《诸病源候论》,认为此病源于气血衰少而风邪趁虚入于经。然本篇云邪哭使魂魄不安者,并未谈及外邪,且于后面进一步说明了邪哭症状"其人则畏,合目欲眠,梦远行而精神离散",病机则为"心血气少"。

清代吴谦等《医宗金鉴·订正金匮要略注》:"邪哭,谓心伤之人无故而哭也。"邪哭者,指由于心气不足,血液亏虚或五脏空虚,导致心神失养、神不归位,此时遇"邪"则精神离散,魂魄不安,从而引起以"神志异常"为主要表现的痴癫病。现代部分癔病也可归于邪哭。

【原文】

脾中风者,翕翕发热,形如醉人,腹中烦重,皮目瞤瞤而短气。

【注解】

《金匮要略广注》:翕翕发热,风邪外加,正气怫郁也。风气疏泄,属阳邪,形如醉人,言其面赤而四肢软也(脾主四肢)。脾经入腹,因风气内扰,故腹中烦重。皮目,上下眼胞也。脾属土,眼胞亦属土。瞤瞤,动貌。《经》云"风胜则动"是也。肺主气,短气者,东垣云:脾胃一虚,肺气先绝也。

《金匮发微》:脾脏主湿,风中肌肉,内应于脾,留着不用,即为风湿。原其始病,盖即《伤寒·太阳篇》系在太阴之证也。翕翕发热,形如醉人,此即太阳篇"翕翕发热,鼻鸣,干呕"之桂枝汤证。腹为足太阴部分,风中脾藏,里湿应之,风湿相抟,故腹中烦重。风淫于上,吸水湿上行,肺气为之阻塞,故皮目瞤瞤而短气。此证湿邪不流关节而入于里,轻则为风湿,重则为风水。风邪吸于上,则湿邪壅于腹部而不行,非去其上之所吸,则下部之壅湿不去,窃意越婢加术汤,亦可用也。

《金匮要略心典》:风气中脾,外淫肌肉,为翕翕发热,内乱心意,为形如醉人也。脾脉入腹而其合肉,腹中烦重,邪胜而正不用也。皮目瞤瞤而短气,风淫于外而气阻于中也。李氏曰:风属阳邪,而气疏泄,形如醉人,言其面赤而四肢软也。皮目,上下眼胞也。

《金匮悬解》:脾为湿土,脾中风者,湿郁为热,故形如醉人。脾位在腹,故腹中烦重,热盛则烦,湿盛则重也。土湿则木郁而风生,故皮肉瞤动。脾土郁满,肺金莫降,是以短气。

【评析】

脾主肌肉四肢,为卫气、营气之来源,本条言"脾中风"外感疾病,无论邪气为何,理当发热,故古人有外感热病一说。

【原文】

脾死脏,浮之大坚,按之如覆杯,洁洁状如摇者,死。

【注解】

《金匮要略广注》:《内经》云:"脉弱以滑,是有胃气。"浮之大坚,则胃气绝,真脏脉见矣。覆杯则内空,洁洁者,此中毫无所有之象,重按脉体似之,言其外实中空,里气不足也。状如摇者,脉躁疾不宁,气将脱也,故死。

《金匮发微》:脾脉之绝,《内经》言"但代无胃",而不举其形状,此言浮之坚,按之如覆杯洁洁,即但代无胃之的解也。浮取似实,重按绝无,或如杯中酒空,覆之绝无涓滴,或忽然上出鱼际,忽然下入尺部,初如摇荡不宁,继乃卒然中绝,后人所谓雀啄脉也。

《金匮要略心典》:又曰:脉弱以滑,是有胃气。浮之大坚,则胃气绝,真脏见矣;按之如覆杯,言其外实而中空无有也。徐氏曰:洁洁状如摇,是不能成至而欲倾圮之象,故其动非活动,转非圆转,非脏气将绝而何? 故死。

《金匮悬解》:脾死脏者,脾之真脏脉也。己土升于离位,则清气在上,戊土降于坎中,则浊气在下。清升浊降,中气冲和,是以脉见关上,其象为缓。若浮之大坚,是戊土之壅而不降也。按之如覆盆之鞕洁洁状,如摇动者,是己土之滞而不升也。(脉法:浮为在表,沉为在里。腑者里中之表,故宜浮取,脏者里中之里,故宜重按。)《伤寒·脉法》所谓数脉见于关上,上下无头尾,厥厥动摇者是也。平人气象论:死脾脉来,锐坚如乌之喙,如鸟之距,曰脾死。玉机真脏论:诸真脏脉见者,皆死不治也。五脏者,皆禀气于胃,胃者,五脏之本也。脏气者,不能自致于手太阴,必因于胃气,乃致于手太阴也,故五脏各以其时,自胃而致于手太阴。邪气胜者,精气衰也,病甚者,胃气不能与之俱至于手太阴,故真脏之气独见。独见者,病胜脏也,故曰死。

【评析】

脾为黄泉之己土,其一种生物之善气,和柔相杂,不可得而见者也。若其脉中空散漫而大浮土灰尘之象,真阴之欲绝也。凝泣切责而坚结土沙石之象,真阳之欲绝也。浮为在上在外之应。浮之大坚,是阴阳不能蒸被之诊。如覆杯者,即上文大坚,而加以形圆、体空之象。盖形圆,则关下无来踪,关上无去迹。体空,则底面无根脚。按之如覆杯,是为离绝之土矣。洁洁,孤洁无与之貌。摇者,言上下不见来去,底面不见鼓发,但觉从两旁摇动而已。

"脾死脏"脾脉应该缓,应该弱,如果"浮之大坚"轻手按他又大又硬,同时一按就是加力看脉内的情况,就像扣着个茶杯、酒杯似的。洁洁,就是中空,洁洁状空空的无物,光在外面扣着这么个挺硬的东西,而且如摇,晃荡如摇摆,即一点胃气不存在了,这是脾之真脏脉见,主死。

【原文】

趺阳脉浮而涩,浮则胃气强,涩则小便数,浮涩相搏,大便则坚,其脾为约,麻子仁丸主之。

麻子仁丸方

麻子仁二升,芍药半斤,大黄、枳实各一斤,厚朴一尺,杏仁一升。

上六味,末之,炼蜜和丸,梧子大,饮服十丸,日三,以知为度。

【注解】

《金匮要略广注》:趺阳,胃脉也。胃为水谷之海,浮为阴脉,故胃气强而能食。小便数,则津液亡,故脉涩。盖脾主为胃行津液,此以胃强脾弱,约束津液,不得四布,但输膀胱,致小便数而大便坚也。麻子仁丸通润燥。大黄、厚朴、枳实,即小承气汤,苦以泄之也。麻仁润燥,杏仁利气,芍药敛津液而通壅塞,以但津液内亡,非同实热,故不用汤之峻,而用丸之缓也。

《金匮发微》:此条见《伤寒·阳明篇》,趺阳脉在足背,为胃脉之根,浮则胃气上盛,涩则阴液下消。胃热盛而小便数,乃见浮涩相抟之脉。抟之为言,合也(抟,合也,义如抟沙为人之抟,言合两为一也,今本皆误搏。搏之为言,击也,义如搏而跃之之搏。按之文义,殊不可通,今订正之)。胃液日涸,遂成脾约,此脾约麻仁丸方治,所以为阳明证也。

《金匮要略心典》:浮者阳气多,涩者阴气少,而趺阳见之,是为胃强而脾弱。约,约束也,犹弱者受强之约束而气馁也。又约,小也,胃不输精于脾,脾乃干涩而小也。大黄、枳实、厚朴,所以下令胃弱,麻仁、杏仁、芍药,所以滋令脾厚,用蜜丸者,恐速下而并伤及脾也。

《金匮悬解》:趺阳,胃脉,足跗上之冲阳也。阳盛则脉浮,浮则胃气强壮也,血虚则脉涩,涩则风木疏泄,而小便数也,浮涩相合,土燥水枯,大便则坚,其脾气为之约结不舒,而粪如羊矢。麻仁丸,麻仁、杏仁,润燥而滑肠,芍药、大黄,清风而泄热,厚朴、枳实,行滞而开结也(此热在中焦,则为坚者)。

【评析】

麻子仁丸证与阳明腑实证区别:1.麻子仁丸证:虽大便坚,小便数,但无潮热、谵语、腹满硬等症,小便数者,大便必硬,不更衣十日,无所苦也。2.阳明腑实证(大承气等):见痞、满、燥、实、坚诸证,脉洪大。

胃气强,脾阴弱,脾的功能为胃热所约束,不能为胃行其津液,因而津液不能四布,偏渗膀胱,故小便数;肠中失其濡润,所以大便燥结。

临床上本方用于慢性便秘:胃气强故任攻,主要治其胃强,但也要照顾到脾弱。尤在泾曰,大黄、枳实、厚朴所以下,令胃弱;麻仁、杏仁、芍药所以滋,令脾厚。用蜜丸者,恐速下而并伤及脾也。本方配伍对后世有启发,即以补药之体作泻药之用。

【原文】

肾着之病,其人身体重,腰中冷,如坐水中,形如水状,反不渴,小便自利,饮食如故,病属下焦,身劳汗出,衣里冷湿,久久得之,腰以下冷痛,腹重如带五千钱,甘草苓术汤主之。

甘草干姜茯苓白术汤方

甘草、白术各二两,干姜、茯苓各四两。

上四味,以水五升,煮取三升,分温三服,腰中即温。

【注解】

《金匮要略广注》:此非内伤虚损,乃外感寒湿,故名肾着。着者,留而不去之谓,言肾为邪气所着也。盖肾为水脏,水性本湿,同气相感,所受皆阴寒湿滞之病,故体重腰冷。如坐水中。(带脉为病,亦腰溶溶如坐水中。)《内经》云:"寒胜则浮",故形如水状,而体弱虚肿也,不渴,内无热也。小便利水泉不藏,肾气不自秘固也。饮食如故,病不在胃也。肾在下,湿性亦趋下,故病在下焦,身劳汗出,言所以成肾着之故,因烦劳而津液外泄,衣里冷湿,汗亦湿类也。腰者,肾之府,腰下冷痛,寒湿气胜也。腹重,土不制水,湿气深沉也。(脾属土,其经入腹。)如带五钱者,形容腹重之状也。甘草、白术补脾制水,茯苓、干姜渗湿祛寒。然《经》云:"损其肾者,益其精",则宜用肾气丸之类,而主此方者,以寒湿外着,故主温中渗湿之剂,此形劳与精伤者不同也。

《金匮发微》：由肾达膀胱，为水道所自出，古人谓之下焦，西医谓之输尿管，故有谓三焦有名无形者，不特与《内经》不符，求之仲师意旨，亦然未合，此可见汉以后医家无通才也。即以肾着一证言之，仲师言"其人身体重，腰中冷，如坐水中，反不渴，小便利，饮食如故，病属下焦。"身体重，为水湿泛滥，渗入肌肉，肌肉着湿，故体重。"腰中冷，如坐水中，形如水状"，则寒湿壅阻寒水之藏也。水气阻于腰下，则津不上承而当渴，小便当不利，而反见口中不渴，小便自利，里藏无阳热，则小便色白，不言可知。曰"饮食如故，病在下焦"者，明其病在水道也。原其得病之始，则以身劳汗出，里衣冷湿，久久得之，盖上焦在胸中，西医谓之淋巴干，为发抒气水作汗之枢机。汗出而里衣沾渍，则毛孔闭塞，而水气内积，下注寒水之藏，则腰以下冷痛。水道虽通于下，而水之上源，不能化气外出，则积日并趋于下，输尿管不能相容，水乃溢入腹部与湿并居，故黏滞不下利而腹重如带五千钱。师主以甘草干姜茯苓白术汤者，作用只在温脾去湿，盖以腹为足太阴部分，腹部之寒湿去，不待生附走水，而腰部当温也。

《金匮要略心典》：肾受冷湿，着而不去，则为肾着。身重，腰中冷，如坐水中，腰下冷痛，腹重如带五千钱，皆冷湿着肾，而阳气不化之征也。不渴，上无热也；小便自利，寒在下也；饮食如故，胃无病也，故曰病属下焦。身劳汗出，衣里冷湿，久久得之，盖所谓清湿袭虚，病起于下者也。然其病不在肾之中脏，而在肾之外腑，故其治法，不在温肾以散寒，而在燠土以胜水，甘、姜、苓、术，辛温甘淡，本非肾药，名肾着者，原其病也。

《金匮悬解》：肾着者，肾气痹着而凝沍也。水盛阴旺，故身体迟重，腰中寒冷，如坐水中。水渍经络，故形如水病之状，似乎浮肿。水旺土湿，故反不渴。水不在于脏腑，故小便自利，饮食如故。其病在肾，属于下焦，原因身劳汗出，衣里沾濡冷湿，冷湿之气，久久入腠理而浸经络，同气相感，故令肾气痹着，而成此病。肾位在腰，自腰以下，阴冷痛楚。土位在腹，水旺侮土，故腹重如带五千钱也。姜甘苓术汤，姜、苓，温中而泻水，术、甘，培土而去湿也。

【评析】

肾着之病指寒湿之邪着于肾之外府——腰部，以腰重、腰冷、腰痛为主症的疾病。内因阳气不足，外因寒湿外袭，腰部经脉肌腠之间寒湿阻滞，不通则痛。

肾着汤证与肾虚（阳虚）有别。肾着汤证是腰部重着，局部冷痛，与天气变化有关；小便相对自利；全身情况轻；舌苔白厚，脉沉迟，可能尺脉旺。肾虚（阳虚）则是腰部酸痛，腰膝酸软，足跟痛，全身冷，得温则舒，与天气变化无关；小便不利（肾气丸证夜尿多）；伴头晕目眩耳鸣、性功能减退，舌苔薄白，脉弱尺沉。

①病名虽为肾着，但其病机为腰中寒湿。命名方法体现了仲景以"脏腑辨证"为核心

的学术思想。

②治疗肾着的要领是在健脾化湿药物的基础上，应用散寒化湿的干姜。

临床中常用于治疗腰大肌风湿、坐骨神经痛遇寒湿加重者；辨证属脾阳不足而有寒湿的呕吐、泄泻证；慢性肠炎、肠功能紊乱、妊娠下肢浮肿，或老年人小便失禁、男女遗尿、妇女年久腰冷带下等证，属于脾阳不足而有寒湿者，用之有效，胃脘痛亦可用，阿迪森氏病也可用本方。

【原文】

肾死脏，浮之坚，按之乱如转丸，益下入尺中者，死。

【注解】

《金匮要略广注》：肾脉宜沉石而濡（音软）。若浮之坚，则不惟不沉。而且不濡，是无胃气之脉。《内经》谓："肾脉辟辟如弹石曰死"是也。乱如转丸，下入尺中则阳气下陷，根本脱离之象。《内经》云："脉至如丸，滑不直手者，按之不可得也，枣叶生而死。"此脉如转丸。可参看。

《金匮发微》：肾脉之绝，《内经》云"但石无胃"，此云"浮之坚"，坚者，实也，曰"按之乱如转丸，益下入尺中"，是躁疾坚硬，动至尺后而无柔和之象也。

《金匮要略心典》：肾脉本石，浮之坚，则不石而外鼓。按之乱如转丸，是变石之体而为躁动，真阳将搏跃而出矣。益下入尺，言按之至尺泽，而脉犹大动也。尺下脉宜伏，今反动，真气不固而将外越，反其封蛰之常，故死。

《金匮悬解》：肾死脏者，肾之真脏脉也。癸水升于丁火，则水位泮涣而不结，若浮取之而坚，重按之乱如转丸，益下入尺者，是肾水之下流而不升也。平人气象论：死肾脉来，发如夺索，辟辟如弹石，曰肾死，玉机真脏论：真肾脉至，抟而绝，如指弹石辟辟然，即此义也。肾无中风、中寒者，心肾同经，心病即肾病也。而肾着之病，即中寒所伤也。

【评析】

肾死脉，《素问·平人气象论》言："死肾脉来，发如奇索，辟辟如弹石，曰肾死。"肾脉本沉，今脉浮取坚实，按之躁动乱如转丸，尺部转动更甚，此乃肾中真阳离散之死脉。

【原文】

问曰：三焦竭部，上焦竭善噫，何谓也？师曰：上焦受中焦气未和，不能消谷，故为噫耳。下焦竭，即遗溺失便，其气不和，不能自禁制，不须治，久则愈。

【注解】

《金匮要略广注》：《经》云："上焦如雾，中焦如沤，下焦如渎。"言各有其常，何病之有？

惟三焦各有虚竭之部分,是谓三焦竭部,而各失其常矣。竭,气尽无余也。噫,即嗳气。《内经》云:"心为噫。"又云:"太阴上走心为嗳。"盖阴盛而上走阳明,阳明络属心也。夫心在上焦,太阴、阳明在中焦,必中焦胃纳水谷,脾行津液,其气始得熏蒸灌溉于上焦,此上焦受中焦和气之义也。若中焦脾胃不和,不能消谷,则气馁矣,上焦亦何由而受中焦之熏蒸灌溉也?昔贤训噫者,是火土之气郁而不得发,正以心属火,居膈上,脾胃属土,主中州,则上焦受中焦之义益明矣。又下焦肾主二便,今肾气竭,失其闭藏之职,不得约束津液而遗溺失便也。不须治,久则愈,待肾气充足,则津液自闭固矣。李玮西曰:上焦受中焦气,可见以中焦为主。即遗溺失便,亦中焦不和而致下焦之竭也。东垣云:"补肾不如补脾。"则中下二焦,轻重较然矣。

《金匮发微》:此节发端,原有"三焦竭部"四字,当是编书旧标目,传抄者误入正文耳,但"竭"字亦不可解。上焦在胸中为发抒水气之总枢,上焦竭,则淋巴干乳糜不足,胸中当热,不当云善噫。下焦水道涸,则大便当硬,不当云遗溺失便。以下节三焦热观之,"竭"字当为"寒"字之误,盖寒入胸中,胃底、脺藏吸收小肠水液为上焦寒气所压,不能发抒而留于中脘,胃寒不能消谷,故善噫,噫者,气从咽中出,哑哑有声,有时兼有食臭之谓。下焦合肾与膀胱,下焦水寒,即遗溺失便不能自禁。此证正需四逆、理中,然则仲师所谓"不须治,久则愈者",亦谓不须治上下二焦,非谓不治中焦也。善读书当自悟之。

《金匮要略心典》:上焦在胃上口,其治在膻中,而受气于中焦,今胃未和,不能消谷,则上焦所受者,非精微之气,而为陈滞之气矣,故为噫。噫,嗳食气也。下焦在膀胱上口,其治在脐下,故其气乏竭,即遗溺失便。然上焦气未和,不能约束禁制,亦令遗溺失便,所谓上虚不能制下者也。云不须治者,谓不须治其下焦,俟上焦气和,久当自愈。夫上焦受气于中焦,而下焦复受气于上焦,推而言之,肾中之元阳不正,则脾胃之转运不速,是中焦又复受气于下焦也。盖虽各有分部,而实相助为理如此,此造化自然之妙也。

《金匮悬解》:三焦各有其部,三焦竭部者,三焦竭其本部之气也。上焦清气竭,则浊气上逆而为噫。缘上焦受气于中焦,中焦燥湿之气未和,不能消谷,土气郁满,浊阴不降,故上焦痞闷,而为噫耳。下焦肾气亏竭,无以约束便溺,即遗溺而失便。以其阳根升泄,阴孤于下,其中不和,不能自禁制夫二便也。不须治之,久而阳降气和则愈矣。(此寒气之伤于三焦,而内寒者。)

【评析】

本条言三焦竭部,《医宗金鉴》云:"三焦竭部者,谓三焦因虚竭而不归各其部,不相为用也。"条文虽云三焦,但只谈上下二焦,文尾之下焦竭,遗溺失便,不需治,久则愈,各代注家对此亦众说纷纭,有云非下焦病者,有云错简者,细研条文,本条确是支离,余亦无能力补足前人之缺损,只能针对现存的原文进行阐述。

上焦竭,善噫,内经即有"上焦出于胃上口,中焦亦并于胃"之说,中上二焦均与胃有联系,无独有偶,《中藏经》亦言上焦"寒则不入食,吐酸水……实则食以还出,"同样将上焦并病与胃相联系。

《中藏经》论下焦:"下焦实热,则小便不通而大便难,苦重痛也,虚寒则大小便泻下而不止。"与本条论述的下焦竭症状相似。

本条未论述中焦竭的表现,现将《中藏经》中关于中焦的论述附于后,以做补充,中焦实热,则上下不通,腹胀而喘咳,下气不上,上气不下,关格不通也,寒则下痢不止,饮食不消而中满也,虚则腹鸣鼓胀也。

【原文】

师曰:热在上焦者,因咳为肺痿,热在中焦者,则为坚,热在下焦者,则尿血,亦令淋秘不通,大肠有寒者,多鹜溏,有热者,便肠垢,小肠有寒者,其人下重便血,有热者,必痔。

【注解】

《金匮要略广注》:此言三焦之有寒有热者,其受病各不同也。肺属金,畏火,居膈上,位在上焦,若热气上壅则咳,而肺热叶焦为肺痿。热在中焦,则入阳明胃府,为实热证,故为坚。热在下焦者,尿血、肾虚而膀胱无热也。(古人云:见血无寒。)淋闭不通,即膀胱不利为癃也。鹜,鸭也,鸭性冷,粪多清水。为鹜溏,大肠有寒者似之。便肠垢,大肠蓄热不清也。小肠有寒,则气滞而血凝下行,故不重便血。有热者必痔,以小肠与心为表里,《内经》云:"诸痛痒疮皆属心火。"又云,肠澼为痔是也。

《金匮发微》:胸中发抒水液之枢,不能自行发热,所谓上焦热者,要为大肠燥实而移热于肺,此所以因咳为肺痿也,故治痿独取阳明。热在中焦,中焦为脾与胰吸收水液之处,水液为胃热所夺,自汗过多,则胃以燥而便艰。下焦由肾接膀胱,膀胱两旁为血海,热入胞中则尿血,热留精管,败精阻之,则淋闭不通。大肠寒则便溏,热伤血络则便脓血,然亦有水寒血败,而便脓血者,桃核承气汤证,正不当与桃花汤证同治也。小肠之端为十二指肠,胆汁入焉,胆汁最燥,胆汁不足,则小肠寒而下重便血,先言下重,后言便血,此即先便后血之黄土汤证也。小肠有热,则湿热注于大肠,壅阻肛门,乃病痔疮,此证惟枯痔散最神效,方用白砒煅尽白烟研末一钱,枯矾二钱,乌梅炭研末一钱,朱砂三分,和研,手指蘸药敷痔头捻之。一日二次,五六日出臭水,水尽痔枯,重者不过半月,可以痊愈。

《金匮要略心典》:热在上焦者,肺受之,肺喜清肃而恶烦热,肺热则咳,咳久则肺伤而痿也。热在中焦者,脾胃受之,脾胃者,所以化水谷而行阴阳者也。胃热则实而硬,脾热则燥而闭,皆为坚也。下焦有热者,大小肠膀胱受之,小肠为心之腑,热则尿血,膀胱为肾之腑,热则癃闭不通也。鹜溏,如鹜之后,水粪杂下。大肠有寒,故泌别不职,其有热者,则肠中之垢,被迫而下也。下重,谓腹中重而下坠,小肠有寒者,能腐而不能化,故下重,阳不化则阴下溜,故便血。其有热者,则下注广肠而为痔。痔,热疾也。

《金匮悬解》:热在上焦者,因咳嗽而为肺痿。热在中焦者,则为消谷而便坚。热在下焦者,则为木陷而尿血,亦令淋闭而不通。缘土湿木陷,郁生下热,风木疏泄而水不能藏,则为尿血。寒水闭藏而木不能泄,则为淋闭也。(此风气之伤于三焦,而内热者。)若夫大肠有寒者,多如鸭鹜之溏泄,有热者,脂膏腐烂而便肠垢。小肠有寒者,肝脾湿陷,下重而便血,有热者,肛门肿结而为痔。(此于下焦之中,分别寒热)

【评析】

本篇除了论述三焦病,又插入了大小肠病,热在上焦者,因咳而肺痿本条也见于肺痿篇,而《中藏经》中则云:上焦实热,则额汗出而身无汗,能食而气不利,舌干口焦咽闭之类,腹胀,时时胁痛也。

小肠病中言小肠有寒者,其人下重便血,有热者,必痔。古人认为小肠属于血分,所以将痔划归为小肠病,小肠病的另外一个表现就是淋,尤其是在唐宋方书中,论及小肠寒热,多以淋为主证。

【原文】

问曰:病有积、有聚,有馨气,何谓也?师曰:积者,脏病也,终不移。聚者,腑病也,发作有时,辗转痛移,为可治,馨气者,胁下痛,按之则愈,复发为馨气。诸积大法,脉来细而附骨者,乃积也。寸口,积在胸中,微出寸口,积在喉中;关上,积在脐旁;上关上,积在心下;微下关,积在少腹;尺中,积在气冲。脉出左,积在左,脉出右,积在右,脉两出,积在中央,各以其部处之。

【注解】

《金匮要略广注》:馨气,即本经首篇馨饪之邪,宿食是也。馨气伤脾,脾之大络布胁肋,而胁下章门穴为脾之募,故胁下痛按之则气散而愈,或气聚而复发也。积为脏病,深入在里,故脉细而附骨也。寸关尺上下左右别积病之所在,皆指细而附骨之部分,即《内经》"前以候前,后以候后。上竟上者,胸喉中事也;下竟下者,少腹腰股膝胫足中事也。"(积聚解见前总论中)

《金匮发微》:腹中阻滞之病,大概有三,积为脏病云者,心积伏梁,肾积奔豚,肝积肥气,肺积息贲,脾积痞气是也。然师以为终不移,似不可以概奔豚。奔豚之病,有瘕块从少腹上冲心下,但痛定后仍在少腹,是终不移也。然奔豚一证,得自惊恐,要为肝肾两经病,正不当以肾积名之。心下之伏梁为予所亲见,至如中脘之痞气,左胁之肥气,右胁之息贲,皆未寓目,大抵久留不去之病,必非可以急攻者。加味平胃散,至为平稳(苍术、陈皮、厚朴、甘草、扁蓄、瞿麦炒、大麦芽、川芎各五钱,沉香、木香各一钱,大黄二两),每服药末三钱,姜汤送下,须于黄昏时不进晚餐服之,明早大便,必见恶物,一月可愈,一切加减法,在陈修园《时方妙用》中。聚有血,有痰,有气,有水,一时凝闭不通,则聚而为痞,发则辗转痛移。痰则痛在心下,血则痛达少腹,随其实而泻之,则其病易愈,故曰可治。蘩气为食滞,食滞者当在脐下,此云胁下痛者,误也。按之则小愈,更发则仍痛,此证服饭灰即愈,陈修园不知"蘩"为"谷"字之误,乃以为"馨"香之"馨",亦可笑已。积为阴寒之证,故脉细而沉。曰:"在寸口,积在胸中"者,则"寸口脉沉迟"之胸痹证也。曰"微出寸口,积在喉中"者,则"妇人咽中如炙脔"之半夏厚朴汤证也。曰"关上,积在脐旁"者,则"绕脐痛,脉沉紧"之寒疝证也。曰"上关上,积在心下"者,则心积伏梁之证也。曰"微下关,积在少腹"者,自非肾积奔豚证,即瘀血在少腹不去也。曰"尺中,积在气冲"者,则妇人经候不匀,气冲急痛之证也。曰"脉出左积在左,脉出右积在右,脉两出积在中央"者,谓所病部分不同,而脉之部分应之,即《内经》上附上、中附中、下附下之义也。

《金匮要略心典》:积者,迹也,病气之属阴者也,脏属阴,两阴相得,故不移。不移者,有专痛之处而无迁改也。聚则如市中之物,偶聚而已,病气之属阳者也,腑属阳,两阳相比,则非如阴之凝,故寒气感则发,否则已,所谓有时也。既无定着,则痛无常处,故辗转痛移,其根不深,故比积为可治。谷气者,食气也,食积太阴,敦阜之气,抑遏肝气,故病在胁下,按之则气行而愈。复发者,饮食不节,则其气仍聚也。(徐氏。)诸积,赅气、血、痰、食而言,脉来细而附骨,谓细而沉之至,诸积皆阴故也。又积而不移之处,其气血营卫,不复上行而外达,则其脉为之沉细而不起,故历举其脉出之所,以决其受积之处。而复益之曰:脉两出,积在中央。以中央有积,其气不能分布左右,故脉之见于两手者,俱沉细而不起也。各以其部处之,谓各随其积所在之处而分治之耳。

《金匮悬解》:病,有积、有聚、有谷气。积者,五脏之病也,脏为阴,其性静,故终不迁移。(《难经》:脏病者,止而不移,其病不离其处。)聚者,六腑之病也,腑为阳,其性动,故发作有时,辗转痛移,此为可治。(《难经》:腑病者,仿佛贲响,上下行流,居无常处。)蘩气者,谷气也,水谷不消,中气郁满,木气抑遏,故胁下作痛,按之郁开则愈,举手复发,是为蘩气。此风寒之伤于脏腑,而成积聚者也。五十六难:肝之积,曰肥气,在左胁下,如覆杯,有头足。心之积,曰伏梁,起脐上,大如臂,上至心下。脾之积,曰痞气,在胃脘,覆大如盘。肺之积,曰息贲,在右胁下,覆大如杯。肾之积,曰奔豚,发于少腹,上至心下,若豚状,或上或下无时。此五积之部也。（此就积聚而分三焦之部。）积聚者，风寒之所成也。《灵枢·百病始生》：夫百病之始生也，皆起于风雨寒暑，清湿喜怒。喜怒不节则伤脏，风雨则伤上，清湿则伤下，是谓三部虚邪之中人也。始于皮肤，皮肤缓则腠理开，开则邪从毛发入，入则抵深，深则毛发立，毛发立则淅然，故皮肤痛。留而不去，则传舍于络脉，在络之时，痛于肌肉，其痛之时息，大经乃代。留而不去，传舍于经，在经之时，洒淅善惊。留而不去，传舍于腧，在腧之时，六经不通四肢，则肢节痛，腰脊乃强。留而不去，传舍于伏冲之脉，在伏冲之时，体重身痛。留而不去，传舍于肠胃，在肠胃之时，贲响腹胀，多寒则肠鸣飧泄，食不化，多热则溏出糜，留而不去，传舍于肠胃之外，募原之间，留着于脉，稽留而不去，息而成积。或着孙脉，或着络脉，或着经脉，或着腧脉，或着于伏冲之脉，或着于膂筋，或着于肠胃之募原，上连于缓筋，邪气淫泆，不可胜论。其着孙络之脉而成积者，其积往来上下。臂手，孙络之所居也，浮而缓，不能句积而止之，故往来移行肠胃之间，水凑渗注灌，濯濯有音。有寒则腹满雷引，故时切痛。其着于阳明之经，则挟脐而居，饱食则益大，饥则益小。其着于缓筋也，似阳明之积，饱食则痛，饥则安。其着于肠胃之募原也，痛而外连于缓筋，饱食则安，饥则痛。其着于伏冲之脉者，揣之应手而动，发手则热气下于两股，如汤沃之状。其着于膂筋，在肠后者，饥则积见，饱则积不见，按之不得。其着于腧之脉，闭塞不通，津液不下，孔窍干壅。此邪气之从外入内，从上下也。积之始生，得寒乃生，厥乃成积也。厥气生足悗，悗生胫寒，胫寒则血脉凝涩，血脉凝涩则寒气上入于肠胃，入于肠胃则䐜胀，䐜胀则肠外之汁沫迫聚不得散，日以成积。卒然多食饮则肠满，起居不节，用力过度，则络脉伤。阳络伤则血外溢，血外溢则衄血。阴络伤则血内溢，血内溢则后血。肠胃之络伤，则血溢于肠外，肠外有寒，汁沫与血相抟，则并合凝聚不得散，而积成矣。卒然外中于寒，若内伤于忧怒，则气上逆，气上逆则六腧不通，温气不行，凝血蕴裹而不散，津液涩渗，着而不去，而积皆成矣。忧思伤心，重寒伤肺，忿怒伤肝，醉以入房，汗出当风伤脾，用力过度，若入房汗出浴，则伤肾。此内外三部之所以生病者也。风寒积聚之义如此。

【评析】

本段论述了积聚与谷气，谷气在这里作为一个积聚的鉴别诊断存在，"聚者，腑病也，发作有时，辗转痛移，为可治，谷气者胁下痛，按之则愈，复发为谷气"。聚病有"辗转痛移"，即游走性疼痛的特征，而谷气为胁下痛，按之则愈的特征。其实在前文的肝着病、肾着病、湿病篇中就表现出了非常明显的疾病诊断与鉴别诊断思维，疾病诊断是第一位的，而诊断就一定需要与症状相似即疾病相鉴别，所以在篇本中出现了很多看似与本篇标题不符的疾病。

第十二章　痰饮咳嗽病脉证并治第十二

【原文】

问曰：夫饮有四，何谓也？师曰：有痰饮，有悬饮，有溢饮，有支饮。问曰：四饮何以为异？师曰：其人素盛今瘦，水走肠间，沥沥有声，谓之痰饮。饮后水流在胁下，咳唾引痛，谓之悬饮。饮水流行，归于四肢，当汗出而不汗出，身体疼重，谓之溢饮。咳逆倚息，短气不得卧，其形如肿，谓之支饮。

【注解】

《金匮要略广注》：水饮内渍，则肌肉外消，故素盛今瘦。肠间有声，水气流注也。饮之稠者，即凝为痰，故为痰饮。胁在身之两旁，《经》云"左右者，阴阳之道路。"水流胁下，则气道壅塞不利。且胁下为肝经部分，肝脉入肺中，故或咳或唾，牵引而痛也。悬饮者，如悬空倾泻，飞瀑四射也。四肢者，诸阳之本，水归四肢，则阳气浮越，汗出则水散，汗不出则水停，体疼且重，以水性沉着故也。溢者，泛滥之义，言水饮横流激逆，故为溢饮。水寒射肺，故咳逆倚息短气也。水来乘土，胃气上逆，《经》云："胃不和则卧不安"，故不得卧也。其形如肿，湿气浸淫也。支者，支撑之意，与《伤寒论》"心下支结"后条"水在肝，胁下支满"之"支"同义，言水在腹胁，鹘突不安，故为支饮。李时珍曰：饮有五，皆因内啜水浆，外受湿气，郁为留饮，流于肠胃，则为痰饮。流于肝，则为悬饮。流于经络，则为溢饮、流于肺，则为支饮。流于心下，则为伏饮。

《金匮发微》：首节先辨四饮之名，次节进求四饮之义。水与津液并居，则为痰饮。痰黏胸膈，水湿流入痰囊，倒悬肠间，则为悬饮。水溢四肢，则为溢饮。水痰为冲气上激支撑胸膈，则为支饮。是为四饮定名。夫所谓痰饮者，太阳寒水失于开泄，外不达于皮毛，内不行于下焦，于是留积成痰。人体水分与血分平均则盛，水气不达于皮毛肌腠，血肉中水分不充则瘦，故病痰饮者，往往素盛而今瘦，水痰下注大肠，则漉漉有声，此肺病延入大肠之证也。所谓悬饮者，水至中焦，阳气不足，不能直达下焦，于是结于胁下而病支满，咳则痛引胸胁，此下焦不通之证也。所谓溢饮者，表汗不泄，与太阴之湿混杂，即身体为之疼重。疼重者,脾阳不运,肌肉为水气所痹也。水流四肢,则四肢肿,谓水从中道外溢也。所谓支饮者,卫气从下上逆,支撑无已,故咳逆倚息不得卧,表里水气壅塞,故形如肿,此则四饮之义也。

《金匮要略心典》:谷入而胃不能散其精,则化而为痰,水入而脾不能输其气,则凝而为饮,其平素饮食所化之精津,凝结而不布,则为痰饮。痰饮者,痰积于中,而饮附于外也。素盛今瘦,知其精津尽为痰饮,故不复外充形体,而反下走肠间也。饮水流溢者,水多气逆,徐氏所谓水为气,吸不下者是也,其流于胁下者,则为悬饮。其归于四肢者,则为溢饮,悬者悬于一处,溢者溢于四旁。其偏结而上附心肺者,则为支饮。支饮者,如水之有派,木之有枝,附近于脏而不正中也。咳逆倚息,不得卧者,上迫肺也。

《金匮悬解》:痰饮之处所不同,名目亦殊。义详下章。其人素日肌肉丰盛,今忽瘦削,此由脾虚不能化谷,食宿水停,肌肉不生也,水走肠间,沥沥有声,如此谓之痰饮,饮之行走于心下小肠之间者也。饮后水流胁下,咳唾鼓动,牵引作疼,如此谓之悬饮,饮之空悬于肝胆之经者也。饮水流行,归于四肢,当化汗外泄,而不得汗出,水浸肢节,身体疼重,如此谓之溢饮,饮之流溢于四末者也。咳嗽气逆,倚物布息,气道短促,不得眠卧,营卫郁遏,其形如肿,如此谓之支饮,饮之支结于胆经而伤及肺脏者也。支饮或左或右,偏而不正,如树木之枝,在木干之旁。在左则右倚物息,在右则左倚物息。以足少阳之经,下胸贯膈而循胁,位在胸侧,水饮阻格,胆经不降,逆冲肺部,肺无布息之地,故咳喘而不卧也。

【评析】

痰饮有广义与狭义之分。广义痰饮:是指由于阳气衰微,人体的津液运化失常,水液流走停蓄于体内某一局部所导致的一种疾病。根据水液流走停蓄的部位不同,可分为狭义痰饮、悬饮、溢饮、支饮四种。狭义痰饮:仅指水饮停留于胃肠的病变。

"痰"字,始见于《神农本草经》巴豆条之"破……痰癖"。"饮"字始见于《内经》,如《素问·脉要精微论》亦有"溢饮"之名。《素问·五常政大论》有"水饮"、《素问·六元正纪大论》有"积饮"之称。"痰饮"病名,为张仲景首创。

《脉经》《千金翼方》有"淡饮"之称。"痰"字俱作"淡"解(与"澹"相通)为水液动摇之貌。《文字集略》:"淡,胸中液也。"《集韵·谈韵》:"淡,水貌;或作澹。"

《康熙字典》:"淡,痰古字。"宋·杨仁斋《直指方》指出:"阳盛阴虚则水液煎熬而成痰,阴盛阳虚则水津聚而为饮。"《金匮》中的痰饮是重在论"饮",且偏于寒饮。

【原文】

水在心,心下坚筑,短气,恶水不欲饮。水在肺,吐涎沫,欲饮水。水在脾,少气身重。水在肝,胁下支满,嚏而痛。水在肾,心下悸。

【注解】

《金匮要略广注》:心属火,恶水,水在心,则心下坚硬,而筑筑然动悸,心火不安也。短气者,水饮内蓄,气道不利也。恶水,心下水多也。五液入脾为涎,水在肺而吐涎沫者,子能令母虚,脾不摄涎也。(土生金,肺为脾子)欲饮水者,涎沫去而津液亡也。水在脾而少气者,以肺主气,脾土既虚,不能生肺金也。身重者,脾主肌肉,湿气胜也。肝经布胁肋,故水在肝则胁下支满,嚏出于鼻。鼻者,肺之窍,肝脉上注肺,二脏经脉相通,故嚏,则胁下亦牵而痛也。肾经水气凌心,故心下悸。悸者,动也。

《金匮发微》:心为君主之官,居清阳之位,诸藏可以有水,而心藏不当有水。所谓水在心者,直以水气凌心言之。水气不能作汗外泄,内陷中脘,则心下坚硬而短气。恶水不欲饮者,心阳被遏而中气寒也。肺主皮毛,卫气充则太阳寒水,外泄皮毛而为汗,卫气虚则太阳之气,留于胸中为水,胸中阳气蒸化,乃一变而成似痰非痰之涎沫,吐之不已,津液日耗,乃欲饮水,水入不化,涎沫益多。脾主一身肌肉,而为湿藏,水湿混杂,伤及中气,肌肉不禀中气,故少气而身重。肝脉布胁肋,水在胁下,故曰水在肝。太阳之脉夹脊抵腰中,与三焦水道并行,中焦水道瘀积,则胁下支满。胁下为寒水之藏,水道癥结,故嚏而痛,其实病不在肝也。肾水上泛,水气凌心,故心下悸,是谓五脏饮。

《金匮要略心典》:水即饮也。坚筑,悸动有力,筑筑然也。短气者,心属火而畏水,水气上逼,则火气不伸也。吐涎沫者,气水相激而水从气泛也。欲饮水者,水独聚肺,而诸经失溉也。脾为水困,故少气。水淫肌肉,故身重,土本制水,而水盛反能制土也。肝脉布胁肋,水在肝,故胁下支满,支满犹偏满也。嚏出于肺,而肝脉上注肺,故嚏则相引而痛也。心下悸者,肾水盛而上凌心火也。

《金匮悬解》:水在心,火败水凌,浊阴填塞,心下坚癖动筑,气息促短,恶水不欲饮。水在肺,气滞津凝,吐涎沫而欲饮水。水在脾,阳衰湿旺,少气而身重。水在肝,经气迫急,胁下支结满硬,嚏而振鼓作痛。水在肾,木郁风摇,心下悸动。盖饮食入胃,脾阳蒸动,化为精气,上归于肺。肺金清和,将此精气散布于五脏六腑、十二经脉之中,经络脏腑,皆得受气。气降则化水,水升又化气。水之在上,气方化而未盛,故气多而水少,其象如雾。气之在下,水方化而未盛,故水多而气少,其形如渎。在上之气,有清有浊,清者化而为神气,内归于心肺,浊者外泄而为汗。在下之水,有精有粗,精者化而为精血,内归于肾肝,粗者外渗而为溺。至于脾胃湿盛而阳虚,则气水不化而凝为痰饮。痰者,气不化水,熏蒸于上而凝结者也,故其质厚。饮者,水不化气,淫泆于下而停瘀者也,故其质薄。痰饮之家,虽由于肺肾之阳虚,而实原于脾胃之湿盛,后世庸工,乃有湿痰、燥痰之说,不通极矣!

【评析】

本段言五脏水病,"水在心,心下坚筑,短气,恶水不欲饮","心不当有水"依据表现而看,水不在心,而是在"中心"即是胃,心胃混称是唐以前的常见情况;"水在肺,吐涎沫,欲饮水",按此条看,应是水在肺脏,但应有咳唾喘满等兼证,方可确定水在肺;"水在脾,少气身重"脾主四肢,故而一见身重,经常把疾病归属于脾;"水在肝,胁下支满,嚏而痛,水在肾,心下悸"水在肝肾,此两句合论,肝脏本病应出现抽搐,肾脏本病应出现水肿,此段之胁下支满,心下悸,皆为肝肾外应之部位,故将其称为水在肝,水在肾,与前文之肝着、肾着意义相似。

水在五脏反映的是五脏阳气亏虚,饮邪内流于五脏之症,所以疾病的治疗实则是人体与饮邪的斗争。

【原文】

夫心下有留饮,其人背寒冷如掌大。留饮者,胁下痛引缺盆,咳嗽则辄已。胸中留饮,其人短气而渴,四肢历节痛,脉沉者,有留饮。

【注解】

《金匮要略广注》:《内经》云:"背者"胸中之府。心在胸中,其系则附于背。心俞在脊之第五椎。又云:"背为阳,阳中之阳,心也。"故心下留饮,则阴寒气彻于背,而阳气衰息,背寒冷如手大也。留饮,水饮停留不散也。肝经布胁肋,留饮胁下,则肝气不利,故呼吸窘迫,痛引缺盆;咳嗽,则缺盆痛转甚。(胆经合缺盆,病则缺盆中肿痛。肝胆相为表里。)篇首云:"饮后,水流在胁下,咳唾引痛"为悬饮,此其是也。胸中留饮,病在肺虚不能通调水道,分布津液,故短气而渴也。四肢历节痛,《经》云"湿流关节"也,首节"饮水流行,归于四肢,身体疼重"为溢饮,此其是也,《经》云"沉潜水蓄"是也。

《金匮发微》:留饮之来源不同,证情则往往相类,阳气痹于外,则水邪停于里,此其握要之区,不可不察也。大抵病之所由成,莫不起于形寒饮冷,形寒者当发汗,汗出太过,内脏燥实,是病阳明,汗出不彻,即为留饮。饮冷者,中气先病,水陷于胃与大肠,转为濡泻,是病太阴。水气停蓄上膈,亦为留饮,以手入冷水浣濯,亦多病此,为其阳气痹也。以上二端,病根皆中于太阳,太阳阳气微,则汗溺俱少,始则水停心下,心下当胃之上口,久留不去,寒气遏其心阳,甚则为"心痛彻背,背痛彻心"之乌头赤石脂丸证,轻则"背冷如掌大",而为小青龙汤证。夫饮入于胃之水液,由脾阳从小肠吸收(此脾藏,西医谓之膵,胰液所出),上输胸中是为中焦,由胸中散布皮毛是为上焦(二焦皆上行),散布不尽之水液,还入内藏(伤寒所谓津液还入胃中),由肾走膀胱,是为下焦。下焦不通,则留积胁下,水停腰部,而痛引缺盆(缺盆,俗名琵琶骨,在肩内齐颈处),咳嗽则痛不可忍,故欲咳而辄已,已者中止之谓(辄,原作撤,音近之误),此为支饮之十枣汤证。胸膈阳微,不能作汗,则水留膈上,阻塞肺藏出纳之气,因病短气,水在胸中,津液不得上承,故渴(必喜热饮)。水不循三焦故道下行,乃流溢四肢而历节痛,此为当发汗之溢饮证,于麻黄加术为宜,水寒不得阳热之化,则其脉沉弦,故曰"脉沉者,有留饮",若脉不见沉而浮,则犹为风湿证耳。

《金匮要略心典》:留饮,即痰饮之留而不去者也。背寒冷如掌大者,饮留之处阳气所不入也。魏氏曰背为太阳,在《易》为艮止之象,一身皆动,背独常静,静处阴邪常客之,所以风寒自外入,多中于背,而阴寒自内生,亦多踞于背也。胁下痛引缺盆者,饮留于肝,而气连于肺也。咳嗽则辄已者,饮被气击而欲移,故辄已,一作咳嗽则转甚,亦通。盖即水流胁下,咳唾引痛之谓,气为饮滞故短,饮结者津液不周,故渴。四肢历节痛,为风寒湿在关节。若脉不浮而沉,而又短气而渴,则知是留饮为病,而非外入之邪矣。

《金匮悬解》:心下火位,而留饮居之,是寒水之凌君火也。太阳寒水之经,行身之背,其人背后寒冷,正对心位,其大如掌也。留饮即痰饮之停留者,上自心下,下至小肠,停留不散,是谓诸饮之宗,如水木之源本也。自此而流于胁下,则为悬饮,归于四肢,则为溢饮,结于胸旁,则为支饮。是诸饮之支,如水木支派也。足少阳之经,自缺盆而入胁里,足厥阴之经,自小腹而布胁肋,胁下痛引缺盆者,饮阻少阳之经,经气不舒,故痛引缺盆,咳嗽则经脉振动,是以痛甚。此痰饮之流于胁下,而在肝胆之经者,所谓悬饮也。饮阻窍隧,肺无降路,津液凝滞,故短气而渴。湿流关节,故四肢历节而疼痛。此饮之自胸膈而流四肢,所谓溢饮也。火浮水沉,自然之性也。

【评析】

本条论述留饮的表现,重点需要注意的是"心下有留饮,其人背寒,冷如掌大",此症在临床中主要出现在心脏阳气亏虚、功能下降的患者身上,但在早期往往患者心电图及心脏彩超检查结果正常,临床中可以采用苓桂术甘汤化裁治疗。

【原文】

膈上病痰,满喘咳吐,发则寒热,背痛腰疼,目泣自出,其人振振身瞤剧,必有伏饮。

【注解】

《金匮要略广注》:膈上病痰满喘咳吐,饮逆于上也。寒热、腰背痛、目泣出,饮挟于外也。振振身瞤剧,水饮泛溢,正气虚也。饮流心下为伏饮,伏饮者,饮伏于中,证见于外,如此。

《金匮发微》:伏饮之证,以痰满喘咳为见端,一触外寒,即突然呕吐涎沫,寒热交作,背痛腰疼，呕吐剧时，目泪逆出，全身瞤动。所以见寒热者，伏饮本起于太阳，加以新寒，则太阳标本同病。太阳之脉在背，夹脊抵腰，以呕吐牵动经脉，故疼痛。气逆于头，故目泣自出。阳衰气弱，故全身振振动。今之医家，动以瞤动为肝风，殆不然也（按此证仲师不出方治，似宜真武汤加五味、干姜、细辛，未知然否）。

《金匮要略心典》：伏饮亦即痰饮之伏而不觉者，发则始见也。身热、背痛、腰疼，有似外感，而兼见喘满、咳唾，则是《活人》所谓痰之为病，能令人憎寒发热，状类伤寒者也。目泣自出，振振身瞤动者，饮发而上逼液道，外攻经隧也。

《金匮悬解》：膈上痰饮阻碍，肺气壅满，喘促咳嗽，是土湿而胃逆也。一旦痰气上涌，呕吐发作，胃气逆升，则太阳不降。太阳寒水之经，经气郁遏，营卫易位，则发热而恶寒。营阴束其卫阳，是以发热恶寒。太阳行身之背，逆而不降，经气壅迫，故脊背疼痛。胃逆则脾陷，肝木抑遏，陷于水位，是以腰疼。肾位于腰，是谓水位。肝窍于目，肾主五液，入肝为泪，木郁风动，肝液升泄，故目泣自出。风木摇荡，故振振而瞤悸。如此必有伏饮，缘饮伏湿旺，土木双郁，是以见证如此。

【评析】

本条言痰在膈上的症状，满喘咳吐，胸闷、气促、咳嗽咳痰，指日常症状，后文言发则寒热，疾病加重时会出现发热恶寒。

伏饮比留饮更深一层，就是潜伏在这个地方。平常你不知道它在里面，一旦感冒诱发伏饮，病情相对就很严重，出现发热，背痛等。所以说最浅的是饮，其次是留饮，再者是伏饮，这个是最重的。

【原文】

夫病人饮水多，必暴喘满，凡食少饮多，水停心下，甚者则悸，微者短气。脉双弦者，寒也，皆大下后善虚，脉偏弦者，饮也。

【注解】

《金匮要略广注》：心肺俱在膈上，水寒射肺，肺气上逆，故喘满短气。《经》云"形寒饮冷则伤肺"是也。水停心下，则水气凌心，心火不安，故悸。双弦者，两手脉俱弦。偏弦者，一手脉独弦也。弦为肝脉，由大下后脾气虚寒，木来乘土，故见双弦之脉，若未经大下，而有饮者，以脾虚不能运化精微而制水气，亦为肝脉所侮，故犹见偏弦之脉，但不似双弦之甚耳。后云脉沉而弦者，悬饮内痛，此为悬饮可知矣。

《金匮发微》：此节为病痰饮者推原所从来，病者液亏精耗，势必引水以自救，但中阳本虚，饮水过多，未易消解，于是停积心下，卒然而病喘满，此不惟病人为然，凡胃气素虚者皆是。水在心下,甚则目眩而心悸,譬之履危崖而俯百尺之深渊,即懔然而怵惕,其或未甚,肺中吸入之气,亦必因有所格而见促,譬之当炎暑而处无风之密室,必郁然而不怡。惟见象如此,尤当辨之于脉,脉双弦为寒,即为大下后里虚,附子理中汤证。偏弦为饮,为小青龙及苓甘五味姜辛半夏汤证,但此节特举崖略言之。尝见纳谷少而饮酒多者,往往病此,盖酒标热而本寒,酒性一过,悉成寒水,故病停饮。又有身弱多眠者,亦往往病此,盖卧者阳气停,太阳之气内伏,必聚而为湿,久久成痰,亦病停饮,固知治病者当观其通,幸无泥仲师之言而不为隅反也。

《金匮要略心典》:饮水过多,水溢入肺者,则为喘满。水停心下者,甚则水气凌心而悸,微则气被饮抑而短也。双弦者,两手皆弦,寒气周体也;偏弦者,一手独弦,饮气偏注也。

《金匮悬解》:病人阳虚湿旺,火升作渴,饮水一多,不能消化,水阻肺气,必暴生喘满。凡土虚食少而饮水多者,水停心下,郁其木气;甚者木郁风动,则生瞤悸;微者肺金阻格,必苦短气。水旺木郁,则脉必弦。弦为木气,应见于左关,若两关双弦者,是水寒土湿,木气不达,乙木郁于左关而不升,甲木郁于右关而不降,此皆大下后之虚脉。若一手偏弦者,此必饮邪之偏在一方,郁其木气也。盖饮泛土湿,木气必郁,生气不畅,故见弦象。左偏弦者,饮在脾土,右偏弦者,饮在胃土也。双弦者,即偏弦之重者。微则偏弦,甚则双弦,实同原也。

【评析】

本条继言心下留饮,症状与病机前文多有论述,此处但论方药与脉象,此乃小青龙及苓甘五味姜辛半夏汤证,小青龙汤伤寒中言"伤寒表不解,心下有水气",小青龙汤减麻桂等解表药加茯苓即苓甘五味姜辛半夏汤,此条亦可与后文小半夏汤及小半夏加茯苓汤条参看,水饮留心之证则熟矣。

本条提出了饮病脉象大法"脉双弦者,寒也,脉偏弦者,饮也"。脉象双弦,提示整体正气损伤,虚寒内生,双侧脉象紧弦对称;偏弦者为痰饮,弦偏于一隅,则示水饮淡荡流动,随虚处而偏停,出现饮邪留滞部位的脉象为弦脉。

此处还需要注意的是:其一,条文强调病人饮水多,必暴喘满,提示临床中对于胃肠功能较差的患者,汤水类的食物要少吃,水入胃肠则需脾胃阳气的蒸腾气化才能布散,大量进食汤水类食物会加重胃肠阳气损伤,影响脾胃功能恢复。

其二,条文指出凡食少饮多,水停心下,甚者则悸,微者短气,强调脾胃功能低下,运化水液无力,则会导致痰饮的产生,明代李中梓《证治汇补·痰证》云:"脾为生痰之源,肺为贮痰之器。"脾气充足,运化水液功能健旺,人体水液代谢才能协调平衡;若脾虚失运,则水液难于转输排泄,导致水湿内停,产生多种病症。故《素问·至真要大论》说:"诸湿肿满,皆属于脾。"即是强调了脾在水液代谢过程中的重要作用。王肯堂《女科证治准绳》云:

"脾为生化之源,统诸经之血。"所以在脾胃无力运化水液之际,痰饮产生,累及于心,则会出现心悸、短气之症,此即临床由脾胃引起的心脏病症,《金匮要略·胸痹心痛短气病脉证治》采用人参汤治疗。

【原文】

肺饮不弦,但苦喘、短气。支饮亦喘而不能卧,加短气,其脉平也。

【注解】

《金匮要略广注》:弦为肝脉,故肺饮不弦。苦喘短气,肺邪迫塞也。首节云"咳逆倚息短气",支饮是也。支饮病在肺,其本在肾,经云:"不得卧,卧则喘"者,水气之客也。夫水者,循经液而流也。肾者水脏,主津液,主卧与喘也。东垣云:不得卧,卧则喘者,水气逆行,乘于肺,肺得水而浮,使气不得流通也。脉平者,谓适得肺之本脉,如云肺饮不弦是也,弦即脉不平矣。

《金匮发微》:肺饮支饮,一在胸中,一在膈间。心下留饮在胸,未及中下二焦,故曰肺饮。上有湿痰之凝洹,下有太阳标热之支撑,故曰支饮。惟仲师俱谓其脉不弦,所以不弦之故,前人未有议及之者。陈修园、黄坤载并谓金能制木,此术家之言,非必为仲师意也。盖肺为水之上源,水气积而不降,但见吸入气短,寒湿犹未甚也。肾藏虚寒,寒水上逆,乃见弦脉。肺饮在上而不在下,故其脉不弦,此苓桂术甘汤及肾气丸之证,但利小便而即愈者也,而支饮胸胁支满视此矣。凡支饮眩冒之宜泽泻汤,呕吐不渴之宜小半夏汤,卒呕吐,膈间有水,眩悸者,宜小半夏加茯苓汤。一切导水下行者视此矣。盖二证初起,皆在阳位,未涉阴寒,故其脉不弦者,特为始病而言,未可据为成例,若执此而求之,则后文"咳家脉弦为有水,十枣汤主之",设支饮不弦,"咳烦,胸中痛,不卒死"之支饮,不当更云宜十枣汤矣。设谓支饮不涉阴寒,则后文之咳而胸满者,与冒而呕者,不当用苓甘五味姜辛汤及苓甘五味姜辛半夏汤矣。要知凡饮皆始于肺,以失治而寖成支饮,支饮失治,由胸下胁,转为悬饮,胁下固厥阴脉络所在,而实为少阴之藏,水道出焉。水结胁下,肾藏乃寒,下焦寒甚,生附子亦当加入,然后叹仲师温药和之之训,为大有深意也。独怪今日市医,遇当用姜、辛之证不过五六分而止,曾亦念烧萧条之无以御水,而宣防之功不立乎!

《金匮要略心典》:肺饮,饮之在肺中者,五脏独有肺饮,以其虚而能受也。肺主气而司呼吸,苦喘短气,肺病已著,脉虽不弦,可以知其有饮矣。支饮上附于肺,即同肺饮,故亦喘而短气,其脉亦平而不必弦也。按:后第十四条云:咳家其脉弦,为有水。夫咳为肺病,而水即是饮,而其脉弦,此云肺饮不弦,支饮脉平,未详何谓。

《金匮悬解》:肺病痰饮,金能胜木,故脉不弦。但苦痰饮阻碍,喘促短气耳。支饮亦饮之偏结于肺部者,故喘不能卧,加以短气,其脉亦平而不弦也。

【评析】

前文论及不可仅以脉定病,词条即言肺饮不弦,此条主要谈及"肺饮"与"支饮"的鉴别诊断,二者症状相似,故文中言"肺饮不弦,但苦喘、短气,支饮亦喘而不能卧,加短气",肺饮之症与支饮之症非常相似,甚至可相互转化,"肺饮"日久可发为"支饮"。以症状作为鉴别诊断的话,支饮常有喘而不得卧,下肢水肿等症,肺饮则以咳唾痰涎为主,二病可以单独立成病,亦可以夹杂而生。

【原文】

脉浮而细滑,伤饮。脉弦数,有寒饮,冬夏难治。脉沉而弦者,悬饮内痛。病悬饮者,十枣汤主之。

十枣汤方

芫花熬,甘遂、大戟各等分。

上三味,捣筛,以水一升五合,先煮肥大枣十枚,取八合,去滓,纳药末。强人服一钱匕,羸人服半钱,平旦温服之;不下者,明日更加半钱,得快利后,糜粥自养。

【注解】

《金匮要略广注》:饮脉当沉,今脉浮者,水在肺也。细为虚湿,滑为痰饮。弦者,气敛而不条畅(前节云脉偏弦者饮也)。数者,气虚而不纤徐(《经》云:数则为虚)。皆邪盛正衰,寒饮凝结之脉。冬夏难治,以水饮旺于冬,夏伏阴在内也。然冬夏难治,则春秋当易治矣。以春属肝木,正水饮泄气之时,且肝主疏泄,可以行饮。(脉弦者,肝之邪气。春令者,肝之正气。正气旺,则邪气消。)秋属肺金,肺主通调水道,散饮利痰也。三物皆味苦,苦以泄之,能直达水饮窠囊之处。但恐峻利,泄人真元,故加大枣,甘以缓之,且枣为脾果,补土所以制水也。

《金匮发微》:此节发明悬饮之积渐,欲学者明辨而施治也。其始由太阳传入太阴,故脉浮而并见细滑。滑者,湿象也。太阳失表,汗液不泄,水气乃内陷胸膈,与湿并居,即为伤饮。水邪不去,由胸及胁,乃见弦脉,是为寒饮。饮邪内陷,阳气郁伏,脉转弦数。寒饮则须温药,伏热尤须凉剂,二者不可兼顾,故冬夏难治,若夫脉沉而弦,沉则为水,弦则为痛,故悬饮而内痛。悬饮者,痰囊系于内藏,水饮蓄焉,故非破囊抉水,病必不愈。此芫花、甘遂、大戟,所以为救死之方治也。

《金匮要略心典》:伤饮,饮过多也。气资于饮,而饮多反伤气,故脉浮而细滑,则饮之征也。脉弦数而有寒饮,则病与脉相左,魏氏所谓饮自寒而挟自热是也。夫相左者必相持,冬则时寒助饮,欲以热攻,则脉数必甚;夏则时热助脉,欲以寒治,则寒饮为碍,故曰难治。脉沉而弦,饮气内聚也,饮内聚而气击之则痛,十枣汤蠲饮破癖,其力颇猛,《三因方》以三味为末,枣肉和丸,名十枣丸,亦良。

《金匮悬解》:水饮在中,郁格阳气,升浮不归,故如循贯珠,累累联属,流利不停,其诊曰滑,而其中实有捍格之象。水旺阴盛,是以脉细。弦数者,少阳甲木不降,相火逆升,必有寒饮郁格。冬时水旺下寒,阳气不蛰,夏而水衰,然相火升泄,下寒愈剧,皆难治也。水寒木郁,则脉沉而弦,法当悬饮在胁,咳唾引痛。病悬饮者,木旺土虚,不能行水,宜扶土而泻水。十枣汤,芫、遂、大戟,决渠而泻水饮,大枣补土而保脾精也。

【评析】

本方证因水饮壅盛于里,停于胸胁,气机阻滞,故胸胁作痛;水饮上迫于肺,肺气不利,故咳唾引胸胁疼痛,甚或胸背掣痛不得息,故脉沉弦。

本方证为水饮壅盛之实证,治宜攻逐水饮,使水邪速下。方中甘遂善行经隧水湿,是为君药。大戟善泄脏腑水湿,芫花善消胸胁伏饮痰癖,均为臣药。三药峻烈,各有专攻,合而用之,则经隧脏腑胸胁积水皆能攻逐,且逐水之力愈著。然三药峻猛有毒,易伤正气,故以大枣十枚为佐,煎汤送服,寓意有三:缓和诸药毒性;益气护胃,减少药后反应;培土制水,邪正兼顾。

此方用法也非常特殊,无一不是在强调此方作用峻猛,在服用的时候也要遵循适当的方法,以防伤正。古法是:芫花、甘遂、大戟三味等分,各别捣为散。以水一升半,先煮大枣肥者十枚,取八合去滓,内药末。强人服一钱七,羸人服半钱,温服之,平旦服。若下后病不除者,明日更服,加半钱,得快下利后,糜粥自养。现代用法:上3味等分为末,或装入胶囊,每服0.5~1 g,每日1次,以大枣10枚煎汤送服,清晨空腹服。得快下利后,糜粥自养。

【原文】

病溢饮者,当发其汗,大青龙汤主之,小青龙汤亦主之。

大青龙汤方

麻黄六两(去节),桂枝二两(去皮)、甘草二两(炙),生姜三两,杏仁四十个(去皮尖),大枣十二枚,石膏(如鸡子大,碎)。

上七味,以水九升,先煮麻黄,减二升,去上沫,内诸药,煮取三升,去滓,温服一升,取微似汗,汗多者,温粉粉之。

小青龙汤方

麻黄(去节,三两),芍药三两,五味子半升,干姜三两,甘草三两(炙),细辛三两,桂枝三两(去皮),

半夏半升(汤洗)。

上八味,以水一斗,先煮麻黄,减二升,去上沫,内诸药,煮取三升,去滓,温服一升。

【注解】

《金匮要略广注》:溢饮病在四肢,属表证,故立大青龙发汗,然小青龙主行饮,而亦主发汗者,内有麻黄、桂枝、细辛,皆表药也。大青龙汤,原治风寒外壅,而闭热于经者,今以之治溢饮,则饮从汗出,无不弥漫透彻,故名大青龙,《内经》所谓阳之汗,以天地之雨名之是也。李时珍曰:仲景治伤寒太阳证,心下有水气,表不解者,用小青龙汤,治未解表邪,使饮从毛窍出,《内经》所谓开鬼门法也,其表已解,用十枣汤驱逐里邪,使水饮从二便出,所谓洁净府、去陈莝法也。

《金匮发微》:溢饮一证,以水气旁溢四肢而作,识其病之所从来,便可知病之所由去,所谓解铃须问系铃人也,盖肺主皮毛,肺脏呼吸,即周身毛孔为之张弛,殆有登高一呼,群山皆应之意,皮毛闭塞于外,即内脏之呼吸不灵,发为喘咳。皮毛一日不从汗解,即咳逆一日不平,水气流溢于四肢者一日不去,此病溢饮者,所以宜大、小青龙汤也。但大青龙汤方治,为表汗里热而设,即麻杏石甘汤加桂枝、姜、枣耳。溢饮发汗用此方或用小青龙汤,其旨安在?盖脾主四肢,胃亦主四肢,中脘有热,逼内脏之水旁溢四肢者,故主以大青龙汤,水饮太甚,内脏不能相容,自行流溢四肢者,故主以小青龙汤,要其为发汗则一也。

《金匮要略心典》:水气流行,归于四肢,当汗出而不汗出,身体重痛,谓之溢饮,夫四肢、阳也,水在阴者宜利,在阳者宜汗,故以大青龙发汗去水,小青龙则兼内饮而治之者耳。徐氏曰:大青龙合桂、麻而去芍药,加石膏,则水气不甚而挟热者宜之,倘饮多而寒伏,则必小青龙为当也。

《金匮悬解》:水归四肢,当汗不汗,而成溢饮,病溢饮者,当发其汗,其阳气郁阻而肺热者,宜大青龙汤,石膏、麻、桂,清金而泻营卫,杏仁、生姜,利肺而降逆气,甘草、大枣,培土而补脾精也。其阴气冲逆而肺寒者,宜小青龙汤,麻、桂、芍药,发表而泻营卫,甘草、半夏,补中而降胃气,姜、辛、五味,温肺而下冲逆也。

【评析】

此条论述溢饮证治,首言"当汗出而不汗出",提示是饮邪留于肌表,饮邪营卫失调,故治以大、小青龙汤汗之,调和营卫。

需注意一点,饮留四肢谓之溢饮,病在肌肤或在表方可发汗,若不在表,汗之亦不可解。

【原文】

膈间支饮,其人喘满,心下痞坚,面色黧黑,其脉沉紧,得之数十日,医吐下之不愈,木防己汤主之。虚者即愈,实者三日复发,复与不愈者,宜木防己汤去石膏加茯苓芒硝汤主之。

木防己汤方

木防己三两,桂枝二两,人参四两,石膏十二枚,如鸡子大。

上四味,以水六升,煮取二升,分温再服。

木防己加茯苓芒硝汤方

木防己、桂枝各二两,茯苓四两,人参四两,芒硝三合。

上五味,以水六升,煮取二升,去滓,内芒硝,再微煎,分温再服,微利则愈。

【注解】

《金匮要略广注》:喘满痞坚,膈间支饮逆上也。面黑者,饮属北方水色也。脉沉为饮,紧为寒,皆阴脉,以水饮禀阴寒之气也,吐下俱行,不愈,则阴阳之气俱虚,木防己汤补虚饮,虚者受补即愈,实者饮邪固结不解,故复发,复与不愈,乃寒气凝聚未解,故去石膏,恐寒胃也,加茯苓淡以散饮,芒硝咸以软坚。

《金匮发微》:饮邪留于膈间,支撑无已,肺气伤于水,太阳阳气不得外达则喘,胸中阳痹,水液内停则满,由胸及于心下,则心下痞坚,寒湿在上,阻遏三阳之络,血色不荣于面,故其色黧黑,此与湿家身色如熏黄同。水盛于上,血分热度愈低,故其脉沉紧,得之数十日,病根渐深,医以为水在上也,而用瓜蒂散以吐之,吐之不愈,又以心下痞坚,而用泻心汤以下之,若仍不愈,医者之术穷也。不知寒湿久郁,则生里热,胃热合胆火上抗,因病喘逆,饮邪留积不去,则上满而下痞坚,故宜苦寒之防己以泄下焦,甘寒体重之石膏以清胃热,又以心阳之不达也,用桂枝以通之,以津液之伤于吐下也,用人参以益之,此仲师用木防己汤意也。但此证,胃中无宿垢,但有胃热上冲,阻水饮下行之路,而喘满痞坚者为虚,故但于方剂中用石膏以清胃热,中脘已无阻碍,盖即阳明虚热用白虎汤之义也,若胃中有宿垢,虽经石膏清热,上冲之气稍平,但一经复发,此方即无效力,故必去清虚热之石膏加茯苓以利水道,芒硝以通腑滞,膈间支饮乃得由胃中下走小肠大肠,而一泄无余,盖阳明实热用大承气汤之义也,此虚实之辨也。

《金匮要略心典》:支饮上为喘满,而下为痞坚,则不特碍其肺,抑且滞其胃矣,面色黧黑者,胃中成聚,营卫不行也。脉浮紧者为外寒,沉紧者为里实,里实可下,而饮气之实,非常法可下,痰饮可吐,而饮之在心下者,非吐可去,宜其得之数十日,医吐下之而不愈也。木防己、桂枝,一苦一辛,并能行水气而散结气,而痞坚之处,必有伏阳,吐下之余,定无完气，书不尽言，而意可会也，故又以石膏治热，人参益虚，于法可谓密矣，其虚者外虽痞坚，而中无结聚，即水去气行而愈，其实者中实有物，气暂行而复聚，故三日复发也。魏氏曰：后方去石膏加芒硝者，以其既散复聚，则有坚定之物，留作包囊，故以坚投坚而不破者，即以软投坚而即破也，加茯苓者，亦引饮下行之用耳。

《金匮悬解》：土湿胃逆，不能行水，故饮停胸膈，阻格肺气，喘促壅满，胆胃填塞，甲木莫降，故盘结胃口，心下痞坚，水旺木郁，不能外华，故面色黧黑，其脉沉紧，木防己汤，人参、桂枝，补中而疏木，防己、石膏，泻水而清金也，邪虚者，病在膈间，得之即愈，邪实者，土湿木郁，而生下热，暂时难愈，三日复发。复与此汤不愈者，宜木防己汤去石膏之清上，加茯苓以泻下湿、芒硝以清下热也。

面色黧黑者，《灵枢·经脉》：足少阳、厥阴之经，病则面尘脱色，盖木主五色，入心为赤，入肾为黑，以肝木藏血而华色，木荣则阳火发露而光华，木枯则阴水郁埋而晦黑。木者，水母而子火，火明而水黯故也，得之数十日，医吐下之不愈者，支饮粘瘀，湿热缠绵，非用防己、石膏，不能泻也，实者三日复发，以湿热在下，病根伏留而不除也。

【评析】

膈间支饮病吐下不愈，说明病不在胃肠，若饮在胃肠，吐下虽非正治，然病必稍缓，吐下不愈说明治法有误，予以木防己汤，虚者即愈，实者三日复发，予以木防己汤去石膏加茯苓芒硝汤，为什么虚者有石膏而实者去石膏呢？尤怡言："痞坚之处，必有伏阳，吐下之余，定无完气"，所以木防己汤中才有石膏、人参二药。实者乃支饮较甚者且有饮结，故不仅加用茯苓利水，且加入芒硝散结。

木防己汤主治"膈间支饮"，实则饮邪凌心之证，即慢性心衰、心阳不振，现代木防己汤可用于急慢性心力衰竭、右心功能不全、全心衰、舒张功能不全心衰等各种类型的心力衰竭；肺部感染加重心衰、慢性阻塞性肺病急性发作、肺源性心脏病急性加重等肺部疾病；全心衰导致的双侧大量胸腔积液，且运用常规利尿剂疗效不佳者。

阳虚水饮是心衰之常态，是临床最常见的证型，阳虚水饮化热则是心衰之变态，是临床中的特殊类型，木防己汤方证加减法中的虚与实不是言病机，而是指体征，虚是指阳虚水饮化热合并阳明经证的治疗，而实是指阳虚水饮化热合并阳明腑证的治疗，符合现今临床实际。

【原文】

心下有支饮，其人苦冒眩，泽泻汤主之。

泽泻汤方

泽泻五两,白术二两。

上二味,以水二升,煮取一升,分温再服。

【注解】

《金匮要略广注》:地气上为云,则天汉为之昏沉,支饮熏蒸于上,则头目为之眩冒,《内经》云:清阳出上窍,以支饮浊气上蒸,蔽其清明之气故也。泽泻行饮,白术补土以制饮也。

《金匮要略心典》:水饮之邪,上乘清阳之位,则为冒眩,冒者,昏冒而神不清,如有物冒蔽之也,眩者,目眩转而乍见玄黑也,泽泻泻水气,白术补土气以胜水也。高鼓峰云:心下有水饮,格其心火,不能下行,而但上冲头目也,亦通。

《金匮悬解》:饮停心下,阳不归根,升浮旋转,则生冒眩。此由土败水侮,故支饮上停,泽泻汤,白术补中而燥土,泽泻利水而排饮也。

【评析】

泽泻汤方证为痰饮停留头晕眩,症见头目昏眩,或恶心欲吐,或胸闷,或食少,四肢困重,小便不利,舌淡质胖,苔滑,脉迟或紧。

《类聚方广义》载:"支饮眩冒症,其剧者,昏昏摇摇,如居暗室,如居舟中,如步雾里,如升空中,居屋床褥,如回转而走,虽瞑目敛神,亦复然,非此方不能治。"就是说本方所用范围为痰饮阻闭清窍的眩晕。即突然发作,头昏眼花,如坐舟车之上,而至旋转,恶心,呕吐。

泽泻汤是用泽泻五两,白术二两,以水二升,煮取一升,分温再服。方中泽泻除湿化痰,白术健脾燥湿,二者配伍可从标从本来对付痰饮之邪。临床本方可用于美尼尔氏综合征、中耳炎、中耳积液、高血压病、眩晕、高脂血症、急性肾炎、糖尿病、慢性胃炎等属上述证机者。有报道用本方加葛根、天麻、半夏,并随症加减治疗眩晕;加制首乌、决明子、生大黄治疗高脂血症;加柴胡治疗中耳炎、中耳积液;合小柴胡治疗脑积水;治疗急性肾炎、水肿、高血压等疾病均获得良好效果。

现代药理研究证实,本方有良好的利尿、降压及降血脂、血糖作用,其煎剂和浸膏对人和动物均有利尿作用,并使尿中钠、氯、钾和尿素的排泄量增加。

主治眩晕的方剂很多,要区别运用。比如苓桂术甘汤主眩,但所主是起立时身体动眩,平卧时则缓解,具有明显的体位性特征,而本方则不受体位影响,平卧时也因眩而不敢睁眼与转头。再有五苓散也主眩,但其证有口渴与小便不利。这两个方中都用了桂枝,都有气上冲的特点。

【原文】

支饮胸满者,厚朴大黄汤主之。

厚朴大黄汤方

厚朴一只,大黄六两,枳实四枚。

上三味,以水五升,煮取二升,分温再服。

【注解】

《金匮要略广注》:支饮至于胸满,则水气愈泛溢矣,用厚朴大黄汤行饮,然此即小承气汤也,以胸满而非腹满,故不用大承气。或问曰:行饮何不用十枣、五苓、青龙等汤,而用厚朴大黄汤以泻脾胃,何也? 曰:胃纳水谷脾行津液,二经如常,则水饮何自而蓄哉? 以脾胃,土也,凡土弱则水势为之崩溃,土壅则水道为之不通,今支饮胸满,因脾不运,则中焦寒窒,下流壅淤,水无从泄,故逆行而至于胸满,今疏敦阜之土,以决横逆之波,泻中州之实,以浚下流之壅,则舍厚朴大黄汤奚属哉? 此禹治水,先掘地而注之海也。

《金匮发微》:此承上加茯苓芒硝而别出其方治也,水在心下,静则为心悸,动则为冒弦,欲过水邪之上泛,为木防己汤加茯苓所不能治,仲师因别出泽泻汤,所以抉泛滥之水而厚其堤防也,胃中燥热,逼水上逆,则病胸满,木防己汤加芒硝所不能治,仲师因别出厚朴大黄汤方,所以破中脘之阻隔,开水饮下行之路也。

《金匮要略心典》:胸满疑作腹满,支饮多胸满,此何以独用下法? 厚朴、大黄,与小承气同,设非腹中痛而闭者,未可以此轻试也。

《金匮悬解》:支饮居胆肺之部,清气郁阻,胸膈壅满,此胃土堙塞,绝其降路也,厚朴大黄汤,枳、朴,降逆而消满,大黄泻胃而通瘀也。

【评析】

本条言支饮胸满,此方非为支饮正病而设,乃为对症治疗之法,支饮胸满非为应用标准,必有腹胀便结才可用之。

【原文】

支饮不得息,葶苈大枣泻肺汤主之。方见肺痈中。

【注解】

《金匮要略广注》:肺主气而恶寒,支饮不得息,水寒射肺,肺气上逆也。葶苈疏肺壅而止咳嗽,定喘促而消痰饮,佐以大枣,即十枣汤之意。

《金匮发微》:肺为主气之藏,为全身呼吸出入之门户,凡肺藏有所壅阻,而全体能张而不能驰也,是故风热伤其血络,则肺藏壅塞而气闭,湿痰阻其空窍则肺藏亦寒而气闭,是非立破其壅塞,则呼吸不调,盖无论肺痈之喘不得卧,及本条支饮不得息,莫不以葶苈大枣泻肺汤主之,要其作用只在抉去所壅,令肺气能张能驰,初无分于血分、水分也。

《金匮悬解》:支饮壅阻,肺气不得布息,亭苈大枣泻肺汤,亭苈泻湿而利肺气,大枣补土而保脾精也。

【评析】

本方证为肺支饮热证:咳嗽,气喘,胸满,不能平卧,甚则倚物呼吸,痰多呈泡沫状,面目浮肿,舌红,苔黄腻,脉弦。病机为饮邪袭肺,肺气既不肃降,又不通调水道,浊气上逆。

现代医学支气管哮喘,急、慢性支气管炎,大叶性肺炎,肺气肿,肺源性心脏病,肺间质纤维化,肺不张等符合葶苈大枣泻肺汤主治病变证机与审证要点,能取得较好的治疗效果。研究表明,该方具有强心利尿、镇咳平喘、抗炎、抗菌等作用。

【原文】

呕家本渴,渴者为欲解,今反不渴,心下有支饮故也,小半夏汤主之。《千金云》,小半夏加茯苓汤。

小半夏汤方

半夏一升,生姜半斤。

上二味,以水七升,煮取一升半,分温再服。

【注解】

《金匮要略广注》:此专以治呕,言呕家咳者为欲解,以胃中阳气得复也,若心下有支饮,则湿渍泛溢,不渴而呕,半夏、生姜温能和胃气,辛能散逆气,为呕家圣药。

《金匮发微》:本书之例,呕而不吐者为干呕。凡言呕皆兼吐言之,故吐水及痰涎,皆谓之呕,胃底胆汁不能容水,胆汁苦燥,与膈上水气相拒,则为呕吐,少阳所以善呕也,但既呕之后,胃中转燥,因而病渴,渴则水邪已去,故为欲解。今反不渴,则以心下支饮方盛,胃底胆火不炀,故以生半夏以去水,生姜以散寒,而心下之支饮当去。此证水停心下,阻其胃之上口,势必不能纳谷,呕吐哕下利篇云,诸呕吐,谷不得下者,小半夏汤主之,即此证也。

《金匮要略心典》:此为饮多而呕者言,渴者饮从呕去,故欲解,若不渴,则知其支饮仍在,而呕亦未止,半夏味辛性燥,辛可散结,燥能蠲饮,生姜制半夏之悍,且以散逆止呕也。

《金匮悬解》:呕家津伤燥动,本当发渴,渴者,为饮去而欲解也,今呕吐之后,反不作渴,此心下有支饮,阻格君相之火,逆刑肺金,是以作渴,渴而饮水,不能消受,是以作呕,新水虽吐,而支饮未去,是以呕后不渴,小半夏汤,半夏、生姜,降冲逆而排水饮也。

【评析】

本方证因痰饮停于心下,胃气失于和所致。痰饮停于胃,胃失和降则呕吐,谷不得下。呕多必津伤致渴,渴者为饮随呕去,故为欲解;若呕反不渴,是支饮仍在心下之故。治宜化痰散饮,和胃降逆。后世称之为止呕神方,可治疗各型呕吐病证。

方中用半夏辛温,燥湿化痰涤饮,又降逆和中止呕,是为君药。生姜辛温,为呕家之圣药降逆止呕,又温胃散饮,且制半夏之毒,是臣药又兼佐药之用。二药相配,使痰祛饮化,逆降胃和而呕吐自止。仲景所创该方,对于后世痰饮呕吐或胃气上逆证的治疗具有重要的指导意义,已成为祛痰化饮或和胃降逆止呕的常用配伍组合。

本方为治疗痰饮呕吐的基础方。临床应用以呕吐不渴,苔白滑为辨证要点。现代运用本方常用于胃炎、内耳眩晕症及化疗后所致的胃肠反应等属痰饮呕吐者。临床如见脾胃虚寒,加附子、干姜、丁香、吴萸;胃火上逆,加山栀、黄芪、竹茹;饮食积滞,加山楂、神曲;胃阴不足,加沙参、麦冬、石斛、芦根、枇杷叶等。

【原文】

腹满,口舌干燥,此肠间有水气,己椒苈黄丸主之。

己椒苈黄丸方

防己、椒目、葶苈(熬),大黄各一两。

上四味末之,蜜丸如梧子大,先食饮服一丸,日三服,稍增,口中有津液,渴者,加芒硝半两。

【注解】

《金匮要略广注》:腹满,水聚于胃也,中有水气,则湿渍中焦,津液不为灌溉,故口舌干燥。篇首云:水走肠间,沥沥有声,为痰饮。此肠间有水气,即痰饮也。《本草十剂》云:泄可去闭。葶苈、大黄之属,二药皆大苦寒,一泄血闭,水饮无所容矣,椒目温中下气,防己利水行津,为治水之要药,芒硝味辛咸,今人但取其咸,殊不知其辛润肾燥,故渴者加之。

《金匮发微》:腹满一证,以时减为太阴虚寒,不减为阳明实热,虚寒当温,实热当泻,此其易知者也。若绕脐剧痛之寒疝,当用大乌头煎者,已易与大实满之大承气证淆混。若夫水在肠间之腹满,抑又难为辨别,师但言腹满,口舌干燥,又不言脉之何似,几令人疑为阳明燥实。要知太阳水气,不能由肺外出皮毛,留于膈间心下,久乃与太阴之湿混杂,湿本黏腻,与水相杂,遂变水痰,肺与大肠为表里,由表入里,水痰并走肠间,因病腹满,且腹未满之时,肠中先漉漉有声,权其巅末,即可知口舌干燥,为里寒不能化气与液,其脉必见沉弦,仲师以己椒苈黄丸者,防己、椒目以行水,葶苈、大黄兼泄肺与大肠也,所以先食饭而服者,则以水邪在下部故也。

《金匮要略心典》:水既聚于下,则无复润于上,是以肠间有水气而口舌反干燥也,后虽有水饮之入,只足以益下趋之势,口燥不除而腹满益甚矣,防己疗水湿,利大小便,椒目治腹满,去十二种水气,葶苈、大黄,泄以去其闭也。渴者知胃热甚,故加芒硝,《经》云,热淫于内,治以咸寒也。

《金匮悬解》:肠间有水,阻遏中气,升降不行,是以腹满,君相升逆,故口舌干燥,己椒苈黄丸,防己、椒目,泻湿而行水,葶苈、大黄,浚流而决壅也。

【评析】

此论狭义痰饮水走肠间的证治。既曰"此肠间有水气",说明证属狭义痰饮,水饮结聚肠间,阻遏肠中气机,故腹满。饮走肠间,气机不利,进而影响肺气的敷布,脾气的转输,导致气不布津,津不上承,口舌失润,则口舌干燥。此外,饮流于肠,必然还伴有"沥沥有声"的现象。总之,本证属于饮结气郁化热,肠腑气机壅滞的实证,治当攻逐水饮,治以己椒苈黄丸分消水饮,导邪下行。方中椒目、葶苈子定喘;汉防己导水于前,大黄排水于后,共成前后分消之剂。其证虽有四肢浮肿,但仍以腹水胀满为主。

现代常用本方治疗支气管哮喘、肺源性心脏病心力衰竭、晚期血吸虫病肝硬化腹水等。

【原文】

卒呕吐,心下痞,膈间有水,眩悸者,小半夏加茯苓汤主之。

小半夏加茯苓汤方

半夏一两,生姜半升,茯苓三两,一法四两。

上三味,以水七升,煮取一升五合,分温再服。

【注解】

《金匮要略广注》:水停心下成痞,水逆于上则在膈间,故令卒呕吐,浊乱其清阳,而汩没其神明,则眩悸(眩,目昏也,悸,心动也),半夏、生姜止呕,加茯苓以行饮。

《金匮发微》:痰饮之未成者,始于水,水因寒而停,则为饮,水与膏液混杂,则为痰,水盛则痰浮而上阻胸膈,胆胃被郁,与水冲激则卒然呕吐。痰在膈间,则心下痞痛,水气冲脑,则眩,水气凌心则悸。生半夏能去至高之水,生姜能散膈上之寒,加茯苓能决排水道,此可知仲师出小半夏加茯苓方治,正所以抑在上之水以逆而折之也。

《金匮要略心典》:饮气逆于胃则呕吐,滞于气则心下痞,凌于心则悸,蔽于阳则眩,半夏、生姜,止呕降逆,加茯苓去其水也。

《金匮悬解》:卒然呕吐,心下痞闷,膈间有水,头眩心悸者,小半夏加茯苓汤,生姜、半夏,降逆而止呕,茯苓泄水而消满也。

【评析】

如前所述,小半夏汤仅有降逆止呕的作用,今呕吐之同时又有眩悸而心下痞,乃属"膈间有水",小半夏汤力所不及也,故于方中加用茯苓,一方面有镇静之功,一方面又有利水之效。汤本求真认为:本方不仅为镇呕之对方证,亦可为拔本塞源之剂。加用茯苓后,使小半夏从单纯的镇呕一变而成为镇呕而兼利水的方剂。

应当指出,水停心下不仅只表现为"心下痞","眩悸",此当为水饮向外发越而欲上冲所致,也可表现为背部寒冷、汗多、头汗出、水肿、咳嗽、眉棱骨痛以及晕车等,若心下停饮甚者,还可再于方中加用苍术或白术,以期加强逐饮之力;如果兼有气机阻滞者,亦可再加苏叶、厚朴,从而又衍生出了半夏厚朴汤方。小半夏加茯苓汤证乃是先渴而后呕,先渴说明该患者多为饮水过多或饮入机体并不需要的水液,导致泛滥而致呕吐,此呕吐实为身体机能之当然排放,而茯苓泽泻汤证却为吐后而渴,实乃因大量呕吐后一时间(短暂)缺水所致,这种渴只不过是暂时的,表现为虽渴但是不能多饮,如果多饮仍会导致呕吐的重新发作。

【原文】

假令瘦人脐下有悸,吐涎沫而癫眩,此水也,五苓散主之。

五苓散方

泽泻一两一分,猪苓三分,去皮,茯苓、白术各三分,桂枝二分。

上五味为末,白饮服方寸匕,日三服,多服暖水,汗出愈。

【注解】

《金匮要略广注》:肾主水,脐下悸者,肾气上奔也,脾主涎,吐涎沫者,脾虚不摄液也,癫眩,水气熏蒸,神明浊乱也,瘦人气不充足,故病,此五苓散补脾利水,温经行阳,彻表里而治之,此治瘦人水饮例也。白术补土燥湿,茯苓、猪苓、泽泻使水从小便中泄去,桂枝发汗,泄奔豚之气,多饮暖水助之,令汗出愈,使水从毛窍中散去也,则开鬼门、洁净府,一举两得之矣。

《金匮发微》:语云,肥人多痰,瘦人似不当有痰,为其肌肉皮毛中所含水分少也,水分多者,心下有水,则心下悸,水分少者,水在脐下,则脐下亦悸,水气微薄,虽不至卒然呕吐,然引动上焦亦必吐涎沫而头目眩晕,此可见仲师出五苓散方治,正所以泄在下之水以顺而导之也,此上下之辨也(同一心下悸,而发汗后之欲得按者,但用桂枝甘草汤,而不更用去水之生半夏,同一脐下悸,而发汗后之欲作奔豚,惟桂枝茯苓同五苓散,而重用大枣、甘草以实脾,皆为正虚邪轻而设,故病同而方异也)。

《金匮要略心典》:瘦人不应有水,而脐下悸,则水动于下矣,吐涎沫,则水逆于中矣,甚而颠眩,则水且犯于上矣,形体虽瘦,而病实为水,乃病机之变也,颠眩即头眩。苓、术、猪、泽,甘淡渗泄,使肠间之水,从小便出,用桂者,下焦水气,非阳不化也,曰多服暖水汗出者,盖欲使表里分消其水,非挟有表邪而欲两解之谓。

《金匮悬解》:瘦人气弱,不能消水,水停木郁,风动根摇,故脐下振悸,肺气不降,津液淫蒸,故涌吐涎沫。君相失根,神魂旋转,故颠冒眩晕,此缘水泛而土湿,五苓散,二苓、泽泻,利水而泻湿,白术、桂枝,燥土而疏木也。

【评析】

本方证中特别需要注意的是吐涎沫而癫眩,其因饮结聚下焦,由于膀胱气化不行,下窍不通而水无出路,胃中之水又不得脾气之转属,故水饮逆而上行则吐涎沫,水饮内阻,清阳不升,故癫眩。

条文中"瘦人脐下有悸"突出一个瘦字,很值得思考,仲景是想通过这个字告诉,这个人并不是阳虚,因为瘦人多阴虚火旺,物质不足,火气有余,而瘦人出现"阳虚"症状,显然要从其他方面找原因。肾主腰、脾主腹,腹部位于肚脐下,腹部跳动,说明此处经络之气强而有力但依然无法上行,加上"吐涎沫而癫眩"的症状,得出根本原因为下焦阴气逆升,水湿阻滞,肺气无法下行,脾气无法上行。

本条主症除形体消瘦,脐下筑筑悸动,吐涎沫,头目眩晕外,还应有小便不利之症。因水无去路,停于下而动逆于上,故致该证。注意饮食的宜忌有助于疾病的治疗。原文"多饮暖水,汗出愈",是指借暖水之温以助药力,通玄府,使部分水饮之邪由汗而解。

本方证临床中可用于水饮导致的颈椎病、脑供血不足、高血压、癫痫等,经动物实验发现,呋喃苯胺酸(又名速尿)利尿作用快而强,但维持时间短,集中利尿时间仅为20分钟左右。而五苓散作用缓和,维持时间长,排尿时间为70分钟,平均排尿量大于速尿组。但速尿可导致低钾血症和代谢性碱血症,更值得注意的是常可发生胃肠道出血和耳毒症。上述的这些不良反应五苓散一概没有,同时胃肠道均无任何异常变化和病理性改变。因此,五苓散的利尿作用确实优于呋喃苯胺酸。尚未发现五苓散对实验动物机体的损害。

【原文】

咳家,其脉弦,为有水,十枣汤主之。

【注解】

《金匮要略广注》:前云脉沉而弦者,悬饮内痛。此脉弦为悬饮也,水寒射肺,故咳(十枣汤解见前)。

《金匮发微》：水力至强，体柔而性刚，滴石则石穿，冲堤则堤坏，故病水者，其脉多弦，弦者沉紧而搏指也，水胜则血负，血分热度日减则蒸化力弱，而卫阳虚微，故仲师以弦为减，谓阳气减也。但水势下趋，似不应上逆为咳，不知痰湿黏滞下游，水道不通，则高原泛滥日甚，是非破东南之壅塞，则西北之泽洞无归。此十枣汤一方，所以尽抉排疏瀹之能也。予每见病痰饮者，大小便往往不通，此即下游壅塞之明证，所以用十枣者，一因药力猛峻，恐伤脾胃，一因痰涎未易浣濯，用甘味之十枣，以缓芫花、大戟、甘遂之力，使如碱皂之去油垢，在渐渍，不在冲激也。

《金匮要略心典》：脉弦为水，咳而脉弦，知为水饮渍入肺也，十枣汤逐水气自大小便去，水去则肺宁而咳愈。按：许仁则论饮气咳者，由所饮之物，停滞在胸，水气上冲，肺得此气，便成咳嗽，经久不已，渐成水病，其状不限四时昼夜，遇诸动嗽物即剧，乃至双眼突出，气如欲断，汗出，大小便不利，吐痰饮涎沫无限，上气喘急肩息，每旦眼肿，不得平眠，此即咳家有水之证也。着有干枣三味丸方亦佳，大枣六十枚，葶苈一升，杏仁一升，合捣作丸，桑白皮饮下七八丸，日再，稍稍加之，以大便通利为度。

《金匮悬解》：咳家脉弦，此为有水，缘湿旺木郁，是以脉弦，疏泄不行，是以有水，宜十枣汤，补土而泻水也。

【评析】

咳家，是长期咳嗽的病人。其脉弦是少阳证之脉，说明肝脏有热，发炎肿大，里面有痰饮。这里就是说，凡是长期咳嗽的人，肯定是有肝病的，肝功不好，不能产生足够胆汁，饮食不能被胆汁消化，造成津血化生来源不足，津血不足，正气弱，身体寒，寒则生饮，为有水。这个发生水饮病的根本原因在于肝脏功能不正常，肝中有痰饮，所以，就要用十枣汤来解决肝中痰饮（悬饮），这就是说，肺病源于肝病。

十枣汤由甘遂，芫花，大戟三味药组成，各占等分，研粉，每次用量3.5~4.5克，用大枣煮的水冲服，早上服，一天只服一次，服后会有肚子痛，过后会有大小便泻下，痰饮可以被排出来。

那么，临床上是不是有久咳的病人一定要用十枣汤来治疗呢？不是的。张仲景只是告诉我们，咳喘病的发病根源来自中焦消化系统，要从中焦来治，如果病人确有肝脏肿大，这时才可以考虑用十枣汤，不是很严重的，可以用其他药物来解决。毕竟，十枣汤很猛的。我们也可用三棱、川楝子、牡蛎、法半夏、陈皮、浙贝母，这些药也可以。本条重点说明的是，肺病从肝论治。

【原文】

夫有支饮家,咳烦胸中痛者,不卒死,至一百日,或一岁,宜以十枣汤。

【注解】

《金匮要略广注》:水流于肺为支饮,咳烦,肺病也。前支饮胸满,此胸中痛,则水饮内窒,气道更自不通,百日或一岁,饮蓄已深,非十枣汤不除。

《金匮发微》:水气支撑胸膈,故名支饮,此证大便不通,上湿下燥,肠胃之热上攻,则咳而心烦,痰积胸中,故胸中痛,不卒死者,谓不猝然而死也,然死机已伏,故有百日而死者,有经一载而死者。尝见大小便不通,气喘不得卧,卧即咳逆不得息,迭被而倚之,此一月、十五日而死者也,亦有大小便时通,发时则三五日不通,咳则目睛突出,气出不续,过即如故,但膈间留饮,愈积愈厚,愈发愈勤,此一岁而死者也,知死之所由去,即知生之所从来,盖非猛峻之十枣汤,驱水入大肠,以抉荡肠中燥气,病不必治。予先慈邢太安人病支饮,有年矣,丙寅春,忽然昏迷若癫状,延医诊治,皆曰危在旦夕,予不得已,制十枣汤进之,夜半而利,下痰无算,明旦清醒如平人矣,后至上海恽禹九家,其孙祥官,同乡张尔常门人也,本无病,尔常以其累逃塾,使予诊之。予诊其脉,左脉弦,问所苦,则曰胸中痛,予曰真病也,以十枣汤方付之,明旦大下痰涎,冷甚,以为愈矣,望日来诊,脉弦如故,仍令服前方,下痰更多,继以姜、辛、五味而愈,不更病矣。丙辰冬,无锡强鸿培病(此人开饭作),人皆目为肺劳,咳而上气,胸中满痛,无大小便,迭被而倚息,喘声达户外,予诊其脉,沉伏而弦急,因令服十枣汤,每服六分,日一服,每进一服,其痛渐移而下,服至四剂始下,冲气乃平。又能治不儿痰饮,俗称马脾风,七日见血即死,予尝治其寿侄,时方三岁,又治潘姓小儿,名阿煦者,皆以泻痰得愈。沈石顽自治痰饮,每服药末一钱半,两服而瘥,可见猛峻之药,益人甚于参、苓也。

《金匮要略心典》:胸中支饮,扰乱清道,赵氏所谓动肺则咳,动心则烦,搏击阳气则痛者是也,其甚者营卫遏绝,神气乃亡,为卒死矣,否则延久不愈,至一百日或一岁,则犹有可治,为其邪瘥缓而正得持也。然以经久不去之病,而仍与十枣攻击之药者,岂非以支饮不去,则其咳烦胸痛,必无止期,与其事敌以苟安,不如悉力一决之,犹或可图耶,然亦危矣。

《金匮悬解》:咳烦胸痛者,支饮阻格,胆肺不降也,其病虽久,而支饮未去,犹宜十枣汤也。

【评析】

十枣汤仅为治标除饮之方,临床在一些有大量水饮之邪或痰饮的病症可暂用,当注意用法和剂量。

【原文】

久咳数岁,其脉弱者可治,实大数者死,其虚者,必苦冒,其人本有支饮在胸中故也,治属饮家。

【注解】

《金匮要略广注》:久咳,则肺气已虚,《经》云:脉弱以滑,是有胃气。且脉与病相应,故可治,若实大数则邪盛正衰,真脏脉见,胃气全无,土败不能生金,故死。今人论脉,将虚弱二字并说者,非也。盖弱在沉脉内见,在浮脉上见,此虚脉泛泛在上,按之无力,乃水饮浮越之象,苦冒者,浊气熏蒸于上,《经》云:上虚则眩。又云心下有支饮,其人苦眩冒是也。

《金匮发微》:痰饮为病,有咳烦胸中痛,或百日或一岁而死者,此期日之至促者也,至于久咳数岁,庶几恒不死之贞疾矣。然水性至刚,病之进退,皆当决之于脉,脉弱不弦,则内藏水气未甚,故其病可治。实大而数,则水邪充于内藏,故其病当死,至如脉由弱而虚,则水气当微,然久咳不已,引动冲气,必若郁冒。所以然者,则以病人久咳,胸中原有支饮也。按此证脉虚不弦,既非十枣汤证,脉不沉紧,又非木防己汤证,方治之中,惟泽泻汤为近之,盖泽泻蠲饮,而白术补虚也。

《金匮要略心典》:久咳数岁不已者,支饮渍肺而咳,饮久不已,则咳久不愈也,咳久者其气必虚,而脉反实大数,则其邪犹盛,以犹盛之邪,而临已虚之气,其能久持乎?故死,若脉虚者,正气固虚,而饮气亦衰,故可治,然饮虽衰而正不能御,亦足以上蔽清阳之气,故其人必苦冒也,此病为支饮所致,去其饮则病自愈,故曰治属饮家。

《金匮悬解》:久咳数岁,是肺胃之常逆也,其脉弱者,土金未败,犹为可治,实大数者,肺胃上逆,阳气绝根,土败于甲木,金败于相火,是以死也。其脉虚者,必苦昏冒,以其人本有支饮在胸中,格其阳气故也,治法属之饮家。

【评析】

久咳兼有郁冒,仲景认为是水饮所致,治疗上按饮家进行治疗,水饮病多兼郁冒,甚至某些水饮病以郁冒为主证,在学习相关条文时可前后互参。

【原文】

咳逆倚息不得卧,小青龙汤主之。

【注解】

《金匮要略广注》:咳逆倚息不得卧,支饮也,小青龙汤(解义见前)长于行饮,故主之。

《金匮发微》:咳逆则气出不续,倚息不得卧,则终夜迭被而倚之,不得平卧也。寒气郁于表,饮邪补遏,则激而上冲,固应解表温里,俾外寒与里水双解,此小青龙汤方治,所以为齫饮之主方也。

《金匮要略心典》：倚息、倚几而息，能俯而不能仰也，肺居上焦而司呼吸，外寒内饮，壅闭肺气，则咳逆上气，甚则但坐不得卧也。麻黄、桂枝，散外入之寒，半夏消内积之饮，细辛、干姜，治其咳满，芍药、五味，监麻、桂之性，使入饮去邪也。

《金匮悬解》：咳嗽气逆，倚物布息，不得眠卧，此支饮在膈，气阻而不降也，小青龙汤，麻黄、桂、芍，发汗而泄水，五味、姜、辛，下气而止咳，甘草、半夏，补中而降逆也。

【评析】

自此条开始直至本篇结束，为一篇医案，主要体现了张仲景随症加减的临床用药特色。本条患者出现咳、喘、不可平卧的症状，予以小青龙汤，此处"逆"指呼吸困难或类似于哮喘发作的症状，而仲景时期喘则多指气促，是呼吸的频率加快。其实单纯的咳、逆、倚息不得卧，如果没有表证的话小青龙汤其实是不适合的，病在里不可攻表，倘若强行发汗，可能会出现阳气与津液俱伤的情况。

病痰饮者，当以温药和之，所以对于痰饮病的治疗，阳气占据更重要的地位，在治疗过程中要注意顾护阳气。

【原文】

青龙汤下已，多唾，口燥，寸脉沉，尺脉微，手足厥逆，气从小腹上冲胸咽，手足痹，其面翕热如醉状，因复下流阴股，小便难，时复冒者，与茯苓桂枝五味子甘草汤，治其气冲。

桂苓五味甘草汤方

桂枝（去皮）、茯苓各四两，五味子半升，甘草三两（炙）。

上四味，以水八升，煮取三升，去滓，分温三服。

【注解】

《金匮要略广注》：下已者，服小青龙药后也，多唾，水饮泛溢也，口燥，津液不行也；寸脉宜浮而反沉，《经》云沉潜水蓄也。尺脉微者，尺脉主肾，水饮下流，肾气虚衰也；手足厥逆或痹，即本经饮水流行，归于四肢是也；气从小腹上冲胸咽，欲作奔豚也；面翕热如醉状，胃热上冲熏其面也；复下流阴股，小便难者，水性趋下，湿浊游下流，水道不利也；时复冒，浊气上蒸，清阳悬乱也（余义见后方解下）。桂枝使水饮外散，茯苓使水饮下行，甘草补土以防水，五味子收敛肺气，使气不上冲，以通调水道，下输膀胱也。

《金匮发微》：阳气张于上，则冲气动于下，小青龙汤发其阳气太甚，则口多浊唾而燥，寸脉沉为有水，尺脉微为阴虚，手足厥逆者，中阳痹也，气从小腹上冲胸咽者，以麻黄、细辛之开泄太甚，少阴水气，被吸而上僭也。中阳既痹，故手足不仁，虚阳上浮，故其面翕热如醉状,且浮阳之上冒也,复下流阴股而吸其水道,致小水不利,阳不归根,故时上冒颠顶,方用苓桂五味甘草汤,与《伤寒·太阳篇》"发汗后,欲作奔豚"之苓桂大枣甘草汤略同,但彼为脾阳因汗后而虚,不能厚中道之堤防,故用大枣,此为肾气被热药牵引,不能摄下焦之浮阳,故用五味,要其为降冲逆则一也。

《金匮要略心典》:服青龙汤已,设其人下实不虚,则邪解而病除,若虚则麻黄、细辛辛甘温散之品,虽能发越外邪,亦易动人冲气,冲气、冲脉之气也,冲脉起于下焦,挟肾脉上行至喉咙。多唾口燥,气冲胸咽,面热如醉,皆冲气上入之候也,寸沉尺微,手足厥而痹者,厥气上行,而阳气不治也,下流阴股,小便难,时复冒者,冲气不归,而仍上逆也,茯苓、桂枝,能抑冲气使之下行,然逆气非敛不降,故以五味之酸敛其气,土厚则阴火自伏,故以甘草之甘补其中也。

《金匮悬解》:青龙汤服下之后,若多唾,口燥,寸脉沉而尺脉微,手足厥逆,气从少腹上冲胸咽,是汗后阳亡而风木郁冲也,伤寒汗后阳亡,土湿水寒,木郁风动,则发奔豚,此亦奔豚之大意也,多唾口燥者,风木耗津而肺气上熏也,寸沉而尺微,上下之阳俱虚也,手足厥逆,土败而四肢失温也,气从少腹上冲胸咽,风木之上奔也,其面翕热如醉状,因复下流阴股,阳明循面下行,风木郁冲,阳明逆行,故面热,升已而降,则流于阴股,手足痹者,汗泄血中温气,经络闭塞而不行也,小便难者,土湿木郁,不能疏泄也,时复冒者,饮阻阳气,升浮无根也,此宜与茯苓桂枝五味甘草汤,治其冲气,茯苓、桂枝,泻水而下乙木之冲,甘草,五味,培土而降辛金之逆也。

【评析】

服药后出现多唾,口干,四肢冷,小便难,脉寸沉尺微,皆是阳虚损伤之象,此为误用小青龙汤后过度发越阳气,对阳气损伤较大。

但此处脉沉且微,手足厥逆,显然阳气已伤,为何不加附子呢?因脸红,时复郁冒,说明阳气尚存,若用附子之走而不守,恐面热郁冒加重,故仅治以桂枝平冲降逆,茯苓健脾利水,唾多故用五味子收敛,炙甘草益气,以期寒饮得散,冲气得平。

【原文】

冲气即低,而反更咳,胸满者,用桂苓五味甘草汤去桂加干姜细辛,以治其咳满。

苓甘五味姜辛汤方

茯苓四两,五味子半升,甘草、干姜、细辛各三两。

上五味,以水八升,煮取三升,去渣,温服半升,日三服。

【注解】

《金匮要略广注》:咳者,水寒射肺,里气逆也,胸满者,《经》云:脏寒生满病,又云:胃中寒则胀满。桂枝走表不主里,故去之,加干姜温中以散逆气,细辛散水以去内寒,故咳满俱治。

《金匮发微》:降冲气而冲气低,则上冒之浮阳当息,而咳逆可止矣,而反更咳胸满,似前方失之太轻。是不然,盖前用小青龙汤,麻黄开泄太甚,迫其汗液,而阳气暴张,小腹之客气,因而上逆。中阳既痹,始则手足厥逆,继而手足痹,甚至上下颠倒,浮阳窜乱,一似电光石火,闪灼无定,此时若以温药化饮,不免助浮阳外抗,于是不得已用苓桂五味甘草汤,以收散亡之阳,盖必冲气渐低,然后可进温药,师于是有苓甘五味姜辛汤方治,以发抒胸中阳气,而除其咳满,此先标后本之治也。

《金匮要略心典》:服前汤已,冲气即低,而反更咳胸满者,下焦冲逆之气既伏,而肺中伏匿之寒饮续出也,故去桂枝之辛而导气,加干姜、细辛之辛而入肺者,合茯苓、五味、甘草,消饮驱寒,以泄满止咳也。

《金匮悬解》:服桂苓五味甘草后,冲气即低,而反更咳嗽而胸满者,乙木虽降,而辛金更逆也,用桂苓五味甘草去桂,加干姜、细辛利肺而降逆,以治其咳满也。

【评析】

经随症加减用药后,一些因小青龙汤误治引起的症状得到缓解,但咳嗽加重,阴寒肺饮症状表现出来,故现在治法以温阳化饮为主,此方实与小青龙汤类似,只不过去除了麻桂等发表药。

【原文】

咳满即止,而更复渴,冲气复发者,以细辛、干姜为热药也,服之当遂渴,而渴反止者,为支饮也,支饮者,法当冒,冒者必呕,呕者复内半夏,以去其水。

苓甘五味姜辛半夏汤方

茯苓四两,甘草二两,细辛二两,干姜二两,半夏半升,五味子半升。

上六味,以水八升,煮取三升,去滓,温服半升,日三服。

【注解】

《金匮要略广注》:支饮渴止,水寒内渍,脏腑不温也;浊气上蒸,故冒;寒饮泛逆,故呕,去甘草,呕家不喜甘故也,半夏辛温,能散逆制呕,且性燥,兼去水也。

《金匮发微》:此节"更复渴"三字,为衍文,以"细辛、干姜为热药"句,为假设之词,当属下读,非承上"冲气复发"言之,若承上言,似但指冲气一层,服之当遂渴句,转类节外生枝,若原有"更复渴"三字,则下文当遂渴反不渴,俱不可通矣。此节大旨,谓咳满止后,上膈气机已疏,当不复病,然亦有咳满方止,冲气复发者,倘因干姜、细辛为热药而发其冲气,服后当立见燥渴,乃本病燥渴,服干姜细辛而渴反止,则前此之渴,实为支饮隔塞在胸,津液不得上承喉舌,而初非真燥,此证予寓小北门时,治宋姓妇人亲见之。病者平时常患口燥,所服方剂,大率不外生地,石斛、麦冬、玉竹、知母、花粉、西洋参之类,予见其咳吐涎沫,脉弦而体肥,决为痰饮,授以此方,服后终日不曾饮水,略无所苦,乃知仲师渴反止为支饮之说,信而有征也。但支饮在胸膈间,中脘阳气被遏,必见郁冒,冒者,胃底胆汁不能容水,冲激而上逆也,故仲师言冒家必呕,盖中阳与支饮相拒,轻则虚阳上浮,甚则卒然呕吐清水痰涎,可知热药实为对病,故治法特于前方中加生半夏以去水,不更忌细辛、干姜也。

《金匮要略心典》:冲脉之火,得表药以发之则动,得热药以逼之亦动,而辛热气味,既能劫夺胃中之阴,亦能布散积饮之气,仲景以为渴而冲气动者,自当治其冲气,不渴而冒与呕者,则当治其水饮,故内半夏以去其水,而所以治渴而冲气动者,惜未之及也,约而言之,冲气为麻黄所发者,治之如桂、苓、五味、甘草,从其气而导之矣,其为姜、辛所发者,则宜甘淡咸寒,益其阴以引之,亦自然之道也,若更用桂枝,必捍格不下,即下亦必复冲,所以然者,伤其阴故也。

《金匮悬解》:服苓甘五味姜辛后,咳满即止,设其更觉发渴,冲气复发者,以细辛、干姜,本为热药,服之热伤肺津,应当遂时作渴,津亡燥动,风木乃发,若渴反止者,此为支饮内停也,支饮格其阳气,法当昏冒,冒者胃气升逆,必作呕吐,呕者复内半夏,以去其水饮而止呕吐也。

【评析】

服上方之后,出现因细辛、干姜燥伤阴津,引动冲气上逆犯胃之呕,仲景为治疗呕又加入半夏和胃止呕,此时该方距小青龙汤去麻桂又进了一步。

【原文】

水去呕止,其人形肿者,加杏仁主之,其证应内麻黄,以其人遂痹,故不内之,若逆而内之者,必厥,所以然者,以其人血虚,麻黄发其阳故也。

苓甘五味加姜辛半夏杏仁汤方

茯苓四两,甘草、干姜、细辛各三两,五味子、半夏、杏仁(去皮尖)各半升。

上七味,以水一斗,煮取二升,去滓,温服半升,日三服。

【注解】

《金匮要略广注》:形肿,水饮外薄也,杏仁利气,气行则饮散矣。

《金匮发微》:前方内半夏以去水,则心下之水气当去,水邪去,则胆胃之火不复上冲,而呕亦当止,但水方止贮中脘,气不外散,一旦决而去之,未尽之水气不能从表汗外泄,或转留皮毛之里,变为形肿,按水气病,一身面目黄肿者,则越婢加术汤主之,一身悉肿,则越婢汤主之,此水气甚而形肿,药剂中应纳麻黄之证也,但此证业经半夏去水,水气不甚,则形肿当属虚胀,水气篇又云,虚胀者为气水,发其汗即已,脉沉者宜麻黄附子甘草汤,此又水气不甚而形肿,药剂中应纳麻黄之证也。故仲师既于前方中加杏仁以利肺气而泄皮毛,复申之曰,其证应内麻黄,以其人遂痹,故不内之,若逆而内之,必厥,所以然者,以其人血虚,麻黄发其阳故也。夫此证之应内麻黄,仲师既言之矣,但何以见此证血虚?何以见形肿之为痹?何以见麻黄发汗之必厥?历来注释家,固未有能言其意者,盖水盛则血寒,血中热度既低,则吸收力薄,精液不能贯输脉道而络脉益虚,水病所以血虚也。痹之言闭,血分热度不足,则水气之在表者,不能蒸化成汗,故毛孔闭塞而形肿,若用麻黄,强责其汗,太阳阳气一时张发于外,则里气益寒而手足见厥,此即衄家不可发汗,疮家不可发汗,失精家不可发汗之例也。

《金匮要略心典》:水在胃者,为冒、为呕,水在肺者,为喘、为肿,呕止而形肿者,胃气和而肺壅未通也,是惟麻黄可以通之,而血虚之人,阳气无偶,发之最易厥脱,麻黄不可用矣,杏仁味辛能散,味苦能发,力虽不及,与证适宜也。

《金匮悬解》:服苓甘五味姜辛半夏后,水去呕止,其人形肿者,此卫气之郁,宜加杏仁,利肺壅而泻卫郁,肿家应用麻黄,以泻卫气,以其人服小青龙后,阳随汗泄,手足麻痹,故不内之,若逆而内之者,必手足厥冷,所以然者,以汗泻血中温气,其人阴中之阳已虚,麻黄复泻其血中之阳气故也。

【评析】

本条出现肿,医案应是支饮与肺饮合并,且此证应与饮流四肢之溢饮相鉴别,因为都存在形肿,溢饮可发表,而支饮不可发表,所以不单单因为血虚而不用麻黄,本病本不应用发表的方式治其肿,采用杏仁宣肺通利三焦水道而消肿。

【原文】

若面热如醉,此为胃热上冲熏其面,加大黄以利之。

苓甘五味加姜辛半杏大黄汤方

茯苓四两,甘草三两,干姜、细辛各三两,五味子、半夏、杏仁各半升,大黄三两。

上八味,以水一斗,煮取三升,去滓,温服半升,日三服。

【注解】

《金匮要略广注》:加大黄去胃热,所谓阴有余,以苦泻之是也。李升玺曰:巳上五方皆从小青龙汤加减变化,是知小青龙汤是行饮之主方也。

《金匮发微》:水去呕止,有未尽之水气,因水方外散,痹于表分而形肿者,亦有水分已尽,胃中燥热上冒头面者,于是有面热如醉之形态,盖累进温中泄水之剂,证情决非戴阳,故于前方加杏仁外,更加大黄以利之,所以然者,则以水邪去路不出于肺,必出大肠也。

《金匮要略心典》:水饮有挟阴之寒者,亦有挟阳之热者,若面热如醉,则为胃热随经上冲之证,胃之脉上行于面故也,即于消饮药中,加大黄以下其热,与冲气上逆,其面翕热如醉者不同,冲气上行者,病属下焦阴中之阳,故以酸温止之,此属中焦阳明之阳,故以苦寒下之。

《金匮悬解》:服小青龙后,其面翕热如醉,此胃热上冲,熏蒸其面,若服苓甘五味姜辛半杏之后,此证犹存,宜加大黄以利之,则胃热清矣。

【评析】

此处之面热如醉当与前文之青龙汤误治之面热相鉴别,一为腑热流经,一为虚阳上冲。此处为胃中燥热上冒头面,故加大黄通腑泄浊。

刘渡舟教授提出燎面证治,即仿此意。燎面又称面热,《针经方》云:"面热者,足阳明病",《张氏医通》说:"饮食不节则胃病,胃病则气短;精神少,而生大热。有时火上行,而独燎其面"。古人认为阳明胃火上走于面,其实而又与肺热往往相并,或时疫客于高巅相互为病。患者表现出满面灼热如同火烤,面色缘缘正赤,有时可兼见面部既热且痒,每以饭后发作为明显,大便干燥,脉来滑数,舌红苔黄。

治法宜清泻肺胃积热,方药采用加味调胃承气汤,药用大黄、芒硝、炙甘草、黄连、水牛角、枇杷叶、黄芩。应用调胃承气汤泻阳明实热;黄连、黄芩、水牛角;枇杷叶以清心肺之热,使火热之气不上燎于颜面则愈。

【原文】

先渴后呕,为水停心下,此属饮家,小半夏加茯苓汤主之。

【注解】

《金匮要略广注》:先渴,则饮水多,水停心下,遂逆而呕,半夏生姜辛以散之,可止呕,茯苓淡以渗之,能行饮也。

《金匮发微》:心下有水,脾精不得挟胃中谷气上溉肺藏而润喉舌,因而渴饮,但胃底含有苦燥之胆汁,胃中热如炽炭,不能容水,水在胃之上口,胃热出而相抗,乃病呕吐,此其所以先渴后呕也,按此节合上呕家本渴,并见下呕吐哕下利篇,以其治属饮家,故本条独出方治也。

《金匮要略心典》:先渴后呕者,本无呕病,因渴饮水,水多不下而反上逆也,故曰此属饮家,小半夏止呕降逆,加茯苓去其停水,盖始虽渴而终为饮,但当治饮,而不必治其渴也。

《金匮悬解》:水停心下,火升作渴,饮而新水又停,是以作呕。

【评析】

本条口渴乃因阻气滞,津液不布所致,故口干而饮水不多,以小半夏加茯苓汤和胃化饮止呕。

此部分张仲景通过医案药物随症加减治疗,告诉后学者临床中治疗痰饮病的思路,首要是疾病诊断,痰饮、溢饮、支饮、肺饮,诊断明确之后,根据不同饮病发病规律进行治疗,如溢饮之肿可发表,支饮之肿应温阳利水,不可无表而妄用攻表,无里而妄用攻里,无犯虚虚实实之忌。不同疾病出现相同症状所代表的意义及治疗有别,故临证当详细审证而治。

第十三章　消渴小便不利淋病脉证并治第十三

【原文】

厥阴之为病,消渴,气上冲心,心中疼热,饥而不欲食,食即吐,下之不肯止。

【注解】

《金匮要略广注》:此条见《伤寒论·厥阴篇》,本说厥阴伤寒有消渴证,意不专在消渴也,今在本经,则但论消渴,旁引《伤寒》,见消渴亦有属阴证虚寒者之不同也,或曰:厥阴何能成热而为消渴乎?答曰:厥阴消渴,成无己注为传经热邪,不知此为直中阴经,故消渴,气上冲心,心中疼热,皆阴盛格阳,冷极似火,如《伤寒·少阴篇》云:虚故引水自救,以明其津液之竭也,又《内经》云:心移寒于肺,为肺消,饮一溲二,死不治,则阴寒何尝不作消渴乎?观下文消渴用肾气丸,内有桂附可见,且消渴为上消,即肺消也,故但饮水不欲食,若消中,则又消谷能食,不甚渴矣,饥不欲食,胃中冷也,伤寒六经,惟厥阴有蛔厥证,以其属风水气化,故能生虫,蛔闻食臭出,故食即吐蛔,又《经》云:胃中冷则吐蛔也,若果属热证,则下之当愈,何为利不止乎?此《伤寒论》所云厥阴消渴,原属寒证,本经撮取原文,其意专在消渴,而旁引厥阴,见消渴又有属阴寒一证者在也。李升玺曰:瘅成为消中,则消渴原属热证,若厥阴消渴,又属虚寒,犹本经热在上焦者,因咳为肺痿,然有不咳,遗尿为上虚,不能制下,属肺冷者,可见一病各有寒热,不可拘也。

《金匮发微》:此与《伤寒·厥阴篇》同,予向以为非一时并见之证,此特为厥阴本病言之耳,至于消渴,是殊不然,消渴所以起于厥阴者,始于肝藏血虚,血虚则内风生,胆寄肝叶之内,赖肝液为滋养,肝燥而胆不濡,则浮火易动,风与火相抟,于是肺液耗损,引水自救,水能胜有形之火,不能胜无形之风燥,于是饮者自饮,渴者自渴,此消渴所以起于厥阴也,风阳上薄,故气上撞心,热郁心房,故心中疼热,风阳上逆,故饥不欲食,风阳吸于上,胃气逆行,故食即吐,若疑为宿食,而误下之,风性疏泄,脾湿随之下陷,乃至一下而不肯止,气上冲则肺燥,屡吐则胃燥,下之不止,则肠亦燥,此为消渴所由成。推本穷原,则但清肝热,滋营血而阳自息,此证似宜黄连阿胶汤,合百合地黄汤,陈修园谓当于乌梅丸,诸方按证求之，未的。

《金匮要略心典》：此邪热入厥阴而成消渴，成氏所谓邪愈深者热愈甚也，气上冲心，心中疼热者，火生于木，肝气通心也，饥而不欲食者，木喜攻土，胃虚求食，而客热复不能消谷也，食即吐蛔者，蛔无食而动，闻食臭而出也，下之利不止者，胃气重伤，而邪热下注也，夫厥阴风木之气，能生阳火而烁阴津，津虚火实，脏燥无液，求救于水，则为消渴，消渴者，水入不足以制火，而反为火所消也。

《金匮悬解》：此段见《伤寒·厥阴》，厥阴之经，以风木而孕君火，肝藏血，心藏液，病而风动火炎，血液耗伤，津亡肺燥，则生消渴，风木不舒，奔腾击撞，故气上冲心，心中疼热，木郁克土，饮食不消，故胃口虽饥而腹不欲食，木郁蠹化，是生蛔虫，食下不消，必复呕出，蛔随呕上，故食则吐蛔，下之脾败肝郁，风木疏泄，故下利不止，厥阴不病则已，病则必见诸证，外感内伤，无有不然，后世粗工不解，以为伤寒之病，《金匮》此条，系后人误从《伤寒》采入，是于伤寒、杂病，一丝不晓，何敢妄言无忌，一至于此！

【评析】

厥阴病热证表现为"消渴"、"气上撞心"、"心中疼热"，厥阴属风木之脏，有相火，有少阳之气，阴火郁极乃发，出现气上撞心。热伤津液，就会口渴。口渴求救于外，就会饮水自救。口渴能喝，喝了以后还渴，叫做消渴，但小便没有问题，说明没有蓄水，不是五苓散证。心中疼热，反映阳气来复，郁极乃发。是肝的木火之气、相火之气由下向上发作。胃中有寒，不能运化水谷，则饥而不欲食，食后即吐。

至于吐蛔，并非必然症。若用下法重伤脾胃，则上热未去而下寒转甚，故下利不止。不了解它是个寒热错杂证，在治疗上就会犯片面性的错误。如果只看到"消渴，气上撞心，心中疼热"的热证，用苦寒泻下之药治热，脾胃更寒了，就会"下之利不止"。反过来，如果只看到"饥而不欲食，食则吐"的中焦寒证，单纯的给他用热药，消渴和心中疼热就更严重。因此，既要用寒药，又要用热药，寒热兼治之法，才能够解决这个问题。

本条为《伤寒论》厥阴病篇的提纲证，反映的是肝为人体之刚脏，主司气机疏泄，病变发展到厥阴病，机体气机逆乱，整体代谢失常，故可见消渴，即现代医学糖尿病，肝源性糖尿病也为现代医学常见病症。气上冲心，心中疼热则多见于胆汁反流性胃炎、胃食管反流病等肝气犯胃，胃气不降，出现胃酸增加、胆汁反流而违章、胃痛、灼热嘈杂等。饥不欲食则多见于肝失疏泄后影响胃肠功能的功能性胃肠病，如功能性消化不良之类病症。临床中还可见因肝失疏泄引起的慢性肠炎、肠易激综合征等下之利不止的功能性肠病。

此条重点告诉医者，气机疏泄正常是机体健康的前提，在疾病治疗中要注意情绪调理。

【原文】

寸口脉浮而迟,浮即为虚,迟即为劳,虚则卫气不足,劳则荣气竭。趺阳脉浮而数,浮即为气,数即消谷而大坚,气盛则溲数,溲数则坚,坚数相搏,即为消渴。

【注解】

《金匮要略广注》:此为上消,故脉见寸口,脉浮亦主病在膈上,《经》云:迟为在脏,今见于寸口,是肺病也,盖肺主气,虚则卫气不足,心火乘之,《经》所谓心移热于肺为鬲消是也,劳则气耗,而阳亢阴虚,故荣气竭,则水衰火炽,安得不成消渴乎?

趺阳在足面上,即胃经动脉,浮数即阳脉也,浮即为气,所谓气有余便是火也,数即消欲大坚,胃中有实热也,气盛则津液偏渗膀胱,而大便愈燥,故云溲数即坚,此与下节皆属消中,非上消之消渴也,然病消中而以消渴名之者,因病之统名而命之耳。

《金匮发微》:今之议病者,皆以寸口脉数浮为上消,趺阳脉浮为中消,男子消渴即为下消,此不知本之言也,惟黄坤载以阳明篇为消渴之原最得主要,《素问·别论》云,二阳结,谓之消。黄氏引而申之曰,二阳者,阳明也,手阳明主燥化,燥在大肠则消水而便坚,足阳明亦从燥化,燥在胃则消谷而溲数,太阴行气于三阴,脉候于寸口,阳明行气于三阳,脉候于趺阳,太阴主升,阴中之阳升于脉络,则经气盛,阳明主降,阳中之阴降于肠胃,则腑气和,太阴虚而经气衰,故寸口浮而迟,阳明盛而府气旺,故趺阳浮而数,虚劳伤其营卫,为发热作渴之原,燥热耗其精液,为消谷引饮之渐,胃热渗于大肠,故大便坚,水饮并入三焦,故小便多,经气虚而腑气实,所谓壮火食气也。此黄坤载本《内经》以释仲师之旨,精义不可磨灭者也,北齐道兴《造象记》附方有顿服乌麻油一升,神验,当即此证。予按黄氏此说,言阳明之燥,关于上渴下消,则甚当矣,特以上节厥阴为病核之,上下几成两橛,爰本黄说合上节而申言之,盖胃与肝同棣中部,肝居胃右而斜覆其半体,胆寄肝叶,资血液而后充,脾藏之胰液,合胆汁渗入胃中,为消谷之助,肝藏血液不足,胃底独存苦燥之胆汁而消食之力更猛,故营卫以虚劳而损,胃中之燥热益增,胆管之下注十二指肠者亦愈热,因是上下俱燥,大便坚而小便更数。少阴病"自利清血,色纯青"之大承气证,亦即胆胃同病,此上渴下消之由,虽在胃与大肠之燥,实出肝阴虚而胆汁生燥也,然则首条言"饥不欲食,食即吐",此云消谷,又将何说以处之?不知首节以病之发端言之,营卫虚于上,是病风燥,胆胃上逆,是病呕吐,仲师虽未明言,而其味必苦,肝阴愈亏,胃底胆火愈炽,乃一变而为消谷,肠胃既燥,大便尽坚,水气乃独行于肾膀,而饮一溲一之证具矣,按此证仲师方治主以肾气丸,在妇人杂病篇为利小便之药,此证小溲甚数,更服利水之药,小溲毋乃太多?曰否,此方原为调摄肾气而设,肾为水道关键,肾寒水不化气,则水势下越而小溲数,肾阳不运则气闭,气闭则小溲不通,故病以相反而同治,盖消渴一证,原为肝脾阴虚而胆胃生燥,因致消谷便坚,不比阳明燥实,故用干地黄、山药、山茱萸,以滋养肝脾,而胆胃燥气自平,又惧其助湿也,故用泽泻、丹皮、茯苓以泄之,方中惟桂枝、附子二味最为主要,桂枝以通脾阳,胸中淋巴干受之,所以疏上焦之水气,附子以通肾阳,输尿管受之,所以温下焦之水,使得化气而润燥,所以然者,则以小溲之多实由水寒无气故也。

《金匮要略心典》:诊寸口而知营卫之并虚,诊趺阳而知胃气之独盛,合而观之,知为虚劳内热而成消渴也,夫所谓气盛者,非胃气盛也,胃中之火盛也,火盛则水谷去而胃乃坚,如土被火烧而坚硬如石也,故曰数即消谷而大坚,胃既坚硬,水入不能浸润,但从旁下转,而又为火气所迫而不留,故曰气盛则溲数,溲数则坚,愈数愈坚,愈坚愈数,是以饮水多而渴不解也。

《金匮悬解》:寸口脉浮而迟,浮即为表气之虚弱,迟即为里气之劳伤,表阳虚弱,即卫气不足,里阴劳伤,则营血枯竭,趺阳脉浮而数,浮即为阳气之盛,数即为消谷而大便坚,阳气盛则溲溺数,溲溺数则大便坚,大便之坚与小便之数相合,津液渗泄,即为消渴。盖消渴之病,在胃不在脾,《素问·阴阳别论》:二阳结,谓之消,二阳者,阳明也,手阳明以燥金主令,金燥则消水而便坚,足阳明从燥金化气,土燥则消谷而溲数,消渴者,手足阳明之合气,而燥结于肠胃者也。太阴行气于三阴,脉候于寸口,阳明行气于三阳,脉候于趺阳,太阴主升,阴中之阳,升于脉络,则经气旺,阳明主降,阳中之阳,降于肠胃,则腑气旺,太阴虚而经中之气衰,是以寸口浮迟,卫气不足而营气消竭,此以虚劳伤其营卫,营卫耗弱,乃发热作渴之原,《伤寒》所谓诸弱发热,弱者必渴是也,阳明盛而腑中之气旺,是以趺阳浮数,戊土溲数而庚金大坚,此以燥热炼其津液,津液枯涸,及消谷引饮之根,故消渴之病,太阴衰而阳明盛,经气虚而腑气实,所谓壮火之食气者也。

【评析】

寸口脉浮标志阳虚气浮,是胃气不足之象,迟脉主寒,为血脉不充,提示营气不足,实际病因是属营卫不足。病机为营卫两虚,燥热内生,故发生消渴病。

关键在于营卫两虚、燥热内生,是本条要说明的问题。营卫气血俱不足,卫虚气浮不敛,营虚燥热内生,于是形成上消证。

李东垣强调营卫皆为胃气之别名,因此中消渴与脾胃关系密切,现代糖尿病就属于代谢性疾病。

【原文】

趺阳脉数,胃中有热,即消谷引食,大便必坚,小便即数。

【注解】

《金匮要略广注》：中消属胃，有热则自能食，而小便亦多，津液愈竭，故大便坚，小便数，与上节溲数即坚同义。

《金匮发微》：淋之为病，或小溲肿痛，或败精瘀塞，变为癃闭，病此者多懊侬欲死，坐立不安，要未见消谷引饮，大便坚而小便数者，仲师于此节既不言淋证，而其义则与趺阳脉浮而数大致略同，故予决其为衍文，若夫大肠燥，小溲赤痛，迫精外泄者，阳明证间亦有之，非淋病也。

《金匮要略心典》：胃中有热，消谷引饮，即后世所谓消谷善饥，为中消者是也，胃热则液干，故大便坚，便坚则水液独走前阴，故小便数，亦即前条消渴胃坚之证，而列于淋病之下，疑错简也。

《金匮悬解》：趺阳脉数，则胃中有热，胃热即善饥善渴，消谷而引饮，谷消水化，中气有余，则谷传于后而大便必坚，水渗于前而小便即数，便坚溲数，土金俱燥，是以消渴也。

【评析】

趺阳脉候脾胃。趺阳脉浮而数，浮是胃气盛。浮既为气指胃气，即胃气盛。"数即为消谷"，数则胃热亢盛，热能化食消谷。"气盛则溲数"，即"气有余便是火"，所以水为火迫，偏渗膀胱，出现多尿、小便频数。

数为胃热亢盛，消谷耗津，其结果就是大便坚硬，小便频数。病机体现在阴虚为本、燥热为标，消渴是以症状命名，以渴饮无度这种"多饮"为特征，伴随多尿、多食，消谷善饥。因此，阴虚为本，燥热为标的病情特点，不管它发生、发展，经历多久，仍然是阴虚为本。

本条实则也体现出糖尿病与胃肠功能失调，血糖代谢失常有密切关系。因此，调理胃肠燥热是中医防治糖尿病的一个重要方面。

【原文】

男子消渴，小便反多，以饮一斗，小便一斗，肾气丸主之。

【注解】

《金匮要略广注》：此肾消也，王肯堂曰：六味丸壮水之主以制阳光，则渴饮不思，加桂附益火之原以消阴翳，则便溺有节也。（方见虚劳）娄全善曰：肾消饮一溲二，溲如膏油，即膈消消中之传变，王注谓肺脏消烁，气无所持是也。盖肺藏气，肺无病则气能管摄津液，而津液之精微者，收养筋骨血脉，余者为溲，肺病则津液无气管摄，而精微亦随溲下，故饮一溲二，而溲如膏油，其筋骨血脉无津液以养之，故形瘦焦干也，然肺病本于肾虚，肾虚则心寡于畏，妄行凌肺，而移寒与之，肺得病消，故仲景治渴，小便反多者，用肾气丸，补肾救肺，后人因名肾消及下消也，或曰：《经》即云：肺消死不治，仲景复用肾气丸治之，岂能令其复生欤？曰：饮一溲二者，死不治。若饮一未至溲二，病尚浅，犹为可治，故肾气丸治饮水一斗，小便亦一斗之证，若小便过于所饮者，治亦无及矣。

《金匮要略心典》：男子以肾为事，肾中有气，所以主气化，行津液，而润心肺者也，此气既虚，则不能上至，气不至，则水亦不至，而心肺失其润矣，盖水液属阴，非气不至，气虽属阳，中实含水，水之与气，未尝相离也。肾气丸中有桂、附，所以斡旋肾中颓堕之气，而使上行心肺之分，故名曰肾气，不然，则滋阴润燥之品，同于饮水无济，但益下趋之势而已，驯至阳气全消，有降无升，饮一溲二而死不治，夫岂知饮入于胃，非得肾中真阳，焉能游溢精气，而上输脾肺耶。按：消渴证，有太阴、厥阴、阳明、少阴之异，系太阴者，心热移肺也，系厥阴者，风胜则干，抑火从木出也，系阳明者，火燔而土燥也，系少阴者，水虚不能制火也，然此不言水虚不能制火，而言火虚不能化水，则法之变而论之精也，惟火不化水，故饮一斗，水亦一斗，不然，未有不为火所消者矣，推而言之，厥阴内热之渴，水为热所消，其小便必不多，阳明内坚之渴，水入不能内润而从旁转，其小便虽数，而出亦必少也。

《金匮悬解》：凡消渴之病，率小便不利，缘土湿木遏，郁生风燥，上而津液消耗，则为消渴，下而疏泄不利，则小便不利，男子消渴而小便反多者，乙木善泄而癸水失藏也。小便之通塞，司于膀胱，而膀胱之开阖，职在三焦，《灵枢·本输》：三焦者，入络膀胱，约下焦，实则闭癃，虚则遗溺，以水性下润而火性上炎，水欲降而火升之，则溲溺不至遗失，故三焦之火，能约小便，夫水性善藏，火性善泄，《素问·灵兰秘典》：膀胱者，州都之官，津液藏焉，气化则能出矣，三焦者，决渎之官，水道出焉，火盛土燥，则肺气降洒而化水，火旺水暖，则肝气升达而水泄，水土温燥，金生木泄，皆三焦之力也，膀胱主藏，三焦主出，乃火实而水虚，反闭癃而不出，火虚而水实，反遗溺而不藏，此何以故？盖蛰藏者，肾之能也，传输者，膀胱之事也，火藏于肾，则水道清利而不塞，癸水温暖，则乙木荣畅，善于泄水，火泄于膀胱，则水府热塞而不通，所谓实则闭癃者，三焦之火不藏于肾而泄于膀胱也，夫三焦之火，本藏于肾，今何缘而泄于膀胱？则厥阴之咎也，以肾主蛰藏，肝主疏泄，水中之火旺，藏于少阴，是谓肾气，肾气温暖，木荣风静，则癸水善藏而木不能泄，肾气凘寒，木郁风作，则乙木善泄而水不能藏，风木疏泄，必由水寒，而寒有微甚之差，则泄有通塞之殊，其肾水微寒而相火未至极衰，则木陷于水而生下热，泄而不通，乃病淋涩，所谓实则闭癃者，木愈泄而水愈藏也，其肾水极寒而相火不存微焰，则木郁于水而无下热，泄而不藏，乃病注倾，所谓虚则遗溺者，水莫藏而木善泄也。

消渴者,厥阴风木之病,厥阴水母而子火,病则风木疏泄,火不根水,下寒而上热,上热则善渴,故饮水一斗,下寒则善溲,故小便一斗,诊要经终论:厥阴终者,中热而善溺是也,而木郁风动之由,全因土湿,土湿之由,全以水寒,水寒者,肾气之败也,肾气丸,附子、桂枝,温肾气而达木,山萸、薯蓣,敛肝气而摄水,茯苓、泽泻,渗己土而泻湿,地黄、丹皮,滋乙木而清风也。

【评析】

本条论述下消的证治。"男子消渴"即是下焦虚。肾藏精,为水火之宅,主水液。肾阳虚、肾阴虚、肾阴阳两虚均可导致下消。本条所述为肾阳虚下消证。肾虚阳气衰微,不能蒸腾津液以上润,故口渴;不能化气以摄水,水尽下趋,故小便反多,亦即"以饮一斗,小便一斗"。

脉证并治用肾气丸补肾之虚,温养其阳,以恢复蒸津化气之功,则消渴自除。《医贯·消渴论》对肾气丸在消渴病中的应用作了较好阐述:"盖因命门火衰,不能蒸腐水谷,水谷之气,不能熏蒸上润乎肺,如釜底无薪,锅盖干燥,故燥。至于肺亦无所禀,不能四布水津,并行五经,其所饮之水,未经火化,直入膀胱,正所谓饮一升溲一升,饮一斗溲一斗,试尝其味,甘而不咸可知矣。故用附子、肉桂之辛热,壮其少火,灶底加薪,枯笼蒸溽,槁禾得雨,生意维新。"

因此,张仲景特别重视机体气化能力,特别是肾之气化,对全身都有温煦推动作用,《伤寒论》太阴病篇指出治疗太阴病宜四逆辈,即是提示医者临床中治疗脾胃代谢失常当据情况适时补益肾气,助脾胃功能恢复。

【原文】

脉浮,小便不利,微热消渴者,宜利小便,发汗,五苓散主之。

【注解】

《金匮要略广注》:脉浮微热,邪在表也,故宜发汗,小便不利,消渴,热蓄于中也,又宜利小便,五苓散内有桂枝,是发汗药也,有茯苓、猪苓、泽泻,是利小便药也,白术生津止渴,壮中气以灌溉上下,且有汗能止,无汗则发汗,此方为发汗利小便之兼剂,然此但为太阳伤寒之消渴也,或问:消渴为无津液也,五苓散利小便,则津液不愈亡而渴耶?答曰:太阳伤寒,传本则渴,以热蓄于中,致小便不利,今利小便,使热气从水道中散去,此釜底抽薪之法,是五苓散用以泄热,热去则津液自生,非泄津液也,成无己曰:此上焦燥也,与五苓散生津液,和表里。

《金匮发微》:此条见太阳篇发汗后条下,盖因大汗之后,浮阳在表,吸下焦水气不得输泄于膀胱,但用五苓散发汗利小水,俾水道下通,津液上承,而消渴自止,此与真消渴不同,因其相似而类及之(欲发汗,服散后多饮暖水,见《伤寒论》)。

《金匮要略心典》:热渴饮水,水入不能已其热,而热亦不能消其水,于是水与热结,而热浮水外,故小便不利,而微热消渴也,五苓散利其与热俱结之水,兼多饮暖水取汗,以去其水外浮溢之热,热除水去,渴当自止。

《金匮悬解》:此段见《伤寒·太阳》,脉浮,小便不利,微热消渴者,湿盛于下,火升而不降也,宜利小便以泻下焦之湿,发汗以泻上焦之湿,五苓散上下渗泻,使湿淫尽化汗溺而去,止湿盛发渴之神方也,人参白虎证,是燥盛作渴,文蛤、五苓、猪苓证,是湿盛作渴。

【评析】

气不化津的小便不利证治。小便不利是主症,因表邪未解,热不得泄,引起膀胱气化失职,以致口渴饮水,小便不利。

因此,临床中有些糖尿病及口干口渴疾病主要与膀胱气化不利,水液输布障碍有关,并非单一养阴或清热可治疗。

【原文】

渴欲饮水,水入则吐者,名曰水逆,五苓散主之。

【注解】

《金匮要略广注》:内有积水,故水入则拒格而上吐,名水逆也,五苓散利水,故主之。

《金匮发微》:此条见太阳篇中风发热条下,夫渴欲饮水,固有阳明实热,少少与之而愈者,乃入口而即吐,则是水停心下,津液不生而渴饮,初非燥热,故名水逆,为下流之壅塞,此与宿食未消不能纳谷者同,故必浚其下流,津液乃得上承于喉舌,要非人参白虎竹叶石膏诸方治,所当混投也。

《金匮要略心典》:热渴饮水,热已消而水不行,则逆而成呕,乃消渴之变证,曰水逆者,明非消渴而为水逆也,故亦宜五苓散,去其停水。

《金匮悬解》:此段见《伤寒·太阳》。

【评析】

水逆即水邪上逆作吐之意。其临床表现特点是饮水即吐,进食却不吐,一般吐水而不吐食。病因非痰、非火、非食、非郁、非寒,而是由水邪上逆所致,故以水逆命名。由于此证为水蓄膀胱,气化不行,所以在渴饮的同时必见小便不利一证。此证水遏于下而气化不利,上迫于胃而胃气不降,故见吐水;津不上承,故见口渴不止,从而形成再饮再吐,而渴仍不解之证。吐水而饮不解，简称之谓水吐。治疗用五苓散解表利水，俾小便利，则气化行，津液通达，胃气因和，而口渴自止，水逆自愈。这一条提示：水性润下，火性炎上，是事物的普遍性。但是，当膀胱蓄水，小便不利，下窍不通之时，水邪也可犯于上而发生种种上逆的病证，是事物的特殊性。水邪上逆，不但可形成水逆证，若影响肺气不降，也可见胸闷而喘；影响头目清阳之气不利，还可见眩晕。证候虽异，原因却同。《金匮要略》用五苓散所治之癫眩，就是水邪上逆，冒蔽清阳所致。

【原文】

渴欲饮水不止者，文蛤散主之。

文蛤散方

文蛤五两。

上一味，杵为散，以沸汤五合，和服方寸匕。

【注解】

《金匮要略广注》：渴饮不止，亦水停而津液不布也，文蛤咸走肾邪，可胜水气，故主之，水去，则津生而渴止矣。

《金匮发微》：此条见太阳篇病在阳节下而微有不同，彼以太阳标热及水气为冷水所遏，太阳寒水与标热停顿心下，意欲饮水而反不渴者出其方治，特用咸寒之文蛤，标本同治，使热随水泄而渴当止，此为渴欲饮水，水入渴不止者言之，盖以水能去阳明实热，不能去太阳标热，加以屡渴，屡饮，其水必停，标热熏灼，蕴成湿痰，水更黏滞，文蛤散用蛤壳杵细，开水和服，若今日砂漏然，隔其渣滓，使水清易利，又不独咸寒，清热已也。

《金匮要略心典》：热渴饮水，水入不能消其热，而反为热所消，故渴不止，文蛤味咸性寒，寒能除热，咸能润下，用以折炎上之势，而除热渴之疾也。

《金匮悬解》：渴欲饮水不止，水盛土湿，火升而刑肺也，文蛤散利水而泻湿，止渴而清烦也，《伤寒》：意欲饮水，反不渴者，服文蛤散，若不差者，与五苓散，文蛤散证，即五苓散证之轻者，上燥下湿，故意欲饮水而反不渴，其渴欲饮水不止，实非真渴也。

【评析】

文蛤这个药有两种说法。一种是带有纹的蛤，叫文蛤；还有一种，古人把五倍子这个药名也叫文蛤，《医宗金鉴》中的文蛤应该是五倍子。

热渴饮水，水入而不能消解其热，反为热所消，所以渴饮不止。《素问·气厥论》云："心移热于肺，传为鬲消者，尤宜以咸味，切于如心也。"

用文蛤之咸寒除热润下，生津止渴。本条亦见于《伤寒论 辨太阳病脉证并治》篇，不属于消渴病的范畴,应予以区别。

【原文】

淋之为病,小便如粟状,小腹弦急,痛引脐中。

【注解】

《金匮要略广注》:小便如粟状,砂石淋也,似海水煎盐之义也,此膀胱热而肾虚,故小腹弦急,痛引脐中。

《金匮发微》:仲师于淋证未出方治,但以病情而论,则此证实为虚寒,发端便曰小便如粟状,如粟状者,阳气不达于宗筋而精道塞也,肝肾因虚生寒,则少腹为之弦急,肾虚而寒气上乘,故痛引脐中,虽以外证验之,未尝非湿热之交阻,然有服龙胆草而加剧者,亦有服木通累斤而痿顿不起者,则以里阳不达,湿热无自而化也,吾谓治淋之法,病之初起,以疏达瘀滞为急,是犹湿热下利中有宿食而宜大承气者也,病之既久,宜温中通阳,佐以泄水,是犹下利虚寒而宜四逆、理中者也,独怪近世庸工,一遇淋证,务清肝热而败脾阳,吾见其冥路之日近矣。

《金匮要略心典》:淋病有数证,云小便如粟状者,即后世所谓石淋是也,乃膀胱为火热燔灼,水液结为滓质,犹海水煎熬而成咸碱也,小腹弦急,痛引脐中者,病在肾与膀胱也,按:巢氏云,淋之为病,由肾虚而膀胱热也。肾气通于阴,阴,水液下流之道也,膀胱为津液之府,肾虚则小便数,膀胱热则水下涩,数而且涩,淋沥不宣,故谓之淋,其状小便出少起多,小腹弦急,痛引于脐,又有石淋、劳淋、血淋、气淋、膏淋之异,详见本论,其言颇为明晰,可补仲景之未备。

《金匮悬解》:淋之为病,溺孔艰涩,如粟粒阻梗而不利也,乙木郁陷,故少腹弦急,肝气贼脾,故痛引脐中,土升则木达,水寒土湿,脾气下陷,乙木抑遏,不能上达,郁怒而贼己土,是以少腹弦急而痛引脐中也,膀胱者,州都之官,津液藏焉,气化则能出,盖化水者,肺金也,泄水者,肝木也,土湿则金逆于上,不能化水,木陷于下,不能泄水,小便所以不利也,木以疏泄为性,土湿木郁,疏泄不行,而强欲泄之,愈泄则愈梗,愈梗则愈泄,是以频数而痛涩,温气遏陷,郁而为热,是以黄赤而闭癃,此与痢家之坠痛一理,痢病于后而淋病于前也,其燥热在肝而湿寒在脾,后世庸工,专以寒泻而治淋痢,杀人多矣。

【评析】

本条主要论述石淋的症状。淋病是指小便点滴、淋滴涩痛,甚则刺痛为主症的一类疾病。也就是我们通常所说的有泌尿系的刺激症状,尿急、尿频、尿痛,象血淋、热淋,特别是石淋这一类,泌尿系结石症不仅有小便淋沥,特别是刺痛,甚至可放散到腰、腹,欲出而未尽这种感觉。

本条言"小便如粟状",多指石淋,即小便淋漓涩痛,尿中可能排出粟状之砂石。膀胱居小腹,因砂石停积膀胱,阻碍气机,故时有胀痛或小腹拘紧牵引脐部。石淋尿痛较之其他淋病为尤甚。

本条有论无方,后世治石淋有八正散、石韦散,加金钱草、鸡内金、海金沙等药清利湿热,利尿排石,可资参考。此条也足以说明中医对泌尿系结石的认识及治疗起源较早。

【原文】

淋家不可发汗,发汗必便血。

【注解】

《金匮要略广注》:汗,即津液也,淋家伤精血,已亡津液,又为发汗,则津液愈竭,而继之以血矣,《针经》云:夺血者无汗,是阴虚津脱也,因汗而便血,是迫血妄行也。

《金匮发微》:此条见太阳篇,与衄家不可发汗同,血与汗为同体,衄家发其汗,则阳气张于上而目直视,淋家发其汗,则阴液损于下而便血,其不从小溲出者,以津道本塞,欲出不得故也。

《金匮要略心典》:淋家热结在下,而反发其汗,热气乘心之虚而内扰其阴,则必便血。

《金匮悬解》:淋家土湿木郁,怒生风燥,汗之再亡血中温气,风木愈郁,疏泄失藏,必便血也。

【评析】

本条指出淋家禁用汗法。淋病多属肾虚膀胱蓄热,阴液常不足。即使有恶寒发热之外感证候,也不可轻易发汗。

如用辛温发汗药则易劫伤阴液,使邪热更甚,迫血妄行,可致尿血。

本条指出淋病误汗后的变证,与《伤寒论·辨太阳病脉证并治》篇第84条相同,应互相联系。

【原文】

小便不利者,有水气,其人若渴,用栝蒌瞿麦丸主之。

栝蒌瞿麦丸方

薯蓣、茯苓各三两,栝蒌根二两,附子一枚(炮),瞿麦一两。

上五味末之,炼蜜丸梧子大,饮服三丸,日三服,不知,增至七八丸,以小便利,腹中温为知。

【注解】

《金匮要略广注》：水气停积中焦，故小便不下行者，津液亦不得上布而渴也，栝蒌根润燥以生津；茯苓、瞿麦淡渗而泄水；薯蓣入脾肺二经，补脾可以制水，又肺为水之上源，能通调水道而行饮也；然水者寒气也，温则消而去之，故佐附子温经行阳，以助膀胱气化，又按：五苓散亦治小便不利而渴，与此方同为利水生津之剂，此用薯蓣，即五苓用白术之义也，但五苓兼外有微热，故用桂枝走表，此内惟水气，故用附子温中也。

《金匮发微》：天时，阳热则生湿，土膏发于地，云气上于天，然后雷雨作而沟渠通，阴寒则生燥，风霜日紧，潦水不降，于是蒸气消而溪涧塞，人但知苦热易于生燥，而不知苦寒之尤易生燥也，知此意者，然后可与论栝蒌瞿麦丸方治，证曰小便不利，有水气而渴，此水胜血负，水寒不能化气之证也，三焦水道以肾为关键，肾寒则水停蓄于下而阳气不升，阳气不升则肺阴亏于上，而津液不降，方用栝蒌根以润肺而止渴，瞿麦以导膀胱而利小便，薯蓣、茯苓以扶脾阳而抑心下水气，要惟以炮附子一枚为方中主要，观"小便利，腹中温为知"八字，其义自见，盖未服药时，腹中必然冷痛也。

《金匮要略心典》：此下焦阳弱气冷，而水气不行之证，故以附子益阳气，茯苓、瞿麦行水气，观方后云"腹中温为知"，可以推矣，其人若渴，则是水寒偏结于下，而燥火独聚于上，故更以薯蓣、栝蒌根，除热生津液也，夫上浮之焰，非滋不熄，下积之阴，非暖不消，而寒润辛温，并行不悖，此方为良法矣，欲求变通者，须于此三复焉。

《金匮悬解》：小便不利者，内有水气，在下郁其乙木，其人若渴，是寒湿格其君相之火，上烁肺津也，栝蒌瞿麦丸，瞿、苓、附子，泻水而温肾寒，薯蓣、栝蒌，敛金而清肺燥也，此与肾气丸证，皆上有燥热，下有湿寒，彼则小便反多，此则小便不利，缘彼无水气，则上燥偏多，此有水气，则下湿偏盛，燥多则风木上达而善泄，湿多则风木下郁而不能泄也。

【评析】

本条论述上燥下寒的小便不利证治。肾主水而司气化，肾与膀胱相表里。肾阳虚，不能蒸化津液，津不上承，上焦反生燥热，故其人口渴，饮水不止。阳虚不化，水滞不行，故小便不利，也可出现腰以下水肿。

"小便不利者，有水气"，跟五苓散病机一致。小便不利，影响水液代谢障碍，"旧水"不得排除，"新水"就不能吸收，造成一种消渴。五苓散证是阳性证，这个偏于阴性。

栝蒌瞿麦丸有栝蒌根、茯苓、薯蓣、附子、瞿麦。栝蒌根润燥生津而止渴、薯蓣甘淡益脾而制水。瞿麦、茯苓淡渗以利水，附子温肾阳而化气，使肾阳复而气化有权。气化行则水道利，津液上达，诸证即平。

本方跟肾气丸配伍大致相同,本方更偏于解渴。从方后"五味,末之,炼蜜丸梧子大,饮服三丸,日三服,不知,增至七八丸,以小便利,腹中温为知",说明应该有腹中寒。"腹中温为知"就是有效了,以前腹部应是怕凉的。

肺脾肾三脏兼顾,蜜丸递进,实为肾气丸之变制。但本方重在滋阴润燥、蒸津利水,而肾气丸旨在蒸津摄水,各有所长。

【原文】

小便不利,蒲灰散主之,滑石白鱼散、茯苓戎盐汤并主之。

蒲灰散方

蒲灰七分,滑石三分。

上二味,杵为散,饮服方寸匕,日三服。

滑石白鱼散方

滑石二分,白鱼二分,乱发二分(烧)。

上三味,杵为散,饮服半钱匕,日三服。

茯苓戎盐汤方

茯苓半斤,戎盐弹丸大一枚,白术二两。

上三味,先将茯苓、白术煎成,入戎盐,再煎,分温三服。

【注解】

《金匮要略广注》:蒲灰味咸而走水,滑石利窍通便,白鱼下气泄水,乱发灰味苦,通淋行瘀,以利水道。

《金匮发微》:小便不利,证情不同,治法亦异,所谓蒲灰散主之者,湿胜热郁之证也,肾藏当寒水下行之冲,水胜则肾阳被遏,由输尿管下结膀胱,而小便不利,用咸寒泄水之蒲灰,合淡渗清热之滑石,则水去而热亦除矣,所谓滑石白鱼散、茯苓戎盐汤并主之者,滑石白鱼散为水与血并结膀胱之方治也,水以寒而易泄,故称太阳寒水,水蓄于下与胞中血海混杂,乃生里热,热变则水道不通,故渗之以滑石,佐以善导血淋之发灰,白鱼俗名蠹鱼,喜蚀书籍,窜伏破书中,不见阳光,虽性味不可知,大约与土鳖子、鼠妇相等,善于攻瘀而行血者,盖瘀与热俱去,而小便自通矣,茯苓戎盐汤为膏淋、血淋阻塞水道通治之方也,茯苓、白术以补中而抑水,戎盐以平血热泄瘀浊而小便乃无所窒凝矣,此又小便不利兼有淋证之治也。

《金匮要略心典》:蒲,香蒲也。宁原云,香蒲去湿热,利小便,合滑石为清利小便之正法也,《别录》云,白鱼开胃下气,去水气,血余疗转胞,小便不通,合滑石为滋阴益气,以利其小便者也,《纲目》戎盐即青盐,咸寒入肾,以润下之性,而就渗利之职,为驱除阴分水湿之法也,仲景不详见证,而并出三方,以听人之随证审用,殆所谓引而不发者欤。

《金匮悬解》:小便不利,以土湿木遏,郁而生热,热传己土,而入膀胱,是以小便黄赤,黄者,湿土之下传,赤者,君火之下郁也,君火胎于乙木,故木郁则生下热,木气遏陷,泄而不通,故水道淋涩,蒲灰散,蒲灰咸寒而通淋涩,滑石淡渗而泻湿热也,滑石白鱼散,滑石渗湿而泻热,白鱼、发灰,利水而开癃也,茯苓戎盐汤,苓、术,燥土而泻湿,戎盐利水而清热也。

【评析】

本条论述小便不利的三种治法。小便不利的概念,广义说是一个病名,指小便困难,量少或者点滴,短少,势缓,是一个慢性过程,尿道不痛为特征的一类疾病。狭义讲是疾病过程中的一个症状,时病也好,杂病也好,都会出现。

作为症状而言,不管是外感热病,还是内伤杂病,都可见到小便不利,所以小便不利在本篇应该是疾病的病名,然后再具体分析它可见什么样的证候,如湿热为患的小便不利,用蒲灰散治疗,挟瘀的话用滑石白鱼散治疗,脾肾两虚用茯苓戎盐汤治疗,所以是辨病与辨证相结合。

淋病是指小便点滴、淋漓涩痛,甚则刺痛为主症的一类疾病,就是有尿急、尿频、尿痛等泌尿系刺激症状,象血淋、热淋,特别是石淋这一类泌尿系结石症,它不仅有小便淋沥,特别是刺痛,甚至可放散到腰、腹,有欲出而未尽之感觉。

前列腺良性增生症,也叫前列腺肥大,出现小便淋沥,欲出未尽,但它不属于淋证,应属于小便不利证,甚至出现小便不通,即癃闭。

癃闭证、小便不利证、淋病要进行鉴别。淋证是中医内科学提出的六淋,包括血淋、石淋、热淋、气淋、劳淋、膏淋,实际上本篇应该在小便不利和淋病的症状上严格区别开来。条文中小便不利证三张方子,有的可用于热淋,有的可用于血淋,还有象茯苓戎盐汤对脾肾双亏者有补益之效,也可用于劳淋或者膏淋。

蒲灰散由蒲灰、滑石组成,具有凉血化瘀、泄热利湿之功。所治小便不利,由湿热瘀结,膀胱气化不行所致。滑石白鱼散由滑石、乱发、白鱼三味组成,可凉血化瘀、清热利湿,用于热性小便不利兼有少腹胀满者。茯苓戎盐汤由戎盐、茯苓、白术三味组成,具有益肾清热、健脾利湿之功,用于中焦脾虚湿盛、下焦肾虚有热的小便不利。

以上三方用药,除滑石、茯苓、白术为气分药外,余皆为血分药,示人治小便不利当在行气利水与活血化瘀中求之。

【原文】

渴欲饮水,口干舌燥者,白虎加人参汤主之。

脉浮发热,渴欲饮水,小便不利者,猪苓汤主之。

猪苓汤方

猪苓去皮、茯苓、泽泻、滑石、阿胶各一两。

上五味,以水四升,先煮四味,取二升,去滓,纳胶烊消,温服七合,日三服。

【注解】

《金匮要略广注》:热燥津液,亦热伤元气,故用白虎清胃解热,加人参益气生津,成无己云:此热客中焦者。五苓散治太阳微热消渴,内用桂枝,以利水之中兼发汗之义,是表里双解法也,猪苓汤治阳明脉浮发热,不用表药,但利小便,以里热得清,而表证自撤矣,《活人书》云:太阳病,无汗而渴者,不得用白虎;阳明病,有汗而渴者,不得用猪苓,此又不可不知者也,成无己曰:此热客下焦,猪苓利小便,泻下焦之热,张兼善曰:脉浮发热,上焦热也;渴欲饮水,中焦热也;小便不利,下焦热也,但热客下焦,则津液亦不得上升,故亦有作渴者,泻下焦之热,热不得阻塞中焦,肺与膀胱津液流通,而病自愈矣。猪苓、茯苓、泽泻,皆利小便药也,但热盛则阳亢,用阿胶养阴气以济之,加滑石利窍,以导湿热也,或曰:消渴饮一溲二,小便自多,此数条俱云渴而小便不利,此与消渴病有异否乎? 曰:白虎、五苓、猪苓等汤,俱治伤寒方也,因内兼渴证,故并收入本经消渴病内,以示病机与治法有相通者耳,但医者自有活法,或遇主病伤寒而兼见渴证,或专治消渴而病非伤寒,亦在神明其意而已,况本篇自淋之为病已下,凡属小便不利者,亦皆淋病之类也,但小便不利,有不渴者,有兼渴者。东垣云:小便闭而不渴者,热在下焦血分,真水不足,膀胱干涸乃无阴,则阳无以化,治宜黄蘗、知母苦寒之药以补肾与膀胱,使阴气行而阳自化,则小便自通,其渴者,热在上焦气分(与猪苓汤热在下焦而渴者,又异),肺中伏火不能生水,膀胱绝其化源,宜气味俱薄,淡渗之药以泻肺火,清肺金而滋水之化源,由东垣之言观之,则渴之一证在消渴病固有之,在伤寒病亦有之,在小便不利诸杂证俱有之,得其意,则治伤寒者,即可以治消渴,治消渴者,并可以治小便不利诸杂证,又何拘乎一偏也哉?

《金匮发微》:此二条,并见《伤寒·阳明篇》,为汗下温针救逆之方治,阳不外越,津液内伤,因病口干舌燥,浮热在表,水湿内蕴,因病渴欲饮水,小便不利,津液伤则以清热生津主治,方治宜白虎加人参者,为其热伤气血也,里水郁故以导水邪清血热主治,方治宜猪苓汤,用阿胶者,为其湿伤血分也,此卫与营之辨也。

《金匮要略心典》:此肺胃热盛伤津,故以白虎清热,人参生津止渴,盖即所谓上消膈消之证,疑亦错简于此也,此与前五苓散病证同,而药则异,五苓散行阳之化,热初入者宜之,猪苓汤行阴之化,热入久而阴伤者宜之也,按:渴欲饮水,本文共有五条,而脉浮发热,小便不利者,一用五苓,为其水与热结故也,一用猪苓,为其水与热结,而阴气复伤也,其水入则吐者,亦用五苓,为其热消而水停也,渴不止者,则用文蛤,为其水消而热在也,其口干燥者,则用白虎加人参,为其热甚而津伤也,此为同源而异流者,治法亦因之各异,如此,学者所当细审也。

《金匮悬解》:此段见《伤寒·阳明》,渴欲饮水,口干舌燥者,金被火刑,热伤肺气,不能化生津液,泽脏腑而润口舌也,白虎加人参汤,知母、石膏,泻热而清金,参、甘、粳米,益气而培土,土旺金生,气充津化,解渴除烦之圣法也。此段见《伤寒·阳明》,湿盛于下,阳气郁格,故脉浮发热,湿旺木郁,风燥亡津,故渴欲饮水,木郁不能泄水,故小便不利,猪苓汤,二苓、滑、泽,利水而泻湿,阿胶滋木而清风也。

【评析】

白虎汤证属于肺胃热盛,伤及津液,出现渴欲饮水、口干舌燥等症,似后世所说之"上消"。热能伤津,亦易耗气,气虚不能化津,津亏无以上承,故口干舌燥而渴。水入固能生津,但热不除,则津亏而欲饮。治疗以白虎汤清热益气生津,《素问·气厥论》说:"心移热于肺,传为鬲消",与本证有些类似。

猪苓汤证论述水热互结,郁热伤阴的小便不利证治。脉浮发热,并非病邪在表,而是由于客热在肺引起。肺热郁蒸于皮毛,所以脉浮之中应兼数象,肺热达于外,故又发热,因与外邪无关,所以发热不兼恶寒。热盛伤阴,津不濡润,则渴欲饮水。水与热结,水停则膀胱气化不行,因而小便不利。此乃水热互结,郁热伤阴之候,故用猪苓汤滋阴润燥,利水除热。本条亦见于《伤寒论·阳明病》篇223条,是病在阳明,水热互结,伤阴胃燥的小便不利证治。猪苓汤即五苓散去桂枝、白术加阿胶、滑石组成。方中猪苓、茯苓入肾、膀胱二经,猪苓甘淡微苦,苦能下降直达少阴,甘淡能渗利水湿,茯苓淡渗利水,泽泻宣泄肾浊,滑石甘寒而滑,善清下焦之邪热而利小便,阿胶甘咸,滋阴润燥。五药合用,渗利与清热养阴并进,利水不伤阴,滋阴不敛邪,使水气去,邪热清,阴液复,诸证自解。但总以渗利为主,清热养阴为辅。

猪苓汤证与五苓散证皆有小便不利,渴欲饮水,脉浮发热的证状,但其病机则不相同,五苓散证是热初入与水结而阴未伤,症状上先有小便不利,次见口渴,而后再见小便不利。治疗上前者以化气利水为主,使气化水行,则小便通而热渴亦解;后者则以滋阴利水为主,使阴津恢复,则口渴自愈,清热利水,则发热解而小便亦通。

猪苓汤证与白虎加人参汤证均有渴欲饮水,此是热在下焦,水热互结阴伤,症状上又有小便不利;彼是热在上焦,热盛津伤,以多饮为主要症状。柯琴《伤寒来苏集》:脉证全同五苓,彼以太阳寒水利于发汗,汗出则膀胱气化而小便行,故利水之中仍兼发汗之味,此阳明燥土最忌发汗,汗之则胃亡津液,而小便更不利;所以利水之中仍用滋阴之品,二方同为利水,太阳用五苓散寒,白术以培土也。阳明用猪苓者,因热在胃中,故有自汗症,滑石以滋土,阿胶以生津也。散以散寒,汤以润燥,用意微矣。

第十四章　水气病脉证并治第十四

【原文】

师曰：病有风水、有皮水、有正水、有石水、有黄汗。风水，其脉自浮，外证骨节疼痛，恶风；皮水，其脉亦浮，外证胕肿，按之没指，不恶风，其腹如鼓，不渴，当发其汗；正水，其脉沉迟，外证自喘；石水，其脉自沉，外证腹满，不喘；黄汗，其脉沉迟，身发热，胸满，四肢头面肿，久不愈，必致痈脓。

【注解】

《金匮要略广注》：风水者，水病兼风也，风自外至，故脉浮，表挟风气，故骨节痛而恶风也。胕，脚面也，阳明经动脉之处，又脾经入腹，脾胃皆属土，土虚不能制水，而反为水所乘，胕肿腹如鼓。《内经》云"水病下为胕肿大腹"是也。未尝受风，故不恶风，水气泛溢，故不渴，水在皮肤之间，故名皮水，其病在表，故脉浮，当发汗也。《灵枢》云：胃病大腹水肿，今水气横逆，直犯阳明，为正经受病，故曰正水。脉沉者，水性下流，迟者，阴寒内积也，自喘者，水来乘土，水气逆行，则胃气亦逆而上壅，《经》所谓"咳喘者，水气并于阳明"是也。又《经》云：阳明结邪，多阴少阳，曰石水，又云：肾肝并沉为石水，故其脉亦沉，腹满不喘者，水伏于内，不上逆也。黄汗者，汗如蘗汁之黄，湿热之气发泄于外，则为发热，郁蒸于内，则为胸满也，四肢头面肿者，水气无所不渍，久致痈脓者，湿热酝酿已深，腐化而外。

《金匮发微》：水与气相为消长，水温则气生，水寒则气夺，气夺则卫阳痹于外，营阴痹于里，水即顿滞而不行，其病凡四，有风水，皮水，正水，石水之别，黄汗则似水非水，风水之病起于中风，中风不愈，汗液凝于肌理，乃病风湿，风湿不愈，水气因寒凝聚，乃病风水，故脉浮恶风，与中风同，外证骨节疼痛与风湿同，盖湿不甚者为湿，湿胜者即为水，表阳一日不达，即里气一日不和，此水气之病，由于脾阳顿滞者也。皮水之病，或起于中暍，痓湿暍篇所谓"身热疼重，夏月伤冷水，水行皮中"所致者是也，或起于伤寒，痓湿暍篇所谓"伤寒，八九日风湿相抟，身体疼烦，不能自转侧，大便坚，小便自利者，服桂枝附子汤去桂加术，尽三服，如冒状，术附并走皮中，逐水气未得除"者是也，盖人身生气一日不绝，外来之水断不能渍入毛孔，惟水饮入胃，挟胸中阳气外泄之汗液，外着冷水及寒气，乃留滞于皮中。病起于太阳，故脉浮，太阳之府为膀胱，部位最下，膀胱不行水从旁溢，故其病为跗肿，皮毛外闭，故不恶风，水湿在皮里而不入大肠，故其腹如鼓，而无洞泄下利之变，水不在中脘，不能隔绝上承之液，故不渴，病在表分，故当开皮毛而发汗，此水气之病由于卫阳被遏而肺阴不达者也，正水之病起于寒水之府藏，其证为下焦虚寒，寒水停蓄，水气胜而血热微也。水气胜，故脉沉，血热微故脉迟，肾寒不能纳气，故喘，此水气之病，关于本藏，而绝无外因者也，石水之病亦出于肾寒，其脉沉绝，石谓如石之沉于水底，非如他物之足以上泛，似石水之名，特以阴寒凝固不可动摇之（又按淋浊一证，有砂淋、石淋，谓水与膏液凝结，坚硬而不可攻也）。不知石水一证，亦当有膏液凝结如石在回肠之外，无碍于呼吸，故腹满不喘，此水气之病异于正水，而攻之不动，温之不化者也，陈修园乃以后文属少阴者当之，岂正水不属少阴乎（近人有治石淋方，用咸寒软坚之银硝，合利水之滑石调服，似可借用）。黄汗之病，郁于营分，久而后发，此与水气之郁在卫分者不同，沉迟似正水脉，则其病不在皮毛，盖邪在卫，主皮毛而恶寒，邪在营即主肌肉而发热，水寒而血热也，胸为阳位，四肢为诸阳本，三阳之络，皆上头面，胸满而四肢头面肿，则湿胜而阳痹，所以久不愈必致痈脓者，营郁而生热也，此水气黄汗之别也。

《金匮要略心典》：风水，水为风激，因风而病水也，风伤皮毛，而湿流关节，故脉浮恶风而骨节疼痛也，皮水，水行皮中，内合肺气，故其脉亦浮，不兼风，故不恶风也，其腹如鼓，即《内经》"鼙鼙然不坚"之意，以其病在皮肤，而不及肠脏，故外有胀形，而内无满喘也，水在皮者，宜从汗解，故曰当发其汗，正水，肾脏之水自盛也，石水，水之聚而不行者也，正水乘阳之虚而侵及上焦，故脉沉迟而喘，石水因阴之盛而结于少腹，故脉沉腹满而不喘也，黄汗，汗出沾衣如蘗汁，得之湿热交病，而湿居热外，其盛于上而阳不行，则身热胸满，四肢头面肿，久则侵及于里而营不通，则逆于肉理而为痈脓也。

《金匮悬解》：风水者，风郁其水也，《素问·水热穴论》：勇而劳甚则肾汗出，肾汗出逢于风，内不得入于脏腑，外不得越于皮肤，客于玄府，行于皮里，传为跗肿，本之于肾，名曰风水，所谓玄府者，汗孔也，风袭皮毛，故其脉自浮，湿流关节，故骨节疼痛，病因风得，是以恶风。

皮水者，水之溢于皮肤，外与风水同处，其脉亦浮，水气泛溢，营卫郁阻，故皮肉跗肿，按之没指，不因风得，故不恶风，水胀于腹，是以如鼓，水旺土湿，是以不渴，风水、皮水，皆外在皮里，法当发汗。

正水者，水之正病于肺肾，少阴水旺，故其脉沉迟，水上连肺，气道壅遏，故外证自喘，"水热穴论"：肺者，太阴也，少阴者，冬脉也，其本在肾，其末在肺，皆积水也，故水病下为胕肿大腹,上为喘呼不得卧者,标本俱病,此水之自下而泛滥于上者。

石水者,水之凝结于肾,如石之坚,肾气实则胀,故外证腹满,上不至肺,是以不喘,黄汗者,汗出而浴,水入汗孔,浸于经络,水旺阴盛,故其脉沉迟,水遏阳气,不得外达,故身发热,土湿胃逆,肺气不降,是以胸满,浊气上壅,故头面肿,土败不能行气于四肢,故四肢肿,久而不愈,湿郁为热,肌肉腐烂,必致痈脓也。

【评析】

本条论述水气病分为风水、皮水、正水、石水、黄汗,并将几种水气病的临床表现做了简要的论述。

风水起于外邪犯表,肺气不宣,通调失责,导致水犯肌表,兼见表证"脉浮,骨节疼痛,恶风",此处没有提及发热、身肿,但临证时可见;皮水,"其脉亦浮"是因为水行皮中,肺外合皮毛,肾主水,肾虚则水妄行,流溢于皮肤,故令身体面目悉肿,按之没指,腹如鼓而不满亦不渴,当发汗乃愈;正水,提示肾阳不足,阳虚而水聚于内,水射于肺,可见腹满而喘,其邪在内,当从下温解;石水脉沉亦为阳虚水停,水寒凝聚于下,水液不循常道,则身肿,未影响到肺,故见不喘,喘与不喘是鉴别石水与正水的要点之一;黄汗,汗出如柏汁色,其脉沉迟,脏有寒饮,身发热者,经外有伏热,寒饮故见胸满,四肢头面肿,伏热日久不愈,故必致痈脓。

四水与黄汗包括了现代医学各科病症,临证中当详细辨别。

【原文】

寸口脉沉滑者,中有水气,面目肿大,有热,名曰风水,视人之目窠上微拥,如蚕新卧起状,其颈脉动,时时咳,按其手足上,陷而不起者,风水。

【注解】

《金匮要略广注》:脉沉滑者,象水之性,面目肿大,现水之形,水气郁蒸而不敬,化而为热,《内经》云"诸腹胀大,皆属于热"是也,目窠,目上下胞也,拥者,肿也,微拥如蚕新卧起状者,《内经》云:水者阴也,目下亦阴也,腹者,至阴之所居。故水在腹者,必使目下肿也,颈脉,阳明胃经人迎脉也,阳明属土,为水所乘,故颈脉跳动,水气上逆,故咳也,按手足上,陷不起者,脾主肌肉,水气泛滥于肌肉之间也。

《金匮发微》:风水之证,起于太阳,故其脉浮洪为多,浮者风脉也,但风水所由成,积渐于太阴之湿,终成于少阴之寒,故其脉亦有时而沉滑,沉即为水,滑即为湿,水气留着皮毛之里,面目独见肿大者,风中于头也,所以有表热者,以病原之同于中风也。此证或目下有卧蚕形,鲜明光泽,气冲咽喉,颈脉动而微咳,易与正水混淆,但其手足俱肿,按之下陷不起者,乃为风水确证,所以然者,盖以风之中人肌腠先受,而脾为之应,故《伤寒论》太阳、阳明二篇,并谓之系在太阴,不独太阴本篇为然。所以载于太阳篇者,以风之中入,先痹肌腠言也,故桂枝汤之作用,曰"解肌",所以载于阳明篇者,以太阳寒水不得外泄,流入肠胃言之也,所以棣于太阳本篇者,则以病起于风,成于水,水气不得外泄,合脾藏之湿下陷,将成寒湿之证也,脾主四肢,故风水必流溢四肢,是以痿虐由于脾寒者,手足先冷,外风系在太阴者,手足自温,发汗亡其中阳,手足见厥者,服干姜甘草汤而其厥当还,病理固无不同也。

《金匮要略心典》:风水其脉自浮,此云沉滑者,乃水脉,非风脉也,至面目肿大有热,则水得风而外浮,其脉亦必变而为浮矣,仲景不言者,以风水该之也,目窠上微肿,如蚕新卧起状者,《内经》所谓水为阴,而目下亦阴,聚水者必微肿先见于目下是也,颈脉动者,颈间人迎脉动甚,风水上凑故也,时时咳者,水渍入肺也,按其手足上陷而不起,与《内经》以手按其腹,随手而起,如里水之状者不同,然腹中气大,而肢间气细,气大则按之随手而起,气细则按之宵而不起,而其浮肿则一也。

《金匮悬解》:寸口脉沉者,肾阴之盛,滑者,风客皮毛,水气内郁而动荡也,是谓中有水气,面目肿大,身上有热,名曰风水,视人之目窠上微微臃肿,如蚕之新卧起状,其颈脉振动,时时咳嗽,按其手足上陷而不起者,是风水也。《素问·评热病论》:诸有水气者,微肿先见于目下也,水者阴也,目下亦阴也,腹者至阴之所居,故水在腹者,必使目下肿也,其气上逆,故口苦舌干,卧不得正偃,正偃则咳出清水也,此论风水,岐伯曰:病名为风水。颈脉者,足阳明之人迎,动于结喉之旁,颈脉动,时时咳者,胃气之上逆,按其手足,陷而不起者,肿之坚厚也。

【评析】

"风水,其脉自浮",此处言其脉"沉滑",何以判明此条是风水?《内经》云:"水者阴也,目下亦阴也,腹者,至阴之所居,故水在腹者,必使目下肿也,颈脉,阳明胃经人迎脉也,阳明属土,为水所乘,故颈脉跳动,水气上逆,故咳也,按手足上陷不起者,脾主肌肉,水气泛滥于肌肉之间也。"可以从《内经》论述中得出此时的风水,不是风邪占据主导,而是水气占据地位,治疗上应是着重于上焦,宣肺利水。

此条需要注意,"目窠上微拥,如蚕新卧起状",即患者出现的是眼睑的浮肿,如蚕新蜕皮之后身体明亮,表明水肿较明显,临床中多见于急性肾炎,检查尿常规多有蛋白出现。

【原文】

太阳病,脉浮而紧,法当骨节疼痛,反不疼,身体反重而酸,其人不渴,汗出即愈,此为风水。恶寒者,此为极虚,发汗得之。渴而不恶寒者,此为皮水,身肿而冷,状如周痹。胸中窒,不能食,反聚痛,暮躁不得眠,此为黄汗,痛在骨节。咳而喘,不渴者,此为肺胀,其状如肿,发汗即愈。然诸病此者,渴而下利,小便数者,皆不可发汗。

【注解】

《金匮要略广注》:太阳气化原属寒水,经行身表易受风寒,故脉浮则卫气微,紧则营中寒,法当骨节疼痛,以风寒外束,经气不利也,风水反不疼,体重而酸者,水性沉着故也。不渴,水渍胃中,湿气有余也,汗出则风散水消,故愈,极虚发汗,则表虚而亡阳,故恶寒也,皮水则渴,以中焦湿滞,肺气不张,津液不能灌溉也,表气未虚,故不恶寒。黄汗身肿而冷,以水具阴寒之性,《经》所谓"阳气少,阴气多,身寒如从水中出"是也,状如周痹,邪在腠理之中,上下游行,如周痹之周身俱痛也,胸窒、不食、反聚痛者,水停心下,积滞不散也,暮躁不眠者,暮属阴,水亦属阴,阴极发躁,《经》所谓不得卧,卧则喘,是水气之逆也,脾胀痛在骨节,湿流关节也,咳喘者,水气上逆,不渴者,阴寒气甚也,脾经入腹,主四肢,合肌肉,故腹与四肢肌肉状如肿也,发汗即愈,寒湿气散也,水病固当发汗,然汗者人之津液,若渴而下利,小便数,皆津液已竭,故禁汗也。

《金匮发微》:此一节举相类之证,出阴虚不可发汗之例,欲处方者,知所择也。风寒为病,起于太阳,故其脉当浮,但缓则为气,紧则为寒、为水,由风湿寖成,风水外证,当见骨节疼痛,今不疼而反见体肿而酸者,盖湿将成水则痛,湿已成水,即重而酸,此湿流关节,水伤肌肉之辨也,水气尚在肌肉,不在心下,不能阻隔中脘阳气,故不渴,此风水之宜于发汗者也,又有本太阳病,因发汗而恶寒者,此为表阳虚,太阳篇所谓发汗病不解反恶寒者,芍药甘草附子汤主之,即此证也,此同一太阳病,而不宜更发汗者也,前云"皮水脉浮,跗肿不恶风,不渴者当发其汗",此云"渴而不恶寒,此为皮水",按寒字当为风字之误,为其异于风水也。夫四肢肿,水在皮肤中为皮水,甚则肢冷,故后文又有厥而皮水方治,此可见皮水为里寒水聚之证,何以前条言"皮水不渴,当发其汗",本条反以"渴而不恶风"为皮水,几令辨证者茫无定据,不知当发其汗,特为不渴者言之耳,皮水之证要以渴为标准,水气入里,肿见于外,水寒不能化气,滋溉不及咽喉,乃引温水以自救,皮水不渴,不由燥而由湿,灼然无可疑者,水不去则肿不消,寒不去则渴不止,此当利小便之治,异于始病之可以发汗者也,皮毛外闭,故不恶风,惟下文身肿而冷二句当属黄汗言,陈修园指为皮水者误也。

盖黄汗之始病,四肢头目皆肿,故曰如周痹,谓一身之阳气痹也,营热为水邪所郁,故身肿而冷,惟其湿胜阳痹,故胸中窒(此与胸痹相类,胸中淋巴干,不能发水液与气,故气不通)。湿停中脘,容积不多,故不能食,水寒营郁,络脉不通,故反聚痛,营气夜行于阳,故血分温度特高,不惟烦躁,抑当热发汗出,所以然者,营气昼郁,暮则反抗也,此黄汗病在肌腠郁热,异于皮毛之寒,当解肌以发汗者也,太阳寒水为表寒所遏,则一身尽疼,脉见浮紧,此太阳伤寒之所同,皮毛不开,肺气内闭,里热与水气相抟,因喘咳而病肺胀,所以不渴者,水气未入中脘,不能阻阳气之上承也,所以其状如肿者,水气郁于皮毛也,证属暴感,宜越婢加半夏汤以开表清理,而其喘自定,所谓发汗即愈也,但病在皮毛者,可以发汗,若水渗肠胃而下利,水入下焦而小便数,阳虚于上,湿流于下,必见燥渴,若发其汗,非惟重伤阴液,抑且不能愈病,所以然者,为水气不在腰以上也。

《金匮要略心典》:太阳有寒,则脉紧骨疼,有湿则脉濡身重,有风则脉浮体酸,此明辨也,今得伤寒脉而骨节不疼,身体反重而酸,即非伤寒,乃风水外胜也,风水在表而非里,故不渴,风固当汗,水在表者亦宜汗,故曰汗出即愈,然必气盛而实者,汗之乃愈,不然则其表益虚,风水虽解,而恶寒转增矣,故曰恶寒者,此为极虚发汗得之,若其渴而不恶寒者,则非病风,而独病水,不在皮外,而在皮中,视风水为较深矣,其证身肿而冷,状如周痹,周痹为寒湿痹其阳,皮水为水气淫于肤也,胸中窒,不能食者,寒袭于外,而气窒于中也,反聚痛,暮躁不得眠者,热为寒郁,而寒甚于暮也,寒湿外淫,必流关节,故曰此为黄汗,痛在骨节也。其咳而喘不渴者,水寒伤肺,气攻于表,有如肿病,而实同皮水,故曰发汗则愈,然此诸病,若其人渴而下利,小便数者,则不可以水气当汗而概发之也。仲景丁宁之意,岂非虑人之津气先亡耶。或问前二条云,风水外证骨节疼,此云骨节反不疼,身体反重而酸,前条云皮水不渴,此云渴何也?曰:风与水合而成病,其流注关节者,则为骨节疼痛,其侵淫肌体者,则骨节不疼,而身体酸重,由所伤之处不同故也,前所云皮水不渴者,非言皮水本不渴也,谓腹如鼓而不渴者,病方外盛而未入里,犹可发其汗也,此所谓渴而不恶寒者,所以别于风水之不渴而恶风也。程氏曰:水气外留于皮,内薄于肺,故令人渴是也。

《金匮悬解》:太阳病,脉浮而紧,是伤寒之脉,法当骨节疼痛,今反不疼,身体反重着而酸,其人不渴,是非伤寒,乃水气在内,发汗则愈,此为风水也,其恶寒者,此为阳气极虚,而又发汗亡阳而得之,其渴而不恶寒者,卫阳未泄,此为皮水,若身体胕肿寒冷,状如周痹,随经脉上下而痛作,胸中窒塞,不能下食,气反聚痛于膈上,暮躁不得眠睡,此为黄汗,若痛在骨节,咳而发喘,口不渴者,此为脾胀,以湿土壅阻,肺气郁碍,故咳喘俱作,其状亦如胕肿,乃内胀而非外肿也,以上诸证,皆发汗以泄其水气则愈,然诸病此者,设若渴而下利,小便数者,津液内耗,不可发汗也。

【评析】

本条进一步论述风水、皮水、黄汗、肺胀的辨证和治疗原则,风水、皮水、黄汗论述已详尽,此条可着重认识一下肺胀。

此条"肺胀"内有寒饮,外受风寒,肺失宣肃,故见咳喘,内外皆寒,则不口渴。肺胀的记载,最早见于《黄帝内经》,其《灵枢·经脉》曰:"肺胀者,虚满而喘咳。"又曰:"手太阴之脉,⋯⋯是动则病肺胀满,膨膨而喘咳"。《内经》认为是手太阴肺经的肺气虚耗而致肺胀;《溪心法·咳嗽》曰:"肺胀而咳,或左或右不得眠,此痰夹瘀血碍气而病",朱丹溪认为肺胀的病理因素是痰瘀阻碍肺气所致。

现代医学认为肺胀和慢性阻塞性肺病(COPD)相似,慢性阻塞性肺病一般认为与慢支和阻塞性肺气肿发生有关的因素都可能参与慢性阻塞性肺病的发病,其临床表现为咳嗽常咳痰、气短或呼吸困难慢、喘息和胸闷,我们可以从各个医家以及现代医学角度去认识肺胀。

"然诸病此者,渴而下利,小便数者,皆不可发汗。"提示我们不要拘泥于水气当汗而概发之,必须针对具体疾病而处理,若因下利导致的津液匮乏兼见口渴、小便数(短赤而频)则不可妄投汗剂,以防更伤其阴,重亡津液。

【原文】

里水者,一身面目黄肿,其脉沉,小便不利,故令病水。假如小便自利,此亡津液,故令渴也。越婢加术汤主之。方见中风。

【注解】

《金匮要略广注》:水气泛溢,故一身面目黄肿,水在里,故脉沉,小便不利,则水道愈涩,故主越婢加术汤,此汤视大青龙少杏仁,内有麻黄发汗,则热闭于内,石膏清凉撤热,亦能解肌出汗也;加白术,即本经所谓湿家身烦疼,可与麻黄加术汤,一补一发,水气得以渐散也,要知小便不利而渴者,湿热内蓄,津液不得上布而然,若小便自利而渴,则内亡津液,无以为灌溉之资,发汗亡津液,又非所宜,即上节"渴而小便数者,不可发汗"是也。

《金匮发微》:黄汗之始病,四肢面目皆肿,而其脉沉迟,里水则四肢面目黄肿,而其脉沉迟,里水则四肢面目黄肿,而其脉亦沉,所以别于黄汗者,特暮夜无盗汗耳。夫水气外泄为汗,下行为小便,今外既无汗,小便复不利,水乃郁于皮毛之里而病黄肿,若小便自利,黄肿当减,乃黄肿如故,而反见渴者,以水湿隔塞于上,胃中津液不得上承也,此证胃中必有郁热,观外证之黄肿自见,不见夫造酱面者乎!乘热而覆盖之,水湿与热合并,蕴蒸不三日而发黄矣。仲师用越婢加术汤解表与清里同治,使水湿与热悉从汗解,则肿退而渴止矣。

《金匮要略心典》：里水，水从里积，与风水不同，故其脉不浮而沉，而盛于内者必溢于外，故一身面目悉黄肿也。水病小便不利，今反自利，则津液消亡，水病已而渴病起矣，越婢加术，是治其水，非治其渴也。以其身面悉肿，故取麻黄之发表，以其肿而且黄，知其湿中有热，故取石膏之清热，与白术之除湿，不然，则渴而小便利者，而顾犯不可发汗之戒耶。或云此治小便利，黄肿未去者之法，越婢散肌表之水，白术止渴生津也，亦通。

《金匮悬解》：里水，水在脏腑之里，即正水、石水及五脏之水也，一身面目黄肿，水旺土湿，木郁为黄，缘木主五色，入土化黄也，阴盛，故脉沉，木气遏陷，莫能疏泄，小便不利，故令病水，假令小便自利，此亡肺家津液，故令作渴，便利口渴，则水不但在里而亦在表，脉必兼浮，不全是沉，宜越婢加术汤，姜、甘、大枣，补土而和中，麻黄、石膏，发表而清热，白术生津而止渴也。

【评析】

本条论述皮水的证治。皮水乃脾虚不运，肺气不宣，通调失职，水气停留于肌肤之中所致，因水气太盛则"一身面目洪肿，其脉沉"，三焦气化不利，气滞水阻则小便不利，小便不利又使水无去路，肿势增剧，则曰"故令病水"。首条言皮水其脉亦浮，此言皮水"其脉沉"，似不一致，实乃与水肿的程度有关，首条为"外证胕肿，按之没指"为病之初，证情不重，故脉浮，此条为一身面目洪肿，且小便不利，为病势重并有发展，故其脉沉。此条与第三条"寸口脉沉滑者"的机理相同，可以结合起来理解。

本证病机为水气内停，郁而化热，治当发汗利水，清泄里热。根据越婢加术汤的药物组成有石膏推知本证当有里热，此热是因水湿之气郁久而得，故本证除肿外，当有里热之象如口渴、便干、舌边尖红等。"假如小便自利，此亡津液，故令渴也"为插笔、倒装句，主要是突出运用越婢加术汤的辨证思想。其意为假如小便自利，口渴者，是因津、气两伤而致，此时为虚实夹杂证，不可单发汗行水，亦就是说越婢加术汤的适应证只能是水气内停、夹有郁热，若出现津气两伤者不可用之。

本方药物组成有麻黄、石膏、生姜、甘草、白术、大枣。方中重用麻黄、石膏，二者相伍宣散发泄水气，兼清郁热；麻黄配生姜发散解表，祛除水气；麻黄配甘草能宣畅肌表之气，表气通而小便通利，水气得去；白术补脾燥湿，麻黄配之，能除表里之水气，亦能防麻黄发汗太过之弊。诸药相配，共奏发汗利水，宣泄郁热之功。本方由越婢汤加术而成，前方主治风水，后者主治风水重证或皮水，即表里水气兼顾。

越婢加术汤治皮水，是将发汗与利水结合运用的方药，即发汗佐以利小便。临证若水肿甚者，加茯苓、泽泻、猪苓等；若里热较重者，加蒲黄、滑石等。本方临床用于治疗急性肾小球肾炎、慢性肾炎急性发作、风湿性关节炎、类风湿性关节炎等疾病。

【原文】

跌阳脉当伏,今反紧,本自有寒,疝瘕,腹中痛,医反下之,下之则胸满短气。跌阳脉当伏,今反数,本自有热,消谷,小便数,今反不利,此欲作水。

【注解】

《金匮要略广注》:跌阳脉在足面,即胃脉也,水盛则土衰,其脉当伏,紧则为寒,疝瘕腹痛,皆寒证也,下之则里气更虚,虚气上逆,故胸满短气,脉数为热,热消津液,当消渴,小便数,今反不利,此热结于内而水气壅瘀不行,故欲作水。

《金匮发微》:此节向无的解,陈修园以为水病人别有宿疾,当从跌阳脉与其旧疾而兼顾之,不可见肿治肿,黄坤载则谓"脉伏有寒热不同,寒伏当脉紧,此当有寒,疝瘕腹痛,医下之即胸满短气,热伏则脉数,此当有积热,消水谷而小便数,今反不利,此水谷不消,内原无热,欲作水也",二说俱非。盖水之将成,必有其因,水病多由肾阳虚寒,其脉本当沉伏,反见紧者,则以向有疝瘕、腹痛诸证,医反用寒下法,使外寒乘虚而入,肾气从之,因见胸满气短之象,此即后文以为留饮而大下之,又与葶苈丸下水之变也,跌阳之脉本因水病而沉伏,今反见数,设病者本自有热,当得消谷而小便数,今反不利,便可知客热不消水谷,结膀胱而蓄水也,此节后文数脉即止之义也(数为热结,止即水停蓄)。

《金匮要略心典》:跌阳虽系胃脉,而出于阴部,故其脉当伏,今反紧者,以其腹中宿有寒疾故也,寒则宜温而反下之,阳气重伤,即胸满短气,其反数者,以其胃中有热故也,热则当消谷而小便数,今反不利,则水液日积,故欲作水,夫阴气伤者,水为热蓄而不行,阳气竭者,水与寒积而不下,仲景并举二端,以见水病之原有如此也。

《金匮悬解》:跌阳脉当伏,今反紧,紧则为寒,本自当有寒,疝瘕,腹中疼痛,医不用温,而反下之,土败胃逆,即胸满而短气也,跌阳脉当伏,今反数,数则为热,本自当有内热,消谷,小便数,今反小便不利,此欲作水也,盖素有伏气者,跌阳脉亦当有伏留之象,而伏气有寒热之不同,寒伏则脉紧,此当有寒,疝瘕,腹中痛,医反下之,即胸满而短气,热伏则脉数,此当有积热,消水谷而便数,今反不利,此水谷不消,内原无热,欲作水也。

【评析】

此条重点了解仲景的跌阳脉,"跌阳脉"在《灵枢·本输》曰:"胃脉过于冲阳,冲脉在足跗上五寸陷中"。跌阳常脉有两种看法,一是跌阳脉当迟缓,《伤寒论·辨脉法》云:"跌阳脉迟而缓,胃气如经也";二是跌阳脉当伏,尤在泾言跌阳脉虽系胃脉而出于阴部,故其脉当伏。

寸口、跌阳、少阴三者互为补充,是仲景脉法重要组成部分,跌阳脉、少阴脉虽然在临床上应用局限,但是三者合用对鉴别诊断某些疑难大病具有重大作用,临床上可以酌情使用,切勿拘泥于寸口脉。

【原文】

寸口脉浮而迟,浮脉则热,迟脉则潜,热潜相搏,名曰沉。趺阳脉浮而数,浮脉即热,数脉即止,热止相搏,名曰伏。沉伏相搏,名曰水。沉则络脉虚,伏则小便难,虚难相搏,水走皮肤,即为水矣。

【注解】

《金匮要略广注》:脉浮与沉伏相反,寸口趺阳两脉,既去浮矣,何以复名曰沉、曰伏乎? 不知浮者,指脉象而言,沉伏者,指水气而言也,盖脉浮,则阳气暴于外,故曰热;迟则水寒结于内,故曰潜,潜者,伏匿之意;数则热气闭塞,水道愈为不利,故曰止,止者,水凝不流也;沉则络脉虚,水气充塞于脉络之内,邪盛则正衰也;伏则小便难,水气泛溢于肠胃之中,膀胱气不化也。

《金匮发微》:风水皮水,皆由肺气不达皮毛所致,故其诊多在手太阴动脉,而不及趺阳,惟正水则上下并见,而根原独成于下,故必兼诊趺阳,方能核实,但寸口脉明系浮迟,仲师乃名之曰沉,趺阳明系浮数,仲师反名之曰伏,后学殊难索解,虽徐忠可说理至为详尽,然可与中人以上言之,浅学者不能无疑也,吾直以为浮迟,浮数主脉象言,沉与伏主病情言,两者不当蒙混。沉伏相抟名曰水,此即专指病情之显著也,浮迟在寸口则营气下寒而不上应,营气下寒则水不化气,水就下,故名曰沉,浮数在趺阳则卫气下阻而不上行,卫气下阻则水道反为所吸而不得流通,故名曰伏,然则仲师言浮脉则热,迟脉则潜,热潜相抟者,以水气上闭,血寒不能蒸化为汗言之也,言浮脉则热,数脉则止,热止相抟者,以热结膀胱小溲不利言之也,营气不上应,因见络脉之虚,络脉虚则身冷无汗,卫气不上行,因见小便之难,小便难则瘀热苦水,于是一身上下阳气不通,乃逆走皮肤而成水矣,此证仲师未有方治,陈修园消水圣愈汤,尚有古意,附存之。

《金匮要略心典》:热而潜,则热有内伏之势,而无外发之机矣,故曰沉,热而止,则热有留滞之象,而无运行之道矣,故曰伏,热留于内而不行,则水气因之而蓄,故曰沉伏相搏,名曰水,热留于内,则气不外行,而络脉虚,热止于中,则阳不下化,而小便难,以不化之水,而当不行之气,则惟有浸淫躯壳而已,故曰虚难相搏,水走皮肤,即为水矣,此亦所谓阴气伤者,水为热蓄不下者也。

《金匮悬解》:寸口脉浮而迟,浮脉即为阳盛而上热,迟脉即为阴盛而下潜,上热与下潜相抟,是阴气不升,其名曰沉,趺阳脉浮而数,浮脉即为阴虚而上热,数脉即为阳盛而上止,上热与上止相抟,是阳气不降,其名曰伏,阴之下沉与阳之上伏相抟,则阴中无阳而水不化气,其名曰水,阴升于上,是谓清阳,水升而化阳气,故络脉充满,阴沉而不升,则络脉虚,阳降于下,是谓浊阴,气降而化阴水,故小便通利,阳伏而不降,则小便难,络脉之虚与小便之难相抟,则水不渗于膀胱而逆走于皮肤,即为水矣,抟者,合也。水病原于下寒,今阳气伏止于上而不下交,阴气沉潜于下而不上交,则水不能化气而水道瘀塞,络脉空虚,积水无下泄之路,盛满莫容,则避实而走虚,游溢于经络而浸淫于皮肤,必然之势也。

【评析】

本条以脉论病说明水气病发生的机理。可从三个方面理解,一、水气病的发生与外邪有关,风邪袭表,表卫受邪,通调水道失司,水溢肌肤,发为水气病。黄汗汗出入水中浴,水从汗孔入得之,水湿之邪侵于肌表,引起水气病。风与湿可以夹寒,也可以转化为热,故风寒、风热、寒湿及湿热之邪也常见;二、水气病与脏腑内伤有关,肺脾肾三脏阳气受损,是水气病发生的内在条件,尤其在五脏水论述详备;三、水气病发生与血不利有关,气病及血,血病及气,反过来,血病也可以及气及水。

【原文】

寸口脉弦而紧,弦则卫气不行,即恶寒,水不沾流,走于肠间。少阴脉紧而沉,紧则为痛,沉则为水,小便即难。

【注解】

《金匮要略广注》:《内经》云:阳气者,卫外而为固也,故名卫气。弦紧皆阴脉,阴寒气涩,则阳气不得宣通,无以护卫身表,故弦则卫气不行,即恶寒也,水不沾流,走于肠间,阳气外虚,则阴邪内蓄也,少阴主水,其脉紧沉,则阴寒更盛,故搏于肠胃则为痛,溢于皮肤则为水,又少阴肾与足太阳膀胱为表里,气化则小便出,今阳气虚,水道淤塞,故小便难也。

《金匮发微》:正水前后,脉证不同,仲师虽不出方治,原其脉证所以不同者,而治法已存乎其中矣,正水已成,则水寒积于下,虚阳浮于上,故寸脉浮而迟,方在将成则阴寒锢其表阳,气停于内,故寸弦而紧,正水已成则水寒无气,阳郁不通,故跌阳脉浮而数,方在初成阴寒内薄,气化不行,故寸口关后之脉沉而紧,水寒血凝故痛,卫气束于寒,不能作汗外散,则水不沾渍,下走肠间(原作沾流,误也,盖水化气成汗,故沾渍,水寒重坠,故下陷也),营热息于内,则肾阳不通而小便不利,此时寒水暴遏,表里阳气绝然消歇,故但见弦紧,沉紧之脉,予谓此直麻黄细辛附子汤证,麻黄以达表寒,附子以温里寒,细辛由里达表,从下而上,扶肾阳而疏表郁,则大气运行,汗液泄而小便亦通矣,近人漫用五苓五皮以治水,舍此别无良法,抑独何欤。

《金匮要略心典》:此二条并阳衰阴胜之证,而寸口则主卫气,少阴则主肾阳,主卫气者,寒从外得,而阳气被抑,主肾阳者,寒自内生,而气化不速,亦即所谓阳气竭者,水与寒积而不行者也。

《金匮悬解》:弦为肝脉,紧为肾脉,寸口脉弦而紧,肾肝阴盛,营阴束其卫阳,卫气不行,即见恶寒,阳气败没,阴水泛滥,停瘀而不沾流,故走于肠间,沥沥有声也。

【评析】

此条以脉论病,强调水气病与肺肾关系密切。寸口候肺,肺主气、卫表,寸口脉弦紧,为寒气外束,卫阳被遏,故见恶寒;肺气为寒所困,肺失宣肃,通调失责,水液既不能下输膀胱,且不能向外透发,加上饮食物之津液,水具有寒凉、向下特性,则水不沾流,走于肠间。少阴主水,其脉紧沉,则阴寒更盛,寒性凝滞收引,不通则痛,故见痛;又少阴肾与足太阳膀胱为表里,气化则小便出,今阳气虚,水道淤塞,故小便难也。

【原文】

脉得诸沉,当责有水,身体肿重,水病脉出者死。

【注解】

《金匮要略广注》:脉沉,水伏于内也,身体肿重,水溢于外也,脉出者,出上出下,不安本位,即《难经》上入鱼际,下入尺中,为关格覆溢之意也(《难经》云:关前者,阳之动也,脉当见九分而浮,遂上鱼为溢,为非关内格,此阴乘之脉也,关后者,阴之动也,脉当见一寸而沉,遂入迟为覆,为内关外格,此阳乘之脉也,是真脏之脉,不病而死也。)。或云:脉者,筋脉也,水病大腹洪肿,则筋脉为之绽出,《灵枢》所谓色苍黄,腹筋起之状也。

《金匮发微》:水病脉当沉,沉非重按始得之谓,乃脉道不利,而寸口浮迟也,水气沉于下,清阳不能化气上行,络脉不得滋溉,因病空虚,络脉虚,故寸口应之而迟,沉者必伏,伏者水气在下,足背趺阳之脉反见浮数,水气不得由膀胱下泄,故脉沉者小便必难,表里上下不得气化,故水留于肌肉而身体肿重,若浮迟之寸口,反见洪大而数,少阴趺阳之脉,反见微弱,则是阴盛于下,阳脱于上,谓之脉出。譬之油灯垂涸,忽然大明,其能久而不灭乎?

《金匮要略心典》:水为阴,阴盛故令脉沉,又水行皮肤,营卫被遏,亦令脉沉,若水病而脉出,则真气反出邪水之上,根本脱离,而病气独胜,故死,出与浮迥异,浮者盛于上而弱于下,出则上有而下绝无也。

《金匮悬解》:脉得诸沉,阴旺水寒,不能化气,当责有水,水溢皮肤,身体肿重,是其证也,水病脉沉,若脉出者,阳根下断,升浮无归,法当死也。

【评析】

本条论述水气病阴寒内盛,故见脉沉,水行肌肤,营卫被遏,阳气不能化气行水,则身体肿重。如今却见"脉出","脉出"与"脉浮"迥异,脉浮是"举之有余,按之不足",本应"脉沉",现突然见"脉出",轻取即得,重按无根,说明本末倒置、真气涣散,疾病预后多属不良。

【原文】

夫水病人,目下有卧蚕,面目鲜泽,脉伏,其人消渴,病水腹大,小便不利,其脉沉绝者,有水,可下之。

【注解】

《金匮要略广注》:面目鲜泽,象水之色,本经云色鲜明者,有留饮是也,脉伏者,象水之性,消渴者,水气湿渍壅淤,则津液不得四布滋润也(卧蚕解见前)。腹大者,水乘土位,邪入阳明之府也,小便不利,水气壅塞也,沉绝者,脉来沉伏之极,水性趋下也,下之以通地道。

《金匮发微》:《内经》云,诸有水气者,微肿先见于目下。予诊痰饮病亦往往见之,盖水与饮固同源而异病也,水困脾阳必见于所主之部分,曰胞及腹,皆足太阴所主,故目下有卧蚕,而腹大。目鲜泽者水之标,小便不利者水之本,消渴者,水外浮而内竭,且水寒不能化气故也,脉沉固当有水,至于沉绝,则肾中阳气将亡,便当急下以存阳,譬犹伤寒少阴证之急下存阴,仲师于此条不出方治,予意当与大黄附子细辛汤,是即寒疝之脉,状如弓弦之不移,阳中有阴可下之例也,若陈修园所云:"用真武汤加木通、防己、椒目以温肾阳而利小便。"虽亦言之成理,不知水气清者,外可以发汗,内可以利小便,若水与痰涎粪秽胶结成瘀,则舍温下更无良法也,奈何利小便乎?

《金匮要略心典》:目下有卧蚕者,目下微肿,如蚕之卧,经所谓水在腹者,必使目下肿也,水气足以润皮肤而壅营卫,故面目鲜泽,且脉伏不起也,消渴者,阳气被郁而生热也,病水,因水而为病也,夫始因水病而生渴,继因消渴而益病水,于是腹大,小便不利,其脉沉绝,水气瘀壅而不行,脉道被遏而不出,其势亦太甚矣,故必下其水,以通其脉。

《金匮悬解》:目下,阳中之阴位,水气上溢,阴位先凝,故目下臃肿如卧蚕也,水气浸润,故面目鲜泽,所谓色鲜明者,有留饮也(首卷"脏腑经络"语),脉伏者,伏留而不动也,消渴者,水泛而火逆,木郁而风动也,如此,法当病水,若腹大而小便不利,其脉沉绝者,此为有水,可下之也。

【评析】

攻下逐水是水气病的常用治法,是否可采用攻下逐水之法应视患者体质、正气强弱以及水气症状的轻重。此处"目下有卧蚕,面目鲜泽,脉伏,其人消渴,病水腹大,小便不利,其脉沉绝者,有水,可下之",消渴、腹大、小便不利说明比较急重,脉沉绝,为脉来沉伏之极,因水性趋下,故下之以通地道,还应兼有肾阳受损,阳气不行,在攻下逐水的同时可加温补肾阳气的药。

通利肠道之法多以治标为主,短暂使用,临床中注意正气未衰,为实证,宜攻逐水邪。

正气已衰,属虚证,不可攻下,或者当攻补兼施。多采用舟车丸、十枣汤、疏凿饮子等峻下逐水之方剂。

【原文】

问曰:病下利后,渴饮水,小便不利,腹满阴肿者,何也? 答曰:此法当病水,若小便自利及汗出者,自当愈。

【注解】

《金匮要略广注》:下利后,脾气弱而津液亡,故渴而引水自救,小便反不利,下流壅塞也,腹满,土虚水泛也(脾经入腹)。阴肿,湿气下坠也,小便利,则膀胱气化自出,有汗,则玄府阳窍可开,故自当愈,然此便是治法,若小便不利,汗不出者,又宜发汗、利小便矣。

《金匮发微》:下利之后,阴阳并虚,阴虚则渴,阳虚则水饮不消,小便不利,腹因肿满,此为暴蓄之水,初无胶固不解之痰浊与之混合,故但得汗出,小便利即当自愈,惟下后里阴先伤,阳气复顿,虽腹满而肿,不当徒利小便,当用妇人转胞肾气丸方治,阴阳两补,而水道自通,或用渴欲饮水之文蛤散,盖蛤壳咸寒,上能止渴,下通小便,杵为细者,譬之滤水之砂漏,格其渣滓,水道以澄清而易通也。

《金匮要略心典》:下利后阴亡无液,故渴欲饮水,而土虚无气,不能制水,则又小便不利,腹满因肿,知其将聚水为病矣,若小便利,则从下通,汗出则从外泄,水虽聚而旋行,故病当愈,然其所以汗与利者,气内复而机自行也,岂辛散淡渗,所能强责之哉。

《金匮悬解》:病下利后,阳亡土湿,木郁风动,渴而饮水,小便不利,腹满因致胕肿者,此法当病水,若内而小便自利,及外而汗出者,自当平愈,是以水病有发汗利水之法也。

【评析】

下利后,因利下药性偏寒凉,故易伤阴耗阳,脾肾阳气耗伤,气不化津,加上阴液亏损,渴欲饮水,利久正虚,脾肾受损,气化不行,水液停聚,法当"病水",即出现水肿。仲景在后面条文讲到"诸有水者,腰以下肿,当利小便,腰以上肿,当发汗乃愈。"

条文中指出"若小便自利及汗出者,自当愈",表明此处病症当采用通利小便、发汗开泄腠理之法调治。

【原文】

心水者,其身重而少气,不得卧,烦而躁,其人阴肿,肝水者,其腹大,不能自转侧,胁下腹痛,时时津液微生,小便续通,肺水者,其身肿,小便难,时时鸭溏,脾水者,其腹大,四肢苦重,津液不生,但苦少气,小便难,肾水者,其腹大,脐肿腰痛,不得溺,阴下湿如牛鼻上汗,其足逆冷,面反瘦。

【注解】

《金匮要略广注》:心属火属阳,为水气湮郁不伸,则火衰而阳气不充,运行周身,故身重也,少气者,水寒凌心,阳气不充也(本经云:水在心,心下坚筑短气)。《内经》云:水病者,不得卧,卧则水气逆上,喘咳殊甚也。烦者,心火内郁,躁者,阴盛格阳,肾主水,其脉从肺出,络心,心水而致阴肿,所谓肾邪干心,寒气盛也。肝有水,则木邪克土,故腹大,肝脉布胁肋,循身之侧,故不能自转侧,胁下腹痛也,时时津液微生,小便续通,肝主疏泄,水气不致火壅也。

肺主通调水道者也,肺有水,则失其降下之职,而水道不通,身肿便难矣,鸭溏者,肺与大肠为表里,《经》云:湿胜则濡泻是也,鸭性冷,故其粪溏。脾经入腹,主四肢,故脾水腹大肢重(《灵枢》云:脾病腹胀水闭,身体皆重)。又脾主为胃行津液,脾困则约束津液,不能上行灌溉,故津液不生,下流壅塞,故小便难也,少气者,脾主气,脾土湿滞,不生肺金也。肾为水脏,今又病水,水邪乘土,故腹大脐肿(脾属土,其经入腹),腰者,肾之府,肾水故腰痛也,不得溺,阴下湿者,肾主二便,开窍于二阴,水气淹郁,阴寒下壅也,足逆冷者,水性趋下也,面瘦者,头面阳气日衰,《灵枢》云肾病面如漆柴,漆言其黑,柴言其瘦也。

《金匮发微》:水道行于三焦,而出于膀胱,故六府有水,五脏不当有水,以五脏为真有水者,妄也,然则仲师何以言五脏水,曰此以部分言之,以藏气之受病言之也,水气凌心,则心阳受困,脾肺不能承受心阳,故身重而少气,心气不能降,故心肾不交而不得卧寐,心火郁于上,则烦而躁,阳不下达,水气独留,故阴肿,此心水不关本脏者也,水胜则肝胆被郁不得疏泄,肝病传脾,故腹大不能转侧,厥阴脉络,结于胁下,故胁下痛,但肝胆虽郁,亦有时而疏泄,故津液微生而小便续通,此肝水不关本脏者也,肺主清降,肺气为水邪所沮,则水邪不降而身为之肿,肺气不达皮毛,太阳标热下陷,膀胱热结,小便困难,肺与大肠为表里,肺病延至大肠,故时鸭溏,此肺水不关本藏者也,脾在中脘,部分在腹而外主四肢,脾为水困,故腹大而四肢苦重,脾寒不能化生津液,故津液与气俱少,脾为湿藏,水湿相持,则浊痰黏滞,水道不清,故小便难,此脾水不关本藏者也,若夫肾则本为寒水之藏,上承中焦,下及膀胱,以全其为决渎之官,肾寒则决渎失司,滥于腹则腹大而脐肿,壅阻中下之关键,则腰痛而不得溺,寒水浸灌于下,故阴下湿如牛鼻上汗,肾阳不行,阴寒随少阴之脉下注,故其足逆冷,头为诸阳之会,水气作于少阴,阴不过阳,故肿不及面部而反瘦,此肾水虽关本藏,而肾藏要无蓄水之余地也。

《金匮要略心典》：心、阳脏也，而水困之，其阳则弱，故身重而少气也，阴肿者，水气随心气下交于肾也，肝病喜归脾，脾受肝之水而不行，则腹大不能转侧也，肝之腑在胁，而气连少腹，故胁下腹痛也，时时津液微生，小便续通者，肝喜冲逆而主疏泄，水液随之而上下也，肺主气化，治节一身，肺以其水行于身则肿，无气以化其水，则小便难，鸭溏，如鸭之后，水粪杂下也，脾主腹而气行四肢，脾受水气，则腹大四肢重，津气生于谷，谷气运于脾，脾湿不运，则津液不生而少气，小便难者，湿不行也，身半以下，肾气主之，水在肾，则腰痛、脐肿、腹大也，不得溺，阴下湿，如牛鼻上汗，其足逆冷者，肾为阴，水亦为阴，两阴相得，阳气不行，而湿寒独胜也，面反瘦者，面为阳，阴盛于下，则阳衰于上也。

《金匮悬解》：心水者，水灭火也，阴盛阳虚，故身重而少气，阳不根阴，故烦躁，不得卧寐，火种下绝，肝肾寒凝，故阴器肿大也。肝水者，水乘木也，木郁贼土，是以腹大，肝脉自少腹而循胁肋，行身之侧，脾胀肝郁，经脉迫急，故不能转侧而胁腹时痛也，风木疏泄，故时时津液微生于上，小便续通于下也。肺水者，水乘金也，肺主气，卫气不行，故其身肿，气生水，肺气不化，故小便难，肺为太阴，化气于湿土，下与大肠相表里，大肠燥金，亦从湿化，收敛失政，故时时鸭溏。脾水者，水侮土也，脾为太阴湿土，水盛土湿，乙木不达，郁怒而贼脾土，脾气胀满，是以腹大，脾主四肢，湿流关节，故四肢苦重，木郁风动，肺津伤耗，故津液不生，脾土被贼，困乏衰倦，故苦少气，土湿木郁，不能泄水，故小便难。

肾水者，水自伤也，水盛而侮土，土湿木郁，是以腹大，脐居上下之交，中气所在，寒水侮土，中气崩溃，是以脐肿，脐肿腹大，总缘土败，所谓肾气实则胀也，腰者，肾之府也，水旺木郁，陷于肾部，盘塞不舒，是以腰痛，乙木不能疏泄，故不得溺，肾开窍于二阴，前阴者，宗筋之聚，肝之所司也，水寒土湿，肝木郁陷，湿气外蒸，故阴下湿，如牛鼻上汗，肾脉自足走胸，寒水下旺，经脉不升，故其足逆冷，阳明行身之前，循面下项，阳明从燥金化气，是为燥土，水侮土败，太阴湿土之部，无不胕肿，而燥被湿夺，亦当肿及阳明之分，但阳明为三阳之长，首面又六阳之会，以燥土而居阳盛之地，是以面部不肿，阳明太阴，同主肌肉，水胜土负，肌肉消减，故面部不肿，反见其瘦也。

《素问·阴阳别论》：三阴结，谓之水，三阴者，太阴也，手太阴肺不能行水，足太阴脾不能制水，阴气凝结，是以水泛，究竟化水者脾肺，司水者肾也，然则太阴者，水病之标，少阴者，水病之本，手之少阴，是为丁火，足之少阴，是谓癸水，丁火不根于癸水之中，此少阴水病所由作也，水盛则灭火而侮土，水渐土败，堤防崩毁，水病既成，不可医矣，治法：补火燥土，以制癸水，而横流倒注，实因水窍不开，则条达厥阴，以通疏泄之路，不易之诀也，厥阴风木，性主疏泄，汗溺皆司，汗孔、尿孔、水之去路也。

【评析】

本条讲述了心水、肝水、肺水、脾水、肾水，即五脏水的主要临床表现，当结合现代医学病症进行理解。

【原文】

师曰:诸有水者,腰以下肿,当利小便,腰以上肿,当发汗乃愈。

【注解】

《金匮要略广注》:肾主水,系于腰,故水病在上在下,俱从腰间分界,腰以下肿者,水性趋下,利小便,使水气从下泄也,腰以上肿者,水势泛上,发汗,使水气从外散也,又腰以下属阴,利小便,通阴气也,腰以上属阳,发汗,舒阳气也。

《金匮发微》:利小便,人但知为五苓散,发汗,人但知为麻黄汤,此泥于成方,不知水病者也,利小便之剂详《消渴篇》,发汗之剂详痰饮风湿二证,学者酌剂轻重而用之,皆当应手奏效,然亦有当利小便之证,必先行发汗而小便始通者,盖大气不运,则里气不疏,肺气不开,则肾气不降,故常有屡进利水之药,小便终不利者,职是故也,并有当发汗之证,必兼利小便而始愈者,盖发汗则表疏,在里之水气不能尽去,势必由下焦决渎运输而始畅,非因势利导,则余邪不清也,变而通之,存乎其人,尝记吴县门人陈道南于戊辰八月,偕闻北贾姓小儿来诊,手足并肿,腹大如鼓,予用麻黄五钱,熟附子五钱,细辛三钱,小便微通而胀如故,道南用麻黄六钱,原方中加杏仁、桔梗,一夕而小便大行,明旦肿已全消,周身微汗而病愈矣。可见开肺表疏,则一身之水,不为大气所吸,不待猪苓、泽泻,自能顺其就下之性也,若夫仲师所言,要为示初学辨证用药法程,盖腰以上有肺与脾,能吸收小肠水气津液,由胸中发抒水气之总机关,以散出皮毛为汗,腰以下由两肾泄水,输入下焦,直达膀胱为小便,一部分有一部分之作用,则固不当混同也。

《金匮要略心典》:腰以下为阴,阴难得汗而易下泄,故当利小便,腰以上为阳,阳易外泄,故当发汗,各因其势而利导之也。

《金匮悬解》:诸有水者,腰以下肿,是气鼓也,气鼓因于土湿而气陷,腰以上肿,是水胀也,水胀因于土虚而水逆,盖气中之水降,则水不上逆,水中之气升,则气不下陷,水位于下,气所化也,气清则化水,循经而降,至腰以下而水成矣,气位于上,水所生也,水温则化气,循脏而升,至腰以上而气成矣,气之在上,清者归于心肺而化神气,浊者外发而为汗,水之在下,精者入于肾肝而化精血,粗者外渗而为溺,其所以上下升降,化生气水者,中气之旺也,中焦气水之交,气水未分,非水非气,其象如沤,中气衰败,升降失职,气陷于下,膀胱闭癃,水窍不开,则腰以下肿,故当利水,水逆于上,玄府致密,汗孔不泄,则腰以上肿,故当发汗,腰以下肿,所谓血分也,腰以上肿,所谓气分也,水病非一,随处异名,约而言之,气分血分尽之矣。

【评析】

身半以上,天之分,阳也;身半以下,地之分,阴也。水停于上,开腠理使水从汗而散;水停于下,决出关而水自处也,即《内经》:"开鬼门,洁净府"。

治病要因势利导,病位在上者,遵其"其在皮者,汗而发之";病位在下者,按"其在下者,引而竭之"。利小便和汗法都有祛除水湿、宣通气机的作用,不管是"腰以上肿、腰以下肿"可以根据病情相互配合,二法合用可相得益彰。

临床应用要注意:①适应范围:阳证、实证。阴证、虚证不宜单独使用此法则;②两法同施;③知常达变;④不宜久用。

【原文】

师曰:寸口脉沉而迟,沉则为水,迟则为寒,水寒相搏,趺阳脉伏,水谷不化,脾气衰则鹜溏,胃气衰则身肿,少阳脉卑,少阴脉细,男子则小便不利,妇人则经水不通,经为血,血不利则为水,名曰血分。

【注解】

《金匮要略广注》:寸口脉,通指上、中、下三部而言,水性趋下,故脉沉,寒气敛涩,故脉迟,趺阳,胃脉也(在足面上),伏则气血凝滞,故水谷不化,脾主运化,胃合肌肉,衰则土不制水,阴寒气胜,故一则鹜溏,一则身肿也,少阳者,三焦也,《经》云:三焦者,决渎之官,水道出焉,卑者,沉伏之象,脉卑则三焦失决渎之职,而水道不通,少阴者,肾也,肾有真水真火,为胃之开,水衰则开门不利,邪壅而为胀满,火衰则命门虚冷,不能消导阴翳,故脉细而男子小便不利,妇人经水不通,盖经为血,血先不利,水气渗入,与血混淆,血亦为水,名曰血分,谓血之与水,当有分别也。

《金匮发微》:水病所由成,起于阳衰阴盛,此固尽人知之矣,然不明水气消长之原,与水道通行之处,则仲师此节意旨,正未易明也,《内经》云:"上焦如雾,中焦如沤,下焦如渎。"所谓上焦如雾者,肺为主气之藏,水谷入胃,化蒸气而上达于肺,肺窍吸入之天气较凉,与蒸气相触,乃化为水,则肺为发水之原可知,饮入于胃,胃中至热不能容涓滴之水,西人暴牛烈日中,饮以盆水,杀而验之,胃中固无水也,可见中焦如沤,正以所纳之水,悉受阳明燥化,散成水面细泡上出,则脾胃为行气之本可知。若肺藏化水下行,由肾藏出下焦,直达膀胱为小便,可见足少阴寒水之藏,为泄水之器,寸口为手太阴动脉,仲师言寸口沉而迟,寒水相搏者,谓肺寒而气不行于太阳之表,太阳寒水,相并而下陷也,言趺阳脉伏水谷不化者,为胃中原有之热,为寒水所夺而水将泛滥也,言少阳脉卑少阴脉细,男子则小便不利,妇人则经水不通者,谓手少阳三焦水道,与肾藏俱寒,水气过于膀胱,胞中血海(在少腹两角),乃并为寒水所困,血凝成瘀,水道愈塞,故有水肿之病,无论何种利水猛药,水终不行者,职是故也,然则桃核承气、抵当汤丸、大黄䗪虫丸为万不可少矣(䗪虫即土鳖虫,今药肆所用硬壳黑虫,非是,丸亦无效)。但病机所在,起于肺藏之寒,而太阳寒水不行于表里,继乃延至中脘,而阳明燥化无权,终乃寒水阻于肾膀,累及胞中血海,自非大温大泄并行不背,恐徒事攻瘀,瘀卒不行,则麻黄、附子、细辛合干姜、甘草,参用抵当丸尚矣,或曰此证阳虚血寒,正恐不胜重药,故但用泽兰、茺蔚已足,若施之后一证,犹为近是,陈修园治蔡本谦水肿垂死用泽兰取效,其明验也,若此证阴寒太甚,概欲以轻剂取效,得乎?

《金匮要略心典》:此合诊寸口、跌阳,而知为寒水胜而胃阳不行也,胃阳不行,则水谷不化,水谷不化,则脾胃俱衰,脾气主里,故衰则鹜溏,胃气主表,故衰则身肿也,少阳者,生气也,少阴者,地道也,而俱受气于脾胃,脾胃衰则少阳脉卑,而生气不荣,少阴脉细,而地道不通,男子则小便不利,妇人则经血不通,而其所以然者,则皆阳气不行,阴气乃结之故,曰血分者,谓虽病于水,而实出于血也。

《金匮悬解》:寸口脉沉而迟,沉则阴盛而为水,迟则阳虚而为寒,寒水相持,阴盛阳奔,故跌阳脉伏,水谷不化,太阴主内,脾气衰则湿旺而鹜溏,阳明主外,胃气衰则阳败而身肿,于是少阳之脉卑,相火虚而形于左关,少阴之脉细,寒水旺而现于尺中,寒气下凝,男子得此,则小便不利,妇人得此,则经水不通,经水为血,血原于肾而藏于肝,水暖木荣,则血流而水利,水寒木郁,则血瘀而水凝,缘血中温气,实胎君火,火败血瘀,水病必作,故经脉不利则为水,寸口主血,此以血分之寒而病水,根起于下焦者也。

【评析】

此条讲到瘀血与水气病也有关系,"血不利则为水,名曰血分",津血同源,津液和水都是机体重要的组成部分,两者可相互转化,相互补充,血行脉中可渗出为津液,津液亦可渗进脉中化为血液。

血液瘀于脉中,血行不利,相当于西医的胶体渗透压增高,血液中的水分向血管外渗出,过多的水分停留在组织间隙或体腔内即可形成水肿,古人虽然没有现在的生理与病理逻辑与知识,但是古人可以从证、病、症综合分析,从而得出一个行之有效的方法。

【原文】

师曰:寸口脉沉而数,数则为出,沉则为入,出则为阳实,入则为阴结。跌阳脉微而弦,微则无胃气,弦则不得息。少阴脉沉而滑,沉则为在里,滑则为实,沉滑相搏,血结胞门,其瘕不泻,经络不通,名曰血分。

【注解】

《金匮要略广注》:寸口,肺脉也,肺主气,气行则血行,气滞则血亦滞,出入,作"外内"二字解,阳实,身形胀满也,阴结,血结胞门也,趺阳,胃脉也,胃多气多血,微则气血两虚,故无胃气,一呼一吸为息,不得息者,弦脉肝木侮土,胃虚气少,不足以息,气不统血也,少阴,肾脉也,肾藏精,精血同为一类,沉为在里,血结于内也,滑则为实,瘀血停留也,此血所由结而血分所由成也。按脐下三寸为关元穴,关元左二寸为胞门,右二寸为子户,瘕者,石瘕也,石瘕生于胞中,寒气客于子门,子门闭塞,气不得通,恶血不泻,血以留止,状如怀子,月事不得以时下,皆生于女子,可导而下。

《金匮发微》:上节言寸口脉沉而迟,此节言沉而数,脉得诸沉当责有水,仲师则既言之矣,然何以有迟数之别,盖寸口为肺脉,太阳虚寒,肺气不能外达,脉即见迟,太阳标阳外浮,吸水不得下行,故脉见数,数则为出者,为标阳外浮言之也,沉则为入者,为本寒下陷言之也,阳实者,标阳外实也,阴结者,里阴凝结也,外有所吸,里有所凝,则寒伤卫而更伤营矣,上节言趺阳脉伏,此节言微而弦,夫水气为病,趺阳脉当伏,仲师又明言之矣,若微而弦,则胃气虚寒,虚则纳减,寒则少气,盖即上文当伏反紧之脉,此正与血分虚寒,先见瘕疝腹痛,误下成水,胸满短气者,略相似也,尺部脉微,固属水胜血寒,当从少阳伤寒脉微细之例,若少阴沉滑,沉即为水,滑即为血,叔和《脉经》言滑为血有余,观妊娠停经之脉,每见滑象,足为旁证,此即血结胞中之大验,治法当以去瘕为急,瘕不去则水不利,然则寸脉沉而数,太阳标热,既吸于外而水不下行,趺阳脉微而弦,又于无阳之脉隐然见瘕疝之象,参之少阴之沉滑,水寒血凝之象,益复显然。近人但见水治水,见寒治寒,于血分每多疏忽,此不读经方之过也。

《金匮要略心典》:此合诊寸口、趺阳、少阴,而知其气壅于阳,胃虚于中,而血结于阴也,出则为阳实者,肺被热而治不行也,弦则不得息者,胃受制而气不利也,夫血结在阴,惟阳可以通之,而胃虚受制,肺窒不行,更何恃而开其结,行其血耶,惟有凝聚瘕闭,转成水病而已,故曰血结胞门,其瘕不写,经络不通,名曰血分,亦如上条所云也,但上条之结,为血气虚少而行之不利也,此条之结,为阴阳壅郁而欲行不能也,仲景并列于此,以见血分之病,虚实不同如此。

【评析】

寸口脉沉而数,数则为出,沉则为入,出则为阳实,入则为阴结。寸口侯肺,肺主气、朝百脉,《素问·太阴阳明论》:"阳道实,阴道虚",虚邪贼风为外邪,性质属阳,外邪侵袭太阳,阴结者,阴寒凝结也,里有所凝,肺气既不能外达,也不能向下通调水道。

本条分别从肺、胃、肾的脉证来论辨病,仲景言水气病离不开外邪、肺胃(脾)肾三脏,疾病发生与发展离不开外所因、内所因。

【原文】

问曰:病有血分,水分,何也? 师曰:经水前断,后病水,名曰血分,此病难治,先病水,后经水断,名曰水分,此病易治,何以故? 去水,其经自下。

【注解】

《金匮要略广注》:血分,经水前断,正气虚也,水分,先病水,邪气盛也,邪气盛者,祛邪可为,正气虚者,养正不足,故治有难易,去水,其经自下,因先病水,致经断,此澄源以清其流也。王肯堂曰:妇人血分病,大小产后多有之,惟产前脚肿不同(产前脚肿名皱脚),产后皆败血所致,当于血上治之。

《金匮发微》:仲师言:"经水前断后病水,名曰血分,此病难治,先病水后经水断,名曰水分,此病易治。"究其所以然,盖谓经水之断,或由肝郁,或由血亏,大抵虚寒为多,虽亦有出于二阳燥热者,此证必不病水,因水停经,病正在水,血分之病,不过因水气太甚,阻其径隧,虚者难攻,实者易攻,妊娠有水气,用冬葵子茯苓散,亦易治之明证也,设本非妊娠,则但去水而经自通矣。

《金匮要略心典》:此复设问答,以明血分、水分之异,血分者,因血而病为水也,水分者,因水而病及血也,血病深而难通,故曰难治,水病浅而易行,故曰易治。

【评析】

此条论述如何区分血分、水分,《医宗金鉴》:"妇人经水先病后肿者,乃寒湿伤于冲、任,血壅经隧,名曰血分。若先病肿,而后经闭者,乃土不制水,溢于皮肤也,名曰水分。"

经水前断,后出现病水,是因经水分散为水者,一为血脉瘀滞,经水渗于脉外而为水,水湿外溢故肿;二为冲任亏损,气虚血少而致经闭,经闭血滞,渗于脉外,亦可形成水肿。血分深而难通,血不通则水不行,故难治。治疗当先治血病,后治水肿或治血为主兼顾水肿。

水分为先病水肿,水湿壅闭,经脉不畅,而后经水断绝,其病机主要是水液阻滞血道。病势上水分病浅而易行,水去则经水自通,故易治。治疗宜先治水病,后治经闭或治水为主兼顾血病。

【原文】

问曰:病者苦水,面目身体四肢皆肿,小便不利,脉之,不言水,反言胸中痛,气上冲咽,状如炙肉,当微咳喘,审如师言,其脉何类?师曰:寸口脉沉而紧,沉为水,紧为寒,沉紧相搏,结在关元,始时当微,年盛不觉,阳衰之后,荣卫相干,阳损阴盛,结寒微动,肾气上冲,喉咽塞噎,胁下急痛,医以为留饮而大下之,气击不去,其病不除,后重吐之,胃家虚烦,咽燥欲饮水,小便不利,水谷不化,面目手足浮肿,又与葶苈丸下水,当时如小差,食饮过度,肿复如前,胸胁苦痛,象若奔豚,其水扬溢,则浮咳喘逆,当先攻击冲气,令止,乃治咳,咳止,其喘自差,先治新病,病当在后。

【注解】

《金匮要略广注》:此节发明水病之源,当以阳气为主,盖阳是盛,则气血温和而通利,阳衰则气血阴冷而凝涩,此水病之所由来也,关元穴在脐下三寸,当人身上下四旁之中,故又名大中极,乃男子藏精、女子蓄血之处,医者误吐误下,安知为阳损阴盛,结寒微动之故乎? 咽燥饮水,因吐下后亡津液也,先治新病,谓先攻结寒以降冲逆,病当在后,谓后治其水,以止咳嗽也。

《金匮发微》:治病之法,当辨虚实缓急,始之不慎,乃有误治之变,救逆之法,则当从先治客病后治本病之例,学者不可不知也,即如病者苦水,面目身体四肢皆肿,小便不利,此水气泛溢,乃本证也,然病人不言苦水,而反苦胸中痛,乃气上冲咽,状如炙脔,微喘咳,似非水气本病,而与痰饮之冲气上逆者略相似,仲师所谓脉沉而紧者,盖此证本属虚寒蓄水,沉紧为在里之象,故本病结在关元。关元者,少阴之穴,在脐下一寸,年盛不觉,迨阳衰阴盛,水气漫延,先病卫分而后及于营分,寒气溜于肾,则肾气上冲咽喉而胁下急痛,胁下本肾藏所居,为水道下通之门户,悬饮内痛,正在胁下,故医者误以为留饮,用十枣汤大下之,水去而寒气独留,胁下之痛如故,又疑痰阻上隔,用瓜蒂散吐之,于是胃中虚热上浮,而咽燥渴饮矣,渴饮无度,肾寒不能制水,小便不利矣,脾阳吐后益虚,而水谷不化矣,寒水泛溢逆行,而面目手足浮肿矣,医者至此尚不觉悟,泥于葶苈止胀之说,更用葶苈丸以下水,非不小差也,食饮过度,肿复如前,所以然者,胃阳虚而不能消谷,肾阳虚而不能消水也,所以胸胁苦痛,状若奔豚者,胸为上焦所自起(西医谓之淋巴干),胁为中下二焦水道所从出(水道由肾走膀胱),屡经误治,阳气益虚,阴寒乃乘虚而上僭,水气冲激于肺,肺不能受,故咳而喘逆,然则治之之法奈何?曰此当先治冲气喘咳,为误治后之新病,痰饮篇治冲气之桂苓五味甘草汤,当可借用,冲气既抵,而咳如故,又当用苓甘五味姜辛汤以治咳而喘自止,由是治其本病,而防己茯苓汤、麻黄附子甘草汤、栝蒌瞿麦汤、茯苓戎盐汤、滑石白鱼散,俱可随证酌用矣。

《金匮要略心典》:此水气先得,而冲气后发之证,面目肢体俱肿,咽喉噎塞,胸胁满痛,有似留饮,而实挟冲气也,冲气宜温降,不宜攻下,下之亦未必去,故曰气系不去,其病不除，医乃不知而复吐之，胃气重伤，胃液因尽，故咽燥欲饮水，而小便不利，水谷不化，且聚水而成病也，是当养胃气以行水，不宜径下其水，水虽下，终必复聚，故暂瘥而寻复如前也，水聚于中，气冲于下，其水扬溢上及肺位，则咳且喘逆，是不可攻其水，当先止其冲气，冲气既止，然后水气可去，水去则咳与喘逆俱去矣，先治新病，病当在后者，谓先治其冲气，而后治其水气也。

《金匮悬解》：病者苦水，面目身体四肢皆肿，小便不利，是水也，乃脉之，不言水，反言胸中痛，气上冲咽喉，状如炙肉，当微作咳喘，缘其寸口脉沉而紧，沉为水盛，紧为寒凝，沉紧相抟，水寒结在任脉之关元，始时病气尚微，年方盛壮，不知觉也，及乎年迈阳衰之后，营卫俱虚，两相干碍，是时阳损阴盛，关元之结寒微微动作，肾中阴气随而上冲，是以咽喉塞噎，状如炙肉，水寒木郁，故胁下急痛，医不知是结寒，以为留饮，而大下之，寒气维系而不去，其病不能除也，复重吐之，以伤胃气，胃逆而生虚烦，咽燥而欲饮水，其小便不利，前无渗泄之路，而水谷陈宿，不能腐化，水溢经络，是以面目手足浮肿，医又与亭苈丸下水，积水初下，当时如小差，遇食饮过度，伤其脾胃，水气泛滥，肿复如前，风木郁冲，胸胁苦痛，象若奔豚升突，其水邪上腾，扬溢胸膈，壅其肺气，故咳嗽喘逆俱作，治法当先攻击冲气，令止，乃后治咳，咳止，其喘自差，先治其冲气之新病，咳喘之病，当在后也，肾肝冲气，因于下有结寒，当以温暖肾肝之药下其冲气。

【评析】

临床治疗疾病应注意辨证，看到疾病表症后忽略本虚，误用克伐之法致病情更加复杂。本条即是阳损阴盛，结寒微动，肾气上冲，医者认为是"留饮"，先以"大下之，气急不去，其病不除"，后又"重吐"反而因伤阴液而致"胃中燥"，最后用"葶苈丸"下水，不仅没有治愈本病，反而增加病情的复杂性。

本条提出"先治新病，病当在后"，体现首篇提出"先治猝病，后治痼疾"的原则，病情有轻重缓急，治疗上应"急则治其表，缓则治其本"。

【原文】

风水，脉浮身重，汗出恶风者，防己黄芪汤主之，腹痛加芍药。

【注解】

《金匮要略广注》：脉浮、汗出恶风者，风也，身重者，水也，防己去水，白术、甘草补脾以制水，黄芪实腠理，以司开合，则风水俱去，芍药入脾经，能于土中泻水，腹痛者加之，以通壅也。

《金匮发微》：按此条与风湿同。脉浮为风，身重为湿，湿甚即为水，汗出恶风，表虚而汗泄不畅也,按此亦卫不与营和之证,防己以利水,黄芪固表而托汗外出,白术、炙甘草补中以抑水,而风水可愈矣,所以腹痛加芍药者,芍药味甘微苦,其性疏泄,能通血分之瘀,伤寒桂枝汤用之以发脾藏之汗,而达肌理者也,脾为统血之藏,腹为足太阴部分,腹痛则其气郁于脾之大络,故加芍药以泄之,妇人腹痛用当归芍药散,亦正以血分凝瘀而取其疏泄,若以为酸寒敛阴,则大误矣。

《金匮要略心典》:此条义详《痉湿暍》篇,虽有风水、风湿之异,然而水与湿非二也。

《金匮悬解》:此段见"湿病",风水,脉浮身重,汗出恶风者,汗出当风,窍闭汗回,浸淫经络,是谓风水,风性发扬,是以脉浮,水性沉着,是以身重,风性疏泄,是以汗出,病因风得,是以恶风,防己黄芪汤,术、甘,燥土而补中,黄芪益卫而发表,防己利水而泻湿也,土湿木郁,肝气贼脾,则病腹痛,芍药泻木而清风也。

【评析】

此条已在前文作详细的论证,方中以防己、黄芪共为君药,防己祛风行水,黄芪益气固表,兼可利水,两者相合,祛风除湿而不伤正,益气固表而不恋邪,使风湿俱去,表虚得固。以白术补气健脾祛湿,既助防己祛湿行水之功,又增黄芪益气固表之力。佐入姜、枣调和营卫。腹痛加芍药,酸寒,养血敛阴,柔肝止痛;甘草甘温,健脾益气,缓急止痛。二药相伍,酸甘化阴,调和肝脾,有柔筋止痛之效。

现代研究发现,芍药对疼痛中枢和脊髓性反射弓的兴奋有镇静作用,故能治疗中枢性或末梢性的筋系挛急,以及因挛急而引起的疼痛,芍药、甘草中的成分有镇静、镇痛、解热、抗炎、松弛平滑肌的作用,二药合用后,这些作用确能显著增强。

【原文】

风水,恶风,一身悉肿,脉浮不渴,续自汗出,无大热,越婢汤主之。

越婢汤方

麻黄六两,石膏半斤,甘草二两,生姜三两,大枣十五枚。

上五味,以水六升,先煮麻黄,去上沫,纳诸药,煮取三升,分温三服,恶风者,加附子一枚,炮,风水加术四两。《古今录验》。

【注解】

《金匮要略广注》:恶风、脉浮、汗出,风性疏泄也,身重不渴,表无大热,水气泛溢也,然风令汗出,水气湿渍,亦令汗出,此风水病之在表者,故主越婢汤以发散之,越婢汤,汗剂也,麻黄发汗,甘草和中,石膏味辛解肌,姜枣通行津液,恶风加附子,固表而行阳也,或曰:《经》云:"发表不远热",用麻黄、桂枝辛热发表,宜也,此何以用石膏?曰:风水邪盛,壅淤不能,郁而为热,热闭于经,风水何由得出?配以石膏,辛凉解表,则荣卫俱通,风水悉去矣。

《金匮发微》:犹是风水之证,恶风脉浮与前证同,惟身重则病在肌肉,一身悉肿,则病在皮毛。不渴,则胃中无热,续自汗出者,风主疏泄故也,但风为阳邪,当得发热,观中风证便知,今病者无大热而但有微热,则皮毛不开,阳气不得发越之象,故用越婢汤,内扶脾阳,外开皮毛肌腠,使风随汗液外解,而其肿自消,所谓因势利导也。

《金匮要略心典》:此与上条证候颇同,而治特异,麻黄之发阳气,十倍防己,乃反减黄芪之实表,增石膏之辛寒,何耶?脉浮不渴句,或作脉浮而渴,渴者热之内炽,汗为热逼,与表虚出汗不同,故得以石膏清热,麻黄散肿,而无事兼固其表也。

《金匮悬解》:风水恶风,一身悉肿者,水胀于经络也,续自汗出,无大热者,表郁热作,热蒸于内,风泄于外,是以汗出,而泄之不透,故外无大热,越婢汤,麻黄、石膏,发表而清热,姜、甘、大枣,补土而和中也。

【评析】

此处"脉浮不渴"或作"脉浮而渴",然此条和上一条一样,用"防己黄芪汤"即可,此处用了石膏,说明此条是风水夹热,风热之性开散,故"续自汗出",方中重用麻黄,配合生姜宣散水气,石膏辛凉清内郁之热,甘草、大枣补土和中,培土治水。

"风水"类似于现代医学的急性肾小球肾炎的初期以及慢性肾炎的急性发作期,临床所见以头面周身浮肿,小便不利,脉浮为特征。发病前多有受凉感冒史,或遭雨淋湿,紧接即发热、浮肿。因此,可认为本方所主是见有表证的水肿。急性肾小球肾炎是由水钠潴留所致,属于高血容量性水肿,常伴有继发性的高血压。药理研究表明,麻黄含有麻黄碱和伪麻黄碱,前者有发汗作用,后者则有利尿作用。越婢汤重用麻黄达六两,既发汗,又利水,是"开鬼门"与"洁净府"的代表方。值得一提的是,本方麻黄与石膏配在一起,呈现的作用则以利尿为主,服后通常尿量大增,效果可与西药的"速尿"相媲美,但解表之功确是速尿所不及。由于本方的强大利尿作用可以使血压下降,因此不必担心麻黄的升压作用。

【原文】

皮水为病,四肢肿,水气在皮肤中,四肢聂聂动者,防己茯苓汤主之。

防己茯苓汤方

防己、黄芪、桂枝各三两,茯苓六两,甘草二两。

上五味,以水六升,煮取二升,分温三服。

【注解】

《金匮要略广注》:四肢为诸阳之本,肿者,阳气不运也,聂聂动者,水气激射,与正气相搏也，皮水病在表，故用桂枝发汗行阳，黄芪养正实表，以壮卫气，卫气壮，则水邪无所容而自散矣，更用防己、茯苓利水渗湿者以通之，甘草补土胜水者以和之也。

《金匮发微》：肺主皮毛，皮水之为肺病，此固不言可知，按本篇提纲曰："其脉亦浮，外证胕肿，按之没指，不恶风，其腹如鼓不渴，当发其汗"，其为越婢加术汤证，无可疑者，然何以有防己茯苓汤证？曰："此为渴者言之也。"寒水在下，不受阳热之化，则津液不得上承而咽喉为燥，自非利小便以排水，则渴将不止，防己茯苓汤，此固利小便之方治也，太阳水气，本当作汗外泄，为表寒所遏，则皮毛之气悉化为水，而水气在皮肤中，所以在皮肤中者，由皮毛而渐渍肌肉也，水渍肌肉，则脾阳不达四肢而四肢肿，肿之不已，阳气被郁，因见筋脉跳荡，肌肉寒颤，如风前木叶聂聂动摇，故方中用黄芪以达皮毛，桂枝以解肌肉，使皮毛肌肉疏畅，不至吸下行之水，更加甘草以和脾，合桂枝之温，使脾阳得旁达四肢，但得脾精稍舒，而肢肿当消，所以用黄芪不用麻黄者，此亦痰饮病形肿，以其人遂痹，故不内之之例也。

《金匮要略心典》：皮中水气，浸淫四末，而壅遏卫气，气水相逐，则四肢聂聂动也，防己、茯苓善驱水气，桂枝得茯苓，则不发表而反行水，且合黄芪、甘草，助表中之气，以行防己、茯苓之力也。

《金匮悬解》：阳受气于四肢，皮水为病，阳衰湿旺，故四肢肿，水气在皮肤之中，郁遏风木之气，故四肢聂聂动摇，《左传》：风淫末疾，譬之树在风中，根本未动，而枝叶先摇，防己茯苓汤，甘草补中而培土，黄芪、桂枝宣营卫之郁，防己、茯苓，泻皮肤之水气也。

【评析】

本条论述皮水的证治。皮水是"外证胕肿，按之没指，不恶风"。此言"四肢肿，水在皮肤中，四肢聂聂动"，二者是一致的，此突出防己茯苓汤证属皮水，但肿势较甚而已。正如黄树曾所曰：不兼风邪，但有水行皮间者，曰皮水，故皮水不恶风也。此证四肢聂聂动，为水在皮肤之故，脾主四肢，其阳不足，水湿泛溢，故水气在皮肤中，四肢肿盛，阳被水湿之气所遏，水气相击，故四肢聂聂动。结合临床"四肢聂聂动"不是必有之症，这里以此说明水势甚而已。本证属脾肺气虚，水湿内停，阳气被遏所致，故用防己茯苓汤通阳利水，益气消肿。

防己、黄芪利水除湿益气，使水从外而解；桂枝、茯苓通阳化气利水，使水从下而去；桂枝与黄芪相伍，能通阳行痹，鼓舞卫气，助肌表水湿之气消散；甘草益气调和诸药，助黄芪补脾，脾气盛则水邪易除。本方由防己黄芪汤去白术加桂、苓而是。

临床应用方面，本方是治疗脾虚之皮水证的常用方，主要以四肢水肿而沉重、手足不温、体倦、四肢肌肉微微跳动，甚则面目水肿、舌淡、苔白滑、脉沉为辨证要点。现代临床常用本方治疗慢性肾炎、肾病综合征、肝硬化腹水、黏液性水肿、贫血性水肿、心力衰竭性水肿、营养不良性水肿、特发性水肿,以及妊娠高血压综合征等属脾虚水泛类疾病。

【原文】

里水,越婢加术汤主之,甘草麻黄汤亦主之。

越婢加术汤方(见上于内加白术四两,又见脚气中。)

甘草麻黄汤方

甘草二两,麻黄四两。

上二味,以水五升,先煮麻黄,去上沫,内甘草,煮取三升,温服一升,重复汗出,不汗,再服,慎风寒。

【注解】

《金匮要略广注》:里水,病在里,而欲其发于表,以外泄其邪,故二方俱用麻黄以开通壅塞也,越婢加术,即麻黄加术汤,以固中气之意,汗中气既壮,则发汗愈有力,且白术功能燥湿,无汗能发,有汗又能止也,甘草麻黄汤,恐麻黄发汗过烈,佐甘草,以甘缓之也。

《金匮发微》:里水一证,用越婢加术,使水湿与里热,悉从汗解,前文已详言之矣,此节特补出甘草麻黄汤方治,用麻黄汤之半以发表汗为急务,盖专为无里热者设也。

《金匮要略心典》:里水,即前一身面目黄肿,脉沉,小便不利之证,越婢汤义见前,甘草、麻黄,亦内助土气,外行水气之法也。

《金匮悬解》:里水,越婢加术汤,主小便自利而渴者,甘草麻黄汤,主小便不利而无渴者,皆用麻黄,使里水化汗而外泄也。

【评析】

麻黄是仲景水气病篇中常用的药物,麻黄既能向上宣通肺气,外散皮毛之邪,又可向下通利水道,内除脏腑之湿,上下相合,内外相达,则外邪自解,肺脾肾三脏功能亦恢复。

甘草麻黄汤、越婢加术汤、越婢汤都用在水气病的初期,但是麻黄的用量在临床都应仔细斟酌,且考虑是否兼有内热、伤津等。

【原文】

水之为病,其脉沉小,属少阴;浮者为风。无水虚胀者,为气。水,发其汗即已。脉沉者,宜麻黄附子汤,浮者,宜杏子汤。

麻黄附子汤方

麻黄三两,附子一枚炮,甘草二两。

上三味,以水七升,先煮麻黄去上沫,纳诸药,煮取二升半,温服八分,日三服。

杏子汤方未见,恐是麻黄杏仁甘草石膏汤。

【注解】

《金匮要略广注》:少阴,水脏也,脉沉者,水之性,小者,阳气不充,故聚水为病,浮脉属表,风自外至,故脉浮,水有形,气无形,故无水虚胀者为气,水病发汗,则腠理开,水气泄而即已。此麻黄为通用主要药也,然脉沉者,佐附子以温经,脉浮者,加杏仁以利气,经行气利,水自消矣。

《金匮发微》:水病始于太阳,而终于少阴,太阳当得浮脉,少阴即见沉脉,按太阳伤寒未经发汗,水气由三焦下注寒之藏,即为少阴始病,少阴为病,其脉当沉,为其在里也,小即微细之渐,《伤寒·少阴篇》所谓“脉微细”者,指阴寒太甚者言之也,此时水邪未经泛滥,溢入回肠而下利,故见脉小而不见微细,水邪虽陷,与表气未曾隔绝,寒水下陷,要为中阳之虚,方治特于麻黄附子汤内加炙甘草以益中气,使中气略舒,便当外达皮毛肌腠,变为汗液,而水病自除,若夫脉浮为风,与太阳中风之脉浮同,此证尚属风湿,而未成为水,水气壅在皮毛而发为虚胀,故曰气水,气水者,汗液欲出不出,表气不能开泄之谓,发其汗则水还化气成汗,故其胀即消,杏子汤方阙,窃意可用风湿证之麻杏甘薏汤,要以发汗为一定之标准也。

《金匮要略心典》:水气脉沉小者属少阴,言肾水也,脉浮者为风,即风水也,其无水而虚胀者,则为气病而非水病矣,气病不可发汗,水病发其汗则已,然而发汗之法,亦有不同,少阴则当温其经,风水即当通其肺。故曰脉沉者,宜麻黄附子汤;脉浮者,宜杏子汤。沉谓少阴,浮谓风也。

《金匮悬解》:水之为病,其脉沉小,属之少阴,肾脉沉小也,浮者为风,风性发扬也,无水虚肿者,名为气水,其实是气,而非水也,凡此诸证,发其汗即已,但脉有浮沉,则药有温清之不同耳,脉沉者,宜麻黄附子汤,温中下而发表,浮者,宜杏子汤,清中上而发表也。

【评析】

水气病同属表证,应使用汗法,但尚需分析其病机及其兼证,采用不同的发汗法治疗。脉沉者多为肾阳虚不能化气行水,故用麻黄附子汤温阳发汗;脉浮者,多与肺有关,应采用杏子汤宣肺发汗。

【原文】

厥而皮水者,蒲灰散主之,方见消渴中。

【注解】

《金匮要略广注》：厥者，手足逆冷也，皮水，阴寒在表，故致厥，蒲灰味散，能走肾邪，胜水气，滑石开窍，利水为佐，或曰：此何以不先治厥，而但利水也？曰：因皮水而致厥，故先用蒲灰散利水，以治本病，与《伤寒论》"厥而心下悸者，宜先治水，当服茯苓甘草汤"同义。

《金匮发微》：蒲灰散一方，今人不用久矣，世皆论蒲灰为蒲黄，其实不然，即钱太医以"厥而皮水"之"厥"为皮水溃烂，以水伤阳气而厥冷，尤为背谬，此厥字即上文身肿而冷之冷，《伤寒》《金匮》中从未有以厥为溃烂者，此陈修园之盲从，不可为训者也。蒲灰即溪涧中大叶菖蒲，味咸能降，味辛能开，王一仁在广益医院治病，有钱姓男子，腹如故，股大如五斗瓮，臂如车轴之心，头面皆肿，遍体如冰，气咻咻若不续，见者皆曰必死，一仁商于刘仲华，取药房中干菖蒲一巨捆，炽炭焚之，得灰半斤，随用滑石和研，用麻油调涂遍体，以开水调服一钱，日三服，明日肿减大半。一仁见有效，益厚涂之，改服二钱，日三服，三日而肿全消，饮食谈笑如常人，乃知经方之妙不可思议也，前数年予在家乡治谢姓小儿茎及睾丸，明若水碧，令制而服之，一夕得小便甚多，其肿即消，惟腹满不减，继以姜辛术附，后以急于赴沪，不复知其究竟，甲戌十一月，闻此儿已十四岁已，庚午秋，治海潮寺路宋姓小儿水肿亦用之，但其人手足不冷，小便清，内服麻黄附子细辛汤，佐以五苓、冬葵子、车前子，外敷蒲灰散，早夜调服一钱，五日而肿全消，每一日夜，小溲十七八次云。

《金匮要略心典》：厥而皮水者，水邪外盛，隔其身中之阳，不行于四肢也，此厥之成于水者，去其水则厥自愈，不必以附子、桂枝之属，助其内伏之阳也，蒲灰散义见前。

【评析】

厥而皮水者，是以水湿内盛，阻遏阳气外发，四肢失去阳气的温，故见手足逆冷，此处的厥与阳虚所致厥有所区别，水气自除，阳气自伸，后世叶天士"通阳不在温，而在利小便"也可适用于本条。

【原文】

问曰：黄汗之为病，身体肿，一作重。发热汗出而渴，状如风水，汗沾衣，色正黄如柏汁，脉自沉，何从得之？师曰：以汗出入水中浴，水从汗孔入得之，宜芪芍桂酒汤主之。

黄芪芍桂苦酒汤方

黄芪五两，芍药三两，桂枝三两。

上三味，以苦酒一升，水七升相和，煮取三升，温服一升，当心烦，服至六七日，乃解，若心烦不止者，以苦酒阻故也。一方用美酒醯代苦酒。

【注解】

《金匮要略广注》：汗出腠理开，入水浴，则水气乘虚而入，故身肿，渴者，津液不行也，发热、汗如柏汁，湿热外蒸也，脉沉，水蓄于内也，桂枝行阳气，芍药泄邪热，黄芪实腠理，以司开合，则水气无所容而自散矣，苦酒，醋也，《经》云："味过于酸，肝气以津。"是酸味能收，而亦能泄也（观啜醋者，鼻上汗出可见）。李升玺曰：按汗出浴水，亦是偶举一端言之耳，大约黄汗由脾胃湿久生热，积热成黄，湿热交蒸而汗出矣。

《金匮发微》：黄汗之为病，郁于营分，日久而后发，此与水气郁在卫分者不同，方其郁伏未久，营热不甚，故身肿而冷，状如周痹，至于身体肿，发热汗出而渴，营热始炽矣，汗沾衣上，色黄如柏汁者，血中之液以热郁而外泄也。今试以针刺手，其初必有鲜血一点，血过乃出黄水，即此而推之，便可知黄汗之由，实起于营分郁热，所以如柏汁者，以营热所蒸，益加浓厚，非如黄疸之黄，由胃底胆汁而成也，然不辨明致此之由，则治法何从下手，将清营热乎？何以处在表之湿，将疏表气乎？何以处营之热，仲师申明"汗出而浴，水入汗孔得之"，而治法乃定矣，以表虚也，故君黄芪。以营郁之当宣也，故用芍药、桂枝，又惧药力之不胜病气也，故煎以具挥发性通调血分之苦酒，而营分之郁热始解。今人用醋和面涂伤，能去瘀血，其明证也，妇人肝郁不调内痛，用醋炒柴胡，醋磨青皮、白芍，其痛立解，当亦以其能达血郁之故，则苦酒之作用可知矣，庸工动称能敛肝阴，岂仲师用苦酒之旨乎！所以六七日乃解者，以久郁之邪未易战胜也，所以心烦者，营分久郁，而主血之藏虚，一时不胜药力也。

《金匮要略心典》：黄汗之病，与风水相似，但风水脉浮，而黄汗脉沉，风水恶风，而黄汗不恶风为异，其汗沾衣色正黄如柏汁，则黄汗之所独也，风水为风气外合水气，黄汗为水气内遏热气，热被水遏，水与热得，交蒸互郁，汗液则黄，黄芪、桂枝、芍药，行阳益阴，得酒则气益和而行愈周，盖欲使营卫大行，而邪气毕达耳，云苦酒阻者，欲行而未得遽行，久积药力，乃自行耳，故曰服至六七日乃解，按：前第二条云，小便通利，上焦有寒，其口多涎，此为黄汗，第四条云，身肿而冷，状如周痹，此云黄汗之病，身体肿，发热汗出而渴，后又云剧者不能食，身疼重，小便不利，何前后之不侔也，岂新久微甚之辨欤？夫病邪初受，其未郁为热者，则身冷，小便利，口多涎，其郁久而热甚者，则身热而渴，小便不利，亦自然之道也。

《金匮悬解》：黄汗为病，身体胕肿，发热汗出而渴，状如风水，汗沾衣上，色正黄如柏汁，此以汗出入水，水从汗孔入里，浸淫经络，阻其营卫，卫郁而为肿，营郁而为热，经热郁蒸，泄而为汗，肌肉滋湿，汗色正黄，缘脾为湿土而主肌肉，土湿木郁，则发黄色，木主五色，入土化黄故也，木郁风动，是以发渴，木气遏陷，是以脉沉，黄芪芍药桂酒汤，黄芪、桂枝,行营卫之郁遏,芍药、苦酒,泻经络之病热也。

【评析】

此处将黄汗与风水进行了鉴别诊断,黄汗的主症是"汗沾衣,色正黄如柏汁,脉自沉",其发病原因是"以汗出入水中浴,水从汗孔入得之",汗出后腠理开泄,外界水寒之气内侵,水湿停于营卫之间,郁久化热,湿热交蒸而出。黄芪走表,益气固表、利水消肿;桂枝、芍药调和营卫;苦酒温通血脉、泄营中郁热。临床清利可用茵陈、栀子、虎杖,渗湿可用茯苓、薏苡仁,敛汗用浮小麦、牡蛎等。

正常出汗是人的生理现象,过度出汗或汗液颜色异常都属于病理现象。黄汗是以汗出色黄、染衣着色为特征的一种病症。中医认为黄汗的病因是身上汗出、汗出未停时就入水洗澡,水湿立即从汗孔侵入,阳气被郁、水湿滞留、郁而化热,在脾虚的情况下,湿热内蒸营分,外泄肌肤,所以导致汗出色黄,沾衣染被。临床上黄汗的原因比较复杂,病程在1~3个月或1~3年长短不一。除黄汗外,尚可伴有身热恶风、头面及四肢浮肿、腰腿酸痛、下肢怕冷、小便不利等表现。治疗重在宣达阳气,使阳气伸展通达、湿热得以外泄,黄汗可止。

【原文】

黄汗之病,两胫自冷,假令发热,此属历节,食已汗出,又身常暮卧盗汗出者,此劳气也,若汗出已,反发热者,久久其身必甲错,发热不止者,必生恶疮,若身重,汗出已辄轻者,久久必身瞤,瞤即胸中痛,又从腰以上必汗出,下无汗,腰髋弛痛,如有物在皮中状,剧者不能食,身疼重,烦躁,小便不利,此为黄汗,桂枝加黄芪汤主之。

桂枝加黄芪汤方

于桂枝汤方中加黄芪二两,余如桂枝法,取微汗。

【注解】

《金匮要略广注》:黄汗胫冷,水湿下流也,发热则兼表证,为风湿相抟,故为历节,非黄汗也(然前节黄汗亦发热),食已汗出,胃气外泄也,日暮属阴,盗汗为阴虚(血属阴),此属劳气,以劳则气耗,故令津液溢出而盗汗,亦非黄汗也(盗汗见虚劳),发热,则荣卫不和,气血销铄,故身甲错,发热不止,则热蓄腐烂,故生恶疮,湿胜则身重,汗出辄轻,湿气散也,然表虚亡阳,不免身瞤,且阳受气于胸中,亡阳,故胸痛也,腰以上汗出,下无汗,则湿气郁滞,不克外散,故腰髋弛痛,如有物在皮中状也,剧者不能食,以脾恶湿,湿胜则脾困也,身疼重,湿流关节也,烦躁、小便不利,水气不泄,邪正相攻,而成懊恼,桂枝汤解肌,加黄芪以实表。按仲景麻黄、桂枝二汤,俱汗剂也,然去湿则用麻黄加术汤,以固中气,治黄汗则用桂枝加黄芪汤,以实卫气,可见发汗者,不可令如水流漓,但令微微似有汗出者,此风湿俱去也。

《金匮发微》：中风之证，受病于肌腠，内困于脾阳，则用桂枝汤助脾阳以解肌，使汗从腠理外泄，脾统血而主肌肉，为血络凝聚之处，故风郁肌理者，宜桂枝汤，所以达营郁也，风从皮毛入，邪薄肌肉，过其营分，是生表热，惟黄汗一证，所以异于中风者，足胫必冷，所以然者，阳郁于上而不下通也，中风证有汗，黄汗证亦有汗，或食已汗出，或暮夜盗汗，皆为营热外达，或汗出不解，反至发热，则营分热度更高，久必皮肤甲错而生恶疮，试观痈疡外证，先病热与肿为血郁增热，继则剧痛为热甚血败，败即脓成，待医者决去其脓，其痛始定，此即营分郁热必致痈脓之明证也，或身重而汗已辄轻者，湿将与汗俱去也，然汗出阳伤，久必身瞤，瞤者，如目光之旋转，闪灼不定，彼此互相跳动也，浮阳张于外，牵掣胸中，胸中阴液已亏，不能外应，故瞤见于外而痛应于里，若腰以上汗出而不及腰以下，则汗湿在下而腰髋弛痛，少阳三焦道路，由肾而下，属膀胱阳不下通，故腰以下多所掣制，如有物在皮中状。又其甚者，胸中发抒水气之枢机，一时停顿，脾阳不能作汗外泄，故湿阻胃之上口而不能食，湿在肌肉，故身疼重，心阳被郁，故烦燥，阳气在上，吸水不得下行，故小便不利，究其所以然，实由水湿郁其营血所致，要知黄汗一证，肌表以久汗而虚，不同中风之为卒病，此桂枝汤所以加固表之黄芪也。

《金匮要略心典》：两胫自冷者，阳被郁而不下通也，黄汗本发热，此云假令发热，便为历节者，谓胫热，非谓身热也，盖历节黄汗，病形相似，而历节一身尽热，黄汗则身热而胫冷也，食已汗出，又身尝暮卧盗汗出者，营中之热，因气之动而外浮，或乘阳之间而潜出也，然黄汗、郁证也，汗出则有外达之机，若汗出已反发热者，是热与汗俱出于外，久而肌肤甲错，或生恶疮，所谓自内之外而盛于外也，若汗出已身重辄轻者，是湿与汗俱出也，然湿虽出而阳亦伤，久必身瞤而胸中痛，若从腰以上汗出，下无汗者，是阳上通而不下通也，故腰髋弛痛，如有物在皮中状，其病之剧而未经得汗者，则窒于胸中而不能食，壅于肉理而身体重，郁于心而烦躁，闭于下而小便不通利也，此其进退微甚之机，不同如此，而要皆水气伤心之所致，故曰此为黄汗，桂枝、黄芪，亦行阳散邪之法，而尤赖饮热稀粥取汗，以发交郁之邪也。

《金匮悬解》：黄汗之病，经热内郁，而不外达，故两胫自冷，假令发热，是寒湿格其阳气，外热内寒，此属历节，黄汗外冷内热，食后已水谷未消，中气胀满，经热愈郁，皮毛蒸泄，是以汗出，又暮常盗汗出者，此卫气不敛，营气之外泄也，若汗出之后，反更发热者，经热不为汗减，久而营血瘀蒸，不能外华，皮腠肌肤枯涩，必生甲错，发热不止，血肉腐溃，必生恶疮，若身体沉重，汗后辄轻者，湿随汗泄，暂时轻松，久而汗夺血虚，木枯风作，必生瞤动，瞤即风木郁冲，胸中疼痛，风木升泄，故汗出腰半以上，风木郁勃，经络鼓荡，故腰髋弛痛,如有物在皮中,湿遏经络,故身体疼重,烦躁,湿旺木郁,故小便不利,此为黄汗,宜桂枝加黄芪汤,姜、甘、大枣,培土而和中,芍药、桂枝,通经而泻热,黄芪助卫气以达皮毛,辅以热粥,而发微汗,以泻经络之郁热也。

【评析】

此条继续将黄汗病、历节、劳气鉴别,黄汗病的临床表现及病因前面已叙述详尽,并且本条也进一步叙述了黄汗的不同见症,特别是《金匮要略心典》的论述很明确。

方中桂枝汤既能调和营卫,解散外邪,又能调和阴阳,恢复气化;黄芪助桂枝解表,通达阳气,驱除水湿。辅以热粥,而发微汗,以泻经络之郁热也,则营卫调和,阳气畅达,其病可愈。

现代医学认为,黄汗病为金黄色葡萄球菌感染汗腺引起的汗腺炎症,导致分泌的汗液含有黄色素,故汗液呈现黄色。

【原文】

师曰:寸口脉迟而涩,迟则为寒,涩为血不足,趺阳脉微而迟,微则为气,迟则为寒,寒气不足,则手足逆冷,手足逆冷,则荣卫不利,荣卫不利,则腹满肠鸣相逐,气转膀胱,荣卫俱劳,阳气不通,即身冷,阴气不通,即骨疼,阳前通则恶寒,阴前通则痹不仁,阴阳相得,其气乃行,大气一转,其气乃散,实则失气,虚则遗尿,名曰气分。

【注解】

《金匮要略广注》:寸口,肺脉也,有迟而涩之见证,则不能通调水道,趺阳者,胃脉也,有微而迟之诸证,则土弱不能制水,此水气病之所由来也,阴阳不通者,气为郁结也,阴阳前通者,气又散亡也,故阳结则气衰而身冷,阴结则血涩而骨疼,阳亡则表虚而恶寒,阴亡则为血虚而痹不仁也,大凡水病所生,皆因气不利,而水亦为之不利,故必阴阳相得,正气乃行,元气为大气,大气一转,邪气乃散,而水亦散矣,实者,脾经邪气实也,即前腹满之谓,《灵枢》云:"脾经得后与气,则快然如衰。"故实则失气(大便秽气),虚者,膀胱正气虚也,即前气转膀胱之谓,《经》云:"膀胱不约为遗溺。"故虚则遗尿(气转,谓气下泄也,即不约之意),此皆邪盛正衰,故失气者,邪气仍不得散,遗尿者,水气仍未尝行,而为气分也。王肯堂曰:血分,谓血不通利而胀,气分,谓气不通利而胀,非胀满之外,又有血分、气分之病也,盖气血不通利,则水亦不通利,而尿少,尿少则腹中水渐积而为胀,但血分者,血积胞门而病发于下,先经断后病水胀,气分者,心下坚大,而病发于上,先病水胀后经断也。

《金匮发微》:仲师既明水气证治而终以血分,既明黄汗证治而终以气分,欲人于同中求异而明治法也,盖水之甚者为水,水不甚即为黄汗,气之外泄而遇寒为水,水气之在里,不遇寒则仍为气,水可攻而气不可攻,要其证则为表里上下俱寒,如冬令雨雪坚水,阳气郁伏不动,不似春夏之易散,故仲师举寸口之脉迟而涩,便可知外不达于皮毛,而太阳之阳气先虚,举趺阳之脉微而迟,便可知里气虚寒,四肢不得禀中阳之气,中脘虚寒不能发抒营卫二气,于是太阴之腹部,厥阴、少阴之胁下,悉为客寒所据,而太阳水气,不行于膀胱。中脘脾阳不通于肌腠,因而身冷,里阴不濡于骨髓,因而骨痛。

《金匮要略心典》:微则为气者,为气不足也,寒气不足,该寸口、趺阳为言,寒而气血复不足也,寒气不足,则手足无气而逆冷,营卫无源而不利,由是脏腑之中,真气不充,而客寒独胜,则腹满胁鸣相逐,气转膀胱,即后所谓失气、遗溺之端也,营卫俱劳者,营卫俱乏竭也,阳气温于表,故不通则身冷,阴气营于里,故不通即骨疼,不通者,虚极而不能行,与有余而壅者不同,阳前通则恶寒,阴前通则痹不仁者,阳先行而阴不与俱行,则阴失阳而恶寒,阴先行而阳不与俱行,则阳独滞而痹不仁也,盖阴与阳常相须也,不可失,失则气机不续而邪乃着,不失则上下交通而邪不容,故曰阴阳相得,其气乃行,大气一转,其气乃散,失气、遗溺,皆相失之征,曰气分者,谓寒气乘阳之虚,而病于气也。

《金匮悬解》:寸口脉迟而涩,迟则为阴盛而寒,涩则为血之不足,趺阳脉微而迟,微则为气之不足,迟则为阳虚而寒,寒旺而气血不足,则手足厥逆而寒冷,手足逆冷,则营卫凝涩而不利,营卫不利,经络壅塞,则脏腑郁遏而腹满,肝司营血而行于左胁,肺司卫气而行于右胁,中气胀满,碍左升右降之路,则两胁滞气,雷鸣相逐,下转于膀胱,营卫之气,不得顺行,逼而下转,俱致劳伤而郁结不行,堵塞膀胱注泄之路,此水病之所以作也,卫郁而阳气不通,即内陷而身冷,营郁而阴气不通,即外束而骨痛,阳欲前通而未能遽通,则寒栗而不舒,阴欲前通而未能遽通,则麻痹而不仁,必阴阳和调而相得,其气乃行,阴不乘阳,则卫气外行,阳不乘阴,则营气内行,是谓相得,行则大气一转,膀胱之滞气乃散,散则滞气泄于二阴之窍,实则失气于后阴,虚则遗溺于前阴,滞气泄则水道通矣,趺阳主气,此因气分之寒而病水,根原于上焦者也,二章总承以上诸水证,虽有表里之辨,脏腑之别,名目非一,证状不同,其究不过血分气分二者而已,气分之病,心肺之阳虚,血分之病,肾肝之阴盛也,血分病水,因于肾寒,血以水为母而火为子,水阴而火阳,往往下寒而上热,若气分病水,则火灭而阳亡,上下俱寒也。

【评析】

此条通过"趺阳脉微而迟",强调中焦阳气不足,则荣卫不利,李东垣《脾胃论》论曰营气、卫气、元气、荣气等诸气皆胃气之别名,异名而同一也。

所以,尤怡《金匮要略心典》论述明确,营卫无源而不利,由是脏腑之中,真气不充,客寒独胜,影响机体气机正常循行,失气、遗溺,皆气机相失之征,曰气分。治疗上根据气虚、气滞分别选方诊治。

【原文】

气分,心下坚大如盘,边如旋杯,水饮所作,桂枝去芍药加麻黄细辛附子汤主之。

桂枝去芍药加麻黄细辛附子汤方

桂枝三两,麻黄二两,附子一枚(炮),细辛二两,甘草二两,生姜三两,大枣十二枚。

上七味,以水七升,煮麻黄去上沫,纳诸药,煮取二升,分温三服,当汗出,如虫行皮中,即愈。

【注解】

《金匮要略广注》:心下,属上焦阳部,故心下坚大如盘为气分也,边如旋杯,高而小也,水气凝结之状,下文"边如旋盘",低而大也,水气散漫之形,即此便有表里之分,故本方,汗剂也,服后当汗出如虫行皮中,水气外散也,下节枳术汤,内消药也,服后得腹中软,则水气亦潜通矣,桂枝汤去芍药,恐酸敛也,加麻黄出汗,附子温经,细辛散水气以去内寒,此即《内经》发表不远热之意。

《金匮发微》:由是太阳之气通于前,而肾阳不与俱行,则小便已而啬啬恶寒,少阳之气通于前,而三焦之火不与俱至,则少腹满而外证不仁,故必先去其固阴冱寒,使血海之营气得温而上行,肺藏之卫气清寒而下降,然后郁伏之气从而消释,大气者,阳气也,阳气转则阴寒散矣,由是寒气之乘里虚者,以遗溺解而腹满胁鸣止,表里和而手足不复逆冷矣,此桂甘姜枣麻辛附子汤,所以治心下坚大如盘,边如旋杯,凝固不解之阴寒,而效如桴鼓也。

《金匮要略心典》:气分即寒气乘阳之虚,而结于气者,心下坚大如盘,边如旋盘,其势亦已甚矣,然不直攻其气,而以辛甘温药,行阳以化气,视后人之袭用枳、朴、香、砂者,工拙悬殊矣,云当汗出如虫行皮中者,盖欲使既结之阳,复行周身而愈也。

《金匮悬解》:气分,清阳之位,而浊气痞塞,心下坚,大如盘,边如旋杯,此下焦阴邪逆填阳位,必缘土败而水侮也,桂甘姜枣麻附细辛汤,甘草,培其土虚,附子温其水寒,麻黄泻其滞气,姜、桂、细辛,降其浊阴也。

【评析】

本条谓心下坚大,其状如盘,按之虽外坚而中空无物。旋杯即覆杯之意,即外坚中空,如杯覆置之状。本条与下一条有类似之处,除"气分,心下坚,大如盘,边如旋杯",还可看到"手足逆冷,腹满肠鸣,恶寒身冷,骨节疼痛",肾阳不行,阴寒凝滞,水气不行,水饮搏结于中。

治疗当温阳散寒,通利气机,宣散水饮。采用桂枝去芍药加麻辛附子汤,减去芍药微寒之性,使温通之力增;加麻黄附子细辛则温经散寒之力加强,体现"大气一转,其气乃散"的精神。

【原文】

心下坚大如盘,边如旋盘,水饮所作,枳术汤主之。

枳术汤方

枳实七枚,白术二两。

上二味,以水五升,煮取三升,分温三服,腹中软,即当散也。

【注解】

《金匮要略广注》:枳实消胀,苦以泄之也,白术去湿,苦以燥之也。后张易水治痞,用枳术丸,亦从此汤化出,但此乃水饮所作,则用汤以荡涤之,彼属食积所伤,则用丸以消磨之,一汤一丸,各有深意,非漫无主张也。

《金匮发微》:诊病之法,惟外证同而虚实异,治者为不易辨也,同一心下坚大如盘边如旋杯之证(旋杯,按之硬,若杯之旋转而高出)。何以一则宜上下表里通行温散,汗出如虫行皮中而愈,一则用攻坚燥湿,三服后腹中软而愈,盖气分之脉,必兼迟涩,水饮之脉必见沉弦,此脉之易辨者也,气分则见窒塞,水饮必将内痛,此证情之易辨者也,气为寒约,则温以散之,寒因水实,则攻而和之,此仲师所以称医圣也。

《金匮要略心典》:证与上同,曰水饮所作者,所以别于气分也,气无形,以辛甘散之,水有形,以苦泄之也。

《金匮悬解》:心下坚,大如盘,边如旋杯,此缘水饮所作,以水旺土湿,胃气上逆,壅阻胆经下行之路,因而痞结心下,坚硬不消,枳术汤,枳实泻水而消痞,白术燥土而补中也。

【评析】

心下即胃脘处,本条与上一条相比"心下坚,大如盘,边如旋杯",边如旋"盘"与"杯"不同,但是治法方药大不相同,可以反过来以药测证,上一条我们可兼见"手足逆冷,腹满肠鸣,恶寒身冷,骨节疼痛",此条可见"脘腹痞满而胀",我们就可以知道此条是治疗脾虚饮停之证。

心下坚,大如盘,边如旋盘乃是脾弱气滞,水饮内聚,痞结于中。病机为脾弱气滞,水饮结于气分。

枳术汤是张仲景的一张小方,药仅两味,然历代医家用此方治疗胃脘痛、痞满却效果很好。如张璐《张氏医通》,龚廷贤《万病回春》、《寿世保元》等书,治疗胃病多用此方加减。临床实践发现此方可用于水饮或食积结于心下而影响脾失健运的胃脘痛和痞满证,对于慢性胃炎、胃十二指肠溃疡、胃肠功能紊乱、胃下垂、便秘等有良效。

方中枳实量为白术的一倍,行气散结除饮,白术健脾利水,用于因实而致的脾虚。两药一消一补,攻补兼施,互相为用,而消大于补为其特点。从传统气机上讲亦是一升一降,符合脾升胃降的生理特性。

第十五章 黄疸病脉证并治第十五

【原文】

寸口脉浮而缓,浮则为风,缓则为痹,痹非中风,四肢苦烦,脾色必黄,瘀热以行。

【注解】

《金匮要略广注》:浮则为风者,热极生风,邪气外拥也;缓则为痹者,土性缓,缓为脾疾,湿热不攘也,太阳中风,脉浮而缓,太阴伤寒,亦脉浮而黄(《经》云:脉浮而缓者,系在太阴,太阴身当发黄),此痹属太阴,恐误认为太阳中风,故辩云"痹非中风也",四肢苦烦者,脾主四肢,湿热外困也,脾属土,故色黄,瘀热行,故成黄疸,此统论通病之大概也。

《金匮发微》:湿与热并,乃生黄色,苴菜在瓮,酱曲在盒,其明证也,故论黄疸所由成,必先论脾藏之湿,脾主肌肉,而汗泄于肌理,气达于四肢,则湿无停阻之患,惟风中肌肉,则脾阳必顿,顿则腠理闭塞而肌肉为痹,四肢为脾所主,湿热留于脾藏,故四肢苦烦,风脉本浮,湿痹肌肉则缓,寸口见浮缓之脉,脾中瘀热行于周身,而面目爪甲俱黄矣,此一因也。

《金匮要略心典》:脉浮为风,脉缓为湿,云为痹者,风与湿合而痹也,然非风痹疼痛之谓,故又曰痹非中风,所以然者,风得湿而变热,湿应脾而内行,是以四肢不疼而苦烦,脾脏瘀热而色黄,脾者四运之轴也,脾以其所瘀之热,转输流布,而肢体面目尽黄矣,故曰瘀热以行。

《金匮悬解》:寸口以候三阴,寸口脉浮而缓,浮则为表中于风,缓则为肌肤之痹,是为风痹,非中风也,风痹于表,则四肢苦烦,脾色必黄,瘀热以行,盖脾为湿土,其色为黄,脾气内遏,不得四达,故湿瘀为热,黄色外发,四肢秉气于脾,脾病不得行气于四肢,故四肢烦生,《素问·平人气象论》:溺黄赤,安卧者,黄疸,目黄者,曰黄疸,《灵枢·论疾诊尺》:身痛而色微黄,齿垢黄,爪甲上黄,黄疸也,黄疸者,土湿而木郁,木主五色,入土则化黄,溺者,肝木之疏泄,目者,肝木之开窍,爪甲者,筋之余,肝木之主司,安卧者,脾之倦,肝木之伤克,风木不郁,不成黄疸也。

【评析】

此条主要介绍了湿热发黄所致阳黄的病因病机。脉浮主风,缓主湿,脉象显示既有外感风邪又有湿郁于里的征象,湿邪郁久化热,熏蒸于外发而为黄。痹有闭阻瘀滞之意,湿热瘀滞与脾胃是此类黄疸发病的主要原因。

最后一句"脾色为黄,瘀热以行"为本条重点:(1)脾色必黄强调病位在脾胃中焦;黄色属中焦脾胃之土;(2)瘀热以行强调发病与血分有关,湿热溢入血分。《金匮要略浅注补正》曰:"瘀热以行,一个瘀字,便见黄皆发于血分"。

因此,本条强调中医认为黄疸发病与血分有关,因此治疗此类湿热黄疸应重视活血祛瘀,治疗时酌情加入凉血活血药物,常可提高疗效。后世医家治疗黄疸多宗"脾色必黄,瘀热以行"之旨,常从湿、热、瘀着手,以治脾为要。

【原文】

跌阳脉紧而数,数则为热,热则消谷,紧则为寒,食即为满,尺脉浮为伤肾,跌阳脉紧为伤脾,风寒相搏,食谷即眩,谷气不消,胃中苦浊,浊气下流,小便不通,阴被其寒,热流膀胱,身体尽黄,名曰谷疸。

【注解】

《金匮要略广注》:跌阳,胃脉也,胃热者,不应复寒,消谷者,不应中满,今跌阳脉紧而数,寒热并见,消谷与中满并行者,何也?脾胃属阳明,为水谷之海,其气近热,变为热中,故主消谷,然胃与脾为表里,脾属太阴湿土,今又为湿所困,湿气本寒,故云"紧则为寒也",脾又不能运化精微,为胃行其津液,故"食即为满",此胃强脾弱所致也,尺脉属肾,宜沉,浮则为风,风邪外泄,肾气不得闭藏,故伤肾,跌阳脉属土,宜缓,紧则为寒,寒湿内郁,脾气不得运磨,故伤脾,是为风寒相搏也,食谷即眩,胃中湿热上蒸,蔽其清阳之气也,前云"热则消谷",此何以云"谷气不消"?盖谷虽消,而谷之气仍不消也,于是湿蒸热淤,胃中苦浊,浊气下流,小便壅塞不通矣,阴为太阴,被寒者,湿为阴邪,其性本寒也,热流膀胱者,湿郁为热,小便癃闭,故身体尽黄,为谷疸也。

《金匮发微》:一系胃中之热,胃热固能消谷,而肌肉外受风寒,内困脾阳,即宿食为之停阻,水谷停于中脘,湿热以日久而增,故跌阳见紧数之脉,便可决为发黄之渐,此二因也,一系风邪由肌腠入里,循三焦而下及于肾,肾为寒水之藏,下有二管,直接膀胱,为水道所从出,风阳吸于肾,则水道不行,寒邪由肌腠犯脾藏,则脾以虚寒而留湿,食谷即眩者,湿与热淆杂,而浊气上冒于颠也,寒入足太阴,脾不能为胃输津液作汗,湿热反致内陷,小便不通,胃中浊热无外出之路,乃由肾而流入膀胱,故于尺部少阴脉浮,见肾水不流,足背趺阳脉紧,见脾阳不运,皆足蕴蒸发黄,此三因也,名曰谷瘅。

《金匮要略心典》:趺阳脉数为热者,其热在胃,故消谷,脉紧为寒者,其寒在脾,故满,满者必生湿,胃热而脾湿,亦黄病之原也,尺脉浮为伤肾者,风伤肾也,趺阳脉紧为伤脾者,寒伤脾也,肾得风而生热,脾得寒而生湿,又黄病之原也,湿热相合,其气必归脾胃,脾胃者,仓廪之官也,谷入而助其热则眩,谷不消而气以瘀,则胃中苦浊,浊气当出下窍,若小便通,则浊随溺去,今不通,则浊虽下流而不外出,于是阴受其湿,阳受其热,转相流被而身体尽黄矣,曰谷瘅者,病虽始于风寒,而实成于谷气耳。

《金匮悬解》:趺阳脉以候三阳,趺阳脉紧而数,数则为热,内热则消谷,紧则为寒,内寒则不能消谷,食即为满,尺脉之浮,为风伤于肾,上章:寸口脉浮而缓,浮则为风,寸口、关上、尺中三部俱浮,其尺中之浮,乃风伤于肾,趺阳脉紧,为寒伤于脾,紧为肾脉,风邪外束,郁其肾家之寒,寒水侮土,则脾气受伤,脾伤于寒,故趺阳脉紧也,外风与内寒相持,脾伤不能磨化,故食谷则头晕而目眩,水谷不化,中气胀满,甲木不降,是以目眩,谷气陈宿不消,胃中败浊,化生瘀热,趺阳脉紧而数,数则为热,热在胃也,紧则为寒,寒在脾也,浊气下流,出于溲溺,则瘀热泄矣,而水道阻梗,小便不通,又无外泄之路,其太阴少阴,俱被寒伤,瘀热不能内入于脏,因而外入于腑,流于膀胱,膀胱之瘀热,蒸于周身,身体尽黄,名曰谷瘅,胃热入于膀胱,水土合邪,湿热瘀蒸,则病黄疸,谷瘅者,胃热脾寒,谷气不消之所致也。

【评析】

此条主要介绍了黄疸分类中的谷瘅及主症。趺阳脉候脾胃,数主热,紧主寒,脾湿胃热郁蒸于外,发为黄疸,谷瘅是由脾湿胃热所致,发病原因与饮食有关。脾寒不运,湿浊内停,困阻脾胃则脉紧,症见:消谷善饥、食后饱胀感、食后眩晕、食古不化、小便不通、全身发黄等。

谷瘅跟现代医学甲肝、戊肝等消化道感染病,胆囊及胰腺炎等引起黄疸的病变相似,张仲景早已经认识到此类疾病都跟消化道功能损伤有关,所以也佐证了"脾色必黄"的中医脾黄的黄疸学说。

【原文】

额上黑,微汗出,手足中热,薄暮即发,膀胱急,小便自利,名曰女劳疸,腹如水状,不治。

【注解】

《金匮要略广注》:女劳疸属肾,额为三阳部分,黑为水色,额上黑者,阴乘阳也,微汗出,湿热熏蒸也,手足背属阳,手足心属阴,日中为阳,薄暮为阴,"手足中热,薄暮即发",阴虚生内热也,膀胱急者,里虚气不内充也,小便利者,肾虚不能闭藏津液也,腹如水状,气虚中满,肾邪乘土(脾属土,其经入腹),故不治。

《金匮发微》:女劳疸证状有六,一曰额上黑,额上为颅骨覆脑处,肾虚者脑气必亏,故精气不荣于额上而见晦滞之色,陈修园以额上为心部,肾邪重而水色见于火部,直瞀说耳,二曰微汗出,微汗出似不足为病,而女劳疸独否,盖用力入房,皮毛开而汗液屡泄,泄之不已,皮毛从此不收,津液即随时漏泄,三曰手足中热,则由以欲竭精之时,手足用力太猛,少阳胆火乃乘少阴之虚,流溢于劳宫、涌泉二穴,四曰薄暮即发,薄暮,阳衰之候,寒湿下动,乃反迫真阳而外出,五曰膀胱急,寡欲者肾阳充,充则下焦水道布气于少腹,膀胱以温和而缓,多欲者肾阳虚,虚则阳气不及州都,膀胱以虚寒而急,此证与脉紧为寒同义,可见陈修园谓"肾虚累及外府",犹为未达一间也,六曰小便自利,自利者,不自知而利也,肾关不固,则小溲不禁,黄坤载谓:"火败水寒,蛰藏失政。"盖略近之,若夫脾肾两败,腹如水状,即为不治之证,盖腹为足太阴部分,肾即在腹之两旁,肾藏无火,不能蒸化脾阳,由是脾藏虚寒,湿邪凝冱,从而腹满,然苟用四逆加茵陈蒿以治之,何尝不可挽救一二,昔金子久患此证,自服茵陈蒿汤,不愈。乃就诊于丁君甘仁,授以附子汤加茵陈,但熟附子仅用钱半,服二剂不效,乃仍用茵陈蒿汤,以致脾气虚寒,大便色白而死,为可惜也,但金本时医,即授以大剂四逆汤,彼亦终不敢服,则是有方与无方同,有药与无药同,经方见畏于世,若此,可慨夫。

《金匮要略心典》:肾劳而热,黑色上出,犹脾病而黄外见也,额于部为庭,《灵枢》云,庭者,颜也,又云,肾病者,颧与颜黑,微汗出者,肾热上行,而气通于心也,手足心热,薄暮即发者,病在里在阴也,膀胱急者,肾热所逼也,小便自利,病不在腑也,此得之房劳过度,热从肾出,故名曰女劳疸,若腹如水状,则不特阴伤,阳亦伤矣,故曰不治。

《金匮悬解》:足太阳之经,起于睛明(在目内眦),上额交颠,而后行于背,太阳寒水之气逆而不降,则额见黑色,湿气蒸泄,则微汗出,手厥阴之经,行手心而上中指,脉动于劳宫(在手心中),足少阴之经,起小指而走足心,脉出于涌泉(在足心中),手中热者,少阳相火之陷也,少阳与厥阴为表里,故热在手心,足中热者,厥阴风木之陷也,乙木生于癸水,木陷于水,湿气下郁,故热在足心,日暮阳衰,寒湿下动,木火郁陷,是以病发,木陷于水,遏抑鼓荡,不得上达,故膀胱迫急,风木疏泄,火败水寒,蛰藏失政,故小便自利,此名曰女劳疸,女劳之家,纵欲伤精,泄其肾肝温气,水寒木枯,脾败湿作,则病黑疸,久而腹如水状,鼓胀不消,则水木为贼,而中气崩溃,不可治也。

【评析】

此条主要介绍了黄疸分类中的女劳疸及主症。前一条中"尺脉浮为伤肾"实则为女劳疸脉象,肾虚有热则尺脉浮。

《金匮要略》认为本证是得之房劳醉饱。根据临床所见本证多出现在黄疸病的后期,是气血两虚、浊邪瘀阻证的黄疸类候。症见:额上黑、微微出汗、手足心热,伴有胁下积块胀痛、肤色暗黄、额上色素沉着、舌质暗红、脉弦细等,后期腹水严重。

【原文】

心中懊恼而热,不能食,时欲吐,名曰酒疸。

【注解】

《金匮要略广注》:酒性湿热,心中懊恼而烦,不食欲吐者,胃为湿热所困,气壅上逆,为酒疸。

《金匮发微》:酒者,水与谷蕴蒸而后成,随体气强弱以为量,体气强则从三焦水道下走膀胱,体气弱则留于中脘,而成湿热之媒介,胃络上通于心,胃中酒气上熏于心,故心中懊恼而热,酒已郁而成热,胃气大伤,故不能食,酒性上泛,故时欲吐,得甘味则益剧,此酒疸之渐也。

《金匮要略心典》:懊恼,郁闷不宁之意,热内蓄则不能食,热上冲则时欲吐,酒气熏心而味归脾胃也,此得之饮酒过多所致,故名酒疸。

《金匮悬解》:心中懊恼烦热,不能下食,时欲呕吐,名曰酒疸,酒之为性,最动下湿而生上热,醉醒之后,往往烦渴饮冷,伤其脾阳,久而脾阳颓败,下湿愈滋,上热弥盛,遂生懊恼烦热,呕吐不食之证,将来必病酒疸,医知其上焦之湿热而昧其下焦之湿寒,凉泄不已,热未去而寒愈增,土崩阳绝,则人亡矣。酒家之病,成于饮食之生冷,酒家之命,殒于药饵之寒凉,此千古之冤枉,而人无知者,良可哀也!

【评析】

此条主要介绍了黄疸分类中的酒疸及主症。酒疸是由于嗜酒过度,湿热内蕴所致。症见:心中郁闷烦热、不欲食、时时欲吐。

《医宗金鉴·杂病心法要诀·疸证总括》酒疸注曰:"酒疸者,得之于饮酒无度,而发是病也",《寓意草·论钱小鲁嗜酒积热之证》:"热淫内炽……故胆之热汁,满而溢出于外,以渐渗于经络,则身目俱黄,为酒疸之病。"

酒疸多因饮酒过度,湿热郁蒸,胆热液泄所致,即现代医学酒精性肝病,可见于酒精性肝炎、酒精性肝硬化、酒精性脂肪肝、胆汁郁积性肝炎等。治宜清利湿热,解酒毒,方如栀子大黄汤、葛花解醒汤等。

【原文】

阳明病,脉迟者,食难用饱,饱则发烦头眩,小便必难,此欲作谷疸,虽下之,腹满如故,所以然者,脉迟故也。

【注解】

《金匮要略广注》:此即《内经》"减谷则愈"之旨,阳明者,胃也,主纳饮食,脉迟为无阳,此邪热不杀谷,故食难用饱也,饱则发烦,以胃虚,食郁致热也,头眩者,胃中苦浊,浊气上蒸也,小便难,则食郁不得下泄,膀胱无阳以化,而谷气积久,湿热发于外,故欲作谷疸,因其发于谷气之不运,非实热内结也,下之,徒虚其胃气,故腹满如故,《经》云"脉迟尚未可攻"是也。

《金匮发微》:阳明病,胃病也,脉迟,胃寒也,寒则不能消谷,故饱食即发烦,所以发烦者,蕴积不消而生热也,胃中生热,必冲脑部,故头眩。阙上痛,目中不了了者,亦即胃中热邪上冲脑部之明证也,但彼为实热,实热则生燥,此为虚热,虚热则生湿,湿邪垢腻,流入三焦,故小便必难,胃中谷食不消,湿热相抟,于是欲作谷疸,且阳明实热,下之则腹满除,阳明虚热,虽下之而腹满如故,所以然者,则以胃虚脉迟,中阳不运,非如滑大之脉便于峻攻也。

《金匮要略心典》:脉迟胃弱,则谷化不速,谷化不速,则谷气郁而生热,而非胃有实热,故虽下之而腹满不去,伤寒里实,脉迟者尚未可攻,况非里实者耶。

《金匮悬解》:此段见《伤寒·阳明》,阳明燥土,太阴湿土,阳旺土燥则脉数,阴旺土湿则脉迟,阳明病脉迟者,太阴盛而阳明虚也,阳衰湿旺,饮食不甘,故难以致饱,饱则脾不能化,中焦郁满,故心烦而头眩,土湿则木郁,不能疏泄,小便必难,湿无泄路,而谷气陈宿,此欲作谷疸,虽下之,而腹满如故,所以然者,以其脉迟而阴盛故也。

【评析】

此条主要介绍了寒湿阻滞所致阴黄的病因病机。阳明病,脉迟有力,证属实热证者用寒下之剂有效,然此证虽脉迟但无力,证属脾胃虚寒,故"虽下之,腹满如故"当以温运,而非寒下。

本证脾胃虚寒,失于运化,寒湿中阻,无以外泄,发为身黄。症见:脉迟无力、不能饱食、饱食后烦闷、头晕、小便不利,腹满。临证中注意寒湿发黄的辨证,不可拘泥于脉迟,而应注意寒湿黄疸者常见:身黄而晦暗,精神倦怠,腹满时减,纳呆便溏,小便不利等。治疗当以温阳化湿,如茵陈理中汤。

【原文】

夫病酒黄疸,必小便不利,其候心中热,足下热,是其证也。

【注解】

《金匮要略广注》:大寒凝海,惟酒不冰,以其湿热甚也,酒入于胃,胃中苦浊,小便不利,则湿热内壅,无所分消,故郁于上则心中热,流于下则足下热也(胃脉贯膈下足跗),《内经》云:酒气盛而慓悍,肾气日衰,阳气独胜,故手足为之热也。喻嘉言曰:酒者,清冽之物,不随浊秽下行,惟喜渗入者也,渗入之处,先从胃入胆,胆为清净之府,同气相求故也,然胆之摄受无几,其次从胃入肠,膀胱渗之,化溺而出,迨至化溺,则所存者,酒之余质,其烈性惟胆独当之,每见善饮者,必浅斟缓酌,以待腹中之渗,若连飞数觥,有倾囊而出耳,故饮酒醉后,其胆气愈横,不可降伏,而胆之热汁,满而溢出于外,以渐渗于经络,则身目皆黄,为酒疸之病,以其渗而出也,小便不利者,宜转驱而纳诸膀胱,从溺道分消可也。

《金匮发微》:酒瘅之病,有相因而洊至者,体虚之人,不胜酒力,故湿热渗下焦而小便不利,惟酒气上熏而心中热,且酒气下移而足下热,此为酒疸之垂成。

《金匮要略心典》:酒之湿热,积于中而不下出,则为酒疸,积于中则心中热,注于下则足下热也。

《金匮悬解》:酒疸阳败土湿,金郁于上,不能化津,木遏于下,不能泄水,必小便不利,胃逆而君火不降,则心中热,脾陷而风木不升,则足下热,木中孕火,其气本温,木陷于水,温郁为热,肝脉起于足大指,肾脉起于足心,故足下热也,缘其中气颓败,不能升降阴阳故也。

【评析】

此条主要介绍了酒疸的主症。症见:小便不利,心中热,足下热。此足下热应与女劳疸的足下热根据其伴见证相鉴别。

【原文】

酒黄疸者,或无热,靖言了,腹满欲吐,鼻燥,其脉浮者,先吐之,沉弦者,先下之。

【注解】

《金匮要略广注》:酒性慓悍,聚散不常,当其散时,或无热,靖言了了;及其聚也,湿热郁蒸,腹满欲吐,胃热熏肺,肺开窍于鼻,又胃脉起于鼻之交頞中,故鼻燥也,浮脉属阳,病在膈上,故先吐之,《经》所谓“其高者,因而越之也。”沉弦脉属阴,病在腹里,故先下之,《经》所谓“中满者,泻之于内也。”

《金匮发微》:亦有酒气不冒于心而肺独受其熏灼者,则心不热,心不热故神色安靖,出言了了,而鼻中燥热者,亦为将成之酒疸,此时病在心肺,或为心中热,或为鼻中燥,以及胃气上泛欲吐者,皆可用瓜蒂散吐之,湿热泄于上,酒疸可以不作,若小便不利,足下热,即为湿热下注,但需茵陈栀子大黄汤下之,以泄其热,酒疸亦可以不作,然必审其脉浮,而后可吐,倘属沉弦,即当先下,此即"在高者引而越之,在下者引而竭之"之例也。

《金匮要略心典》:酒黄疸者,心中必热,或亦有不热,静言了了者,则其热不聚于心中,而或从下积为腹满,或从上冲为欲吐鼻燥也,腹满者可下之,欲吐者可因其势而越之,既腹满且欲吐,则可下亦可吐,然必审其脉浮者,则邪近上,宜先吐。

《金匮悬解》:酒疸,或心中无热,靖言了了,烦乱不生,而腹满欲吐,此缘土湿而胃逆也,肺金莫降,津液不生,是以鼻燥,肺窍于鼻也,其脉浮者,浊瘀在心肺之部,当先吐之,脉沉弦者,浊瘀在肝肾之部,当先下之,以腐败郁阻,心肺不降,是以脉浮,心肺之脉浮,肾肝不升,故脉沉弦,肾脉沉,肝脉弦,吐下之后,腐物涌泄,则心肺下降而肾肝上升矣。

【评析】

本条主要介绍酒疸治法。酒疸是由于饮酒过度,湿热内蕴所致,病势有趋于上,中,下之别。湿热在上,则欲吐鼻燥,当用吐法;湿热在中未扰心神,则"靖言了了";湿热在下,则腹满,当用下法。

如若患者腹满呕吐并发,则应采用"因势利导"之法脉证合参以定治法,顺应机体抗邪之势。脉浮者病趋于上,当先吐之;脉沉者病趋于里,当先下之。其中"先"字提示我们治疗中吐下之法乃为权宜之计,后续仍需随证调治。临床中下法应用较多,但也不宜过剂以免损伤正气。

【原文】

酒疸,心中热,欲呕者,吐之愈。

【注解】

《金匮要略广注》:心热者,酒气郁蒸,欲呕者,胃气上逆也,因势利导,宜吐以散其湿热之气。李升玺曰:酒在胃中,湿热不散,故多作呕,葛花解酲汤,用豆蔻、砂仁,辛香快气之品,皆治呕之意,以酒客不喜甘故也,心中虽热,亦忌过用苦寒,以胃寒则愈呕,故吐以散之为宜。李玮西曰:按仲景吐有二法,虚烦内热,则用栀子豉汤,胸寒气冲,则用瓜蒂散,此酒疸心中热,大约栀子豉汤为宜。

《金匮发微》:此时病在心肺,或为心中热,或为鼻中燥,以及胃气上泛欲吐者,皆可用瓜蒂散吐之。

《金匮要略心典》:脉沉弦者,则邪近下,宜先下也。

《金匮悬解》:酒疸,心中烦热,欲作呕吐者,吐之则愈,缘其湿热郁蒸,化生败浊,浊气熏心,故欲作吐,吐其腐败,则恶心呕哕止矣。

【评析】

此条主要论述酒疸可吐之证。心中热,欲吐者,可因其欲吐之势尽涌吐之,绝其病根,以免上熏或下注。

【原文】

酒疸下之,久久为黑疸,目青面黑,心中如啖蒜齑状,大便正黑,皮肤爪之不仁,其脉浮弱,虽黑微黄,故知之。

【注解】

《金匮要略广注》:酒疸不宜妄下,下之则胃虚内热,久为黑疸,以热极反兼水化也(水色黑),肝开窍于目,湿热上蒸,目失清明之气,而反见本脏之色也(肝属木,其色青),阳明脉循而胃热,故面黑也,心中如啖蒜齑状者,湿热熏蒸,心火内烦也,大便正黑,湿热下渗也,皮肤不仁,湿热外壅也,脉浮者,邪气发于外,弱者,正气虚于内也,黑者水色,黄者土色,虽黑微黄,水土争胜,互相克贼也。

《金匮发微》:若心中热而误下之,则在上之热未除,在下之阴先竭,积久遂成黑疸,伤其血分,故目青,跌打损伤肌肤见青色者,伤血故也,湿热不除,面色熏黄,此与湿家身色如熏黄同,但彼为黄中见黑,此为黑中见黄,为小异耳,心热仍在,懊憹欲死,故如啖蒜状,犹谬所谓猢狲吃辣胡椒也,酒少饮则能生血,多饮反能伤血,热瘀在下,熏灼胞中血海,热血上行,则瘀积肠中,故大便色黑,血不荣于肌表,故皮肤爬搔而不知痛痒,酒气在上,故脉仍见浮,特因误下而见弱耳,面色黑而微黄,故知非女劳之比。窃意此证黄连阿胶汤或可疗治,或借用百合病之百合地黄汤以清血热而滋肺阴,附存管见,俟海内明眼人研核之。

《金匮要略心典》:酒疸虽有可下之例,然必审其腹满脉沉弦者而后下之,不然,湿热乘虚陷入血中,则变为黑疸,目青面黑,皮肤不仁,皆血变而瘀之征也,然虽曰黑疸,而其原则仍是酒家,故心中热气熏灼,如啖蒜状,一如懊憹之无奈也,且其脉当浮弱,其色虽黑当微黄,必不如女劳疸之色纯黑而脉必沉也。

《金匮悬解》:酒疸下之,败其脾阳,久而寒水侮土,变为黑疸,木主五色,入土为黄,入水为黑,自入为青,肝木藏血,而华皮肤,水土温燥,乙木荣达,则五气调和,色不偏见,其一色偏呈者,一藏埋郁,而木气不达也,下后土败阳亏,水邪上凌,木郁湿土之中,则见黄色,木郁寒水之内,则见黑色,木气自郁,则见青色,肝窍于目,目青者,肝气抑郁,自现其色于本经之窍也,阳明行身之前,自面下项,面黑者,寒水风木之邪,上乘戊土之位也,谷入于胃而消于脾,从土化气,故大便色黄,正黑者,水侮木贼而土败也,土生于火,木贼而土负,水胜则火熄,心中火位,而如啖蒜齑,寒水灭火,金气无制,故辛味见于心家,金味辛也,木郁血凝,不能滋荣皮肤,故皮肤枯槁,爪之不仁,阳虚而不根于下,故脉浮弱,其色虽黑,而黑中微见黄色,故知是黄疸所变化也。

【评析】

本条主要论述酒疸误下变为黑疸的证候。黑疸源于酒疸误下,久之变证,证属湿热挟瘀。血瘀于内,不荣于外,症见:目青面黑,心中如吃了姜蒜韭菜等灼热不舒,大便黑,皮肤搔抓不知痛痒,脉浮弱,皮肤虽黑但微带黄色。

此与女劳疸的面色发黑相鉴别,女劳疸之纯黑,为肾虚所致,而黑疸之黑中微黄为酒疸误下,营血腐败之色。

【原文】

师曰:病黄疸,发热烦喘、胸满口燥者,以病发时,火劫其汗,两热所得,然黄家所得,从湿得之,一身尽发热而黄,肚热,热在里,当下之。

【注解】

《金匮要略广注》:黄家湿热兼有,此云从湿得之者,先从湿气郁勃,而后热气熏蒸,原其始而言也,此湿热蒸于外,则为发热,郁于内,则为烦喘、胸满、口燥,夫疸热也,火劫其汗,则愈热,是谓两热相得,此黄疸始于湿而继之以热也,若身尽发热而黄,肚热,是热在里,宜下之,以去在里之湿热。

《金匮发微》:黄疸所由成,胃热与脾湿相参杂者为多,独有“发热,烦渴,胸满,口燥”之证,为亢热而无湿,推原其故,则以方遘他病时,证属阳热,复以火劫发汗,两热相得,便与湿热参杂之证,判若天渊,概云从湿得之可乎?一身尽发热面黄,肚热,仲师既明示人以瘀热在里,直可决为独阳无阴之大黄硝石汤证,伤寒阳明病之但恶热不恶寒,宜大承气汤者,即其例也,请更据伤寒发黄证而推求之,太阳魄汗未尽,瘀湿生热,亦必发黄,此时湿尚未去,要不在当下之例,故有“阳明病,无汗,小便不利,心中懊侬者,身必发黄”“阳明病,被火,额上微汗出,小便不利者,必发黄”“但头汗出,剂颈而还,小便不利,渴饮水浆者,此为瘀热在里,身必发黄,茵陈蒿汤主之”,何以同一阳明病,仲师于前二证不出方治,非以其从湿得之,湿未尽者,不当下乎,本条热在里,与伤寒之瘀热在里同,法在可下。况本条一身尽发热而黄,肚热,阳明府实显然,予故曰宜大黄硝石汤也。

《金匮要略心典》:烦、满、燥、渴,病发于热,而复以火劫之,以热遇热,相得不解,则发黄疸,然非内兼湿邪,则热与热相攻,而反相散矣,何疸病之有哉?故曰黄家所得,从湿得之,明其病之不独因于热也,而治此病者,必先审其在表在里,而施或汗或下之法,若一身尽热而腹热尤甚,则其热为在里,里不可从表散,故曰当下。

《金匮悬解》:病黄疸,发热烦喘,胸满口燥,何遽至此?此以疸病发时,原有内热,复以火劫其汗,两热相合,表里燔蒸,肺金受伤,故致于此,然黄家所以得病,从湿得之,非从热得,湿郁则为热耳,若一身尽发热而黄,肚皮又热,此湿热在里,当下之也,《灵枢·师传》:胃中热,则消谷,脐以上皮热,肠中热,则出黄如糜,脐以下皮热,即此肚热,热在里之义也。

【评析】

此条主要论述了外感或热性病误用火劫发汗而致发黄的机制及治则。外感或热性病的表热或里热与火劫发汗的误治之热相合,热扰心肺,发为烦喘,母病及子、子病累母,故脾不健运,湿热困脾。

"然黄家所得,从湿得之"强调了黄疸的形成与脾湿有关,为后世"无湿不作疸"之说奠定了基础。因此治疗黄疸应该重视利湿。本篇 16 条明确提出"诸病黄家,但当利其小便"。上条强调"瘀",此条强调"湿"。二者当兼顾。

"黄家所得,从湿得之",湿郁热蒸,热瘀血分,发为黄疸。当以下法。

【原文】

脉沉,渴欲饮水,小便不利者,皆发黄。

【注解】

《金匮要略广注》:脉沉而渴,湿热在里也,小便不利,则湿热内蓄,无从分消,故发黄,或问:五苓散治小便不利而渴,今可治此发黄证否?答曰:五苓治消渴、小便不利,以其脉浮,则病在表,故用桂枝,于利水之中兼发汗之意,此脉沉,则病邪入里,郁而发黄,五苓散非所宜也。

《金匮发微》:黄疸将成,起于蕴湿生热,此固尽人知之矣,然其所以致此之由,则由于辨之不早,即如仲师所述"脉沉,渴欲饮水,小便不利者,皆发黄",夫消渴,小便不利,脉浮者,宜利小便发汗,则仲师方治明有五苓散矣,小便不利而渴,果为肾寒,不能化气行水,则用栝蒌瞿麦丸亦足矣,何必待发黄而始治。

《金匮要略心典》:脉沉者,热难外泄,小便不利者,热不下出,而渴饮之水,与热相得,适足以蒸郁成黄而已。

《金匮悬解》:脉沉者,水盛而木陷也,木郁不能疏泄,则小便不利,风燥津亡,则渴欲饮水,湿热在中,而下无泄路,凡有此证,无不发黄。

【评析】

此条论述湿热发黄的脉证。脉沉主里,里热壅盛则口渴欲饮,水湿内停则小便不利,湿热互结,发为黄疸。

【原文】

腹满,舌痿黄,躁不得眠,属黄家。

【注解】

《金匮要略广注》:腹满者,湿热内壅也,舌为心窍,湿热内壅,则心经湮郁,火气不伸,故令痿黄也,躁不得眠者,《经》云"胃不和,则睡不安也。"

《金匮发微》:又如"腹满,舌痿黄,躁不得睡,属黄家",夫腹为足太阴部分,舌苔黄腻属湿,则湿在脾藏可知,阳明病多不寐证,缘胃中燥实不和也,此云躁不得睡,其为胃热无疑,此证治湿则增燥,润燥则滋湿,如欲两全,但用白虎汤加苍术可矣,果其胃中有燥矢,用茵陈蒿汤亦足矣,曲突徙薪此为上策,何必焦头烂额,乃为上客乎?

《金匮要略心典》:脾之脉,连舌本,散舌下,腹满舌痿,脾不行矣,脾不行者有湿,躁不得睡者有热,热湿相搏,则黄疸之候也。

《金匮悬解》:土郁不运,则病腹满,《素问·痿论》:治痿独取阳明,舌痿黄者,土湿胀满,阳明上逆,君火不得下降,郁于戊土之中,火土合邪,湿热熏蒸,故舌痿而发黄,黄为土色而舌为心窍也,火不根水,故躁不得睡,此属黄家。

【评析】

此条论述寒湿发黄的证候。此处之"舌",《医宗金鉴》认为当作"身",可从。腹满与身萎黄并见,属寒湿伤脾,正虚邪盛多迁延难愈,故曰"此属黄家"。

【原文】

黄疸之病,当以十八日为期,治之十日以上瘥,反剧为难治。

【注解】

《金匮要略广注》:疸者,脾邪湿热所致,脾属土,土无定位,寄旺于四时之季月,各十八日,则十八日乃土之成数也,十八日为期,则土气衰而病愈,故治之十日以上,当渐瘥也,若反剧,是湿热留连,土邪终未消散,故难治。

《金匮发微》:病气之衰,不跗三候,伤寒太阳证,发于阴者,以七日为一候,仲师言黄家从湿得之,湿郁生热,乃传阳明。发于阳者,以六日为一候,《伤寒论》"发于阴七日愈,发于阳六日愈"之文,谓一候也,玩"太阳病七日以上自愈"之条,足为明证,阳明篇云,伤寒三日,阳明脉大,谓本太阳之病,过三候而反剧也,然则黄疸以十八日为期,即属阳明篇三日之例,阴以七为候,则伤寒三日为二十一日,阳以六为候,故黄疸三候为十八日,所以然者,始病十八日内,可发汗及利小便,可清热而去湿,正犹太阳伤寒,一汗病已,更无余病,若过十八日,湿尽化热,欲攻不得,故仲师言"反剧为难治"也。

《金匮要略心典》:土无定位,寄王于四季之末各十八日,黄者土气也,内伤于脾,故即以土王之数,为黄病之期,盖谓十八日脾气至而虚者当复,即实者亦当通也,治之十日以上瘥者,邪浅而正胜之则易治,否则邪反胜正而增剧,所谓病胜脏者也,故难治。

《金匮悬解》:《素问·太阴阳明论》:脾者,土也,治中央,当以四时长四脏,各十八日寄治,不得独主于时也,黄疸,太阴湿土之病,故以十八日为期,土气未败,治之十日以上当瘥,反剧,则土败不应常期,故为难治。

【评析】

此条论述黄疸的预后。其与正邪盛衰有关,特别是脾气的旺盛与否。脾寄旺于四季末各十八日,故"当以十八日为期",十八日为约略之数,故临床中湿热黄疸可以十八日为期推断预后,治疗十日以上,病即向愈,否则为正不胜邪,预后不佳。

本条主要强调早期治疗的重要性。

【原文】

疸而渴者,其疸难治;疸而不渴者,其疸可治,发于阴部,其人必呕;阳部,其人振寒而发热也。

【注解】

《金匮要略广注》:疸者,湿热也,湿则津液困滞,热则津液销铄,故多渴,渴者,湿热已甚,故难治,不渴者,湿热未甚,故可治,阴部、阳部者,表里之分,发于阴部,则湿热在里,胃气上逆,故呕,阳部,则湿热在表,卫气疏泄,故振寒发热也。

《金匮发微》:非渴之难,渴而饮水之难,黄疸之病,既从湿得之,则肠胃之中,必多粘滞宿垢,妨其水道,小便不利,湿乃日增,则其证益剧,此其所以难治也,若夫不渴之证,脾阳犹能化气输津,即不治亦当渐愈,此其所以可治也,但同一黄疸,不惟渴与不渴之异,即所发之部分,要自不同,故有脾阳不振,湿留中脘,胃底胆汁不容,势必充而上逆,故呕,下文云"诸黄,腹痛而呕者,宜柴胡汤",即此证也,发于太阴故称阴部,太阳寒水不行于膀胱,即出于皮毛,表虚不达加以外寒,水气遇寒即病振栗,营热内抗,即生表热,后文所云"诸病黄家,当利小便,脉浮者当以汗解,桂枝加黄芪汤主之。"即此证也,发于太阳,故称阳部,阳部以太阳寒水言之,阴部以太阴湿土言之,要知黄疸病源,以水与湿为主要,而成于胆汁之掺杂,胆火炎上,不能容水与湿,乃合并而溢出皮外,此为黄疸所由成,胆汁色黄,故其汁亦如柏汁之染物,可见太阳病由汗出不彻而有发黄之变者,皆胆汁与湿热混杂为之也。

《金匮要略心典》:瘅而渴,则热方炽而湿且日增,故难治,不渴,则热已减而湿亦自消,故可治,阴部者,里之脏腑,关于气,故呕,阳部者,表之躯壳,属于形,故振寒而发热,此阴阳、内外、浅深、微甚之辨也。

《金匮悬解》:疸而渴者,湿蒸为热,湿为阳虚,热为火盛,泄火则损其阳,补阳则益其火,故为难治,疸而不渴者,湿多热少,故为可治,发于阴部,其病在里,湿盛土郁,胃气上逆,必作呕吐,发于阳部,其病在表,湿旺经郁,寒气外袭,必发热而恶寒也。

【评析】

此条论述黄疸的预后。以口渴与否判断病情的轻重,临床中不可拘泥于口渴一症,仍需结合相关脉证判断。

发于阴部或阳部,提示病情偏里或偏表,发于阴部,病情偏里,必见呕吐;发于阳部,病情偏表,见寒战高热。

【原文】

谷疸之为病,寒热不食,食即头眩,心胸不安,久久发黄,为谷疸,茵陈蒿汤主之。

茵陈蒿汤方

茵陈蒿六两,栀子十四枚,大黄二两。

上三味,以水一斗,先煮茵陈,减六升,纳二味,煮取三升,去滓,分温三服,小便当利,尿如皂角汁状,色正赤,一宿腹减,黄从小便去也。

【注解】

《金匮要略广注》:湿热外拥,故发寒热,谷气不运,故不食,浊气上蒸,故食即头眩,湿热内郁,故心胸不安,茵陈祛湿热,栀子开郁结,大黄苦以泄之,皆分消湿热之剂也。

《金匮发微》:谷疸之病,起于太阴之湿,成于阳明之热,太阴寒湿,与阳明之热交争,则生寒热,寒热作时,胃中饱懑,不食,有时思食,谷气引动胃热,上冲脑部,即病头眩,心胸不安者,胃热合胆汁上攻,胸中之湿郁而生热也,湿热与胆汁混合,上于头目,则头目黄,发于皮外,则一身之皮肤黄,于是遂成谷疸,所以用茵陈蒿汤者,用苦平之茵陈以去湿,苦寒清热之栀子以降肺胃之浊,制大黄走前阴,疏谷气之瘀,俾湿热从小溲下泄,则腹胀平而黄自去矣,按此节后仲师言"分温三服,小便当利,尿如皂角汁状",鄙意大黄当走大肠,惟制大黄走小便,服制大黄者,小便多黄,而其色极深,以意会之,当是脱去"制"字,然既成谷疸,大便必少,或大便行后,继以黄浊之小便,亦未可知也。

《金匮要略心典》:谷疸为阳明湿热瘀郁之证,阳明既郁,营卫之源,壅而不利,则作寒热,健运之机,窒而不用,则为不食,食入则适以助湿热而增逆满,为头眩心胸不安而已,茵陈、栀子、大黄,苦寒通泄,使湿热从小便出也。

《金匮悬解》:谷疸之病,湿盛而感风寒,郁其营卫,则病寒热,湿土郁满,不甘饮食,食下不消,浊气上逆,即头目眩晕而心胸不安,久而谷气瘀浊,化而为热,热流膀胱,发为谷疸,茵陈蒿汤,茵陈利水而除湿,栀、黄,泻热而清烦也。

【评析】

本条论述谷疸的证治。谷疸多由外感邪毒,内伤饮食,脾胃失运,湿热内蕴所致,治疗多以清泻湿热,利胆退黄的茵陈蒿汤主治。脉症主见:目黄、身黄,黄色鲜明如橘子色,食欲减退,若勉强进食,则感头眩晕,心烦闷,或伴见腹满,小便黄而不利,大便秘结,舌红苔黄腻,脉滑数。

从"久久发黄"可以看出,湿热发黄有一个郁蒸的过程,如及时清热利湿,可避免黄疸发生,此属治未病。

本证反映了张仲景黄疸病的病机:黄家所得,从湿得之;脾色必黄,瘀热以行的认识,方中茵陈蒿清利湿热,辅以栀子清心利小便以泻热除湿,大黄泄热活血逐瘀,通降胃肠之腑气,三药相合,湿热出而身黄退。

【原文】

黄家,日晡所发热,而反恶寒,此为女劳得之,膀胱急,少腹满,身尽黄,额上黑,足下热,因作黑疸,其腹胀如水状,大便必黑,时溏,此女劳之病,非水也,腹满者难治,消石矾石散主之。

消石矾石散方

消石,矾石烧,等分。

上二味,为散,以大麦粥汁,和服方寸匕,日三服,病从大小便去,小便正黄,大便正黑,是候也。

【注解】

《金匮要略广注》:黄家原属阳明湿热,阳明旺于申酉戌,当日晡所发热,而反恶寒者,此女劳阴阳俱虚,非阳明病也,盖膀胱属足太阳,为诸阳主气,少腹属足少阴,为生气之原,二者相为表里,膀胱急者,阳气虚也,少腹满者,阴邪盛也,额为阳分,额上黑者,阴乘阳也,肾脉斜趋足心(涌泉穴),水衰火盛,故足下热也,肾属水,其色黑,女劳伤肾,因作黑疸,不离水色也,脾经入腹,腹胀如水状者,肾邪乘脾也,大便黑者,精气不充,瘀血内蓄也（与酒疸便黑不同）,时溏者,肾虚下焦不固也,腹满者,中州虚极,脾气将绝也,故难治。或问:女劳属阴虚,何以致疸?答曰:此有数义,不可不详也,盖肾与膀胱为表里,《经》云:肾者,胃之关也,膀胱者,津液之府,气化始出,今肾虚则关门不利,膀胱津液亦不能气化而出,由是湿热内瘀,胃中苦浊,蒸为疸病,此一义也,又女劳阴虚水竭,虚热内生,而肾主闭藏,热邪内不得清,外无所泄,由是郁遏于中,而熏蒸于外,因以致疸,此亦一义也,且肾者水脏也,水气不足,土气凌之,见其本色,发黄自属常理,此又一义也,故谷疸、酒疸属于胃,女劳疸起于肾也。又问:本经云,黄家从湿得之,此云女劳腹胀如水,而非水也,夫无水,何以腹胀而成疸乎?答曰:譬如脏寒生满病,又何尝有水也?肾虽水脏,而肾气既虚,则肾中阴邪自充斥于内,而腹胀为胀满,肾中虚火自郁蒸于外,而色显黄黑,究其病原,自属虚胀,全无水气,犹风气通于肝,肝虚内自生风,而不同外感之风也,明矣!消石,火消也,质生于水而火伏于内,味辛咸而性燥烈,能发散沉埋宿垢之疾;矾石酸以敛之,使湿之气聚在一处,从消石尽发散于外,此一开一阖之义也;大麦粥汁和服,以麦入心而助火,火气既张,则阴翳消散矣。

《金匮发微》:硝石即芒硝之成块者,矾石即皂矾,能化粪为水,女劳用此方治,此亦急下存阴之义,为上文"腹如水状"言之也（皮水其腹如鼓,外浮而中空）。日晡所发热,证情以属阳明,阳明当不恶寒,而反恶寒者,则以肾阴亏则阳明更燥（观少阴之急下证可知）,相火败也则表阳更虚也（观虚劳证,手足逆寒可知）。燥则发热,虚则恶寒,仲师所谓"女劳得之"者,为其阴虚而阳越也,膀胱不得温和之气,故急,虚气膨于少腹故满,肾亏则脑虚,故脑气不荣额上而见黧色,胆胃之火下陷涌泉,故足下热,《伤寒论》所谓"谷气下流"也,伤及血海,故便血,大便色黑者,瘀血之象也,脾肾俱虚,故湿陷大肠而时溏,方用硝石以去垢,矾石以化燥屎,和以大麦粥汁以调胃而疏肝,使病从大小便去,此亦在下者,引而竭之之例也。

《金匮要略心典》:黄家日晡所本当发热,乃不发热而反恶寒者,此为女劳肾热所致,与酒疸、谷疸不同,酒疸、谷疸热在胃,女劳疸热在肾,胃浅而肾深,热深则外反恶寒也,膀胱急,额上黑,足下热,大便黑,皆肾热之征,虽少腹满胀,有如水状,而实为肾热而气内蓄,非脾湿而水不行也,惟是证兼腹满,则阳气并伤,而其治为难耳,硝石咸寒除热,矾石除痼热在骨髓,骨与肾合,用以清肾热也,大麦粥和服,恐伤胃也。

《金匮悬解》:黄家,日晡所发热,而反恶寒,此为女劳得之,缘女劳泄其肾阳,水寒土湿,乙木遏陷,不能疏泄水道,一感风邪,卫气内闭,汗尿不行,湿无泄路,瘀蒸肌肤,而发黄色,日晡土旺之时,湿盛热发而木郁阳陷,故足下常热而身反恶寒,木郁水土之内,不能上达,膀胱迫急,少腹满胀,一身尽发黄色,而寒水上逆,额上独黑,久而土负水胜,黄化而黑,因作黑疸,谷渣不从土化,而从水化,大便亦黑,时时溏泄,其腹胀,如水病之状,此系女劳之病,并非水也,腹满者,水木旺而中气败,证为难治,硝矾散,硝石清热瘀而泻木,矾石收湿淫而泻水也。

【评析】

本条论述女劳疸的证治。女劳疸为肾虚所致,若兼瘀血,治以硝石矾石散方,消瘀退黄,化湿散结。主症见:黄疸,额上黑,伴日晡潮热,五心烦热,足下热,不思饮食,肢体倦怠,微出汗,少腹满,大便黑,时溏,舌黯红或边有瘀斑,瘀点,苔薄白,尺脉沉而无力。女劳疸需与湿热发黄的谷疸,酒疸相鉴别,日久发为黑疸。

硝石矾石散中硝石味苦性咸寒,能入血分消瘀除热;矾石性寒味酸,能入气分化湿利水;大麦味甘性平,功能养胃,缓硝、矾之悍性。本方常用于急性黄疸型肝炎、慢性肝炎、肝硬化腹水、血吸虫病、胆石症、囊虫病、钩虫病、蛔虫病等病症。方中矾石可用皂矾,大麦可以小麦代替。因本方对胃有刺激,故不宜空腹服用。在初服本方的4~5天中,如胃部觉有阵发性嘈杂,可将剂量减轻,待无嘈杂感觉时,再逐渐增加剂量。

【原文】

酒黄疸,心中懊侬,或热痛,栀子大黄汤主之。

栀子大黄汤方

栀子十四枚,大黄一两,枳实五枚,豉一升。

上四味,以水六升,煮取二升,分温三服。

【注解】

《金匮要略广注》:心中懊侬(虚烦愦闷之意),或热痛,皆酒气湿热所聚也,栀子、豉为吐剂,使湿热从上越,大黄、枳实为下药,使湿热从下泄,此上下分消法也。

《金匮发微》:酒气留于心下,上逆心藏,则心气亢而不下,往往有虚烦失眠之证,于是心阳不敛,转为懊侬,酒之标气为热,从胃系上迫于心,故热痛,方用栀、豉,与《伤寒·太阳篇》治心中懊侬同,加枳实则与栀子厚朴汤同,而必用大黄者,以酒疸胃热独甚也,但使胃热一去,则黄从大便去,心下诸病将不治自愈矣。

《金匮要略心典》:酒家热积而成实,为心中懊侬,或心中热痛,栀子、淡豉彻热于上,枳实、大黄除实于中,亦上下分消之法也。

《金匮悬解》:酒疸,心中懊懑,或生热痛,全是湿热熏冲,宫城郁塞,栀子大黄汤,栀子、香豉,清热而除烦,枳实、大黄,泻满而荡瘀也。

【评析】

本条主要论述酒疸的证治。酒疸实热瘀结之重症,治以清心除烦,泄热退黄之栀子大黄汤方,使湿热从二便分销。主症见:黄疸色黄鲜明,心中郁闷不舒或灼热而痛,小便不利色黄,大便秘结,舌红苔黄,脉数。栀子、豆豉清心除烦,大黄、枳实除积泄热。

本方主要用于治疗热重湿轻之肝胆疾患或心经郁热者。如急性黄疸型传染性肝炎以及其他黄疸病,也可用于无黄疸型肝炎。本方亦可用于热扰胸膈兼有腑气不通的神经官能症,外用可治疗痛证、软组织损伤、关节扭伤等。

【原文】

诸病黄家,但利其小便,假令脉浮,当以汗解之,宜桂枝加黄芪汤主之。

【注解】

《金匮要略广注》:利小便,使湿热从水道中去,《经》云"下者,引而竭之"是也,脉浮者,病在表,当汗解,桂枝汤,汗剂也,加黄芪以实腠理,司开阖,则湿热无所容,而黄自散矣。

《金匮发微》:黄疸之病,起于湿,成于水,利小便发汗,仲师既出茵陈五苓散及桂枝加黄芪汤方治矣,食古而不化,此笨材也,徐忠可言尝治一垂死之证,令服鲜射干至数斤而愈,又有偏于阴者,令服鲜益母草至数斤而愈,由前之说,则"鼻燥,头眩,心中热痛,懊憹欲死"之证也,由后之说,则大便必黑之证也,其有不系酒疸、谷疸、女劳疸者,但以小便不利,湿郁发黄,服鲜车前根叶自然汁,当无不效,此又易利小便之变法也。

《金匮要略心典》:小便利,则湿热除而黄自已,故利小便为黄家通法,然脉浮则邪近在表,宜从汗解,亦脉浮者先吐之之意,但本无外风而欲出汗,则桂枝发散之中,必兼黄芪固卫,斯病去而表不伤,抑亦助正气以逐邪气也。

《金匮悬解》:诸病黄家,皆由湿得,膀胱闭癃,湿无泄路,但当利其小便,以泻湿热,茵陈五苓、猪膏发煎之法是也,假令脉浮,则湿在经络而不在脏腑,此当以汗解之,宜桂枝加黄芪汤,泻其营卫,以散湿邪也。

【评析】

此条主要论述黄疸的基本治则及黄疸兼表虚证的证治。其基本治则为"诸病黄家,但利其小便",因"黄疸所得,从湿得之",无论湿热黄疸,寒湿黄疸还是湿热兼瘀,均离不开"湿",而利小便可使湿邪从小便外泄。

若见脉浮,自汗,恶风或恶寒等表虚证者,当不可拘泥于通利小便,治以固表除湿,扶正祛邪之桂枝加黄芪汤方。

【原文】

诸黄,猪膏发煎主之。

猪膏发煎方

猪膏半斤,乱发如鸡子大三枚。

上二味,和膏中煎之,发消药成,分再服,病从小便去。

【注解】

《金匮要略广注》:猪膏润经脉而滑泽,乱发入血分而去瘀,盖经脉通则水道利,瘀血去则湿热消矣,观本方病从小便中去可见。

《金匮发微》释:方用猪油半斤熬去滓,加乱发如鸡子大三团入煎,发消药成,分三服,病从小便出,仲师方治如此,然但言诸黄,而不言所治何证,予谓此酒疸、谷疸、女劳疸通治之方也,按妇人杂病篇云,胃气下泄,阴吹而正喧,此谷气之实也,猪膏发煎主之,谷气实非谷疸之渐乎,《校千金》云,太医校尉史脱家婢黄病,服此下燥粪,而瘥,神验,徐忠可治骆天游黄疸,用猪膏四两,发灰四两,煎服一剂,而瘥,皆其明证,至如女劳一证,相火熏灼,血分必燥,酒气伤血,血分亦燥,故二证大便皆黑,猪膏以润燥,发灰为血余,取其入血分而和血,凡大便色黑,肌肤甲错者皆宜之,故不指定为何证也。

《金匮要略心典》:此治黄疸不湿而燥者之法,按《伤寒类要》云,男子女人黄疸,饮食不消,胃胀,热生黄衣,在胃中有燥屎使然,猪膏煎服则愈,盖湿热经久,变为坚燥,譬如曲,热久则湿去而干也,《本草》猪脂利血脉,解风热,乱发消瘀,开关格,利水道,故曰病从小便出。

【评析】

本条主要论述胃肠燥结兼瘀血的萎黄证治。"诸黄"应指各种黄疸后期,经久不愈,湿郁化燥,津枯血燥,所致皮肤枯涩萎黄,大便干燥。

治以润燥通便,化瘀利水之猪膏发煎。方中猪膏即猪脂油补虚润燥,通利大便,配以乱发即血余炭消瘀血,利小便。

【原文】

黄疸病,茵陈五苓散主之。

茵陈五苓散方

茵陈蒿末十分,五苓散五分,方见痰饮中。

上二物和,先食饮方寸匕,日三服。

【注解】

《金匮要略广注》：五苓散，发汗利小便，表里双解之剂也，加茵陈，苦以泄水，寒以撤热，则去湿热更捷，而共成治疸之功，此亦发汗利小便法也。

《金匮发微》：黄瘅从湿得之，此固尽人知之，治湿不利小便非其治，此亦尽人知之，五苓散可利寻常之湿，不能治湿热交阻之黄疸，倍茵陈则湿热俱去矣，先食饮服者，恐药力为食饮所阻故也。

《金匮要略心典》：此正治湿热成疸者之法，茵陈散结热，五苓利水去湿也。

《金匮悬解》：黄疸病，水郁土湿，茵陈泻湿而清热，五苓利水而燥土也。

【评析】

本条主要论述湿重于热的阳黄证治。以方测证，方中茵陈利湿清热退黄，五苓散通阳化气利小便。症见：身黄鲜明如橘子色，小便不利，呕恶纳呆，腹胀体倦，苔腻淡黄。

本方可作为湿热黄疸的通治方。本方治疗湿重于热之黄疸，常加藿香、蔻仁、佩兰等芳香化浊之品，以宣利气机而化湿浊；若湿热交蒸较甚，可加栀子柏皮汤，以增强泄热利湿之功；若兼呕逆者，乃因胃浊上逆，宜酌加半夏陈皮降逆止呕；若兼食滞不化，而大便尚通者，加枳实、神曲等消食和胃；若腹胀较甚，加大腹皮、香附、木香行气消胀。

【原文】

黄疸，腹满，小便不利而赤，自汗出，此为表和里实，当下之，宜大黄硝石汤。

大黄硝石汤方

大黄、硝石、黄柏各四两，栀子十五枚。

上四味，以水六升，煮取二升，去滓，纳硝，更煮取一升，顿服。

【注解】

《金匮要略广注》：腹满、小便不利而赤，里病也；自汗出，表和也，里病者，湿热内甚，用栀子清上焦湿热，大黄泻中焦湿热，黄柏清下焦湿热，消石则于苦寒泻热之中，而有燥烈发散之意，使药力无所不至，而湿热悉消散矣。

《金匮发微》：凡热邪内壅阳明，小便必短赤，甚而宗筋内痛，时出白物，又甚则筋牵右髀而痛，此固审为大承气证矣，腹满，小便不利而赤，虽证属黄疸，其为阳明里实则固同。于伤寒，自汗出则为表和，病气不涉太阳，故宜大黄硝石汤，以攻下为主，疸病多由胃热上熏，故用苦降之栀子(此味宜生用)。湿热阻塞肾膀，故加苦寒之黄柏，或云栀子、黄柏染布皆作黄色，仲师用此，欲其以黄治黄，是说也，予未之信。

《金匮要略心典》：腹满小便不利而赤为里实，自汗出为表和，大黄硝石，亦下热去实之法,视栀子大黄及茵陈蒿汤较猛也。

《金匮悬解》:黄疸腹满,小便不利而赤,自汗出,此为表和里实,缘汗孔外泄,水道里瘀,湿不在经络而在脏腑,法当下之,大黄硝石汤,大黄、硝石,泻阳明之湿热,栀子、黄柏,清君相之郁火也。

【评析】

本条主要论述热盛里实的阳黄证治。此为热盛于湿,症见:身目黄鲜明如橘,小便不利而黄赤,腹满,自汗,大便不通,脉滑数有力。病机为热结肝胆肠胃,弥漫三焦而无出路,应用下法,方用通腹泻热,利胆退黄之大黄硝石汤,大黄荡涤瘀热内结,通泄中焦之滞;硝石逐瘀消坚满,栀子清利肝胆湿热,黄柏清利肝胆湿热。强调"顿服",以速取其攻泄湿热之效。

【原文】

黄疸病,小便色不变,欲自利,腹满而喘,不可除热,热除必哕,哕者,小半夏汤主之,方见痰饮中。

【注解】

《金匮要略广注》:小便色不变,欲自利,里无湿热,可知腹满而喘,脾气虚而肺气不利耳,用苦寒药攻里除热,则胃寒而虚气上逆,故哕,宜小半夏汤散逆止哕。

《金匮发微》:小半夏汤一方,以生半夏合生姜,为寒上逆者用之也,岂可以治黄疸?故陈修园于本条下极称理中汤加茵陈之妙,然玩仲师本文,特为误下成哕者言之,非以治疸也,小便色不变,则肾膀无热,欲自利,则肠中无热,腹满而喘,便可决为太阴虚寒,若再事攻下,则热除而转哕,哕者,虚寒上逆之变证,与欲呕之病正同,用特借之以救逆,盖此证当不能食,不能食则胃中本自虚冷,客热不能消谷,《伤寒·阳明篇》云,阳明病,不能食,攻其热必哕,所以然者,胃中虚冷故也,然则此证不经误治,原宜四逆理中,予故谓用小半夏汤,为误治成哕言之也。

《金匮要略心典》:便清自利,内无热征,则腹满非里实,喘非气盛矣,虽有疸热,亦不可以寒药攻之,热气虽除,阳气则伤,必发为哕,哕、呃逆也,魏氏谓胃阳为寒药所坠,欲升而不能者是也,小半夏温胃止哕,哕止然后温理中脏,使气盛而行健,则喘满除,黄病去,非小半夏能治疸也。

《金匮悬解》:黄疸病,小便清白,不变黄赤之色,兼欲自利,是脾肾寒湿而清气下陷也,腹满而喘,是肺胃寒湿而浊气上逆也,如此虽有外热,不可除也,热除土败,寒湿愈增,胃气更逆,必发哕噫,哕者,宜小半夏汤,半夏、生姜,降冲逆而止呕哕,温寒湿而行郁满也。

【评析】

本条主要论述黄疸误治变哕的证治。黄疸病症见：小便色不变，欲自利，腹满而喘，证属脾胃阳虚之寒湿发黄，当以温中散寒除湿，若误以大黄，栀子等除热，则会出现哕逆变证，治以小半夏汤温中止哕，降逆和胃。

本条强调黄疸证治中对脾胃的重视。

【原文】

诸黄，腹满而呕者，宜柴胡汤。必小柴胡汤也，方见呕吐中。

【注解】

《金匮要略广注》：腹满宜下，兼呕，则邪气未尽入里，尚在半表半里之间，又未可峻攻，大柴胡汤以大黄、芍药、枳实以攻里，柴胡、半夏、黄芩、姜、枣以和中解表，此表里双解法也。

《金匮发微》：黄疸之病，始于湿，中于水，成于燥，予读杂病论至"痛而呕者，宜柴胡汤。"恍然于胆火之为病也，夫湿胜则腹满，水胜则小便不利，燥胜则胃热上攻而心中热疼，或上熏于肺而鼻燥，或食入胃热上浮而头眩，原其所以病黄疸之由，则由胃底原有之胆汁，不能容水与湿，水湿混入于胃，胆汁出而相抗，乃随水湿溢出皮毛、手足、头目而成黄色，腹为足太阴部分，胆邪乘脾，乃病腹痛，《伤寒·太阳篇》云，脉弦紧者，腹中剧痛，先与小建中汤，不差，与小柴胡汤，此即胆邪乘脾之治也，呕固少阳本病，此可证柴胡汤统治诸黄之旨矣。

《金匮要略心典》：腹痛而呕，病在少阳，脾胃病者，木邪易张也，故以小柴胡散邪气，止痛呕，亦非小柴胡能治诸黄也。

《金匮悬解》：诸黄，腹痛而呕者，甲木之贼戊土，而胃气上逆也，宜小柴胡汤，柴胡、黄芩，疏甲木而泻相火，参、甘、大枣，培戊土而补中气，生姜、半夏，降逆气而止呕吐也。

【评析】

本条主要论述黄疸湿热侵袭少阳的证治。如黄疸病初期或恢复期湿热不甚，而少阳胆经正气有虚，胃气上逆呕吐为主者，方用小柴胡汤主之，和解少阳，疏肝利胆；如若以腹满便秘等为主者，方用大柴胡汤主之，通下里热，和解少阳。临证中应灵活辨证。

【原文】

男子黄，小便自利，当与虚劳小建中汤，方见虚劳。

【注解】

《金匮要略广注》：黄病，湿热内郁，当小便不利，今反利者，中州虚竭也，盖黄病属脾，而脾主中州行津液，脾虚则小便利而津液亡，小建中汤建立中气，使脾土健运不息，足以制水而湿热自去，此《内经》养正邪自消之方也，本经《水气篇》云：小便自利，此亡津液，故令渴也，又云，病水者，渴而下利，小便数者，皆不可发汗是也。

《金匮发微》：此亦肝胆乘脾之方治也，首篇云，知肝传脾必先实脾，男子黄，小便自利，则脾藏之湿欲去，而本藏先虚，脾虚而胆邪乘之，必有前条腹痛而呕之变，用甘味之小建中汤，此正因脾藏之虚，而先行实脾，历来注家，不知仲师立方之意，专为胃底胆汁发燥，内乘脾藏而设，故所言多如梦呓也。

《金匮要略心典》：小便利者，不能发黄，以热从小便去也，今小便利而黄不去，知非热病，乃土虚而色外见，宜补中而不可除热者也，夫黄疸之病，湿热所郁也，故在表者汗而发之，在里者攻而去之，此大法也，乃亦有不湿而燥者，则变清利为润导，如猪膏发煎之治也，不热而寒，不实而虚者，则变攻为补，变寒为温，如小建中之法也，其有兼证错出者，则先治兼证而后治本证，如小半夏及小柴胡之治也，仲景论黄疸一证，而于正变虚实之法，详尽如此，其心可谓尽矣。

《金匮悬解》：此系黄本缺，依《要略》补之，以待考焉。

【评析】

本条主要论述脾胃虚弱萎黄的证治。不可拘泥于文中的"男子黄"，女子亦可见，凡脾胃虚弱，气血虚损所致的虚劳萎黄，均可治以建立中气，补益气血之小建中汤。

"小便自利"为与谷疸，酒疸，女劳疸鉴别之关键。谷疸、酒疸因湿热蕴结而小便不利，女劳疸小便自利但见额黑，手足中热。本证症见：身黄而无光泽，伴见气短懒言，倦怠少食，腹痛便溏，舌淡，苔薄白等。

本条既云虚劳，毫无疑问就应用补法，小建中汤不过举例而已，此外如黄芪建中汤、人参养营汤、十全大补汤等，皆可随证选用。

第十六章 惊悸吐衄下血胸满瘀血病脉证治第十六

【原文】

寸口脉动而弱,动即为惊,弱则为悸。

【注解】

《金匮要略广注》:《伤寒论》云:数脉见于关上,上下头尾,如豆大,厥厥动摇者,为动也,又云:阳动则汗出,阴动则发热,是动脉不特见于关上,即尺寸两部,亦有动脉,以阴阳相搏而虚者,则动也,此寸口脉,兼三部而言,盖惊自外至者,惊则气乱,故脉动而不宁,悸自内惕者也,悸因气虚,故脉弱而无力也。

《金匮发微》:此寸口,当以手太阴之第一部言,非以全部分言也,寸口之脉,世称左心而右肺,其实心寄肺藏之内,原不必强分左右也,寸口之脉,暴按则动,细按则弱,盖仓卒之间,暴受惊怖,则心为之跳荡不宁,而寸口之动应之,故动则为惊,既受惊怖,气馁而惕息,寸口之弱应之,故弱则为悸,此证不得卧寐,才合目则惊叫,又复多疑,予尝治赵姓妇人一证,颇类此,中夜比邻王姓失火,梦中惊觉,人声鼎沸,急从楼梯奔下,未及地而仆,虽未波及,而心中常震荡不宁,予用炙甘草汤加枣仁、辰砂,五剂而卧寐渐安,不复叫呼矣。

《金匮要略心典》:惊则气乱,故脉动,悸属里虚,故脉弱,动即为惊者,因惊而脉动,病从外得,弱则为悸者,因弱而为悸,病自内生,其动而且弱者,则内已虚,而外复干之也。

《金匮悬解》:《伤寒·脉法》:阴阳相搏,名曰动,阳动则汗出,阴动则发热,若数脉见于关上,上下无头尾,如豆大,厥厥动摇者,名曰动也,动者,动荡而不宁,弱者,濡弱而不畅也,盖胃土不降,浊阴升塞,胆木不得下根,则浮荡而为动,动即虚飘而惊生,肝木不得上达,则抑郁而为弱,弱即振摇而悸作,而总缘土气之湿,湿则中气埋塞而木郁故也,是以虚劳之家,中气羸困,升降失职,肝胆不荣,无不有惊悸之证,惊悸之人,营血瘀蓄,风火鼓扇,往往有吐衄之条,仲景列惊悸于虚劳之后,吐衄之先,盖虚劳、惊悸、吐衄之病,实一本而同源者也,后世不解,以为阴虚,反以清凉滋润之药,毙其性命,庸工代起,述作相承,亿万生灵,胥罹其祸,愚妄之罪,罄竹难书矣。

【评析】

本条以动、弱二脉区别惊悸。诊得寸口脉如豆动摇不宁者,为动脉,动脉即脉象形似豆粒转动,脉短促滑数,搏动部位小,节律不均匀,主惊证,是突然遭受外界意想不到的强烈刺激致心主神明和主血脉的功能紊乱,出现一时性精神不定,卧起不安,脉动摇不宁的症状。若脉细软无力,重按乃见者,为弱脉,主悸证,是自觉心中悸动不安,为气血素虚,心神失养,血脉失充,属慢性持久之疾。

寸口脉动与弱并见,即惊与悸并见,是由心之气血已虚,而又被惊恐所触发,其症既有较持久的心动悸不安象,又有坐卧不宁,神不附体的惊恐象。

临床中因惊、悸常因果相生,故仅凭脉象不足为凭,应脉症合参。如见坐卧不安,心中悸动不宁等症状,是为惊悸。

【原文】

心下悸者,半夏麻黄丸主之。

半夏麻黄丸方

半夏、麻黄等分。

上二味末之,炼蜜和丸,小豆大,饮服三丸,日三服。

【注解】

《金匮要略广注》:本经云:"水停心下,甚者则悸。"半夏辛以散之,能运脾祛湿,以燥水饮于内;麻黄苦以泄之,能发表出汗,以宣水饮于外也。李玮西曰:伤寒脉结代,心动悸者,主炙甘草汤,以润经益血,复脉通心,与此方大异,则凭脉与不凭证之谓也。

《金匮发微》:太阳寒水内陷,水气凌心,则心下悸,此非可漫以镇心之治治矣,皮毛不开,则水气之在表者不去,浊阴失降,则水气之在里者不除,半夏麻黄丸,用生半夏以去水,生麻黄以发汗,不治悸而悸当自定,所以用丸者,欲其缓以攻之,盖因水气日久,化为黏滞之湿痰,非如暴感之证,水气尚清,易于达毛孔而为汗也。

《金匮要略心典》:此治饮气抑其阳气者之法,半夏蠲饮气,麻黄发阳气,妙在作丸与服,缓以图之,则麻黄之辛甘,不能发越津气,而但升引阳气,即半夏之苦辛,亦不特蠲除饮气,而并和养中气,非仲景神明善变者,其孰能与于此哉。

《金匮悬解》:阳衰土湿,升降失政,胃土上逆,心下郁塞,碍厥阴升路,风木上行,不得顺达,郁勃鼓荡,是以心下悸动,半夏麻黄丸,半夏降胃逆而驱浊阴,麻黄泻埋塞而开经路也,惊悸之证,土湿胃逆,阳气升泄,神魂失藏,多不能寐,《灵枢·邪客》:卫气独卫其外,行于阳,不得入于阴,行于阳则阳气盛,不得入于阴,阴虚,故目不瞑,饮以半夏汤一剂,阴阳已通,其卧立至,正此义也。内伤外感惊悸之证,皆少阳之阳虚,土败胃逆,胆木失根故也,惟少阳伤寒小建中、炙甘草二证,是少阳之阳旺者,足少阳化气于相火,汗下伤中,阳亡土败,甲木拔根,相火升炎,故以生地、芍药,泻其相火,此在内伤,必是火败,以伤寒表邪,郁其相火,是以火旺也,然火自旺而土自虚,非表里阳盛者,小建中、炙甘草,皆培土而泻火,除此无阳旺之惊悸矣,后世庸工,归脾加减,天王补心之方,滋阴泻阳,误尽天下苍生,至今海内宗之,加以俗子表章,其祸愈烈! 此关天地杀运,非一人之力所能挽也。

【评析】

本条主要论述水饮致悸的治法:半夏麻黄丸主之。心下指胃脘部,水饮内停,胃阳被遏,故心下悸动,证属饮盛阳郁,用半夏降逆和胃以蠲水饮,麻黄通阳宣肺以泄水气,以丸剂小量,缓缓图之。

【原文】

师曰:尺脉浮,目睛晕黄,衄未止,晕黄去,目睛慧了,知衄今止。

【注解】

《金匮要略广注》:尺脉宜沉而反浮,气升火载,阴气不藏也,目睛晕黄者,以肝藏血,开窍于目,故衄之止与否,视目睛之晕黄何如,黄去睛慧,则目得血而能视,故衄止。

《金匮发微》:大凡人体中浊阴下坠,则动急之脉,上出鱼际,妇人临产,脉出指端,妇人经来,脉浮鱼际,此血下出而脉形变于上也,浮阳上冲,则尺部浮动而数急,虚劳吐血,则尺脉浮大,阳热上冒,鼻中衄血则尺部亦浮大,此血上逆而脉形见于下也,本条以尺部脉浮而知衄血,然必合目睛晕黄,始可定为衄血,所以然者,衄为浮阳上冲脑部之证,盖目系内接脑部,无论阳明实热,太阳标热,一犯脑部,则颅骨缝开,血从额上下走鼻孔,衄血多日,则溢入目睛而见黄色,此与太阳温病津液素亏,误发汗而微见黄色者同例,皆为血色发黄之明证,故医者诊脉辨色,既于尺部得浮脉,更据目睛之黄与不黄,便可决衄之止与不止也。

《金匮要略心典》:尺脉浮,知肾有游火,目睛晕黄,知肝有蓄热,衄病得此,则未欲止,盖血为阴类,为肾肝之火热所逼而不守也,若晕黄去,目睛且慧了,知不独肝热除,肾热亦除矣,故其衄今当止。

《金匮悬解》:金性收敛,木性疏泄,衄血之病,木善泄而金不敛也,其原总由于土湿,土湿而阳明不降,则辛金上逆而失其收敛,太阴不升,则乙木下陷而行其疏泄,木生于水,尺脉浮者,木陷于水,郁动而欲升也,肝窍于目,目睛晕黄者,土湿而木郁也,肝主五色,入脾为黄(《难经》语),木郁而克土,黄为土色,土败故色随木现,晕者,日外云气,围绕如环,白睛,肺气所结,手太阴从湿土化气,湿气上淫,溢于辛金之位,故白睛黄气,如日外之环晕,遮蔽阳光,黯淡不清,湿气埋郁,肺金失其降敛之性,是以病衄,晕黄既去,云雾消而天光现,故目睛慧了,此其湿邪已退,木达风清,金敛政肃,是以衄止也。

【评析】

本条主要论述从望诊切脉以判断衄血的预后。尺脉候肾,内寄相火,尺脉浮主肾阴亏虚,相火不潜之证。肝开窍于目,主藏血。水不涵木,虚火妄动,破血妄行,上扰于目,则可通过尺脉浮,目睛周围有黄晕,视物不清,判断衄血未止,反之。

张仲景已认识到通过巩膜有无黄染来判定出血是否停止,对临床具有重要的指导意义。

【原文】

又曰:从春至夏衄者,太阳;从秋至冬衄者,阳明。

【注解】

《金匮要略广注》:衄血出于鼻,手太阳经上颊抵鼻(目下为颊),足太阳经从巅入络脑(鼻与脑通),手阳明经挟鼻孔(迎香穴),足阳明经起鼻交颊中(即山根),四经皆循鼻分,故皆能致衄,太阳行身之表,《内经》云:太阳为开,是春生夏长,阳气在外,有开之义,故春夏衄者,太阳,阳明行身之里,《经》云:阳明为阖,是秋敛冬藏,阳气在内,有藏之义,故秋冬衄者,阳明。

《金匮发微》:太阳表实无汗之证,血热内抗,外不得泄,则上冲于脑而为衄,阳明里热,不得大便,则亦上冲于脑而为衄,此太阳阳明之脉,因于证不因于时也,然则仲师何以言从春至夏,衄者太阳,从秋至冬,衄者阳明? 曰:此传写之误也。太阳伤寒,见于冬令为多,太阳中风,见于春令为多,则原文当云,从冬至春,衄者太阳。自夏徂秋,天气炎热,肠胃易于化燥,阳明内实为多,则原文当云:从夏至秋,衄者阳明。陈修园亦知其说不可据,不敢订正其失,而谓四时当活看,犹为未达一间。

《金匮要略心典》:血从阴经并冲、任而出者则为吐,从阳经并督脉而出者则为衄,故衄病皆在阳经,但春夏阳气浮,则属太阳,秋冬阳气伏,则属阳明为异耳,所以然者,就阴阳言,则阳主外,阴主内,就三阳言,则太阳为开,阳明为阖,少阳之脉不入鼻额,故不主衄也,或问衄皆在阳是已,然所谓尺脉浮,目睛晕黄者,非阴中事乎,曰:前所谓尺脉浮,目睛晕黄者,言火自阴中出,非言衄自阴中来也,此所谓太阳、阳明者,言衄所从出之路也,谁谓病之在阳者,不即为阴之所迫而然耶。

《金匮悬解》:衄者,阳经之病,《灵枢·百病始生》:卒然多食饮,则肠满,起居不节,用力过度,则络脉伤,阳络伤则血外溢,血外溢则衄血,阴络伤则血内溢,血内溢则后血,阳络者,阳经之络,即太阳、阳明之络也,少阳半表半里,阴阳相平,故无衄证,伤寒衄证,独在阳明、太阳二经,《素问·阴阳离合论》:太阳为开,阳明为阖,开主表中之表,故春夏之衄,属之太阳,阖主表中之里,故秋冬之衄,属之阳明。

【评析】

本条从四时气候论述衄血的辨证。一般来说,春夏衄血多属外感病,秋冬衄血多属内伤杂病,临证时需辨清,但也不可拘泥。

人体脏腑经络之气的变动与四时气候密切相关。从春至夏,阳气生发,如感风寒,阳气被遏,气逆而上,血随气逆则发鼻衄,属太阳表热;从秋至冬,阳气内藏,若里热内蒸,破血妄行发鼻衄,则属阳明里热。

【原文】

衄家不可汗,汗出必额上陷,脉紧急,直视不能眴,不得眠。

【注解】

《金匮要略广注》:衄家阴血已亏,汗出则更亡阳,额上为阳分,陷者,虚阳气脱也,脉者血之府,气者,脉所行,此以血亡气竭,故脉肾急也,《经》云:瞳子高者,太阳不足,戴眼者,太阳已绝,此衄血伤阴,汗多亡阳,阴阳两虚,故直视不能眴也(眴者,目转合之貌),《经》云:阴气虚,故目不得瞑,又云:阴虚发汗,躁不得眠。

《金匮发微》:此条见《伤寒论》,前释"额上陷",既订正为"额旁陷"矣,然犹未甚精确也,人之头颅,惟两太阳穴最为空虚,液少则瘦而下陷,部位在颧以上,则本条当云:颧上陷,所以然者,衄家阳热冲脑,更复发汗,则阳热益张,阴液枯燥,颧上太阳穴因瘦而陷,脉紧急,目直视不能眴,不得眠,皆阳热外张,阴液内竭之象也,余详《伤寒发微》,不赘。

《金匮要略心典》:血与汗皆阴也,衄家复汗,则阴重伤矣,脉者血之府,额上陷者,额上两旁之动脉,因血脱于上而陷下不起也,脉紧急者,寸口之脉,血不荣而失其柔,如木无液而枝乃劲也,直视不眴不眠者,阴气亡则阳独胜也,《经》云,夺血者无汗,此之谓夫。

《金匮悬解》:此段在《伤寒·不可汗》中,汗下忌宜篇,衄家营血上流,阳气升泄,汗之阳亡,必额上塌陷,经脉紧急,目睛直视,不能眴转,不得眠睡。血,所以灌经脉而滋筋膜,《素问·五脏生成论》:诸脉者,皆属于目,肝受血而能视,血随汗亡,筋脉枯燥,故脉紧直视,不能运转,阳气潜藏则善寐,阳根泄露而不藏,故不得眠,精血,阴也,而内含阳气,失精亡血之病,人知精血之失亡,而不知其所以泄者,阴中之阳气也,是以失精亡血之家,脾肾寒湿,饮食不化者,阴中之阳气败也,气,所以熏肤而充身,额上塌陷者,阳分之气脱也。

【评析】

本条论述衄家治禁及误汗后的变证。汗血同源、津血同源,衄家禁汗,以防津血损伤,误汗后会发生经脉、目睛及心神等失养的症状。

衄家,是指经常衄血之人,其必阴血损伤,而汗血同源,发汗必使阴血耗伤更重,故而出现额上陷,脉紧急,目直视不能转动,不得眠等症。

【原文】

病人面无色,无寒热,脉沉弦者,衄;浮弱,手按之绝者,下血;烦咳者,必吐血。

【注解】

《金匮要略广注》:《内经》云:"心之合,脉也,其荣,色也。"以心主血,血充则色和,面无血色者,脱血之象,无寒热,表无邪也,沉弦皆,阴脉,衄则血脱而阴虚故也,脉浮在表,里气必虚且弱,而按之绝者,阴已内亡,气不摄血,故下血也,烦与咳俱肺病,肺中伏火,迫血妄行,故吐血,所谓上气充血,下闻病音也。

《金匮发微》:文曰,病人面无色,初未明言何病,然面无色,则气弱血虚之象也(虚劳篇,男子面色薄为亡血)。加以外无寒热,则病不在表而在里,脉见沉弦者,水胜血负,阴寒内据,而阳上亢也,阳气冲脑,则颅骨缝开,血从脑出而为衄,此证既无寒热,即为里虚,与上脉浮之衄不同,脉浮而弱,弱为血虚,浮即为阴不抱阳,若手按之而不能应指,则阳上浮而气下脱矣,在男子为便血,在妇人为崩漏,至于浮弱之脉,加之以烦咳,则血被冲激而上出于口,三证不同,而血分之热度皆低,若误浮阳为实热,投以寒凉,必致上冒之浮阳益急,而见发热,病乃不可治矣。

《金匮要略心典》释:面无色,血脱者色白不泽也,无寒热,病非外感也,衄因外感者,其脉必浮大,阳气重也,衄因内伤者,其脉当沉弦,阴气厉也,虽与前尺脉浮不同,其为阴之不靖则一也,若脉浮弱,按之绝者,血下过多,而阴脉不充也,烦咳者,血从上溢,而心肺焦燥也,此皆病成而后见之诊也。

《金匮悬解》:肝藏血而主色,面无色者,血郁欲脱,而不外华也,无寒热者,病系内伤,无外感表证也,肾脉沉,肝脉弦,脉沉而弦者,水寒不能生木,木郁于水而不升也,肾肝之阴,沉实于下,不能上吸阳气,金逆而不降,故血外溢而上衄,加以烦躁咳嗽,肺胃冲逆,必吐血也,心肺之脉俱浮,浮弱而手按之绝者,金火双败,不能归根,阳气升泄而不降也,心肺之阳,浮虚于上,不能下呼阴气,木陷而不升,故血内溢而下泄,血之在下,则藏于木,血之在上,则敛于金,而总统于土,《灵枢》:中焦受气取汁,变化而赤,是谓血,其亡于吐衄者,阳明之不降也,脱于便溺者,太阴之不升也,太阴、阳明之不治,中气之败也。

【评析】

本条为内伤失血辨证的总纲,论述了衄血,下血,吐血的脉症。患者面无血色,没有恶寒发热等外感症状,则可知为内伤失血。

衄血:脉沉弦。沉主里候肾,弦候肝,则肝肾阴虚,阳气亢盛,血随气涌则为衄血;下血:脉浮弱,手按之绝者。为虚阳外越,阳不摄阴,则阴血下脱为下血;吐血:烦咳者。阴虚有热,虚热上扰,熏灼心肺,破血妄行则为吐血。

【原文】

夫吐血,咳逆上气,其脉数而有热,不得卧者,死。

【注解】

《金匮要略广注》:吐血,肺虚气逆,金不生水,并肾脏亦不能纳气归原,故咳逆上气也,脉数有热,在肾则水衰火盛,在肺则火刑肺金也,《经》云:数则为热,又云数则为虚。不得卧,阴虚血不归肝,肝藏血,《经》云:人卧,则血归于肝。李升玺曰:吐血,脉数者,不治,总以阴虚气脱也,今医但知清凉解热者,真属梦梦。

《金匮发微》:吐血,咳逆上气,此即上烦咳吐血之证,但脉本浮弱,何以反数?本无寒热,何以间有表热?则凉药误之也,尝见丹徒赵朴庵在四明医院吐血,表有微热,既返丹徒,医家投以凉药数十剂,表热日甚一日,至于累夜失眠,以至于死,可哀也已(此证误于凉药,压之不平,发之益炽,至于血热消之,而其人已死矣)。

《金匮要略心典》:脉数身热,阳独胜也,吐血咳逆上气不得卧,阴之烁也,以既烁之阴,而从独胜之阳,有不尽不已之势,故死。

《金匮悬解》:吐血,咳逆上气,肺金之逆也,其脉数而身热,躁烦而不卧,则土败阳亡,拔根而外泄,无复归宿之望,是以死也,吐血之死,死于中气困败,阳泄而根断也,后世庸工,以为阴虚火旺,而用清润,其书连屋而充栋,其人比肩而接踵,遂使千古失血之家,尽死其手,此是几许痛苦(《隋书》语),不可说也。

【评析】

本条论述吐血与咳逆并见,其预后凶恶难治。吐血伴见咳嗽,喘逆,脉数,发热,心烦不得卧,常难治,因吐血必阴血重伤,阴虚火旺,灼伤肺络,则吐血不止,咳逆加重,久治难愈。为吐血的进一步发展,多属劳咳吐血证。

【原文】

夫酒客咳者,必致吐血,此因极饮过度所致也。

【注解】

《金匮要略心典》：酒之热毒，积于胃而熏于肺则咳，久之肺络热伤，其血必随咳而吐出，云此因极饮过度所致者，言当治其酒热，不当治其血也。

《金匮要略广注》：咳出于肺，吐出于胃，酒性至热，极饮过度，则肺胃之间热蓄气冲，故咳而吐血。

《金匮发微》：酒标热而本寒，标热伤肺，因病咳嗽，本寒伤脾，因病多痰，痰不尽则咳不止，肺络激破，因病吐血，此非外感，皆贪杯者所自取，仲师虽不出方治，当清湿热，要无可疑，陈修园谓：五苓去桂加知母、石膏、竹茹多效，盖近之矣。

《金匮悬解》：酒之为性，善生上热，而动下湿，酒客咳者，湿盛胃逆，而肺气不降也，咳而不已，收令失政，必致吐血，此因极饮过度，湿滋土败，肺胃冲逆所致也，人知酒为湿热之媒，不知酒后烦渴，饮冷食凉，久而脾阳伤败，必病湿寒，庸工以为积热伤阴，最误天下也。

【评析】

本条论述吐血之因。湿热熏蒸所致吐血，因其饮酒过度，湿热熏蒸，积于胃而熏于肺，肺失宣降则咳，灼伤肺络而吐血。提示治疗因长期饮酒所致吐血，治疗时也应考虑到清热利湿。

【原文】

寸口脉弦而大，弦则为减，大则为芤，减则为寒，芤则为虚，寒虚相击，此名曰革，妇人则半产漏下，男子则亡血。

【注解】

《金匮要略广注》：此节解见上卷第六篇，彼为虚劳而言也，因内有亡血二字，复载入此篇血论中，通节要看虚寒二字，俗医视亡血为热证，不知气逆亡血，血既亡后，则内已虚寒矣，《经》云：血气者，喜温而恶寒，温则经脉贯通，运行不息，虚则气不摄血，寒则凝而不流，此血既不归经，又无着落，自然泛溢亡失，屡见亡血者，服寒凉药，愈出不止，悉属虚虚之咎，此古人血脱者益气，多以甘温之药奏功，良有以也。

《金匮发微》：此节互见虚劳篇，说解已详兹不赘。

《金匮要略心典》：此条已见虚劳病中，仲景复举之者，盖谓亡血之证，有从虚寒得之者耳。

《金匮悬解》：此段见虚劳中。

【评析】

本条论述虚寒亡血的脉象。革脉浮而搏指，中空边坚，主半产，崩漏，亡血，失精。提示亡血不一定都是阴虚有热的征象,也可出现阳虚之象。

【原文】

亡血不可发其表,汗出即寒栗而振。

【注解】

《金匮要略广注》:《经》云:夺血者无汗,以汗与血,俱属心液,血亡液竭,无复余液作汗也,今又发表,则阴虚且更亡阳,表间卫气虚极,故寒栗而振。

《金匮发微》:亡血一证,血分之热度本低,发其表则热度益低,血热损于前,表阳虚于后,有不病寒栗而振乎!亡友丁甘仁尝言:"予治失血证,验其血热亏耗者,每以附子理中取效。"真至言也。

《金匮要略心典》:亡血者亡其阴也,更发其表,则阳亦伤矣,阳伤者外不固,故寒栗,阴亡者内不守,故振振动摇。前衄血复汗,为竭其阴,此则并亡其阳,皆所谓粗工嘻嘻者也。

《金匮悬解》:此段见《伤寒·不可汗》中,汗酿于血而酝于气,亡血家血亡气泄,汗之再泄其气,阳亡火败,故寒慄而振摇,《经》所谓夺血者勿汗也,气,阳也,而其凉肃而降敛者,精血滋生之本也,血,阴也,而其温暖而升发者,神气化育之原也,故气降则水生,血升则火化,水盛则寒,而寒胎于肺气之凉,火旺则热,而热胎于肝血之温,亡血之家,名为亡阴而实则亡阳,以亡其血中之温气也,再发其表,血愈泄而阳愈亡,是以寒慄而振也。

【评析】

本条论述亡血禁汗。汗血同源,如用发汗解表之法治疗亡血伴表证,则阴血损伤更甚,气随汗脱,则会出现亡阴,亡阳之变,本条则是亡血误汗后的阳虚之症。阳虚周身失其温煦,筋脉失养则寒战怕冷。

因此,临床中有血虚、出血病症的患者,汗法使用均当慎重。

【原文】

病人胸满,唇痿舌青,口燥,但欲漱水不欲咽,无寒热,脉微大来迟,腹不满,其人言我满,为有瘀血。病者如热状,烦满,口干燥而渴,其脉反无热,此为阴伏,是瘀血也,当下之。

【注解】

《金匮要略广注》:心主血,肺主气,俱位膈上,正在胸中血瘀,气血不行,故胸满也,肝藏血,其经环唇内,脾裹血,其华在唇四白,胃多气多血,其经挟口环唇(病则口喝唇胗),血瘀,则肝脾胃三经枯涩,血不华润,故唇痿也(痿者,枯燥无血色之貌),又心主血,属火,舌为心窍，故其色红，血瘀，则火气衰冷，心血不生，故舌青也，血瘀，则津液不布，故口燥，内无实热，故漱水不欲咽，外无表邪，故不往来寒热也，脉微大者，血瘀邪气盛也，微大者，稍大之意，非微而又大也，表迟者，血瘀脉涩滞也，肝藏血，其经抵小腹，布胁肋，血瘀多在小腹胁肋二处，与脐腹无干，故腹不满，其人言我满，以血瘀气滞，疑为腹满耳，血瘀内无实热，故外证但如热状，而其脉不数疾，反无热也，烦满者，血瘀经气不舒，燥渴者，血瘀津液不布也，血属阴，瘀则结伏于内，故为阴伏，下之，以去瘀生新。

《金匮发微》：病人胸满为气滞不通，其为有湿痰与否，尚未可定，血之色见于唇，亡血者唇白，血热重则唇黑，至于唇干黑而痿，其为瘀血无疑，舌青者死，死血之色见于上也，血干则口燥，然燥而渴饮，犹恐为阳明之热，若但欲漱水不欲咽，则燥气不在肠胃可知。无寒热，则决非表病，脉微大来迟，血停于下而脉不应也，腹不满，无宿食也，病者自言满，其为蓄血无疑，轻则桃核承气，重则抵当汤丸，视病之轻重而酌剂可也。

病者如有热状，于何见之，一见于心烦胸满，一见于口干燥而渴，尽蓄血一证，原自有合阳明燥实者，内经二阳之病发心脾，女子不月是也，然按其脉有时与证情不同，此又何说，尽阴血内伏则脉不夺奋，与是当以桃核承气合抵当汤下之，瘀血行则烦满燥渴止矣。

《金匮要略心典》：此二条，辨瘀血之见证，胸满者，血瘀而气为之不利也，唇痿舌青，血不荣也，口燥欲漱水者，血结则气燥也，无寒热，病不由表也，脉微大来迟，血积经隧，则脉涩不利也，腹不满，其人言我满，外无形而内实有滞，知其血积在阴，而非气壅在阳也，故曰为有瘀血，如有热状，即下所谓烦满口干燥而渴也，脉无热，不数大也，有热证而无热脉，知为血瘀不流，不能充泽所致，故曰此为阴伏，阴伏者，阴邪结而伏于内也，故曰当下。

《金匮悬解》：胸满者，胃逆而浊阴不降也，脾窍于口，其华在唇（《素问》），唇痿者，脾陷而下唇不举也，心窍于舌，青为肝色，舌青者，木枯而火败也，口燥者，肺津不升也，但欲漱水，不欲咽者，口燥而腹湿也，无寒热者，非表证也，脉微大来迟者，里阳不居而表阳亦复不盛也，腹不满，其人言我满者，阴凝而气滞也，此为内有瘀血，盖血以阴质而含阳气，温则流行，寒则凝结，血之瘀而不行者，脏阴盛而腑阳衰，阳衰阴盛，湿旺土郁，故胃逆而胸满，脾陷而唇痿，肝主五色而司营血，血行于脉而脉主于心，血瘀而木郁于脉，故色见而青发于舌，厥阴以风木之气，血瘀则木遏而风动，风动而耗肺津，是以口燥而漱水，阴旺土湿，是以漱水而不咽，脏腑埋郁，中气莫运，按之虚空，而自觉壅塞，是不满而言满也，如有热状者，无热而似热也，烦满者，丁火不降则心烦，辛金不降则胸满也，口干燥渴，即上章之口燥而欲漱水也，其脉反无热者，内原无火，故脉不洪数也，此为阴气伏留，营血瘀涩，阻格阳气，逆而不降，故见以上诸证，是瘀血也，法当下之，下瘀血汤，见妇人"产后"，血之吐、衄、溲、便，必因先瘀而不行，血已郁矣，而不亡于吐衄，则血瘀于上，不亡于溲便，则血瘀于下,瘀而不去,较之外亡者更重,不得不下也,凡惊悸、吐衄、瘀血,往往相兼而见,虚劳之家,必有惊悸、吐衄之条,惊悸皆同,而吐衄或不尽然,不知吐衄不见,则瘀血内凝矣,始若抱卵,终如怀子,环脐结硬,岁月增添,此病一成,未有长生者也,男子犹少,妇人最多,初瘀失下,后治颇难也。

【评析】

本条论述瘀血脉证和瘀血化热的脉证及治法。本条分为两部分,前一部分从望诊,问诊,切诊来论述瘀血的脉证。患者唇萎舌青,口燥但欲漱水而不欲饮,自觉腹满,而查其外形并无腹满之症,脉象涩滞迟缓等为瘀血证的重要辨证依据。后一部分表明瘀血化热,治以攻下。患者自觉发热,烦满,口干燥而渴,但其脉象反无热象,说明热不在气分,瘀血化热伏于阴分,治以攻下瘀血,使瘀血去,郁热解。

凡全身血脉运行不畅,或局部血行阻滞,以及体内有离经之血(内出血)未能消散排出者,均称为瘀血。瘀血主要是由于气虚、气滞、寒凝、热结等原因,使血液运行不畅,或因外伤及其他原因引起出血,不能及时消散排出所形成。瘀血致病主要表现为疼痛,即所谓"不通则痛"。其疼痛多为刺痛,且固定不移;其次表现为肿块,系由于瘀血停留于经脉,脏腑及组织之间,气血不能通利,聚积而为肿块;再次表现为出血,系由瘀血阻滞脉道,血流不通,或血脉瘀滞,运行不畅,从而使血溢脉外引起出血。

【原文】

火邪者,桂枝去芍药加蜀漆牡蛎龙骨救逆汤主之。

桂枝救逆汤方

桂枝三两(去皮),甘草二两(炙),生姜三两,大枣十二枚,牡蛎五两(熬),龙骨四两,蜀漆三两,洗去腥。

上为末,以水一斗三升,先煮蜀漆,减二升,纳诸药,煮取三升,去滓,温服一升。

【注解】

《金匮要略广注》:《伤寒论》云:伤寒脉浮,医以火迫劫之,亡阳,必惊狂,起卧不安者,主此汤,方内皆回阳固脱之品也,成无己注云:伤寒脉浮者,邪在表,火劫发汗,汗者心之液,汗多亡阳,则心气虚,心恶热,火邪内迫,则心神浮越,故惊狂,起卧不安,与桂枝汤解未尽表邪,去芍药,以其益阴,非亡阳所宜也,火邪错逆,加蜀漆之辛以散之;阳气亡脱,加龙骨、牡蛎之涩以固之,《本草》云,涩可去脱,龙骨、牡蛎之属是也。

《金匮发微》:此条大旨,与火劫发汗同,火劫发汗,或为惊狂,或圊血吐血,要以惊狂为最剧,故《伤寒·太阳篇》于火劫亡阳一证,出救逆汤方治,方用龙牡以收上浮之阳,加蜀漆以去痰,按火邪之为病,因火熏灼毛孔,汗液外泄,卫气太强,肌肉之营气不与卫和故用桂枝、姜、枣,扶脾阳外达,使与在表之卫气融洽,一片外浮之阳气乃与里气相接,所以去芍药,不欲过泄其营气故也。

《金匮要略心典》:此但举火邪二字,而不详其证,按:《伤寒论》云,伤寒脉浮,医以火迫劫之,亡阳,必惊狂,起卧不安,又曰,太阳病,以火熏之,不得汗,其人必躁,到经不解,必圊血,名为火邪,仲景此条,殆为惊悸下血备其证欤,桂枝汤去芍药之酸,加蜀漆之辛,盖欲使火气与风邪一时并散,而无少有留滞,所谓从外来者,驱而出之于外也,龙骨、牡蛎,则收敛其浮越之神与气尔。

《金匮悬解》:《伤寒·大阳篇》:伤寒脉浮,医以火逼劫之,亡阳,必惊狂,起卧不安者,桂枝去芍药加蜀漆龙骨牡蛎救逆汤主之,火邪者,以火劫发汗而中火邪也,《伤寒》:太阳病,以火熏之,不得汗,其人必躁,到经不解,必清血,名为火邪,汗多亡阳,土败胃逆,君相飞腾,神魂浮荡,是以惊生,浊阴上逆,化生痰涎,迷塞心宫,是以狂作,桂枝去芍药加蜀漆龙骨牡蛎救逆汤,蜀漆吐腐败而疗狂,龙骨、牡蛎,敛神魂而止惊,去芍药者,以其酸寒而泻阳气也。

【评析】

本条论述火邪致惊的治法方药。以方测证,桂枝去芍药补益心阳,温通血脉,龙骨、牡蛎镇惊潜纳以安心神,蜀漆助桂枝以涤痰逐饮,开窍止惊,临床亦可用远志、石菖蒲代替蜀漆。

本证属心阳不足,痰浊扰心,神气涣散所致惊悸,卧起不安等症。条文中火邪者是指熏、熨、烧针等法,强迫发汗,损伤心阳,神气浮越所致心悸,惊狂,卧起不安等症。

【原文】

吐血不止者,柏叶汤主之。

柏叶汤方

柏叶三两,干姜三两(炮),艾三把。

上三味,以水五升,取马通汁一升,合煮取一升,分温再服。

【注解】

《金匮要略广注》:心属君火,肝属相火,凡吐血,皆火邪迫之也,柏叶生而西向,秉兑金之气,以克制肝木,艾叶甘辛微温,利阴气,其性入内而不炎于上,使气血反归于里,吐血则气虚中寒(《经》云"始为热中,末传寒中是"也),血得寒气,愈加瘀而吐不止,干姜炒黑,止而不走,能入血分,以温经,使百脉流通,血归故道,此阳生阴长之义也,马通汁咸

（即马屎），与血同味，故能走血，引火下行，盖血生于心，心属午火，马为午兽，与少阴君火同气，故用之为使，以泻心火也。

《金匮发微》：吐血无止法，强止之则积为瘀血，而病变不测，尝见四明某患吐血，西医用止血针止之，遂至瘀结大肠，大便不通，后用猪胆汁导下其燥粪，投之水中，化为血色，又有用鲜生地，地骨皮止之者，其人腹中常痛，故虽吐而不止，断无强止之理，柏叶汤方治，用苦涩微寒清血分之侧柏叶，以除肺脏之热，又恐其血之凝滞也，用温脾之干姜以和之，更用逐寒湿理气血之艾叶以调之，惟马通汁不易制，陈修园谓："无马通汁，可用童便代之，引上逆之血而导之下行，则不止血，而血自止矣。"

《金匮要略心典》：按《仁斋直指》云，血遇热则宣行，故止血多用凉药，然亦有气虚挟寒，阴阳不相为守，营气虚散，血亦错行者，此干姜、艾叶之所以用也，而血既上溢，其浮盛之势，又非温药所能御者，故以柏叶抑之使降，马通引之使下，则妄行之血顺而能下，下而能守矣。

《金匮悬解》：吐血不止者，中寒胃逆，而肺金失敛也，柏叶汤，干姜温中而降逆，柏、艾、马通，敛肺而止血也。

【评析】

本条论述虚寒吐血的证治。以方测证，方中柏叶清降以收敛止血，干姜温阳守中，艾叶温经止血，马通汁引血下行以止血，共奏温中止血之效。本证主要脉症：吐血不止，血色淡红或暗红，伴面色萎黄或苍白，神疲体倦，头晕眼花，舌淡苔白，脉虚无力或芤。

柏叶汤是一张温经止血治疗吐血的方剂，大凡血证属虚寒者，均可使用，且疗效非凡。此方经过其他药物的配伍调整，同样可以治疗因血热引起的血证。如果患者寒象不著，将干姜易为炮姜，艾叶改作艾叶炭，可增强止血功效。

原方有马通汁一味，马通汁在中医研究院编的《金匮要略语泽》指为马尿；湖北中医学院编的《金匮要略释义》未予指明。经查实，所谓的马通汁即马粪挤出之汁。《本草纲目》曰："马屎曰通，牛屎曰洞，猪屎曰零，皆讳其名也"，并称马通汁可"止吐血、下血、鼻衄，金疮止血，妇人崩中"，可见马通汁系一止血药。徐可忠曰："愚意无马通，童便亦得。"马通汁确实不易就手即得，且腥臊之气猛烈，改用童便兼具散瘀止血之功，更胜一筹。

【原文】

下血，先便后血，此远血也，黄土汤主之。

黄土汤方

白术、附子（炮）、干地黄、阿胶、黄芩、甘草各三两，灶中黄土半斤。

上七味,以水八升,煮取三升,分温二服。

【注解】

《金匮要略广注》:血之来路远,故先便后血,《准绳》云:此由足阳明,随经入胃府,淫溢而下者也,胃在上,故为远血。脾胃属土,色黄,黄土功能助胃,灶中之土,更得火气,以火能生土也;白术、甘草皆培植中土,阿胶、地黄养血;黄芩清热,入肺经,肺与大肠为表里也;附子能引补血药,以养不足之真阴,故用以温经逐湿。

《金匮发微》:脾寒不能统血,则下陷而便血,尤在泾谓:"脾去肛门远,故曰远血是也。"黄土汤方法,温凉并进,以血之下泄,久久必生燥热也,故用地黄,黄芩,阿胶以润而清之,以脾藏之虚寒下陷也,故用甘草,白术以补虚,炮附子以散寒,更用灶中黄土以去湿,而其血当止,辛未八月,曾治强姓饭作同事下利证,所下之血如水,昼夜不食,几死矣,方用灶中黄土四两,炮附子五钱,干姜四钱,五剂后,利止能食,盖即黄土汤之意也。

《金匮要略心典》:下血先便后血者,由脾虚气寒,失其统御之权,而血为之不守也,脾去肛门远,故曰远血,黄土温燥入脾,合白术、附子,以复健行之气,阿胶、生地黄、甘草,以益脱竭之血,而又虑辛温之品,转为血病之厉,故又以黄芩之苦寒,防其太过,所谓有制之师也。

《金匮悬解》:下血,先便而后血者,此远血,在大便之上者也,便血之证,总缘土湿木遏,风动而疏泄也,其木气沉陷而风泄于魄门,则便近血,其木气郁升而风泄于肠胃,则便远血,黄土汤,黄土、术、甘,补中燥湿而止血,胶、地、黄芩,滋木清风而泻热,附子暖水土以荣肝木也,下血之家,风木郁遏,未尝不生燥热,仲景所以用胶、地、黄芩,而风木郁遏,而生燥热,全由水土之湿寒,仲景所以用术、甘、附子,盖水土温暖,乙木荣畅,万无风动血亡之理,风淫不作,何至以和煦之气,改而为燥热哉!燥热者,水寒土湿,生气不遂,乙木郁怒而风动也,后世医书,以为肠风,专用凉血驱风之药,其命名立法,荒陋不通,至于脾肾湿寒之故,则丝毫不知,而一味凉泻,何其不安于下愚,而敢于妄作耶!

【评析】

本条主要论述虚寒便血的证治。以方测证,黄土汤温阳健脾,摄血止血,适用于脾气虚寒,不能统血之便血。其主症见:便血,血色紫暗,伴腹痛,喜温喜按,面色无华,神疲懒言,四肢不温,舌淡苔白,脉虚细无力。

方中灶心黄土温中止血为君;白术、附子温脾阳而补中气,助君药以复统摄之权为臣;出血量多,阴血亏耗,而辛温之术、附又易耗血动血,故用生地,阿胶滋阴养血,黄芩清热坚阴止血为佐;甘草调药和中为使。诸药配合,寒热并用,标本兼治,刚柔相济,温阳而不伤阴,滋阴而不碍阳。

方中所用黄芩伤阴,地黄、阿胶养血补血,均提示医家在治疗虚寒性出血时,要注意避免温燥太过动血,伤血,注意坚阴,养血补血药物的配伍应用。此远血为先便后血,血色紫暗,病位距肛门较远,临床上常见于上消化道出血等疾病。

本方主要用于脾阳不足所致的大便下血或妇女崩漏。以血色暗淡,舌淡苔白,脉细无力为证治要点。若胃纳差,阿胶可改为阿胶珠,以减其滋腻之性;气虚甚者,可以人参以益气摄血;出血多者,酌加三七、白及等止血之品。本方常用于慢性胃肠道出血及功能性子宫出血属脾阳不足者。

《钱仲阳传》:元丰中,皇子仪国公病瘛瘲疭,国医未能治。长公主朝,因言钱乙起草野,有异能。立召入,进黄土汤而愈。神宗皇帝召见褒谕,且问黄土汤所以愈疾状,乙对曰:以土制水,木得其平,则风自止;且请医所治垂愈,小臣适当其愈。天子悦其对,擢大医丞,赐紫农金鱼。

本方在煎煮方法上,灶心土可布包先煎,或煎汤代水。如先用水800毫升,煮灶心黄土15分钟,去渣取汤,以一半水煎其他药(阿胶另置),煎取150毫升;再用另一半水(如太少可加适量冷水)煮第二煎,取150毫升。将两次煎取的药汁混合后,纳阿胶烊化其中(如用阿胶珠则不必烊化,可与诸药同煎),分两次温服。

据现代药理学研究,本方具有镇静止呕、收敛止血、促进细胞免疫功能、降糖、护肝等作用。临床可用于多种出血性疾病,如上消化道出血、溃疡性出血、功能性子宫出血、溃疡性结肠炎便血、直肠癌便血、痔疮出血等等,证属于脾阳不足、统摄失职者,均可以本方加减取效。但若表现为出血色红质稠,口渴引饮、舌红苔黄等火热证候,或兼恶寒发热等外邪者,均不宜用本方。

【原文】

下血,先血后便,此近血也,赤小豆当归散主之,方见狐惑。

【注解】

《金匮要略广注》:血之来路近,故先血后便,《准绳》云:此由手阳明,随经下行,渗入大肠,传于广肠而下者也,大肠在下,故为近血,当归甘温和血,使气血各有所归;心主血,赤小豆色赤,心中谷也,其性下行,入阴分,故治痢肠澼,而能排脓散血,除湿清热也。

《金匮发微》:先血后便,此即西医所谓肠出血之证也。按:本书百合狐惑篇"病者脉数"节,实为"肠痈证,欲知有脓"节脱文。而赤小豆当归散,要为肠痈正治,语详本条下,兹不赘述,赤小豆以去湿,当归以和血,欲使脓去而新血不伤也,由此观之,本条之近血证情,必与肠痈为近,故方治同也。

《金匮要略心典》：下血，先血后便者，由大肠伤于湿热，而血渗于下也，大肠与肛门近，故曰近血，赤小豆能行水湿，解热毒，当归引血归经，且举血中陷下之气也。

《金匮悬解》：下血，先血而后便者，此近血，在大便之下者也，脾土湿陷，肝气抑遏，木郁风动，疏泄失藏，则便近血，赤小豆当归散，小豆利水而燥湿土，当归养血而润风木也。

【评析】

本条主要论述湿热便血的证治。以方测证，赤小豆当归散清热利湿，活血止血，适用于湿热蕴阻大肠所致的肠风下血。其主症见：便血，血色鲜红或有黏液，伴大便不畅，苔黄腻等。方中两药均无止血之功，却收止血之效，是以审因治血，当归又有止血不留瘀之效。应用本方时，方中浆水至为重要，用之则有明显的清热作用。

《沈注金匮要略》："用赤小豆去湿清热，而解毒排脓；当归活血养正，以驱血中之风；浆水属阴，引归、豆入阴，驱邪为使。斯治风湿流于肠胃而设，非狐惑之方也。"

《千金方衍义》："方以赤小豆清热利水，且浸令芽出，以发越蕴积之毒，佐当归司经血之权，使不致于散漫也。至于先便后血亦主，此方以清小肠流入大肠热毒之源，见证虽异，而主治则同也。"

此近血为先血后便，血色鲜红或有黏液，病位距肛门较近，临床上常见于痔疮，肛裂，肛周脓肿等疾病。

【原文】

心气不足，吐血衄血，泻心汤主之。

泻心汤方

大黄二两，黄连、黄芩各一两。

上三味，以水三升，煮取一升，顿服之。

【注解】

《金匮要略广注》：凡五脏各具阴阳二气，心于脏为阳，属火，于经则属阴，主血，心气不足，乃心真阴之气不足也，夫阴虚则阳亢火盛，迫血妄行，以致吐衄，大黄泄去元盛之火，黄连苦寒入心为使，又能泻肝木，不使木旺生火，黄芩入肺清热，使金不受火烁，顿服之以折火势，此为养阴退阳之剂。

《金匮发微》：太阳标阳下陷，则心气以下不足而虚，气结成痞，与阳明燥气相合，则大便不行，燥气上迫于心，是心气愈形不足，燥热上冲于脑，则病衄血，大肠燥热挟血海之血上出于口，则病吐血，方用芩、连、大黄引热下泄，则心藏以不受熏灼而自舒矣，尝见同乡韩筠谷治红木作吐血证用此方，一下而吐血立止，盖亦釜底抽薪之旨也。

《金匮要略心典》：心气不足者，心中之阴气不足也，阴不足则阳独盛，血为热迫，而妄行不止矣，大黄、黄连、黄芩，泻其心之热而血自宁，寇氏云，若心气独不足，则当不吐衄也，此乃邪热因不足而客之，故令吐衄，以苦泄其热，以苦补其心，盖一举而两得之，此说亦通，《济众方》用大黄、生地汁治衄血，其下热凉血，亦泻心汤类耳。

《金匮悬解》：肺金不降，相火失敛，郁生上热，而病吐衄，热伤心气，故心气不足，大黄黄连泻心汤，泻心火以救心气，火泻而气复，则泻亦成补，亡血皆虚寒病，此用三黄者，经所谓急则治其标也。

【评析】

本条论述热盛吐衄的证治。心气不足作心烦不安解。心火亢盛，扰乱心神，破血妄行而致吐血，衄血，治以泻心汤清热泻火止血。

本方适用于火热充斥，破血妄行之吐血，衄血及便血，尿血的多种出血证，或湿热内蕴而成黄疸，胸痞烦热；三焦积热，眼目赤肿，口舌生疮，外证疮疡，心胸烦闷，大便秘结，舌苔黄腻，脉数实者。使用时注意顿服之，不宜多服，以免伤正，血止后应注意益气养血。

方中黄芩泻上焦火。黄连泻中焦火，大黄泻下焦火。三焦实火大便实者，诚为允当。由于三黄之性苦寒，苦能燥湿，寒能清热。《金匮要略浅注》曰：此为吐衄之神方也。妙在以芩、连之苦寒泄心之邪热，即所以补心之不足；尤妙在大黄之通，止其血，而不使其稍停余瘀，致血瘀后酿成咳嗽虚劳之根。

第十七章　呕吐哕下利病脉证治第十七

【原文】

夫呕家有痈脓,不可治呕,脓尽自愈。

【注解】

《金匮要略广注》:呕家有痈脓,是因痈脓而呕,非痰食气逆而呕也,《经》云:热聚胃口不行,故胃脘为痈,是胃痈本热证,若呕家属寒者,多治宜香温辛散,非痈脓所宜,故不可治呕,待脓尽则呕自愈。

《金匮发微》:此为热变伤络之证,与寻常呕吐不同,师但言呕家有痈脓,正不知其在肺在胃,《伤寒·太阳篇》云,凡服桂枝汤吐者,其后必吐脓血也。按:肺痈之为病,始萌可救,脓成则死,则此节所谓不可治呕,脓尽自愈者,必非肺痈可知,窃意凡遇此证,可竟用外科犀黄丸以止痛而消毒,千金苇茎汤,桂梗甘草汤并可用之,当归赤小豆散、排脓散,尤为主要,盖血腐成脓,利用抉排。若外体之溃疡,然毒未尽者,不当急于生肌也(此条见《伤寒·厥阴篇》)。

《金匮要略心典》:痈脓,胃中有痈,脓从呕出也,是因痈脓而呕,脓尽痈已,则呕自愈,不可概以止吐之药治之也。

《金匮悬解》:此段见《伤寒·厥阴》,呕家而有痈脓,当令其脓从呕出,不可降逆止呕,使脓无出路,俟其脓尽痈平,则呕吐自愈矣。

【评析】

本条论述胃有痈脓所致呕吐的治禁。平素经常患有呕吐的患者,如若呕吐物有脓血,则表明胃有痈脓,呕吐是机体正气驱邪外出的表现,此时不应止呕,否则脓毒内留,病情加重。

【原文】

先呕却渴者,此为欲解,先渴却呕者,为水停心下,此属饮家。

【注解】

《金匮要略广注》:呕属胃寒,渴则胃中阳气得复,故欲解,若先渴,则因饮水过多,水停心下,此饮家水逆而呕也,《伤寒论》云:本渴而饮水呕者,柴胡不中与也,宜五苓散,即此意。

《金匮发微》:水气湿痰,阻于上隔,胆胃上逆,则一时倾吐而出,及水气湿痰既尽,独存胆胃之火,乃一转而为燥渴,此即欲饮水者少少与之即愈之证也,故渴为欲解,若水停心下,津液不能上润喉舌而渴,及胃邪充溢,渗入胃之上,口渴底胆火不能兼容,乃至冲激而呕,此饮家所以先渴却呕也,若夫呕而不渴,则心下支饮方盛,胃中胆火不炀,此在痰饮篇为小半夏汤证,说详"呕家本渴"条下,不赘。

《金匮要略心典》:呕家必有停痰宿水,先呕却渴者,痰水已去,而胃阳将复也,故曰此为欲解,先渴却呕者,因热饮水过多,热虽解而饮旋积也,此呕因积饮所致,故曰此属饮家,呕家本渴,水从呕去故也,今反不渴者,以宿有支饮在心下,愈动而愈出也,故曰此属支饮。

《金匮悬解》:先呕而后渴者,积饮既去,而津亡作渴,故为欲解,先渴而后吐者,为水停心下,阻格君火,是以作渴,渴而饮水,为停水所阻,乃复呕出,此属素有积饮之家也,呕家津液失亡,本当发渴,今呕后反不渴者,以心下有支饮停留,所呕者,但是新下之水谷也,此属支饮,此段见"痰饮咳嗽"中。

【评析】

本条从呕吐和口渴出现的先后顺序论述水饮致呕的辨证。临证中也可以此判别呕吐是否向愈。先呕后渴,为饮随呕出,胃气渐复,故欲饮水,饮后不吐;先渴后呕,为水饮内停,气化受阻,津不上承,故口渴,饮后加重水饮内停,故上泛而呕。

【原文】

呕家本渴,今反不渴者,以心下有支饮故也,此属支饮。

【注解】

《金匮要略广注》:呕家本渴,津液亡也,心下有支饮,则胃寒水逆而呕,故不渴,盖支饮属肺病,肺气不利,不能通调水道,下输膀胱,故聚饮为逆也。

《金匮发微》:与上条一起注解。

《金匮要略心典》:与上条一起注解。

《金匮悬解》:与上条一起注解。

【评析】

本条从呕而不渴论述支饮的辨证。呕吐本就伤津,故"呕家本渴","今反不渴者"说明水饮内停心下,故为"支饮"。

【原文】

问曰:病人脉数,数为热,当消谷引食,而反吐者,何也?师曰:以发其汗,令阳微,膈气虚,脉乃数,数为客热,不能消谷,胃中虚冷故也。

【注解】

《金匮要略广注》:脉有因热而数者,有因虚而数者,《经》云:食入于阴,长气于阳,是胃为水谷之海,得阳盛而消谷,今汗多亡阳,膈气虚而脉数,《经》云"邪热不杀谷"是也,又《经》云:阳受气于胸中,则微膈虚者,且因虚而致寒,故吐为胃中虚冷。

《金匮发微》:此经医者误治伤及中气之病脉证也,风寒袭表,皮毛间水气凝泣,则病形寒,中阳不振,不能旁达四肢,则亦病形寒(忍饥之人,多瑟缩畏寒,可为明证)。恶寒同而所以恶寒者不同,设于中阳不振之恶寒,误认为麻黄汤证而遽发其汗,则胃中阳气益虚,而脉反见数,脉数者,汗后阳气挟营阴而外张,内藏之阳气将一泄无余,盖其脉虽数,要与脉迟不胜谷食者,同为胃中虚冷,故饮食入胃而反吐,为其一去不还,故为客热,膈气因寒而虚,故其气上逆,吸入胃之饮食,倾吐而出也,此胃气因误汗而虚冷者也,此条见太阳篇,阳热之证,肠胃燥实则病不能食,寒湿阻滞,胃气不降,则亦病不能食,不能食同,所以不能食者不同,设于寒湿阻滞之不能食,误认为大承气汤证而遽下之,则膈上之寒湿并入胃中,而消化之力益微,脉乃转弦,弦为阴脉,故痰饮、水气疟证多有之。水饮入胃,胃底胆汁不能相容,则病呕逆(痰饮疟证多呕,皆有湿痰,而其脉俱弦,可知弦为胃中湿痰所致)。盖胃中胰液馋涎,皆能消食,自误下之后,膈上寒痰入胃,与胃中原有之津液化而为一,中气既寒,消化之力愈薄,故食入停贮胃中,历一周时,胃中胆汁抗行,因至朝食暮吐,所以变为胃反者,胃中阳气既虚,他种津液与胆汁不和故也,此胃气因误下而冷者也。

《金匮要略心典》:脉数为热,乃不能消谷引饮而反吐者,以发汗过多,阳微膈虚所致,则其数为客热上浮之数,而非胃实气热之数矣,客热如客之寄,不久即散,故不能消谷也,脉弦为寒,乃不曰寒而曰虚者,以寒在于上,而医反下之所致,故其弦非阴寒外加之弦,而为胃虚生寒之弦矣,胃虚且寒,阳气无余,则朝食暮吐而变为胃反也,读此知数脉、弦脉,均有虚候,曰热、曰寒,盖浅之乎言脉者耳。

《金匮悬解》:此段见《伤寒·太阳篇》,汗多阳亡,浊阴上逆,是以呕吐,阳不归根,客居膈上,息道短促,是以脉数,膈上虽热,胃中则是虚冷,虚冷则水谷不消,而病呕吐也。

【评析】

本条论述误汗致胃阳虚损形成的胃反病机及脉症。以脉数论之胃反之本为虚寒。脉数主热,应当消谷善饥,反吐者,可知其数必无力,其热必"客热",为误汗损伤胃阳,胃中虚冷,不能腐熟运化水谷所致。

【原文】

脉弦者,虚也,胃气无余,朝食暮吐,变为胃反,寒在于上,医反下之,今脉反弦,故名曰虚。

【注解】

《金匮要略广注》:《内经》云:脉弱以滑,是有胃气,弦属肝脉,此胃虚,木邪乘土,故为胃气无余也,朝食暮吐,变为胃反,王太仆云:食不得入,是有火也;食入反出,是无火也,此寒在上者(上指胃口言),法当温中始愈,反下之,则愈虚寒,而愈吐矣。

《金匮发微》:与上条一起注解。

《金匮要略心典》:与上条一起注解。

《金匮悬解》:胆肝脉弦,弦者,木郁克土,胃阳之虚也,胃气无余,不能消谷,朝食暮吐,变为胃反,宗气衰微,寒在于上,医反下之,令土败木贼,脉反见弦,故名曰虚也。

【评析】

本条论述误下致胃阳不足形成的胃反的病机及脉症。虚阳浮越之脉数,医者误以为实热予苦寒攻下,则胃阳更损,土虚木乘,故见脉弦而无力。脾胃虚寒,不能腐熟运化水谷,则"朝食暮吐",此为胃反。

【原文】

寸口脉微而数,微则无气,无气则荣虚,荣虚则血不足,血不足则胸中冷。

【注解】

《金匮要略广注》:气为卫,血为荣,《内经》云:营者,水谷之精气也,卫者,水谷之悍气也。是人因水谷以生气血,气血生而脉始盛矣,若微而数者,《经》云:寸口诸微亡阳,故为无气,无气则阳既不生,而阴亦不长(气属阳,血属阴,气以统血,故阳生则阴始长),遂致荣虚血不足也,《经》云:阳受气于胸中,又宗气出于上焦,膻中为上气海,今血不足而胸冷者,胸中阳气不足,故致吐也,然始言脉微而数,后但言微,不复言数者,以数为客热,不能消谷,胃中虚冷,前节已言之矣。李玮西曰:血犹水也,食犹舟也,舟因水通,涸则不行,若荣微血少,食不得顺流而下,故梗塞致吐,此丹溪治噎膈反胃,不主香燥,而主滋润之剂也(如当归、人乳诸血药),然既云胸中冷,则温中之药自不可少。

《金匮发微》:按:此节原文,首句言"寸口脉微而数",后文但言"脉微",则"而数"二字当为衍文，盖人一身之血，热度合华氏寒暑表九十五度，为血之中数，其应于动脉者，即为平脉，若热度渐低，营气不能上应，则其脉当迟，当弱。至于两手动脉见微，则营气不足以上应，而脉管血少，心藏主脉与血，部位正在胸中，血不足而脉道微，故胸中冷，营虚而血少，则太阳寒水，不得阳热蒸化，而卫阳不达于皮毛，脾阳不达于四肢，少阴病脉必微细者，水胜而血负也，水寒则胃败，故趺阳负少阴为不顺近人以呕吐清水为胃寒，其说要非无据，尤在泾乃谓："胸中冷非真冷，不可以热治之。"然则少阴病之脉微细，何以用四逆汤耶？要知用药之法，无问寒热补泻，只在以偏救偏，但中病即止，而不当太过耳，尤在泾持论如此，无怪其偏信丹溪，不能入仲景之室也。

《金匮要略心典》：此因数为客热，而推言脉微而数者，为无气而非有热也，气者荣之主，故无气则荣虚，荣者血之源，故荣虚则血不足，荣卫俱虚，则胸中之积而为宗气者少矣，故胸中冷，合上二条言之，客热固非真热，不可以寒治之，胸中冷亦非真冷，不可以热治之，是皆当以温养真气为主，真气、冲和纯粹之气，此气浮则生热，沉则生冷，温之则浮焰自收，养之则虚冷自化，若热以寒治，寒以热治，则真气愈虚，寒热内贼，而其病益甚矣。

《金匮悬解》：寸口者，手太阴肺气之所变现也，肺主气，寸口脉微而数者，肺中宗气之虚也，水谷之化营气，行于经络，其大气之抟而不行者，积于胸中，命曰宗气，宗气者，所以贯心肺而行呼吸，营气之源也，无宗气则营气虚，营虚则血不足也，宗气之根，实本于营血，血藏于肝，而血中之温气，则化君火，气乃君火之敛降者也，营虚血少，不能化火，阳衰于上，故胸中冷，血阴也，而孕君火，其性温暖而和煦，后世但言凉血，而不知暖血，误人多矣。

【评析】

本条论述胃反胸中冷的病机。"脉微而数"即脉数而无力，除主前条论述之胃阳不足之虚寒胃反外，因胃虚不能消谷，气血化生不足，宗气不足，亦主胸中寒冷。则气血俱虚，胸中寒冷亦为胃反常见病机。

故临床中须再诊趺阳脉及综合全身症状加以分析。

【原文】

趺阳脉浮而涩，浮则为虚，虚则伤脾，脾伤则不磨，朝食暮吐，暮食朝吐，宿谷不化，名曰胃反，脉紧而涩，其病难治。

【注解】

《金匮要略广注》：趺阳，胃脉也，脾胃相为表里，脉在不沉不浮之间，浮则气外泄而内不充，故为"虚则伤脾"也，前三节责之胃中虚冷，此节又责在脾不磨，盖以胃纳水谷，脾行津液，相须为用者也，今脾不磨，则胃亦不纳，自致朝暮迷吐，宿食不化，名为胃反，若脉紧则中寒,涩则气结,皆阴脉不能温暖胃气,中焦衰冷,故难治。沈子华曰:吐无常时者,为呕吐病,非胃反也,必朝食暮吐,暮食朝吐,有常时者,始名胃反。

《金匮发微》:趺阳脉为胃脉之根,当以冲和为正脉,若轻取见浮,重按见涩,则胃气不降,宿食不下小肠,脾阳不升,不能吸收小肠津液上承心肺而为血,盖食入于胃,食气与脾气化合,上下相引,乃掣制胃之全体,磨擦新食成浆,然后下渗十二指肠,无病之人所以知饥也,若脾阳顿滞,不能牵掣胃之全体上下磨擦,则胃中所受之谷食不能消融成糜,以下渗十二指肠,胃底胆汁上抗,遂至朝食暮吐,暮食朝吐,病名胃反(方治在后条)。盖此证水饮入口即上泛,谷食入胃,又以消化力薄,始则停蓄,继即倾吐,大肠宿垢积欠不行,一似阴干者然。大肠干涩不通,则胃浊愈加上泛,故脉紧而涩,急则治标,要惟有于他方治中加大黄利之之法,较为近似,否则胃浊不降,加以肠中否塞,其病乃益不可治也(牛硫丸似亦可用)。

《金匮要略心典》:此因胃气无余,变为胃反,而推言其病之并在于脾也,夫胃为阳,脾为阴,浮则为虚者,胃之阳虚也,涩则伤脾者,脾之阴伤也,谷入于胃而运于脾,脾伤则不能磨,脾不磨则谷不化,而朝食者暮当下,暮食者朝当下,若谷不化,则不得下,不得下,必反而上出也,夫脾胃、土也,土德本缓,而脉反紧,则肝有余,土气本和,而脉反涩,则血不足,脏真不足,而贼邪有余,故曰难治。

《金匮悬解》:趺阳者,阳明胃气之所变现也,动脉在足趺上之冲阳,故曰趺阳,阳明胃气,以下行为顺,脉不应见浮涩,浮则胃气之虚而不降也,胃虚而上逆,则脾虚而下陷,陷则脾伤,脾伤不能磨化水谷,故朝食而暮吐,暮食而朝吐,宿谷不化,名曰胃反,胃反者,饮食倒上,是反顺而为逆也,紧涩者,血寒而阳陷也,脾败不磨,而脉见紧涩,水冰地坼,微阳沦陷而不升,故其病难治。

【评析】

本条论脾胃虚寒胃反病机,脉症及预后。趺阳脉候中焦脾胃,脉浮而涩主胃阳不足,脾阴亏虚,脾胃运化腐熟功能失职,症见:朝食暮吐,暮食朝吐,宿谷不化。《圣济总录》胃反曰:论曰脾与胃合,主腐熟水谷,今脾胃气虚,水谷不化,与停饮相击,胃中虚胀,其气逆上,食久反出,故名胃反也。其候朝食暮吐,暮食朝吐,寒热时作,心下痞结,状如复杯。

脉紧主寒,涩则津亏,是阳虚而寒,津亏而燥之证,常见上吐下秘,此时温阳则伤阴,滋阴则伤阳,故预后不良,是为难治。本条提示临证中以温阳胃气为主。

胃反类似于现代医学幽门不全梗阻、幽门狭窄、幽门水肿、功能性消化不良等病变。

【原文】

病人欲吐者,不可下之。

【注解】

《金匮要略广注》：欲吐者，时觉寒气痰食，泛泛然涌逆而上，此病在上焦，当与温中散逆为主，下之则虚胃气，逆病机矣，然此属平常之吐，不专指胃反之吐也。

《金匮发微》：湿痰阻于胸膈，则上泛而欲吐。考太阳将传阳明，则上湿下燥，固有当用瓜蒂散吐之者。盖湿邪黏滞，非一下所能尽；或恐留滞肠胃，转为他病，为其病在上膈也。尝见病呕逆之人，自用吴茱萸以止之者，腹中胀满欲死，寖成里热，以致匝月昏愦，几于不救。由此观之，病人欲吐者，不惟不可下，并不可止，为胸中自有湿痰也。《内经》不云"在高者引而越之"乎？

《金匮要略心典》：病人欲吐者，邪在上而气方逆，若遽下之，病气必与药气相争，而正乃蒙其祸矣，否则，里虚邪入，病气转深，或痞或利，未可知也，故曰不可下之。

《金匮悬解》：病人欲吐者，陈宿在上，故不可下。

【评析】

本条论述呕吐治禁。临证中不可见呕止呕，应注意因势利导。"病人欲吐者"，是由于病邪在上，机体正气驱邪外出，此时应顺其病势，排出体内的有害物质，如痈脓，宿食，毒物等。如误下，反使邪气内陷，正气受损，加重病情。

【原文】

哕而腹满，视其前后，知何部不利，利之则愈。

【注解】

《金匮要略广注》：昔贤云，伤寒发呃，或有热证；杂证发呃，自属虚寒，则哕原有虚实寒热之不同，若腹满，而前后何部不利，则是气窒于下者，必逆于上，利之，使下气既通，上气自降，故愈。《活人书》云：前部，猪苓汤；后部，调胃承气汤。

《金匮发微》：寒热二气相冲激，则病哕逆，若阴阳电相触者然，故哕有寒热之别，湿痰留于上膈，真阳被郁，有时冲激而上，不能相胜，则为寒哕，郁热在下，鼻中吸入之清气与之冲激则为热哕，然则哕而腹满者，究为何病？盖热结膀胱，三焦水道不通，则由蓄水而肿满，是为五苓散证，热结大肠，腑气不通，则由燥屎而腹满，是为大承气证，所谓"知其何部不利，利之而愈也。"释义详《伤寒发微·厥阴篇》，兹不赘（按：此证大便不行者，下后呃止则愈，呃不止则死，予亲见之）。

《金匮要略心典》：哕而腹满者，病在下而气溢于上也，与病患欲吐者不同，故当视其前后二阴，知何部不利而利之，则病从下出，而气不上逆，腹满与哕俱去矣。

《金匮悬解》：此段见《伤寒·阳明》，浊气上逆，则生呕哕，哕而腹满者，太阴之清气不升,阳明之浊气不降也,前后二阴,必有不利之部,前部不利,利其水道,后部不利,利其谷道,前后窍通,浊气下泄,则满消而哕止矣。

【评析】

本条论述哕而腹满的辨证及治则。呃逆因腹满所致者,是其腑气不通,浊气上逆而为,治以通利大小便之法,且仅用于正盛邪实之证。提示临证中要审证求因,审因论治,不可见哕止哕,须注意查看二便是否通利。

【原文】

呕而胸满者,茱萸汤主之。

茱萸汤方

吴茱萸一升,人参三两,生姜六两,大枣十二枚。

上四味,以水五升,煮取三升,温服七合,日三服。

【注解】

《金匮要略广注》:凡腹满者,宜下,若呕,为气逆,但胸满,不是腹满,此气虚而寒邪上窒也,人参、大枣补虚,吴茱萸、生姜散寒止逆。

《金匮发微》:胃浊不降,脾阳不升,则气机否塞,呕而胸满者,脾虚生湿,中气寒而胃浊上泛也,盖脾藏吸收小肠津液上出胸中,胸中阳气充足,则清者散为汗液,浊者上达心肺二藏,化而为血(西医谓之淋巴干),至不得噫嗳,则胀满欲死,此其所以呕而胸满也,湿痰在胸,胆胃郁而不舒,则激而上泛,此其所以呕而胸满也。吴茱萸汤,吴茱萸以降逆散寒,人参、姜、枣以和胃扶脾,但使膈间阳气渐舒,咽中时得噫嗳,或呵欠,或吐出痰涎,则胸满去而呕逆亦止,盖仲师虽言"呕而胸满",其实由胸满而呕也。

《金匮要略心典》:胸中,阳也,呕而胸满,阳不治而阴乘之也,故以吴茱萸散阴降逆,人参、姜、枣补中益阳气。

《金匮悬解》:呕而胸满者,中气虚寒,胆胃逆升,浊阴填塞于膈上也,吴茱萸汤,人参、大枣,补中而培土,茱萸、生姜,温胃而降逆也。

【评析】

本条论述肝胃虚寒呕吐病的证治。呕吐伴见胸满者,当是由胃阳不足,寒饮内停,气机不利,胸阳不展,胃失和降所致。治以茱萸汤散寒降逆,温中补虚。方中吴萸、生姜温胃散寒,化饮止呕,人参、大枣补益中气。

本方重用生姜,意在温中止呕,临床中不可视为可有可无之味。临床用于治疗厥阴头顶痛,或吐涎沫,厥冷,其脉浮缓;阴寒腹痛牵引睾丸,用本方加附子等。

药理研究证实,吴茱萸汤的主药吴茱萸具有镇吐、镇痛、强心、扩血管及升体温的作用。全方对硫酸铜所致家鸽呕吐,有显著的抑制效果,而正交实验对方中各药镇吐作用的分析,说明吴茱萸作用最强,配伍生姜效果可得到增强,四药皆用的全方镇吐效果更为明显。

【原文】

干呕吐涎沫,头痛者,茱萸汤主之。

【注解】

《金匮要略广注》:此仲景治伤寒厥阴证例也,干呕者,有声无物之谓,太阴、少阴经从足至胸,俱不上头,二经并无头痛证,厥阴经上出额,与督脉会于巅,故干呕吐涎沫者,里寒也,头痛者,寒气从经脉上攻也,不用桂、附,而用吴茱萸,以其入厥阴经故耳,余皆温补散寒之药。

《金匮发微》:脾虚则生湿,胃寒则易泛,胃中无宿食,则为干呕,胃中馋涎与胃底胆汁化合,并能助消化之力,胆汁太多,热乃上泛而吐苦水,馋涎太多,寒乃上泛而吐涎沫,干呕不已,胃中浊气上冲,因病头痛,故仲师但用吴茱萸汤,与上节"呕而胸满"同法,但使浊阴下降,头即不痛,此亦不治之治也。(此条见《伤寒论·厥阴篇》)。

《金匮要略心典》:干呕,吐涎沫,上焦有寒也,头者诸阳之会,为阴寒之邪上逆而痛,故亦宜茱萸汤,以散阴气而益阳气。

《金匮悬解》:此段见《伤寒·厥阴》,胃气上逆,浊阴翻腾,则生干呕,肺气郁阻,津液凝滞,则生涎沫,浊气升填,头上壅塞,则苦疼痛,肺胃之上逆,根缘中下之虚寒,宜吴茱萸汤,温补中脘而降逆气也。

【评析】

本条续论肝胃虚寒呕吐病的证治,与前一条属异病同治。症见:干呕,吐涎沫,头痛,尤以巅顶冷痛为主。此为胃虚停饮,寒饮上逆,肝失疏泄,肝气夹寒循经上逆所致。正如《水气病脉证并治》篇云:"上焦有寒,其口多涎"。

治以茱萸汤散寒降逆,温中补虚。方中吴茱萸既可温胃散寒,又可泄厥阴逆气,为治疗厥阴头痛之要药。

【原文】

呕而肠鸣,心下痞者,半夏泻心汤主之。

半夏泻心汤方

半夏半升(洗),人参、干姜、黄芩各三两,黄连一两,甘草二两(炙),大枣十二枚。

上七味,以水一斗,煮取六升,去滓,再煮,取三升,温服一升,日三服。

【注解】

《金匮要略广注》:《经》云:中气不足,肠为之苦鸣,心里虚也,下后胸中痛者为结胸,邪热乘虚客于心下,满而不痛者,痞也,《伤寒论》云:病发于阳,而反下之,热入,因作结胸,病发于阴而下之,因作痞,成注云:下后阳邪传里,结于胸中,为结胸,以胸中为阳受气之分也,阴邪传里,留于心下为痞,以心下为阴受气之分也。

辛以散逆,故用半夏、干姜;苦以泄热,故用黄连、黄芩;甘以缓脾,故用人参、甘草、大枣。

《金匮发微》:上膈寒湿,下陷于胃,胃底胆汁不能相容,则病呕逆,此属寒,宜用吴茱萸者也,胃中浊热合胆火上奔,则亦病呕逆,此属热,宜用黄连者也,二证寒热不同,故降逆之药品亦因之而异(近人不辨寒热,合萸连用之,模棱之见耳)。此节证象为呕而肠鸣,为心下痞,郁热在上,寒水在下,与"伤寒,胸中有热,胃中有邪,腹中痛,欲呕吐"之黄连汤证略同,故半夏泻心汤方治,所用半夏、干姜、甘草、人参、黄连、大枣皆与黄连汤同,惟彼以寒郁太阴而腹痛,用桂枝以达郁,此为气痞在心下,热邪伤及肺阴,兼用黄芩以清水之上源,为不同耳,又按:《伤寒·太阳篇》云:但满而不痛者,此为痞,柴胡汤不中与之,宜半夏泻心汤,知此方原为治痞主方,所以不与腹中雷鸣下利之证同用生姜泻心汤者,亦以水气不甚,不用生姜以散寒也。

《金匮要略心典》:邪气乘虚,陷入心下,中气则痞,中气既痞,升降失常,于是阳独上逆而呕,阴独下走而肠鸣,是虽三焦俱病,而中气为上下之枢,故不必治其上下,而但治其中,黄连、黄芩苦以降阳,半夏、干姜辛以升阴,阴升阳降,痞将自解,人参、甘草则补养中气,以为交阴阳通上下之用也。

《金匮悬解》:寒邪冲激,则肠中雷鸣,胆胃升郁,则心下痞硬,心痞则火无降路,必生上热,半夏泻心汤,黄芩、黄连,清上而泻火,姜、甘、参、枣,温中而补土,半夏降逆而止呕也。

【评析】

本条论述寒热错杂呕吐的证治。中焦脾胃寒热虚实错杂,气机失常,胃气上逆则呕,脾虚不运,湿浊内停则肠鸣,中焦气机阻滞则心下痞,故治以半夏泻心汤开结消痞,和胃降逆。

以方测证亦可知,半夏,干姜散寒降逆,温胃止呕;黄芩,黄连泄热散结;人参,大枣,甘草补虚,诸药共奏辛开苦降,调和胃肠之功。

【原文】

干呕而利者,黄芩加半夏生姜汤主之。

黄芩加半夏生姜汤方

黄芩三两,半夏半升,生姜三两,芍药二两,甘草二两(炙),大枣十二枚。

上六味,以水一斗,煮取三升,去滓,温服一升,日再,夜一服。

【注解】

《金匮要略广注》:此痞气塞在中焦,故令上呕下利,然痞由邪热乘虚入里,故用黄芩撤热,芍药泄邪,半夏、生姜散逆止呕,甘草、大枣缓脾和中,此即半夏泻心汤例也。

《金匮发微》:太阳寒水内薄,胃底胆汁不能相容,则为干呕。寒水太多,脾不能胜,协标热下趋,即为自利。二者均为脾胃不和。方用黄芩汤以治协热利,其功用在清胆火而兼能扶脾。合小半复汤以止呕,其功用不惟降胃逆,而并能去水。此二方合用之大旨也。

《金匮要略心典》:此伤寒热邪入里作利,而复上行为呕者之法,而杂病肝胃之火,上冲下注者,亦复有之,半夏、生姜,散逆于上,黄芩、芍药,除热于里,上下俱病,中气必困,甘草、大枣合芍药、生姜,以安中而正气也。

《金匮悬解》:干呕而利者,甲木之贼戊土,胃气郁遏,不能容纳水谷,故下为泄利而上为干呕,黄芩加半夏生姜汤,甘草、大枣,补中气而益脾精,黄芩、芍药,清甲木而泻相火,半夏、生姜,降胃气而止呕吐也。

【评析】

本条论述胃肠湿热的干呕下利证治。湿热犯胃,胃气上逆则呕;邪热下迫于肠则下利,故治以黄芩加半夏生姜汤清热止利,和胃止呕。

以方测证亦可知,方中以黄芩汤清热止利为主,本病重在肠道,故本方主治肠兼治胃,而半夏泻心汤则主治胃兼治肠。本病症见:利下热臭垢积,里急后重,肠鸣腹痛,恶心呕吐,舌红苔微黄腻,脉濡数。

临床中本方可用于干呕而暴注下迫的热泄;干呕而下利脓血的下利;亦可用于大肠湿热阻滞,兼有水饮停胃者;或肠热胃寒证。此外,现在报道较多的是该方在防治放射性肠炎方面具有非常好的疗效,除内服外还可灌肠使用。

【原文】

诸呕吐,谷不得下者,小半夏汤主之,方见痰饮。

【注解】

《金匮要略广注》:呕吐,谷不下,上焦气逆也,小半夏汤散逆降气。

《金匮发微》:呕吐而不能食,为胃中虚寒,是宜吴茱萸汤者也,仲师乃曰:"诸呕吐,谷不得下者,小半夏汤主之。"然予尝如法用之,往往失效,岂仲师之误耶?是不然,古人用半夏多用生者,但洗去泥耳,近来药肆所用,先以水浸七日,去膏液而留渣滓,去水之本性全失,再用生姜汁拌炒半熟,欲其立止呕吐,岂可得哉!按:呕吐一证,心下水气不甚,胃中虚寒者,则宜吴茱萸汤,水气太甚,时时泛滥而呕吐清水者,则宜生半夏生姜汤,仲师所谓纳半夏以去其水也。

《金匮要略心典》:呕吐谷不得下者,胃中有饮,随气上逆,而阻其谷入之路也,故以半夏消饮,生姜降逆,逆止饮消,谷斯下矣。

《金匮悬解》:呕吐而谷不得下者,胃气上逆,浊阴不降也,小半夏汤,半夏、生姜,降逆气而驱浊阴也。

【评析】

本条论述寒饮停胃呕吐的证治。以方测证,小半夏汤散寒化饮,和胃止呕。方中用半夏辛温,燥湿化痰涤饮,又降逆和中止呕,是为君药。生姜辛温,为呕家之圣药降逆止呕,又温胃散饮,且制半夏之毒,是臣药又兼佐药之用。二药相配,使痰祛饮化,逆降胃和而呕吐自止。仲景所创该方,对于后世痰饮呕吐或胃气上逆证的治疗具有重要的指导意义,已成为祛痰化饮或和胃降逆止呕的常用配伍组合。

本方为治疗痰饮呕吐的基础方。临床应用以呕吐不渴,苔白滑为辨证要点。现代运用本方常用于胃炎、内耳眩晕症及化疗后所致的胃肠反应等属痰饮呕吐者。临床如见脾胃虚寒,加附子、干姜、丁香、吴茱萸;胃火上逆,加山栀、黄芪、竹茹;饮食积滞,加山楂、神曲;胃阴不足,加沙参、麦冬、石斛、芦根、枇杷叶等。

【原文】

呕吐而病在膈上,后思水者,解,急与之,思水者,猪苓散主之。

猪苓散方

猪苓、茯苓、白术各等分。

上三味,杵为散,饮服方寸匕,日三服。

【注解】

《金匮要略广注》:呕吐,病在膈上,胃口气寒上逆也,"后思水者解",阳气渐复也,急与之水以和胃气,恐迟则胃干液竭故耳,但思水者,未免水停心下,猪苓散利水和脾,即以泄邪热,消停饮,润津液也。猪苓、茯苓利水而泄热,白术补脾以生津。

《金匮发微》:水气在心下则甚,在膈上则微,呕吐而病在膈上,则倾吐易尽,设渴而思饮,则水气已尽,其病当解,急与水以滋其燥,而此外更无余病,《伤寒论》所谓"少少与之愈也",若水气在心下而呕吐思水者,则当通下焦,特于五苓散中去桂枝、泽泻以利小便,使下焦通,而在上之水气,得以下行,上承之津液,乃不为所阻,而渴饮自止矣,此亦《伤寒·太阳篇》"渴者宜五苓散"之意也。

《金匮要略心典》:病在膈上,病膈间有痰饮也,后思水者,知饮已去,故曰欲解,即"先呕却渴者,此为欲解"义。夫饮邪已去,津液暴竭,而思得水,设不得,则津亡而气亦耗,故当急与,而呕吐之余,中气未复,不能胜水,设过与之,则旧饮方去,新饮复生,故宜猪苓散以崇土而逐水也。

《金匮悬解》:病在膈上,呕吐之后,而思水饮,是病去而津亡也,其病当解,宜急与之水,以益津液,思水者,痰饮虽去而土湿犹存,渴欲饮水,恐其复致停瘀,猪苓散,二苓、白术,泻湿而燥土,最为相宜也。

【评析】

本条论述饮停呕吐后的调治方法。呕吐之后若见口渴,为饮去阳复的标志,病渐向愈。但不可饮水过多,因胃气伤弱不能消水,否则水饮复聚,故用猪苓散调治以健脾利饮。临床中猪苓散可应用于饮停于胃而呕的轻症或饮停呕吐后的调治。

【原文】

呕而脉弱,小便复利,身有微热,见厥者难治,四逆汤主之。

四逆汤方

附子一枚(生用),干姜一两五钱,甘草二两(炙)。

上三味,以水三升,煮取一升二合,去滓,分温再服,强人可大附子一枚,干姜三两,

【注解】

《金匮要略广注》:呕者,寒在上,小便利者,寒在下,脉弱者,气衰于里,微热而厥者,阳亡于表也,此虚寒欲脱之证,故难治。附子无干姜不热,又生附配干姜,补中有发,所以回阳也,炙甘草所以补中。

《金匮发微》:呕而脉弱,水胜而血负也,惟其水胜,则下焦必寒,故小便复利,(按此证,小便必色白不黄)。浮阳外出,而中无实热,故身热微。手足见厥者,中阳虚而不达四肢也,此证纯阴无阳,自半夏泻心汤以下诸方,俱不全用,故曰难治,难治非不治也,盖舍四逆汤大温中下之剂,病必不愈,观方后所列强人可大附子一枚,干姜三两,可以识难治之旨矣。

《金匮要略心典》:脉弱便利而厥,为内虚且寒之候,则呕非火邪,而是阴气之上逆,热

非实邪,而是阳气之外越矣。故以四逆汤救阳驱阴为主,然阴方上冲,而阳且外走,其离决之势,有未可即为顺接者,故曰难治,或云,呕与身热为邪实,厥、利、脉弱为正虚,虚实互见,故曰难治,四逆汤舍其标而治其本也,亦通。

《金匮悬解》:此段见《伤寒·厥阴》,呕而脉弱,胃气之虚,小便复利,肾气之虚,肾司二便,寒则膀胱失约,故小便自利,里阳虚败,加以身有微热,而见厥逆者,阴盛于内而微阳外格,故为难治,宜四逆汤,以回里阳也。

【评析】

本条论述阴盛格阳呕吐的证治。以方测证,用四逆汤回阳救逆,散寒消阴,此证应为阴盛阳衰的危急重症。可知本条呕吐为全身性虚寒症状之一,为胃中虚寒,胃气上逆所致;脾肾阳虚则脉弱;阴盛于下,肾气不固则小便自利;阴盛格阳则身微热,为假热;阳衰则四肢厥冷。

临床中因呕、泻所致阳气虚脱的危急重症,可用四逆汤加减配伍,回阳救逆。

【原文】

呕而发热者,小柴胡汤主之。

小柴胡汤方

柴胡半斤,半夏半升,黄芩三两,人参三两,甘草三两,生姜三两,大枣十二枚。

上七味,以水一斗二升,煮取六升,去滓,再煎,取三升,温服一升,日三服。

【注解】

《金匮要略广注》:伤寒发热者,为表证,然邪欲侵里,里气拒而不纳,则逆而作呕,此半表半里证也,小柴胡为治半表半里和解之剂。凡病邪在表,则寒,宜汗;在里则热,宜下;在半表里,则骎骎乎有渐热之意,又宜和解,故用柴胡、黄芩以清热,半夏、生姜以散逆止呕,人参、甘草、大枣以缓中补虚也。

《金匮发微》:凡疟病多呕,其脉必弦,所以多呕者,胆胃之气上逆也,故疟病用小柴胡汤,往往取效,然则呕而发热者,仲师虽不言脉,窃意脉亦见弦,故亦宜小柴胡汤,柴胡以发汗,黄芩以清胆,参、草、姜、枣以和胃,汗出而外解,则表热不吸引胆火,中气不至上逆,而无呕吐之弊,此呕而发热,所以与疟同法也。

《金匮要略心典》:呕而发热,邪在少阳之经,欲止其呕,必解其邪,小柴胡则和解少阳之正法也。

《金匮悬解》:此段见《伤寒·少阳》,呕者,胆木之克胃土,甲木从相火化气,相火郁升,是以发热,小柴胡汤,参、甘、大枣,补戊土而益中气,柴胡、黄芩,泻甲木而清相火,生姜、半夏,降浊而止呕也。

【评析】

本条论述热郁少阳证呕吐的证治。以方测证,小柴胡汤和解少阳,降逆止呕。邪在少阳,则发热为往来寒热;热迫于胃,胃气上逆而呕,则本证尚可伴见胸胁苦满,口苦咽干等症。本条是以佐证"有柴胡证,但见一证便是,不必悉具"。

少阳证胆气犯胃、胆热犯胃证候临床较为多见,均可用小柴胡汤调理肝胆气机得以治疗。

【原文】

胃反呕吐者,大半夏汤主之。

大半夏汤方

半夏二升(洗用),人参三两,白蜜一升。

上三味,以水一斗二升,和蜜,扬之二百四十遍,煮药取升半,温服一升,余分再服。

【注解】

《金匮要略广注》:前论胃反,有云"膈气虚,胃中虚冷"者,又云"寒在于上,虚则伤脾"者,可见胃反自属大虚寒症,用人参补虚,半夏散逆,白蜜润津液而利水谷也。李升玺曰:《经》云呕家不宜甘味,此用白蜜,何欤?不知此胃反自属脾虚,《经》所谓"甘味入脾,归其所喜"是也,况君以半夏味辛而止呕,佐以人参,气温而补中,胃反自立止矣。

《金匮发微》:反胃之证,大便如羊矢,艰涩而不下,不类阳明燥矢,可用大承气汤以下之,况水气太甚,渗入于胃,胃底胆汁不受,因而呕吐,呕吐伤及胃阴,时时上泛,胃因不和,水气所以不降者,又因大肠干涸之故(胃中谷食,久不下十二指肠,肠中粪秽一似阴干者然)。故大半夏汤方治,生半夏以去水,人参以益胃汁,白蜜以润肠,使渣滓不通,水乃得降,而胃反之病愈矣(按世俗相传朝食暮吐,暮食朝吐方治,为熟地二两,山萸肉三两,牡桂一钱,又有脾胃虚弱食不消化方,为秫米粉作汤圆子,每服煮食十粒,加醋吞服,一重用山萸肉,一用醋,皆能令干涸之粪发酵易化,附存之。癸酉闰五月十四日,裴德炎妻病此,予用姜半夏四钱,潞熏参一两,白蜜四两,三剂即便通能食呕止。

《金匮要略心典》:胃反呕吐者,胃虚不能消谷,朝食而暮吐也,又胃脉本下行,虚则反逆也,故以半夏降逆,人参、白蜜益虚安中,东垣云:辛药生姜之类治呕吐,但治上焦气壅表实之病,若胃虚谷气不行,胸中闭塞而呕者,惟宜益胃推扬谷气而已,此大半夏汤之旨也。

《金匮悬解》:胃反呕吐者,前窍短涩,后门干燥,多有粪若羊矢之证,盖手足太阳,两经同气,水谷入胃,脾阳消磨,散其精华,上归于肺,雾气化津,传于膀胱小肠,水路清通,谷道滋润,是以小便不涩,大便不干,胃反气逆,肺金莫降,津液凝瘀,化生痰涎,二阴失滋,枯涩燥结,故粪如羊矢,下窍堵塞,浊气莫泄,逆而上冲,故呕吐不止,缘其阳衰土湿,中气颓败,不能腐熟水谷,化气生津,以滋肠窍,是以饮食不得顺下而逆行也,大半夏汤,人参补中气之虚,白蜜润小肠之燥,半夏降胃气之逆,中气旺而水谷消,下窍开而渣滓降,浊气不升,呕吐自止也。

阴阳别论:三阳结,谓之膈,手足太阳,是为三阳,足太阳膀胱结则小便涩,手太阳小肠结则大便干,下窍涩结,浊气上逆,故食膈而不下,总由于阳明之阳虚,噎膈、反胃颇同,反胃之病,在胃之下脘,噎膈之病,兼在胃之上脘,上脘气闭,则食不能入,下脘气闭,则入而复出,阳明之性,阳盛则开,阴盛则闭故也。

【评析】

本条论述虚寒胃反的治法方药。以方测证,大半夏汤治以虚寒胃反证。方中重用半夏和胃降逆,人参益气补虚,白蜜养血润燥,三药合用共奏和胃降逆,补虚润燥之功。

本证症见:朝食暮吐,暮食朝吐,宿谷不化,伴见心下痞满,或冷痛,神疲乏力,大便燥如羊屎,舌淡苔薄白,脉虚缓。

【原文】

食已即吐者,大黄甘草汤主之。

大黄甘草汤方

大黄四两,甘草一两。

上二味,以水三升,煮取一升,分温再服。

【注解】

《金匮要略广注》:朝食暮吐,停食不化,为胃寒,食已即吐,火逆冲上,又为胃热,《经》云:诸逆冲上,皆属于火,王太仆云:食不得入,是有火也。大黄苦以泻热,甘草甘以缓急,一缓一泻,胃气清而吐止矣。

《金匮发微》:食已即吐,所吐者为谷食,非饮水即吐之比,胃底胆汁,不能合胰液而消谷,反逆行而冲激于上,故食已即吐,但吐之太暴,虽由胆火上逆,要亦因大肠之壅塞,故方用甘草以和胃,大黄以通肠,肠胃通而胆火降,谷食乃得以顺受焉,此大黄甘草汤之旨也。

《金匮要略心典》:《经》云,清阳出上窍,浊阴出下窍,本乎天者亲上,本乎地者亲下也,若下既不通,必反上逆,所谓阴阳反作,气逆不从,食虽入胃,而气反出之矣,故以大黄通其大便,使浊气下行浊道,而呕吐自止,不然,止之降之无益也。东垣通幽汤治幽门不通,上冲吸门者,亦是此意,但有缓急之分耳。

再按:《经》云:阳气者闭塞,地气者冒明,云雾不精,则上应白露不下,夫阳气、天气也,天气闭,则地气干矣,云雾出于地,而雨露降于天,地不承,则天不降矣,可见天地阴阳,同此气机,和则俱和,乖则并乖,人与天地相参,故肺气象天,病则多及二阴、脾、胃,大小肠象地,病则多及上窍,丹溪治小便不通,用吐法以开提肺气,使上窍通而下窍亦通,与大黄甘草汤之治呕吐,法虽异而理可通也。

《金匮悬解》:食已即吐者,胃之上口,必有湿热瘀塞,大黄甘草汤,大黄泻其郁热,甘草培其中气也。

【评析】

本条论述胃肠实热呕吐的证治。以方测证,大黄甘草汤主治邪热壅滞胃肠的呕吐。方中大黄泄热通腑,荡涤肠胃,甘草缓急和中。

条文中"食已即吐"为邪热壅滞胃肠,腑气不通,下闭上逆而致。本证症见:不食不吐,食后即吐,口渴口臭,大便秘结,舌红苔黄,脉数有力。临床中注意中病即止,以免久服热去而伤胃。

【原文】

胃反,吐而渴欲饮水者,茯苓泽泻汤主之。

茯苓泽泻汤方

茯苓半斤,泽泻四两,白术三两,桂枝二两,甘草二两,生姜四两。

上六味,以水一斗,煮取三升,纳泽泻,再煮取二升半,温服八合,日三服。

【注解】

《金匮要略广注》:吐而渴者,津液亡而胃虚燥也,饮水则水停心下,茯苓、泽泻降气行饮,白术补脾生津,此五苓散原方之义也,然胃反因脾虚气逆,故加生姜散逆,甘草和脾,又五苓散治外有微热,故用桂枝,此胃反无表热而亦用之者,桂枝非一于攻表药也,乃彻上下,达表里,为通行津液,和阳散水之剂。

《金匮发微》:此证与病在膈上节略同,方治以利水为主,亦与思水之猪苓散相似,茯苓泽泻方治,于五苓中去猪苓以泄水,可知渴欲饮水,为水气阻于心下,津液不能上达喉舌,而初非真渴,所以加生姜、甘草者,亦以水邪出于胃之上口,辛甘发散以调之也,所以后纳泽泻者,亦以其气味俱薄,不任多煎也。

《金匮要略心典》:猪苓散治吐后饮水者,所以崇土气,胜水气也,茯苓泽泻汤治吐未已,而渴欲饮水者,以吐未已,知邪未去,则宜桂枝、甘、姜散邪气,苓、术、泽泻消水气也。

《金匮悬解》:胃反,呕吐而渴欲饮水者;湿盛胃逆而火不根水也,以戊土上逆,降路瘀塞,君相二火,不得下蛰,逆刑辛金,是以渴生,茯苓泽泻汤,茯苓、泽泻、桂枝,疏木而泻水,姜、甘、白术,降逆而燥土也。

【评析】

本条论述脾虚饮停呕渴并见的证治。本条中"胃反"与虚寒胃反同名实异,是呕吐反复出现之意。本证为脾虚不运,胃有饮停,气逆而呕,气不化津而渴,呕渴反复交替出现。

治以茯苓泽泻汤健脾温胃,化饮降逆。其主症:呕吐清涎,呕后口渴,以愈呕愈渴,愈饮愈呕,反复不止为特点,伴见浮肿,大便溏薄或不畅,精神不振,兼有头眩、心悸等,舌淡苔白滑或白润,脉弦滑或沉紧或缓滑。

运用茯苓泽泻汤,一要辨清病证特点是呕后即渴,饮后即吐,二要重视随证加味变化用药。脾胃寒饮呕渴证:呕吐频繁,畏寒,呕后渴欲饮水,或吐出为清稀涎水,口淡不渴,舌淡,脉紧或沉。正确使用茯苓泽泻汤,以主治脾胃寒饮呕渴证为基础方,以主治胸中寒饮证为临床扩大应用。

病变证机为水气内盛而逆乱脾胃,脾不制水而外溢,胃不化水而上逆,以此而演变为脾胃寒饮病证。现代医学肝硬化腹水,脂肪肝,肝囊肿,慢性肝炎,慢性胃炎,慢性肠炎,神经性呕吐,幽门水肿、慢性肾炎,肾病综合征,泌尿系结石等在符合茯苓泽泻汤病机的基础上均可施治。

【原文】

吐后,渴欲得水而贪饮者,文蛤汤主之,兼主微风,脉紧头痛。

文蛤汤方

文蛤五两,麻黄三两,石膏五两,杏仁五十粒,甘草、生姜各三两,大枣十二枚。

上七味,以水六升,煮取二升,温服一升,汗出即愈。

【注解】

《金匮要略广注》:吐亡津液,故贪饮,因饮水而停饮于中,则津液不布,愈饮愈渴,文蛤味咸,走肾邪而胜水气,以利水饮于内;麻黄、石膏等六味,即大青龙汤去桂枝,发汗药也,使水饮从毛窍中泄去,以散水饮于外,《经》云:开鬼门,洁净府,此一方两得之,以内有麻黄、生姜等解表药,故兼主微风、脉紧、头痛。

《金匮发微》:吐后渴欲得水而食饮,似与前证吐而渴欲饮水者无别,何以前证用茯苓泽泻汤,此证独宜文蛤汤,此不可以不辨也,盖吐而渴欲饮水,为随吐随渴,随饮随吐,水气溜胃之上口而里无热之证,吐后渴欲得水而贪饮,为吐后之渴,水气出上膈而里有热之证,惟其无里热,故但疏阳气通小便,使水热自下焦泄之,惟其有里热,故上发汗而下泄热,使水气从上下二焦分泄之,夫各有所当也。

《金匮要略心典》:吐后,水去热存,渴欲得水,与前猪苓散证同,虽复贪饮,亦止热甚而然耳,但与除热导水之剂足矣,乃复用麻黄、杏仁等发表之药者,必兼有客邪郁热于肺,不解故也,观方下云,"汗出即愈",可以知矣,曰兼主微风脉紧头痛者,以麻、杏、甘、石,本擅驱风发表之长耳。

《金匮悬解》:吐后渴欲得水,而贪饮者,吐伤中气,湿动肺逆,郁生上热,表里无降泄之路,文蛤汤,甘草、大枣,补土而益脾精,石膏、文蛤,清金而泻湿热,杏、姜,利气而降逆,麻黄发表而达郁也。

【评析】

本条论述水热互结在上,吐后贪饮的证治。本条为水热互结在上,吐后水去热留,热而消水,故而贪饮,以免饮入复聚,与热复结,变生它证,治以文蛤汤发散驱邪,清热止渴。方后云:"汗出即愈"可知本方有解表达邪之效,亦可治疗"微风,脉紧,头痛"等表证。本条提示临床中可用发散法治呕,使水热外从汗孔而泄,下从小便而泄。

【原文】

干呕吐逆,吐涎沫,半夏干姜散主之。

半夏干姜散方

半夏、干姜等分。

上二味,杵为散,取方寸匕,浆水一升半,煎取七合,顿服之。

【注解】

《金匮要略广注》:干呕吐逆,胃不纳谷也,吐涎沫,脾不摄涎也(液入脾为涎),此中气虚寒所致,干姜温中,半夏散逆,浆水煎者,酸温之性,可以收液,顿服之,使药味骤然而下,则治之有力,足以压下浊涎逆气也。

《金匮发微》:始而干呕(俗名胃泛),继而吐逆(俗名胃寒,所吐清水),是水气从胃之上口渗入,胃不纳而上泛之证也,加之以吐涎沫,心下必有微饮,其所以异于头痛一证者,彼但为胃中浊气上泛,初无水气,故但用吴茱萸汤以降逆,此证吐逆,为膈上有水气,为胃中有寒,故用半夏干姜散以降逆而温中,徐忠可反以头痛者为重,此证为轻,殆不然也。

《金匮要略心典》:干呕吐逆,胃中气逆也,吐涎沫者,上焦有寒,其口多涎也,与前干呕、吐涎沫、头痛不同,彼为厥阴阴气上逆,此是阳明寒涎逆气不下而已,故以半夏止逆消涎,干姜温中和胃,浆水甘酸,调中引气止呕哕也。

《金匮悬解》:干呕,吐逆,吐涎沫,胃寒而气逆也,半夏干姜散,半夏降其逆气,干姜温其中寒也。

【评析】

本条论述阳虚停饮呕逆的证治。以方测证，半夏干姜散温中散寒，化饮降逆，主治阳虚停饮导致的呕吐及多唾症。中阳不足，胃寒气逆而干呕、吐逆；寒饮内盛，聚而成痰，随胃气上逆而口吐涎沫；三症可单独出现，也可同时并见。

故本证主症见：干呕，吐逆，吐涎沫，伴胃脘冷或冷痛，喜热饮，甚则手足不温，舌淡，苔薄白，脉迟或沉缓。

其方后"顿服之"意在药力集中，以取速效，但若实际呕吐频繁，一次进服药液困难，可能会得药即吐，须少量频服，不必拘泥，随证用之。本条提示临床中治疗呕吐，应注意其呕吐之物。

【原文】

病人胸中似喘不喘，似呕不呕，似哕不哕，彻心中愦愦然无奈者，生姜半夏汤主之。

生姜半夏汤方

生姜汁一升，半夏半斤。

上二味，以水三升，煮半夏，取二升，纳生姜汁，煮取一升半，小冷，分四服，日三服，夜一服，止，停后服。

【注解】

《金匮要略广注》：阳受气于胸中，胸中似喘不喘等证，皆寒饮内蓄，而阳气不得伸越之象也，生姜、半夏辛温之气，足以散水饮而舒阳气，然待小冷服者，恐寒饮固结于中，热药而不纳，反致吐逆，今热药冷饮下溢之后，冷体既消，热性便发，情且不违，而致大益，此《内经》之旨也，此方与前半夏干姜汤略同，但前温中气，故用干姜，此散停饮，故用生姜，前因呕吐上逆，顿服之，则药力猛峻，足以止逆降气，呕吐立除，此心中无奈，寒饮内结，难以猝消，故分四服，使胸中邪气徐徐散也。

《金匮发微》：胸中为上焦升发水液之区，西医谓之淋巴干，气与水由细管中散出，胸中之气乃得舒畅，否则乳糜顿滞，即化为湿痰，阻其上出之气，肺气欲纳而不能受，胃气欲抗而不能伸，于是似喘不喘，似呕不呕，似哕不哕，肺气不达，胃气不通，上下得为噫嗳，下不能转矢气，以致彻心中愦愦无奈，究其所以致此者，为其湿痰阻塞膈上，阳气被遏而不宜也，方用生姜汁以宣阳气郁，用生半夏以祛水气之停，但使阳气通于上，湿痰降于下，胸中气机，乃通达无所窒碍，而诸恙自愈矣。

《金匮要略心典》：寒邪搏饮，结于胸中而不得出，则气之呼吸往来，出入升降者阻矣，似喘不喘,似呕不呕,似哕不哕,皆寒饮与气,相搏互击之证也,且饮、水邪也,心、阳脏也,以水邪而逼处心脏,欲却不能,欲受不可,则彻心中愤愤然无奈也,生姜半夏汤,即小半夏汤,而生姜用汁,则降逆之力少,而散结之力多,乃正治饮气相搏,欲出不出者之良法也。

《金匮悬解》:胸中似喘、似呕、似哕,又复不喘、不呕、不哕,彻心中愤愤然烦乱而无奈者,胃气上逆,浊气翻腾,温温泛泛,心绪作恶之象也,生姜半夏汤,降逆气而驱浊阴也。

【评析】

本条论述寒饮搏结胸胃的证治。以方测证,生姜半夏汤宣散寒饮,舒展阳气,适用于寒饮搏结胸胃,气机郁阻者。胸为气海,内藏心肺,下邻脾胃,为呼吸往来之道,清气出入之所。寒饮搏结胸胃,则气机郁阻,升降失常,故脉症见:胸中似喘不喘,似呕不呕,似哕不哕,心胸烦闷懊恼不可名状,尚可伴见心下痞满,不渴或渴喜热饮,舌淡苔白腻,脉弦滑或沉迟。

方后"小冷"即防热药格拒不纳而吐;"分四服"意在少量频服,以防量大难入而吐并有助于持续发挥药效。

【原文】

干呕,哕,若手足厥者,橘皮汤主之。

橘皮汤方

橘皮四两,生姜半斤。

上二味,以水七升,煮取三升,温服一升,下咽即愈。

【注解】

《金匮要略广注》:呕哕至于厥逆,何以不用姜、桂?盖此因水饮内蓄,其气但上逆而不温于四末,故手足厥逆,非亡阳也,橘皮、生姜,散水饮而止呕吐,为安胃和中之良剂,与《伤寒论》"厥而心下悸者,宜先治水,却治其厥"同义。

《金匮发微》:干呕及呃,皆出于胃气不和,但病之来源不同,故治法亦异,胃主四肢,胃气阻塞不能旁达四肢,故手足厥,要其所以致此者,不可以不辨也,水胜血寒,阳气不达四肢者,手足必厥,但必有兼证或为吐利交作,或为下利,其脉必细弱无力,此宜四逆理中者也,或湿痰与宿食交阻中脘,阳气不达于四肢,则手足亦厥,其人或咳或悸,或小便不利,或腹中痛而泄利下重,此宜四逆散者也,若但见干呕呃之证,其脉必不微细,亦必无泄利下重之变,胃中阳气所以不达四肢者,要不过气机阻塞耳,故但用生姜以散上膈之郁,橘皮以发胃气之闭,温服一升,而下咽即愈矣。

《金匮要略心典》:干呕哕非反胃,手足厥非无阳,胃不和,则气不至于四肢也,橘皮和胃气,生姜散逆气,气行胃和,呕哕与厥自已,未可便认阳虚而遽投温补也。

《金匮悬解》:干呕哕者,胃气上逆,浊阴涌泛也,肺气阻滞,郁生痰涎,遏抑清阳,不得四布,故手足厥逆,橘皮汤,橘皮、生姜,降冲逆而行瘀浊也。

【评析】

本条论述胃寒气逆干呕哕的证治。本证因胃寒气逆而干呕哕;胃阳被遏,不达四末而手足厥冷,治以橘皮汤通阳和胃。且本证中手足厥冷只是暂时的,成因,表现亦不同,须与四逆汤证鉴别。

因本证病情清浅易治,故方后云:"下咽即愈"。临床中因食凉物或偶受风冷出现呃逆者亦可用本方。

【原文】

哕逆者,橘皮竹茹汤主之。

橘皮竹茹汤方

橘皮二斤,竹茹二升,人参一两,甘草五两,生姜半斤,大枣三十枚。

上六味,以水一斗,煮取三升,温服一升,日三服。

【注解】

《金匮要略广注》:哕逆有胃寒者,有胃热者,此哕逆因胃中虚热气逆所致,故用人参、甘草、大枣补虚,橘皮、生姜散逆,竹茹甘寒,疏逆气而清胃热,用以为君。

《金匮发微》:哕有寒热之别,哕而腹满条及前条,已详言之矣,若但哕逆而别无兼证,在上无干呕,手足厥之变,在下无腹满之变,则但为中气之虚,而微见胆火上逆,中气虚则阳气不能外散,而阻于膈上,兼之胆火内郁,于是吸入之清气与之相触,遂病呃逆,方以橘皮竹茹为名者,橘皮以疏膈上停阻之气,竹茹以疏郁之胆火,而呃逆可止矣,然呃逆之由,起于上膈不散之气,胆火上冲,亦为此不散之气所郁,而气之所以不得外散者,实因中气之虚,故知此方橘皮、竹茹为治标,大枣、生姜、甘草、人参为治本,不然,但用橘皮竹茹亦足治呃矣,既愈之后,能保其不复哕耶?

《金匮要略心典》:胃虚而热乘之,则作哕逆,橘皮、生姜,和胃散逆,竹茹除热止呕哕,人参、甘草、大枣,益虚安中也。

《金匮悬解》:哕逆者,中虚而胃逆之也,橘皮竹茹汤,参、甘、大枣,补中而培土,橘、姜、竹茹,降逆而止呕也。

【评析】

本条论述胃虚夹热哕逆的证治。以方测证,橘皮竹茹汤补虚清热,和胃降逆,重在补虚,次在清热,热乃虚而生,纯热无虚或脾胃虚寒证应忌用。多用于久病体虚,或大吐下后,呃声低微不连续者。因胃虚夹热,气逆上冲所致。

其脉症见:呃声低微不连续者,伴虚烦不安,少气口干,不欲多饮,手足心热,苔薄黄或苔少,脉虚数。

【原文】

夫六腑气绝于外者,手足寒,上气,脚缩;五脏气绝于内者,利不禁,下甚者,手足不仁。

【注解】

《金匮要略广注》:六腑属阳,四肢为诸阳之本,故六腑气绝者,手足寒,阳虚则气脱而无根,故上气,《经》云:阳气者,柔则养筋,今阳气虚寒,寒主收引,筋失所养,故脚缩也,五脏属阴,《经》云:阴在内,阳之守也,阴虚不能固守于内,以致下焦不阖而利不禁,手足不仁者,下多亡阴,血液既脱,肌肉荣养无资,故搔之不知痛痒也。

《金匮发微》:气之行于六府者,水分之寒得血分之温,蒸化外出者为卫,血分温度不高,则水分不能化气达于皮毛之外而手足寒,水气留着上膈,里气阻而不出,外气吸而不纳,则为上气,病属太阳,肠胃燥热,大便不通,熏灼阳明支脉,股下牵掣,右膝外廉屈而不伸,病属阳明,脾湿下陷,肾阳虚而不能泄水,溢入回肠,则利不禁,是为阴气内绝,脾主四肢,脾湿下陷,阳气不达,故手足不仁,甚则逆冷,仲师不言者,盖即在不仁之内也,病属三阴,沈自南说不精,以脚缩为阳虚生寒,尤谬。

《金匮要略心典》:六腑为阳,阳者主外,阳绝不通于外,为手足寒,阳不外通,则并而上行,为上气、脚缩也,五脏为阴,阴者主内,阴绝不守于内,则下利不禁,甚者不交于阳,而隧道痹闭,为手足不仁也。

《金匮悬解》:六腑为阳,其位在外,六腑气绝于外者,手足寒冷,喘促而上气,蜷卧而脚缩也,五脏为阴,其位在内,五脏气绝于内者,下利不禁,下甚者,神气败泄,而手足不仁,六腑以胃为主,五脏以脾为主,脾胃同主四肢,故病皆见于手足也。

【评析】

本条总论呕吐、哕、下利三病的脏腑虚寒欲绝证的病机及预后。强调了胃肠病的一般演变规律,初起病位在胃肠,日久必及脾、肾,治疗中应注意胃脾肾的调治。

六腑为阳,其位在外,以胃为主,四肢为诸阳之本;五脏属阴,其位在内,以脾为后天之本,肾为先天之本。因"六腑气绝于外""五脏气绝于内"故五脏六腑尽皆"气绝",是以胃阳虚衰,胃失和降则呕、哕;阳不达末则手足寒冷;筋脉失于温煦则下肢挛缩;宗气不足则上气喘促;脾虚失运,清气下陷则下利不禁;久病及肾,肾阳衰则下利更甚;下利伤阴,阳不温煦,阴不濡养则手足麻木不仁。

【原文】

下利,脉沉弦者,下重;脉大者,为未止;脉微弱数者,为欲自止,虽发热不死。

【注解】

《金匮要略广注》:沉弦皆属阴脉,下重者,阳虚,气不升举也,下利脉宜虚细,《经》云:大则病进,又云:泄而脉大,为难治。以脉与病不相应,故未止也,若脉微弱,此脉与病相应者,兼数,则阳气得复,故为欲止,下利忌发热,虽发热不死,以阳气尚存也(此治伤寒例也)。

《金匮发微》:脉沉弦为有水,此《伤寒》《金匮》之通例也,水与湿并,乃病下利,水流动而湿黏滞,故利而下重,此为四逆汤证,为其寒湿下陷也,予治此证,见脓血者,或用附子理中汤加柴胡、升麻,所以疏郁而消毒也,痛甚则加乳香、没药,所以止痛也,此厥阴下利,虽下重而不宜凉剂者也,若夫寒尽阳回,则阳明脉大,是其始病寒湿而利不止,继乃寒湿变为燥热而利仍未止,是即后文下乃愈之证,宜用大承气汤者也,惟邪尽正虚,脉乃微弱,邪尽则利欲自止,阴尽阳回,脉乃微弱而兼数,则尤可决其利将自止也,此证虽脉数而渴,甚至发热圊脓血,但用清热去湿之白头翁汤,一二剂可愈,故曰"虽发热不死",不似肢冷脉伏,治以湿药而厥不还者,为必无生理也。

《金匮要略心典》:沉为里、为下,沉中见弦,为少阳之气滞于下而不得越,故下重,大为邪盛,又大则病进,故为未止。徐氏曰,微弱者,正衰邪亦衰也,数为阳脉,于微弱中见之,则为阳气将复,故知利欲自止,虽有身热,势必自已,不得比于下利热不止者死之例也。

《金匮悬解》:此段见《伤寒·厥阴》,下利,脉沉弦者,水寒木陷,必主下重,设脉大者,是利亡肝脾之阳,木贼土败,利为未止,若脉微弱数者,是脾阳欲复,肝邪将退,为欲自止,虽外见发热,然续将内敛,不至死也。

【评析】

本条论述湿热痢疾的脉症及预后。脉沉主里,弦主痛,下利脉沉弦,是邪在里,气机不畅,传导失职,故见痢下脓血,赤白相兼,里急后重,腹痛;脉大主热内盛,主病进,故利不止,为暴痢;脉微弱而数,此时虽正气不足,而邪气亦衰,故阳气渐复,进入恢复期,虽有身热,必不甚,疾病向愈。

【原文】

下利,手足厥冷,无脉者,灸之不温,若脉不还,反微喘者,死。

【注解】

《金匮要略广注》:下利至厥冷无脉,气已脱矣,又灸之不温,脉不还,反微喘,则气更无根而上逆,所谓"真元耗损,喘出于肾气之上奔"是也,故死。

《金匮发微》:脾主四肢,脾藏虚寒,则手足厥冷,心主脉与血,心房血虚则无脉,欲温脾藏,莫如干姜、甘草,欲强心房,莫如附子,则四逆汤其主方也,此为有脉者言之也,若血分中热度消歇,以至脉伏不鼓,则非药力所及,是当通灸三阴诸穴,使阳气四达,而手足当温,脉状当出。若既灸之后,手足依然逆冷,脉之伏者,仍然不还而反见微喘,则是血虚于里,气脱于外,危在旦夕矣。

《金匮要略心典》:下利,厥冷无脉,阴亡而阳亦绝矣,灸之所以引既绝之阳,乃厥不回,脉不还,而反微喘,残阳上奔,大气下脱,故死,下利为土负水胜之病,少阴负跌阳者,水负而土胜也,故曰顺。

《金匮悬解》:此段见《伤寒·厥阴》,下利,厥冷,无脉,灸之不温,与脉不还,是纯阴无阳,而反微喘者,则气不归根,必死无疑也。

【评析】

本条论述脾肾阳衰下利危候的不良预后。"下利,手足厥冷,无脉者"是脾肾阳衰下利的危象,此时用艾灸温之,若阳气不复,脉气不还,则为阴阳离决,预后不良。提示在临床中见下利危重患者,应首诊脉之有无。

【原文】

少阴负跌阳者,为顺也。

【注解】

《金匮要略广注》:下利病在脾胃,少阴,肾脉属水(诊在太溪,足内踝后),跌阳,胃脉属土(在足面上),若少阴脉胜,则水邪乘土,为逆,今少阴脉负于跌阳(负,败也),则土能制水,水败土胜,故顺也。

《金匮发微》:此句与上不接,当为另一条,盖少阴为病,每患寒湿下陷,但得寒尽阳回,即是生机,少阴病虽三急下证,及时而治皆可不死,为其以少阴而兼阳明也,故谓之顺。

《金匮要略心典》:与上条一起注解。

《金匮悬解》:少阴,肾脉,跌阳,胃脉,胃土本克肾水,而水盛反得侮土,以土生于火而火克于水,火胜则土能克水而少阴负,火败则水反侮土而跌阳负,凡病皆水胜而土负,土胜而水负者,甚少也,水胜则死,土胜则生,故少阴以负趺阳为顺。仲景医脉,唐后无传,庸工下士,开滋阴补水之门,误世殃民,祸流千载,今海内医书,连床累架,皆徐世绩作无赖贼时,逢人辄杀者也,俗子诵之,以害生灵,医如猛虎,人如孤豚,诚足悲伤不可说也。

【评析】

本条续论脾肾阳衰下利危候的预后为顺。若温之,趺阳脉较少阴脉稍有力,说明尚有胃气,疾病有治愈的希望。提示临床中胃气,阳气的存亡,是判断疾病预后的依据。

【原文】

下利,有微热而渴,脉弱者,今自愈。

【注解】

《金匮要略广注》:下利,微热而渴,阳气复也,脉弱,则邪气去,胃气存,且脉与病相应,故自愈。

《金匮发微》:与下条一起注解。

《金匮要略心典》:微热而渴者,胃阳复也,脉弱者,邪气衰也,正复邪衰,故令自愈,脉数、亦阳复也,微热汗出者,气方振而势外达,亦为欲愈之候,设脉紧则邪尚盛,必能与正相争,故为未解,脉数而渴,阳气已复,亦下利有微热而渴之意,然脉不弱而数,则阳之复者已过,阴寒虽解,而热气转增,将更伤阴而圊脓血也,弦脉阴阳两属,若与发热身汗并见,则弦亦阳也,与脉数有微热汗出正同,故愈。按:上数条,皆是伤寒邪气入里之候,故或热或渴,或汗出,或脉数,阳气既复,邪气得达则愈,若杂病湿热下利之证,则发热、口渴、脉数,均非美证,《内经》云,下利、身热者死。仲景云,下利、手足不逆冷,反发热者,不死,盖《内经》所言者,杂病湿热下利之证,仲景所言者,伤寒阴邪内入之证,二者不可不分也。

《金匮悬解》:此段见《伤寒·厥阴》,下利,有微热而渴,是阳复矣,脉弱则木邪欲退,故令自愈。

【评析】

本条论述虚寒下利病情向愈的脉症。虚寒下利,微热而口渴,脉弱者,脉症合参,可知此为邪退阳复自愈之候,须与邪热内盛相鉴别,其必大热大渴,脉数大有力。

临床中下利轻症,可不过多干预治疗,饮食、生活习惯调理即可。

【原文】

下利,脉数,有微热,汗出,今自愈,设脉紧,为未解。

【注解】

《金匮要略广注》：下利,脉数微热,阳气复也,汗出者,荣卫和而津液通,故自愈,紧则为寒,属阴脉,阴寒有余,阳气未复,故未解,《伤寒论》曰"下利,以胃中虚冷,故令脉紧"是也。

《金匮发微》：下利一证,起于脾阳不升,而寒湿下陷,其脉当见沉紧,身冷无汗,不言可知。盖阳气外散则脉见浮缓,太阳中风发热有汗者,脉必浮缓,其明证也。阴寒内据,则脉见沉紧,厥阴下利,脉沉弦为下重,其明证也。是故下利一证,以出阳为顺,以入阴为逆。微热而渴者,水湿下尽,而阳明之气当复也;微热汗出者,里水外泄,而太阳之气当复也,故皆令自愈。而沉紧有力,不见浮缓之脉,则为未解。"缓"字旧讹作"数",陈修园不知此证为寒尽回阳,望文生训,反以为热利。夫热利为白头翁汤证,岂不药自愈之证耶?

《金匮要略心典》：与前一条一起注解。

《金匮悬解》：此段见《伤寒·厥阴》,下利脉数,而有微热,阳欲复也,汗出则阳气外达,故令自愈,设脉复紧,则阴邪闭束,阳陷而不升,为未解也。

【评析】

本条论述虚寒下利向愈与未解的脉症。虚寒下利,症见脉数,身微热,汗出,表明阳气回复,营卫调和之兆,疾病向愈;若脉紧,紧主寒,则邪盛,其病未解。提示临床中见虚寒下利者,要注意其阳气是否有回复之兆。

【原文】

下利,脉数而渴者,今自愈,设不差,必清脓血,以有热故也。

【注解】

《金匮要略广注》：脉数为热,《伤寒论》云"脉数不解,而下利不止,必邪热而便脓血"是也。

《金匮发微》：人体之强弱,视血热之存亡为进退,血热之存亡不可知,要当验之于脉,下利见阴脉,则难愈,见阳脉则易愈,其大较也,是故下利脉沉弦,则病下重,由血热为水气所压,相抗于下部也,此为初病者言之也,病者脉微而厥,则为下利清谷,由血中温度消亡,而水气独胜也,此为病甚者言也,按其外证,为恶寒,为肢冷,其里证为不渴饮,小便色白,莫不以阳气退为病进,至如下利脉数,则血热渐高,加之以渴,则水气渐减,此即死阴尽去,生阳来复之佳兆,固当不药自愈,间亦有不即差者,则一变而圊脓血,此为阳回太暴,然究非死证,白头翁汤、桃核承气汤,俱可随证酌用,要不当泥于始病之阴寒,而漫用桃花汤也。

《金匮要略心典》：与前两条一起注解。

《金匮悬解》：此段见《伤寒·厥阴》，下利脉数而渴者，阳已复矣，故令自愈，设利不差，必圊脓血，以其阳复之过，而有余热以伤阴也。

【评析】

本条论述虚寒下利而阳复太过的病机。虚寒下利，脉数而渴者，为阳气回复，疾病向愈之症。若阳气回复太过，转化为热证，甚至热陷血分而便下脓血，则此时脉数有力，渴喜冷饮。治疗可参照湿热痢疾。临床中提示注意病机的转化。

【原文】

下利，脉反弦，发热，身汗者，自愈。

【注解】

《金匮要略广注》：弦为风脉，病属外感，下利，脉弦发热，则证在表而所感浅，汗出则津液通而邪易散，故愈。又按：弦为阴脉，下利亡阴，见弦脉，则阴生矣，《伤寒论》曰：阳明病，循衣摸床，微喘直视，脉弦者生。彼以阳亢生阴而活，此以阴虚生阴而愈也。

《金匮发微》：下利一证，其脉始于沉弦，由沉弦而沉迟，由沉迟而沉微，其人固已垂死矣，若迟微之脉，一变而为浮弦，则太阳寒水之气，已受血热蒸化，将从皮毛外泄，仲师所谓反弦者，反之言转，弦之言紧，谓沉微之脉，一转而成太阳浮紧之脉也，由浮紧而发热，由发热而汗出，则内陷之寒湿，已从太阳外解，病有不愈者乎。

《金匮悬解》：下利，脉沉而弦者，水寒而木陷也，今弦而不沉，是乙木有升达之意，再见发热身汗，则下陷之阳，已升于上，故愈。

【评析】

本条再论虚寒下利自愈的病机及脉症。虚寒下利，病在里，其脉当沉，今脉反弦，下利亡阴，则见弦阴生；并见发热，汗出，为阳气来复，营卫调和，疾病向愈之症。

【原文】

下利气者，当利其小便。

【注解】

《金匮要略广注》：《灵枢》云：脾病得后与气，则快然如衰（后者，大便也；气者，失气也），盖脾邪壅滞，故失气则快，今下利失气者，利其小便，使膀胱得气化而出，通其前，即所以快其后也。

《金匮发微》：下利一证，决无小便，此尽人之所知也，但仲师所谓下利气者，当利其小便,究属何因,其与后文气利用诃黎勒散止涩者究竟是一是二,此不可以不辨也,盖本节所谓下利气者,为方在下利,肛门辟辟作声,一似转矢气者,气与腹中殊不相接,此利实关下焦(太阳篇,理中者,理中焦,此利在下焦,可与赤石脂,禹余粮汤,不差,当利其小便,即此证)。下焦阳气不通,水道闭塞,气乃并注于肛门,于五苓散中重桂枝以达阳,合四苓以泄水,但令水泄于前,即气还其故,而利自愈矣,若夫气利用止涩之诃黎散者,实因久利而气虚下陷,意与近人治晨泄用四神丸略同,予昔寓白克路,治乡人陶姓曾用之,所用为诃子壳,取其味涩能止,彼以药末味涩,不能下咽,和入粥中,强吞之,日进一服,三日而止,与当利小便之证,病原固自不同也。

《金匮要略心典》:下利气者,气随利失,即所谓气利是也,小便得利,则气行于阳,不行于阴而愈,故曰当利其小便,喻氏所谓急开支河者是也。

《金匮悬解》:下利而失气者,湿盛而气滞也,当利其小便,以渗湿邪。

【评析】

本条论述气滞湿困气利的治法。中焦湿困则大便溏泄;湿阻气滞则失气而舒,故大便溏泄与失气并见,治当"利小便而实大便"以分利水湿。另此法中的利小便包括健脾利湿,温中利湿等法。

【原文】

下利,寸脉反浮数,尺中自涩者,必清脓血。

【注解】

《金匮要略广注》:寸脉属阳,浮数为阳脉,寸脉浮数,则阳气有余而抟阴血,尺脉属阴,涩为少血,尺中自涩,则阴气不足而为热所迫也,故不利者,必圊脓血。

《金匮发微》:下利一证,其脉多见沉迟,而不应反见浮数,为其寒湿下陷也,若见浮数,即为寒尽阳回而利将自止,但不应独见于寸。而尺中自涩,涩者,凝定不流之象,盖胞中血海凝涩不通,气机不达于冲任,是为瘀血,此证必见腹痛,下达少腹,热在上,瘀在下,故必圊脓血也,此证不必治脓血,血尽下利自止,当从"呕痈脓者,脓尽自愈"之例,说解详《伤寒论·厥阴篇》(如病者必欲服药,略用丹皮、桃仁、地鳖虫等味均可)。

《金匮要略心典》:寸浮数者,阳邪强也,尺中涩者,阴气弱也,以强阳而加弱阴,必圊脓血。

《金匮悬解》:此段见《伤寒·厥阴》,下利而寸脉反见浮数,是阳复而上盛,尺中自涩者,是阴退而下虚也,阳盛必俯侵阴位,郁蒸营分而圊脓血也。

【评析】

本条从脉象论述热利脓血的病机及脉症。下利,病在里,脉当沉,今反浮,且数主热,故为热利,寸脉属阳以候气,则寸脉浮数,主邪热在气分;尺脉属阴候血,则尺脉涩为邪热内陷血分,气血壅滞,灼伤肠络,见下利脓血;提示临床中热利注意要及时治疗,以免热邪由气分深入血分。

【原文】

下利清谷,不可攻其表,汗出必胀满。

【注解】

《金匮要略广注》:下利清谷,阴寒气胜,胃气虚衰也,攻表汗出,则亡阳,而中气虚寒愈甚,故腹必胀满,《素问》云:寒生满病,《灵枢》云"胃中寒则胀满"是也。

《金匮发微》:下利清谷,为太阳寒水不能作汗,下并太阴寒湿,冲激肠胃之证,太阳为寒水之府,少阴为寒水之藏,故在《伤寒论》中,太阳、少阴二篇并见之,皆为四逆汤证。此证表热里寒,本太阳证而内陷太阴,故有不可攻表之戒,按胀满原属太阴寒证,下利清谷,中阳垂绝,若更误汗,致一线微阳外散,阴寒乃独据中宫,譬之一瓮寒水,冬令坚冰,势将暴裂,设遇此变,惟大剂生附子以回阳,或当挽救一二,慎勿误认肝郁也(近代医家多有此矣)。

《金匮要略心典》:清与圊同,即完谷也,是为里虚气寒,乃不温养中土,而反攻令汗出,则阳气重虚,阳虚者,气不化,故胀满。

《金匮悬解》:此段见《伤寒·太阴》,下利清谷,脾阳陷败,虽有太阳表证,不可攻之,攻之汗出阳亡,清阳愈陷,浊阴愈逆,必生胀满。

【评析】

本条论述虚寒下利的治禁。下利清谷,为脾肾阳虚,阴寒内盛,腐熟运化失职,受盛传导失常所致,此时若兼表证也不可发汗解表,因汗出则阳气更虚。

《内经》有云:"脏寒生满病",故见腹部胀满之变证。下利清谷治疗当以健脾温肾,运中化湿为法。

【原文】

下利,脉沉而迟,其人面少赤,身有微热,下利清谷者,必郁冒,汗出而解,病人必微热,所以然者,其面戴阳,下虚故也。

【注解】

《金匮要略广注》:此证得以郁冒汗出而解者,幸身有微热一证为可愈也,盖下利脉沉迟,阴寒气胜也,面赤为戴阳,阴盛格阳于上也,夫阳格于上者,则阳已虚于下,故下利清谷,然幸身有微热,故犹能郁冒汗出,令表里气和而解,又以脉见沉迟,里气原属虚寒,故得微厥,戴阳二句,正解面赤微厥之故,《伤寒论》云:此为本虚,故当战而汗出是也,郁冒,正邪争胜而昏愦也。

《金匮发微》:下利一证,原属寒湿下陷,而血热不能上抗,脉之所以沉迟也,若其面戴阳,而身有微热,即可知血分热度渐高,为寒尽阳回之渐,阳热内蕴,乃见郁冒,郁者,身热而汗不遽泄,冒者,气上冲而欲呕之象也,此时心中极为懊侬,逮肺与皮毛中含之水气,为阳热蒸逼,乃濈然汗出而愈矣,若夫下利清谷一证,其人必脉微肢厥,肠胃中阳气垂绝,所谓下虚者,久利而虚寒也,此为四逆汤证,学者不可不知。

《金匮要略心典》:喻氏曰,下利脉沉迟,而面少赤,身微热者,阴盛而格阳在上在外也,若其人阳尚有根,其格出者,终必复返,阳返而阴未肯降,必郁冒少顷,然后阳胜而阴出为汗,阴出为汗,阴邪乃解,自不下利矣,阳入阴出,俨有龙战于野,其血玄黄之象,病人能无微厥乎?

《金匮悬解》:此段见《伤寒·厥阴》,下利而脉沉迟,脏阴盛而腑阳虚也,乃其人面色少赤,身有微热者,是微阳欲复,为阴邪所遏,郁于皮腠而不能透发也,然阳郁欲发,必不终陷,顷当冲透群阴,汗出而解,但微阳孤弱,未能遽出重围,难免郁冒昏迷,而后外达皮毛耳,方其郁冒之时,病人必当微厥,所以然者,其面之少赤,是谓戴阳,戴阳者,阳根微弱而下虚故也。

【评析】

本条论述虚寒下利而虚阳浮越的病机。下利清谷,脉沉迟,为脾肾阳虚,阴寒内盛所致;若见"面少赤,身有微热"为阴盛格阳所致;虚阳上浮则致头昏目瞀,郁滞烦闷;此时若将面赤,身热误认为表证,误用汗法,则阳气更损,阳绝则其人微厥。

提示临床中下利见面赤,身热者要注意辨其寒热真假,而下利物的性状,面赤身热的程度是辨别关键。

【原文】

下利后,脉绝,手足厥冷,晬时脉还,手足温者生,脉不还者死。

【注解】

《金匮要略广注》:下利脉绝,阳脱于里也;手足厥冷,阳脱于表也(四肢为诸阳之本),晬时(一周时也)脉还,手足温,阳气渐复也,脉不还,阳气竟绝矣,故死。

《金匮发微》:心主脉,下利脉绝,则心房血寒,脾主四肢,下利手足厥冷,则脾阳已绝,欲强心房，莫如生附子，欲温脾阳，莫如干姜，甘草，则四逆汤其主方也，假令服汤后一周时，心房得温而脉还，脾阳得温而手足热，则其病可以不死，盖此证不惟手足厥冷而肢体常有冷汗，黏腻如膏油，所下之物白如猪膏，又似冬月之肉冻，病者自觉脑中轰轰有声，久则魂飞帐顶，身摇摇如坠万丈之深潭，背有所著，则忽然惊觉，日数次，直待阳回之后，膏汗始敛，神魂始定，盖去死不远矣，予十五岁时，侍先严秉生公疾亲见之，盖始服高康泉芩连汤而加剧，继服陈子雍外祖芩芍汤，而病益不支，厥后，延赵云泉先生，方用制附子五钱，吴萸三钱，干姜四钱，炙甘草三钱，五味子三钱，公丁香三钱，吉林参三钱，二剂后，手足始温，若服药后脉绝不还，则一身精血俱寒，虽有卢扁，无能为役矣，敬告同人，倪涵初疟利三方，慎毋轻用而杀人也。

《金匮要略心典》：下利后脉绝，手足厥冷者，阴先竭而阳后脱也，是必俟其晬时，经气一周，其脉当还，其手足当温，设脉不还，其手足亦必不温，则死之事也。

《金匮悬解》：此段见《伤寒·厥阴》，利后脉绝，手足厥冷，阳气败泄，危亡在目，若晬时脉还，手足温者，阳气来复，可以回生，脉不还者，阳气不复，死无望矣。

【评析】

本条论述虚寒下利脉微欲绝的两种转归预后。虚寒下利，若见"脉绝，手足厥冷"是阴竭阳衰之危重症候，此时判断其预后可依据阳气存亡情况。

若经一昼夜，脉气见还，手足转温，则说明阳气来复，生机未息，尚有生还之望；反之，脉气不还，手足不温，则阳气衰竭，生机已灭，预后不佳。

【原文】

下利，腹胀满，身体疼痛者，先温其里，乃攻其表，温里，宜四逆汤，攻表，宜桂枝汤。

【注解】

《金匮要略广注》：下利腹胀满，寒气在里也；身体痛，寒气在表也，凡表里俱病，里证实热宜下者，宜先解表而后攻里，若里证虚寒者，宜先温里而后攻表，以里虚为重也，四逆、桂枝两汤，为治表里不易之法。

李时珍曰：仲景治伤寒，有汗者为中风，用桂枝汤，盖津液为汗，汗即血也，在营则为血，在卫则为汗，风伤卫，气外泄，不能内护于营，营气虚弱，津液不固，故有汗，发热恶寒，然风寒之邪，皆由皮毛而入，皮毛者，肺之合也，肺主卫气，包罗一身，乃天之象，是证虽属太阳，而肺实受邪气，其证面赤怫郁，咳嗽有痰，喘而胸满诸证，非肺病乎？盖腠理不密，则津液外泄而肺气自虚，虚则补其母，故用桂枝、甘草外散风邪以救表，内伐肝木以防脾，佐以芍药，泄木而固脾，泄东所以补西也，使以姜、枣，行脾之津液而和营卫也，是桂枝汤虽太阳解肌轻剂,实为理脾救肺之药也。

《金匮发微》:下利而腹胀满,为太阴寒湿内据,前于不可攻表条下,已详言之。身体疼痛,则由太阳寒水,为表寒所郁,不能化汗液而出皮毛,先温其里,后救其表,此为伤寒通例,温里固宜四逆,救表实用麻黄,伤寒论中太阳、厥阴二条,此本条并桂枝,不可盲从。

《金匮要略心典》:下利腹胀满,里有寒也,身体疼痛,表有邪也,然必先温其里,而后攻其表,所以然者,里气不充,则外攻无力,阳气外泄,则里寒转增,自然之势也,而四逆用生附,则寓发散于温补之中,桂枝有甘、芍,则兼固里于散邪之内,仲景用法之精如此。

《金匮悬解》:此段见《伤寒·太阴》,下利而腹胀满,是太阴腹满自利之证也,其身体疼痛,则是太阳表证,是当先温其里,后攻其表,温里宜四逆汤,以驱其寒,攻表宜桂枝汤,以驱其风,里温而攻表,则汗出,不虑其阳亡也。

【评析】

本条论述虚寒下利兼表证的证治。本证为表里同病,强调治疗时应分轻重缓急,急者先治。下利清谷,腹痛者为脾肾阳虚,阴寒内盛所致;兼见风寒滞于表,营卫不通而身体疼痛者,先温里回阳以止利治以四逆汤,再解表散寒,调和营卫治以桂枝汤。

【原文】

下利,三部脉皆平,按之心下坚者,急下之,宜大承气汤。

【注解】

《金匮要略广注》:下之,按之心下坚者,实也,设或脉见微弱,犹未可下,今三部脉皆平,则里气不虚可知,自宜急下之,此凭证又凭脉之法也。

《金匮发微》:今之论治者,遇脉证不符之证,或从证不从脉,或从脉不从证,此意实本仲师。即如本节"下利,三部脉皆平",而无滑大坚实之象,但不在急下之例,然按之而心下坚,心下当胃之上口,今按之而坚,胃中必有宿食梗塞,致上下之气不通,设在上之梗塞一日不去,则下利一日不止,此其所以法在急下,而不当从脉者也。

《金匮要略心典》:下利有里虚脏脱者,亦有里实腑闭者,昔人所谓利者不利是也,按之心下坚,其证的矣,脉虽不实大,而亦未见微弱,自宜急下,使实去则利止,通因通用之法也,脉迟为寒,然与滑俱见,则不为寒而反为实,以中实有物,能阻其脉行之机也,夫利因实而致者,实不去则利不已,故宜急下,病已瘥而至其时复发者,陈积在脾也,脾主信,故按期复发,是当下之,令陈积去,则病本拔而愈。

《金匮悬解》:此段见《伤寒·可下》中,在"汗下宜忌篇"内,寸大于关,关大于尺,人之常也,是以三部不平,三部皆平,是乙木郁于尺中,不能上达,故尺与关平,甲木郁于关上,不能下达,故关与寸平,乙木陷则脐下胀,甲木逆则心下坚,若按之心下坚者,是甲木之逆也,戊土被迫,腑不能容,故见下利,宜大承气急下之,以清胃腑之郁热也。

【评析】

本条论述下利实证的证治。下利,三部脉皆平,心下坚,说明此证为有形实邪滞心下坚结肠腑所致,心下坚为本证辨证要点,治以"通因通用"之法,当用大承气汤急下其实。

本条强调临床中胃肠病腹部按诊的重要性。

【原文】

下利,脉迟而滑者,实也,利未欲止,急下之,宜大承气汤。

【注解】

《金匮要略广注》:《经》云:脉迟尚未可攻,以迟为寒也,若迟而滑,滑为阳脉,乃水谷积聚之象,只因里实气结,经涩不通,故脉迟耳,是利未欲止,宜急下之。王宇泰曰:脉迟而有力,方可用此法,若无力,而外证无所据者,恐虚寒,不宜妄投大承气也。

《金匮发微》:下利脉迟,为寒湿在里,血分不敌水分之证,盖胃为生血之原,胃所以能生血者,实关于胃底消食之胆汁,胆火盛而纳谷多,则富其生血之原而脉数,胆火虚而纳谷少,生血之原不足,故脉迟,按《伤寒·阳明篇》云,脉迟,食难用饱,饱则微烦,头眩,必小便难,此欲作谷疸。虽下之,腹满如故。所以然者,脉迟故也。此寒湿阴于太阴,不当攻下之明证也。又云:阴明病,脉迟,虽汗出不恶寒,其身必重,短气,腹满而喘,有潮热者,此外已解,可攻里也,若汗多微发热恶寒者,外未解也,其热不潮,未可与承气汤。此太阴、阳明同病,湿留肌腠,表气不达,不当攻下之明证也,若脉迟而兼滑,则为内实,阳明篇又云,谵语,发潮热,脉滑而疾者,小承气汤主之,此即脉滑当下之例,盖病者内藏有所停蓄,则其脉滑,是故上膈有湿痰者滑,妇人妊娠者滑,肠胃宿食不去则亦滑。按:此证必兼腹痛,故必通肠胃窒塞,然后痛定利止,此所以当急下也。

《金匮要略心典》:与前一条一起注解。

《金匮悬解》:此段见《伤寒·可下》中,宿食在中,不能阻其表气,而郁其里气,故外滑而内迟,里气郁阻,肝脾不升,故利未欲止。

【评析】

本条续论下利当下的脉象。下利不止,是以邪未尽去,脉迟而滑者,主邪实积滞,气滞不行,故当因势利导,急用大承气汤通腑去实。强调临床中脉诊的重要性,应四诊合参,脉症合参。

【原文】

下利,脉反滑者,当有所去,下乃愈,宜大承气汤。

【注解】

《金匮要略广注》:下利脉当虚,反滑者,水谷聚于胃中,《脉经》云:"滑为病食"是也,故下之愈。

《金匮发微》:下利之脉多沉迟,为其寒湿下陷也,若沉迟之脉,转为滑疾,则阴脉转阳,其病必腹痛拒按,"反"之言"转"也,谓脉之本不如是也,病固有前一日甫用附子理中汤,后一日即当用大承气汤者,予昔年治江阴街肉店范姓男子亲见之,盖湿以下利而日消,寒以温药而顿尽,胃中宿食,不能与之俱去,故前此之缓痛喜按者,一变而为急痛拒按,则舍大承气汤外,岂复有愈疾之方治乎。

《金匮要略心典》:与前一条一起注解。

《金匮悬解》:此段见《伤寒·可下》中,宿食在中,郁格阳气,不得内济,无复阴气之翕聚,是以脉滑。

【评析】

本条再论下利脉反滑的治法。下利脉本应沉而细弱,今脉反滑者主宿食积滞不消,当急用大承气汤去其邪实。提示脉滑是下利实证的辨证要点。

【原文】

下利已差,至其年月日时复发者,以病不尽故也,当下之,宜大承气汤。

【注解】

《金匮要略广注》:至某年月日时复发者,以春夏秋冬各遇其所伤之时,肝心脾肺肾各值其所伤之脏,则病复发也,余邪尚在,故当下。

《金匮发微》:血热盛壮之人,遇天气酷蒸,往往以多汗而胃中化燥,始则大便不行,继则口燥饮冷,夏令伏阴之体,饮冷太暴,或且转为下利,究之利者自利,胃中燥实,依然不去,故仍宜用大承气汤以下之,予子湘人辛未六月在红十字会治一山东人亲见之,一剂后不再来诊,盖已瘳矣。壬申六月,复见此人来诊,诊其脉,洪大而滑疾,已疏大承气汤方治矣。其人曰,去岁之病,承先生用大黄而愈。湘人告以亦用大黄,其人欣然持方去,不复来,盖又瘳矣,又江阴街烟纸店主严姓男子,每年七月上旬,大便闭而腹痛,予每用调胃承气汤,无不应手奏效,殆亦血热太高,暑汗经其排泄,胃中易于化燥,可见此证不忌冷饮,则湿流太阴部分而兼下利,不敢饮冷,则但病大实满痛,要之为承气汤证,若仲师所云:下利已瘳,至其年月日复发为病不尽,世岂有病根不拔,能安然眠食,待来岁,今日而复发者乎？故知"病不尽"为仲师失辞不可为训。

《金匮要略心典》：与前一条一起注解。

《金匮悬解》：此段见《伤寒·可下》中，下利瘥后，至其从前病起之期而又发，以病根不尽故也，当下之，以绝其根。

【评析】

本条论述下利愈而复发治疗。下利愈而复发，说明实邪为尽，滞留胃肠，诱而复发，仍可用大承气汤攻下未尽之邪。提示临床中久病未必皆虚，关键要辨清病机。

【原文】

下利谵语者，有燥屎也，小承气汤主之。

【注解】

《金匮要略广注》：《经》云：实则谵语，故知有燥屎，宜下，此主伤寒病言。

《金匮发微》：大便燥结之证，当有谵语，为肠胃浊热上蒙脑气，心神为之恍惚也，若夫下利一证，正复不当谵语，仲师主以小承气汤，而决其有燥屎，按此即世俗所谓"热结旁流"，张隐庵注《伤寒论》以此证为必无，特未观其通耳。

《金匮要略心典》：谵语者，胃实之征，为有燥屎也，与心下坚、脉滑者大同，然前用大承气者，以因实而致利，去之惟恐不速也，此用小承气者，以病成而适实，攻之恐伤及其正也。

《金匮悬解》：此段见《伤寒·厥阴》，下利谵语者，是胆火传于胃土，胃热而有燥屎也，宜小承气汤，下其燥屎，以泻胃热，此下大承气证四章，皆少阴之负阳明，下利之顺证也。

【评析】

本条论述下利谵语实证的治法。本证属胃肠实热，燥屎内结，热结旁流而下利谵语，其症见：下利臭秽，滞下不爽，谵语，腹满痛，苔黄燥，脉滑。治以小承气汤通腑泄热。临床中可根据病情轻重选用大承气汤或小承气汤。

【原文】

下利便脓血者，桃花汤主之。

【注解】

《金匮要略广注》：便脓血，人但知为协热，而不知有里寒者，盖寒则血为凝滞，不能随经以行，瘀而不散，必致寻窍而出，此见伤寒少阴证，以肾为阴脏，位居下部，故用辛温重涩之剂以治之也。

李时珍曰：赤石脂之重涩，入下焦血分而固脱，干姜之辛温，暖下焦气分而补虚，粳米之甘温,佐石脂、干姜而润肠胃也。

《金匮发微》:下利便脓血,为少阴寒湿沉浸,血络腐败之证,陈修园以为由寒郁转为湿热,因而动血,此真大误,水分多于血分,不及注肾膀为溺,乃溢入回肠而下利,水寒血凝,若冻冻然,冻家既溃,即有脓血,下利便脓血者,正复如是,非温化其寒而填止其湿,不惟下利不止,脓血又将加剧,此固寒水凝瘀血络,积久溃败之证,非寒郁转为湿热,然后动血也,盖寒湿下注为第一病因,故桃花汤方治,以止涩之赤石脂为君,由寒湿浸灌,致内藏血络腐败为第二病因,故干姜次之,由下利而脾精耗损,为第三病因,故粳米又次之,假令当小便不利腹痛之时,早用四逆理中,或不至下利而便脓血也,余详《伤寒论·少阴篇》,不赘。

《金匮要略心典》:此治湿寒内淫,脏气不固,脓血不止者之法,赤石脂理血固脱,干姜温胃驱寒,粳米安中益气,崔氏去粳米加黄连、当归,用治热利,乃桃花汤之变法也。

《金匮悬解》:此段见《伤寒·少阴》,久利不止,木郁血陷,寒湿腐败,风木摧剥,故便脓血,桃花汤,粳米补土而泻湿,干姜温中而驱寒,石脂敛肠而固脱也。

【评析】

本条论述虚寒下利脓血的证治。以方测证,方中赤石脂性温色赤白相间,别名桃花石,加之本方煎煮成汤,其色淡红,鲜艳犹若桃花一般,故称桃花汤。本方以重涩之赤石脂为主药,入下焦血分而固脱;干姜之辛温,暖下焦气分而补虚,粳米之甘温,佐以上二药而健脾和胃。为脾肾阳衰,下焦不能固摄所致下痢证之特效方,有温中涩肠作用。干姜温中暖脾;粳米养胃安中。可知本证为脾肾阳虚,阴寒内盛,气血不固,滑脱不禁所致。症见:痢久反复不愈,下利清晰,有黏白冻,或紫暗血色,甚则滑泄不禁,无里急后重之感,脱肛,腹部隐隐冷痛,喜温喜安,伴食少,神疲腰酸,四肢不温,畏寒怕冷,面黄无华,舌淡苔薄白,脉细弱无力。本方适用于久泻久痢之脾肾虚寒,滑脱不禁者。

赤石脂原为土质,其性微温,故善温养脾胃。为其具有土质,颇有粘涩之力,故又善治肠下脓血。又因其生于两石相并之夹缝,原为山脉行气之处,其质虽粘涩,实兼能流通气血之瘀滞,故方中重用之以为主药。至于一半煎汤一半末服者,因凡治下利之药,丸散优于汤剂,且其性和平,虽重用一斤犹恐不能胜病,故又用一半筛其细末,纳汤药中服之也。且服其末,又善护肠中之膜,不至为脓血凝滞所伤损也。用干姜者,因此证其气血因寒而瘀,是以化为脓血,干姜之热既善祛寒,干姜之辛又善开瘀也。用粳米者,以其能和脾胃,兼能利小便,亦可为治下利不止者之辅佐品也。

现用于痢疾后期、伤寒肠出血、慢性肠炎、溃疡病、带下等属于脾肾阳虚者。

【原文】

热利重下者,白头翁汤主之。

白头翁汤方

白头翁二两,黄连、黄柏、秦皮各三两。

上四味,以水七升,煮取二升,去滓,温服一升,不愈更服。

【注解】

《金匮要略广注》:热则伤气,气虚下陷,故致后重,此见伤寒厥阴证,本方俱苦寒药,寒能胜热,苦以泄热,且厚肠胃,《经》云:肾欲坚,急食苦以坚之,以肾主二便故也。

《金匮发微》:热利之别于寒利者,热利之证,臭秽逼人,往往不可向迩,而寒证无之,热利之证,身热而气粗,面垢而色浮,而寒证无之,热利有滑大动数之脉,而寒证无之,兼此数者,乃能如航海南针,不迷所向,究其所以下重者,则以湿热并居,阻塞气分,秽物不得宣泄也,白头翁汤方治,用白头翁、秦皮,以清凉破血分之热,黄连、黄柏以苦燥而兼凉性者,除下焦之湿,于是湿热并去,气无所阻而利自止矣,所以不用气分药者,湿热去而气自通也,若后人所用香连丸,即治此证,而识解已落后一层矣。

《金匮要略心典》:此治湿热下注,及伤寒热邪入里作利者之法,白头翁汤苦以除湿,寒以胜热也。

《金匮悬解》:此段见《伤寒·厥阴》,肝气遏陷,郁生下热,魄门重坠者,宜白头翁汤,白头翁清少阳之相火,黄连清少阴之君火,黄柏、秦皮,泻厥阴之湿热也。

【评析】

本条论述湿热痢疾的证治。湿热阻滞肠腑,传导失司,蒸腐血络,则症见:下利脓血秽黏热臭,血色鲜红,滞下不爽,里急后重,伴发热,口渴,心烦,舌红苔黄,脉数。治以白头翁汤清热燥湿,凉血止利。

本方证是因热毒深陷血分,下迫大肠所致。热毒熏灼肠胃气血,化为脓血,而见下痢脓血、赤多白少;热毒阻滞气机则腹痛里急后重;渴欲饮水,舌红苔黄,脉弦数皆为热邪内盛之象。治宜清热解毒,凉血止痢,热退毒解,则痢止而后重自除。

故方中用苦寒而入血分的白头翁为君,清热解毒,凉血止痢。黄连苦寒,泻火解毒,燥湿厚肠,为治痢要药;黄柏清下焦湿热,两药共助君药清热解毒,尤能燥湿治痢,共为臣药。秦皮苦涩而寒,清热解毒而兼以收涩止痢,为佐使药。四药合用,共奏清热解毒,凉血止痢之功。

此处需要特别注意的是该方所泄湿热来源于肝经,白头翁、秦皮均为清泄肝热之要药。

【原文】

下利后,更烦,按之心下濡者,为虚烦也,栀子豉汤主之。

【注解】

《金匮要略广注》:利后更烦者,热也,若心下濡,则内非实热,故为虚烦,然烦出于肺,病属上焦,栀子入肺经,故用栀子豉汤吐上焦虚热。

二味俱属苦寒,《经》云:寒胜热,酸苦涌泄为阴(吐为涌,下利为泄),香豉用黑豆蒸晋,其气,能升能散,于吐药尤宜。

《金匮发微》:心下当胃之上口,胃中燥热,则熏灼心下而烦,固自有阳明燥证,虽经下后,心中懊憹而烦者,则下利后之更烦,安知非胃中有燥屎,宜大承气汤之证,但有燥屎者,心下必硬,今按之而濡,可见烦为虚烦,盖下利后津液消耗,阴不抱阳,由是在表则浮阳不收,在里则余热不去,郁结而生虚烦,甚有反复颠倒胸中窒塞及心中热痛者,然究为病后余邪,故但用豆豉以发表汗,生山栀以降里热,而虚烦可解,所谓"在表者散而去之,在高者引而下之"也(栀子生用,下走大肠,《伤寒·太阳篇》,"病人旧微溏者不可与之。"其明证也)。

《金匮要略心典》:下利后更烦者,热邪不从下减,而复上动也,按之心下濡,则中无阻滞可知,故曰虚烦,香豉、栀子,能撤热而除烦,得吐则热从上出而愈,因其高而越之之意也。

《金匮悬解》:此段见《伤寒·厥阴》,利后阳泄,不应生烦,乃更烦者,是阳复而有内热也,承气证之烦,心下硬满,是谓实烦,若按之心下濡者,是谓虚烦,缘阳复热升,熏蒸肺津,而化涎沫,心气郁阻,是以生烦,宜栀子豉汤,吐其瘀浊,以清烦热也。

【评析】

本条论述下利后虚烦的证治。本证中"虚烦"为下利后无形余热内扰心神所致,心下按之濡软不坚,宛若空虚无物,故非有形实邪内扰,是以谓之虚烦,治以栀子豉汤透邪泄热,解郁除烦。本方亦可作为实热下利后的调治方。

【原文】

下利清谷,里寒外热,汗出而厥者,通脉四逆汤主之。

通脉四逆汤方

附子大者一枚(生用),干姜三两,强人可四两,甘草一两(炙)。

上三味,以水三升,煮取一升二合,去滓,分温再服。

【注解】

《金匮要略广注》：下利清谷，即里寒也，外热者，阴盛格阳也，汗出而厥，则亡阳液脱矣，汤名通脉四逆者（四肢冷为四逆），以十二经脉行于周身，阴阳气各交接于手足指头，《经》云：阳阴气不相顺接，便为厥，厥者，手足逆冷是也，附子益阳散寒，干姜、炙甘草温中固脱，则厥温脉通，利自止矣。

《金匮发微》：下利清谷，为完谷不化，胃中阳气消亡之证也，胃底消食之胆汁，日见薄弱，不能消入胃之水饮，乃挟未化之谷食直下小肠大肠，是为里寒，寒据中宫，逼真阳外浮，是病外热，外热则汗出，里寒则手足厥逆，以病情论，里寒为真，外热为假，"里寒外热"下，原脱"脉微欲绝"四字，说详《伤寒发微》中，盖阳亡于外而脉微欲绝，故方治为通脉四逆汤，用生附子一枚以强心房，而脉之伏者起，以心主脉故也，干姜四两、炙甘草三两以助脾阳，而手足之厥逆者温，以脾主四肢故也，里寒外热，真阳外浮，外内不通，故加葱九茎以通之，寒凝血瘀，腹中必痛，故加芍药以疏之，此仲师用通脉四逆之旨也。

《金匮要略心典》：挟热下利者，久则必伤脾阴，中寒清谷者，甚则并伤肾阳，里寒外热，汗出而厥，有阴内盛而阳外亡之象，通脉四逆，即四逆加干姜一倍，所谓进而求阳，以收散亡之气也。

《金匮悬解》：下利清谷，里寒外热，手足厥逆，脉微欲绝，是少阴通脉四逆证，厥阴风木疏泄，故有汗出之证，亦宜通脉四逆，温脏寒而通经脉也。

【评析】

本条论述寒厥下利，阴盛格阳的证治。下利清谷，为脾肾阳虚，阴寒内盛所致，故"里寒"为真寒；而外热并见汗出，四肢厥冷则为阴盛于内而格阳于外所致，故"外热"实为假热。

治以通脉四逆汤急救回阳。其主症见：下利清谷，腹部喜按，或兼腹痛，身热不恶寒，面赤如妆，冷汗连连，四肢厥冷，神疲乏力，舌淡嫩，苔白润，脉微欲绝。

【原文】

下利肺痛，紫参汤主之。

紫参汤方

紫参半斤，甘草三两。

上二味，以水五升，先煮紫参，取二升，纳甘草，煮取一升半，分温三服。

【注解】

《金匮要略广注》：肺与大肠为表里，下利，则大肠虚热，上逆迫肺，故肺痛，紫参主心腹积聚,肠胃邪热,佐甘草,以和中也。

《金匮发微》:下利一证,未闻有肺痛者,且肺痛当是何病,所痛之处,究系何部分,究竟是寒是热,历来注家绝无分晓,此所当研核者也。按:《内经》云,一阳为病,善咳善泄,盖少阳之火,下注则为泄利,上注于肺则为咳,燥火上迫肺有所壅,乃至咳而肺痛,则此证为热而非寒也,然则痛在何部分?曰:"其痛当在胸中。"予尝见病肺痛之人,肠中当隐隐作痛,此即痛在胸中之明证,考本书肺痛方治为桔梗甘草汤,盖桔梗以泄壅,甘草以除毒,而肺痛可止,陈修园疑紫参为桔梗之误,理或然也。

《金匮要略心典》:赵氏曰,大肠与肺合,大抵肠中积聚,则肺气不行,肺有所积,大肠亦不固,二害互为病,大肠病而气塞于肺者,痛,肺有积者,亦痛,痛必通用,紫参通九窍,利大小肠,气通则痛愈,积去则利自止,喻氏曰,后人有疑此非仲景之方者,夫讵知肠胃有病,其所关全在肺气耶?程氏疑是腹痛,《本草》云,紫参治心腹积聚,寒热邪气。

《金匮悬解》:肺与大肠为表里,肠陷而利作,则肺逆而痛生,而肺肠之失位,缘中气之不治,脾土不升,而后肠陷,胃土不降,而后肺逆,紫参汤,甘草补中而缓急,紫参清金而破瘀,瘀开而气调,各复肺肠升降之旧,则痛定而利止矣。

【评析】

本条论述下利肺痛的证治。肺与大肠相表里,大肠不利可致肺气不行,故胸部闷痛不舒,治以紫参汤清热缓急止痛。

【原文】

气利,诃梨勒散主之。

诃梨勒散方

诃梨勒十枚(煨)。

上一味为散,粥饮和,顿服。

【注解】

《金匮要略广注》:气利者,下利气虚下陷而滑脱也,诃梨勒性涩,能温胃固肠,粥饮和者,假谷气以助胃,顿服者,药味并下,更有力也。

《金匮发微》:说解详"上下利气者"节,兹不赘,诃黎勒今名诃子,味涩而苦,煨不透则研不细,入咽梗塞,前于同乡陶姓亲验之。

《金匮要略心典》:气利,气与屎俱失也,诃黎勒涩肠而利气,粥饮安中益肠胃,顿服者,补下、治下,制以急也。

《金匮悬解》:气利,即前所谓下利气也,以肝脾湿陷,二气郁塞,木遏风动,疏泄不藏,而为下利,利而隧道梗涩,气块喧鸣而不调畅,是谓气利,诃黎勒散,行滞气而收滑陷也。

【评析】

本条论述虚寒肠滑气利的证治。以方测证,本证中的气利属久病泄泻,中气下陷,气虚不固,滑脱不禁所致,症见:大久病下利,滑脱不禁,大便随矢气而出,甚或大便顺肛门外流,不能制约。下利之物不滞涩,不秽臭,腹不痛不胀,无里急后重,可伴见神疲倦怠,四肢不温,胃脘痞满冷痛,舌淡苔薄白,脉沉细弱或沉缓弱。临证与湿阻气滞所致气利实证,治当利小便相鉴别。

方中诃梨勒即诃子,煨用专取其涩肠固脱之效,以粥饮和服,乃取其益中气,健肠胃之功。诃梨勒散临床运用每次约 50 g,煨去核,研末一次服用,凡表证严重或里寒明显者忌用。但本方仅诃梨勒一味,力量稍逊,一般可加入补气升提药,如黄芪、党参、升麻、柴胡等;若兼有脾肾两虚,又应配伍补骨脂、吴茱萸、肉豆蔻、罂粟壳等温肾固涩之品。

第十八章　疮痈肠痈浸淫病脉证并治第十八

【原文】

诸浮数脉,应当发热,而反洒淅恶寒,若有痛处,当发其痈。

【注解】

《金匮要略广注》:脉浮数而发热恶寒,伤寒证也,当周身骨节俱痛,痈则痛在一处,脉浮者,其气外张,数者,其热内拥,洒淅恶寒者,是火伏于内,不充外泄,乃热极似水之象,是脉与证,虽类伤寒,而实非伤寒也。李升玺曰:按《伤寒论》云:诸脉浮数,发热恶寒,若有痛处,饮食如常者,蓄积有脓也。盖伤寒则不欲食,痈脓则能食,此又验证之一法也。

《金匮发微》:凡外证初起,必先恶寒,此其大较也,盖痈之所由成,血络闭于寒湿,而营气不通,营郁生热,脉乃浮数,血以凝涩而内停,则阳气不能独行于表分,此所以当发热而洒淅恶寒也,遇此脉证,虽形似伤寒,而实为痈疽,始则恶寒,继则发热,寒热日作,若疟发然,三数日后,瘀血蕴蒸化热,始知痛处,此与将溃之冻疮正复相似,无论在何部分,皆当以药发之,大约人体外证之属寒者,除流注外,发背、脑疽最为重大,惟世传阳和汤一方,与仲师当发其痈之旨最合,若误投寒凉败毒之品,十不活一,所以然者,为血络凝于寒湿,非疔毒、流火属于阳证者比也。

《金匮要略心典》:浮、数脉,皆阳也,阳当发热,而反洒淅恶寒者,卫气有所遏而不出也,夫卫主行营气者也,而营过实者,反能阻遏其卫,若有痛处,则营之实者已兆,故曰当发其痈。

《金匮悬解》:此段见《伤寒·脉法》,诸脉浮数,应当发热,而反洒淅恶寒,此热郁于内,不得外发,阳遏不达,故见恶寒,若有疼痛之处,则内热郁蒸,肉腐脓化,当发疮痈也。

【评析】

本条主要论述痈肿初起的脉症。外感表证和痈肿初期都有脉浮数而恶寒,但前者为外邪束表,恶寒发热,后者患者本应发热而发热不突出,反而感觉像凉水洒在身上般恶寒怕冷,此时如身体某部位感到红肿热痛,则是痈肿初起的征兆,为热毒壅塞,气滞血瘀,营卫受阻所致。

同一种脉象可反映不同的病证,只有脉症合参,才能辨清证候。本条脉浮数,既可主表热证;又可代表发痈肿,而属痈者,必局部伴有肿痛。所以临证当仔细审察,谨慎辨证。

【原文】

师曰:诸痈肿,欲知有脓无脓,以手掩肿上,热者为有脓,不热者为无脓。

【注解】

《金匮要略广注》:肿上热者,毒气已经腐化,故为有脓;不热者,毒气尚自蕴结,故为无脓。

《金匮发微》:痈毒初起,以肿大见红色为顺,而皮色不变,平塌不起者为逆,大率由寒而热,由热而肿,由肿而痛,痛剧则瘀血蒸化为脓,痛减则脓已成,身亦渐凉,抉而去之,疮口掩以拔毒生肌药,其证立愈,此因痛减而知有脓之说也,仲师验脓头,则以肿处热不热为验,此又以热而知有脓之说也,予按痈疽大证,必有极大之脓头,坚硬不化,疮上极热灼手处,即为脓头所在,以刀抉之,百不失一,仲师之言,则固信而有征也。

《金匮要略心典》:痈肿之候,脓不成,则毒不化,而毒不聚,则脓必不成,故以手掩其肿上,热者毒已聚,则有脓,不热者毒不聚,则无脓也。

《金匮悬解》:内热盛,则蒸腐血肉而为脓,以手掩肿上,热者,是内热已盛,脓化结消,而阳气外达也,故知有脓,不热者,血肉肿结,阳郁未达,故知无脓。

【评析】

本条主要论述痈肿有脓无脓的辨别方法。《灵枢·痈疽》有言:"热盛则肉腐,肉腐则为脓。"用手掩在痈肿之上,有明显发热者,则热毒壅聚,为有脓;不热者,热毒未聚,则无脓。临床中要注意结合患者的发病及病程,全身症状,局部痈肿的色泽、软硬等情况综合分析。

【原文】

肠痈之为病,其身甲错,腹皮急,按之濡,如肿状,腹无积聚,身无热,脉数,此为腹内有痈脓,薏苡附子败酱散主之。

【注解】

《金匮要略广注》:肠痈者,热聚于内,则腠理气血自为壅瘀,故皮肤厚而粗老,如鳞甲之错杂者然也,腹皮急,以有痈也,濡如肿状,脓已成也,凡病腹有积聚者,脉因积聚而数,身有热者,脉因身热而数,若腹无积聚,身无热,脉岂无故而数哉? 故知腹内有痈脓也。

附子辛热,破症坚;败酱苦寒,入手足阳明经,消痈破血,能化脓为水(气如败豆酱,故以为名);然肠痈多生于湿热,薏苡仁得土之燥,禀秋之凉,能燥湿清热,入手阳明大肠,为引经药也。

《金匮发微》:肠痈之为病,其身甲错,腹皮急,如肿状,按之濡(此下与后条错简,今校正)。时时发热,热汗出,反恶寒,其脉迟紧者,脓未成,可下之,大黄牡丹汤主之,脉洪数者,脓已成,不可下也。

肠痈一证,由于血凝气滞,阴络内阻,营气干涩,不能外润肤表,则肌肤为之甲错,甲错者,血枯之象也,在里之气血不通,乃成内痈,此证始以水寒而血凝,继以血凝而腐烂,若冻瘃然,日久化热,即成溃疡矣,血阻于内,气膨于外,故腹皮之急如鼓,但有气而无水,故按之濡。时发热自汗出复恶寒者,肺与大肠为表里,皮毛为肺所主,肠内病痈,邪热外薄皮毛,故时发热,热胜而皮毛开,故自汗,汗后毛孔不闭,风乘其虚,故复恶寒,脉迟而紧则里热未盛,毒血尚凝聚未散,不难一下而尽,所谓曲突徙薪也,以其大肠壅阻也,用大黄、芒硝以通之,以其身甲错,知其内有干血也,用桃仁、丹皮以攻之,以发热自汗复恶寒,知大肠移热于肺,肺主之皮毛,张于标热而不收也,用泻肺除热之冬瓜仁以清之,此大黄牡丹汤之义也,若夫里热既盛,脓成血溃,至于两脉洪数,则非一下所能尽,仲师不曰"脓已成,赤豆当归散主之"乎,究其所以,不可下者,譬之流寇,溃散则难为攻,不如方聚之易为歼也,尝记癸丑十一月,若华之母病此,腰腹俱肿,有时发热自汗,有时不甚发热,痛不可忍,按之稍定,于冬至前二日,用大黄五钱,丹皮一两,桃仁五十粒,冬瓜子八十粒,芒硝三钱,服后腹中大痛,午后下血半净桶,而腹平痛止,不啻平人矣,辛未四月,强鸿培嗣子福全病此,既就宝隆医院矣,西指为盲肠炎,并言三日后大开刀,福全不解,私问看护,以破腹告,福全惧,弃其衣物而遁,翌日,抵予小西门寓所,以腹中剧痛求诊,按其脉紧而数,发热有汗,但不恶寒,予即疏方与之,明日复诊,盖下经三次而腹痛止矣,又壬申年,治大自鸣钟慎大衣庄裘姓少年亦如之,癸酉年,治陆姓少女腹右旁痛,痛经四月,身体瘦弱,西医不敢开刀,由同乡高长佑推荐,予以此方减轻授之,当夕下泥黑粪,痛未止,稍稍加重,遂大下黑粪,如河泥,其痛乃定,调理一月,方能出险,盖亦危矣,乙亥八月,四明史惠甫病此,已由姜佐景用前方下过,未能拔除病根,予用生大黄五钱,冬瓜仁一两,桃仁八十粒,丹皮一两,芒硝三钱,外加当归、赤豆,二诊加赤芍五钱,败酱草五钱,所下黑粪,并如污泥状,病乃出险,并附记之。

《金匮要略心典》:甲错、肌皮干起,如鳞甲之交错,由营滞于中,故血燥于外也,腹皮急,按之濡,气虽外鼓,而病不在皮间也,积聚为肿胀之根,脉数为身热之候,今腹如肿状而中无积聚,身不发热而脉反见数。非肠内有痈,营郁成热而何?薏苡破毒肿,利肠胃为君,败酱一名苦菜,治暴热火疮,排脓破血为臣,附子则假其辛热,以行郁滞之气尔。

《金匮悬解》:肠痈者,痛之内及六腑者也,血气凝涩,外不华肤,故其身甲错,肠胃痞胀,故腹皮紧急,痈肿在内,故按之濡塌,形如肿状,其实肌肤未尝肿硬也,病因肠间痈肿,腹内原无积聚,瘀热在里,故身上无热,而脉却甚数,此为肠内有痈也,《灵枢·痈疽》:寒邪客于经脉之中则血涩,血涩则不通,不通则卫气归之,不得复反,故痈肿,寒气化为热,热胜则腐肉,肉腐则为脓,是痈成为热,而其先则寒也,寒非得湿则不凝,薏苡附子败酱散,薏苡去湿而消滞,败酱破血而宣壅,附子温寒而散结也。

【评析】

本条主要论述肠痈脓已成证治。肠痈应与腹内积聚相鉴别。肠内痈脓,按之如肿状,濡软不坚,积聚则按之肿块较硬。本方所治肠痈由素体阳虚,寒湿瘀血互结,腐败成脓所致。

治以薏苡附子败酱散,方中重用薏苡仁利湿排脓,《本草纲目》言:"败酱善排脓破血,故仲景治痈,即古方妇人科皆用之。"《本草正义》:败酱"能清热泄结,利水消肿,破瘀排脓"。轻用附子扶助阳气,以散寒湿,佐以败酱破瘀排脓。痈脓已成,气血损伤,应注意顾护阳气,但又不可过于辛热助邪,故仲景轻用附子,有其深意。

三药合用清热解毒排脓而不伤正,温阳扶正而不碍清热排脓。服后小便当下者,热随溺出,下焦气化通畅,痈肿可开,是病情向愈表现。

本方目前也是中医防治阑尾炎、阑尾周围脓肿、盆腔炎、附件炎等病症的常用方剂。

【原文】

肠痈者,少腹肿痞,按之即痛如淋,小便自调,时时发热,自汗出,复恶寒,其脉迟紧者,脓未成,可下之,当有血,脉洪数者,脓已成,不可下也,大黄牡丹汤主之。

【注解】

《金匮要略广注》:肠痈生在少腹,故少腹肿痞,按之即痛。如淋,痛在大肠,不在膀胱,故小便自调,热毒蓄于中,而蒸发于外,故发热汗出,火伏于内,故肌表恶寒也(如伤寒阳极发厥之类),脉迟紧者,脓未成,以热毒尚结而未化,故用大黄牡丹汤下其血,脉洪数者,脓已成,但宜排脓养血,清热解毒,而不宜下也。李玮西曰:上节痈在小肠,故云腹内有脓,用薏苡仁渗湿热以利小便,此节痈在大肠,故云少腹肿痞,用大黄汤积热以利大便也。

大黄、芒硝泄热,桃仁行瘀,丹皮逐血痹,去血分中伏火,瓜子主溃脓血,故可下未成脓之肠痈也。

《金匮发微》:肿痈者,少腹肿痞,按之即痛,如淋,小便自调,腹无积聚,身无热,脉数,此为内有痈脓,薏苡附子败酱散主之。

肿见于外,谓之肿痈,不类病在大肠,气膨腹皮,但见肿伏也,按此节所列病状,曰:少腹肿痞,按之即痛,如淋小便自调,显系少腹疽,《伤寒·太阳篇》:"少腹硬满,小便自利者,下血乃愈",又云:少腹硬,小便不利者,为无血也,小便自利,其人如狂者,血证谛也。此可见病在血分者,水分必无阻碍,今少腹肿痞,按之即痛如淋,小便自调,与少腹硬而小便自利,有何差别,病当在胞中血海,岂得更谓之肠痈,且以证情论,"小便自调"下,当与上节"腹无积聚"连属,为薏苡附子败酱散证,观于方治后"小便当下"字,但可决为少腹肿痞证方治,断非其身甲错之方治矣,肿痞在少腹,上不及脐,故知腹无积聚,病根即在少腹,不似标阳内陷,故身无热,但据少腹肿痞按之即痛如淋之病状,加之以脉数,便可知血已成脓,然则肠内有痈脓,实为内有痈脓之误,要知证虽化热,病原实起于肾寒,血海遇寒而凝,凝则痛,久而化热,血之凝者腐矣,故方治十倍利湿开壅之薏苡,而破血热排脓之败酱草半之,略用生附子以解凝而止痛,数不及败酱之半,然后少腹之脓,乃得从小便中出,予直决其为少腹疽,王鸿绪以为患在少腹之内为小肠疽,陈修园又以为小肠痈,俱谬误,不然少腹承下焦水道,由肾藏出,与小肠之下自接大肠者,何尝有丝毫干涉耶,尝记辛未正月,予子妇之妹嫁江阴北门外程姓者病此昼夜剧痛,不能安睡,小便时时出黏腻白物,有时微带红色,所出不过一滴,出之先痛不可忍,赴医院求诊,西医饮以药水,七日不减,其夫以病状来告,予用重剂仙方活命饮加当归四两,向杂量肆买赤豆一升先煎,后入他药,阴以茶铫携入医院,伪言开水,服之半小时即能安睡,明日用原方,二剂肿消,月余生一子,盖此证多出妊娠之妇,谅由气血凝聚化热,伤及血海所致,学者幸致意焉。

《金匮要略心典》:肿痈,疑即肠痈之在下者,盖前之痈在小肠,而此之痈在大肠也,大肠居小肠之下,逼处膀胱,致小腹肿痞,按之即痛如淋,而实非膀胱为害,故仍小便自调也,小肠为心之合,而气通于血脉,大肠为肺之合,而气通于皮毛,故彼脉数、身无热,而此时时发热,自汗出,复恶寒也,脉迟紧者,邪暴遏而营未变,云可下者,谓可下之令其消散也,脉洪数者,毒已聚而营气腐,云不可下者,谓虽下之而亦不能消之也,大黄牡丹汤,肠痈已成、未成,皆得主之,故曰:有脓当下,无脓当下血。

《金匮悬解》:肿痈者,少腹肿痞,痛之外在肌肉者也,肌肉臃肿,内阻肠胃之气,结而不行,故痞硬不软,按之里气愈阻,膀胱经脉壅塞,木气郁迫,故其痛如淋,病不及脐,水道无阻,故小便自调,阳气郁蒸,皮毛不阖,故发热汗出,而阳郁不能透泄,故仍复恶寒,其脉迟紧,则血肉凝塞,隧路不通,脓尚未成,可以下之,当有血也,脉洪数者,热盛脓成,不可下也,大黄牡丹皮汤,丹皮、桃仁、瓜子,排决其脓血,芒硝、大黄,洗荡其郁蒸也。

【评析】

本条指出肠痈未成脓的证状治法。肠痈是热毒与营卫壅结在少腹部肠中的病,故少腹肿痞;气血瘀阻,不通则痛;病情属实证故按之则痛剧(即拒按之意),且疼痛可放射至前阴部,如同淋病,故按之痛如淋;病位在肠而未及膀胱或泌尿道,故小便自调;此处示人需与淋病鉴别,淋病是有小便不利和尿痛的。邪正交争,热蒸营血,故时时发热;热蒸则汗自出;营卫郁阻于肠,卫气不能畅行于外,加上汗出表气更虚,故复恶寒。

一般来说,肠痈初起大都有发热症状,原文用时时发热、自汗出、恶寒是有意义的,指明并非表证寒热汗出,需加鉴别。

上述脉证说明,肠痈热毒蓄结,血瘀成痈,尚未成脓。治疗可用下法,大黄牡丹汤主之。大黄泻瘀血恶血;丹皮、桃仁,逐瘀凉血,配合大黄清血分之热;冬瓜仁排脓散痈去积;芒硝,排脓去积,软坚除热。诸药合用有泻下瘀结热积的作用,用于肠痈实热壅结的急证,颇为适合。

历代医家对大黄牡丹汤证有三种不同的看法:①本方治肠痈未成脓者,如《医宗金鉴》,黄树莹,陆渊雷等。如陆渊雷云:"本方与薏苡附子败酱散之界面,不容假借其证候,在肿痛之处之痞硬与濡软;在有热与无热,在脉之迟紧与数,学者评焉"。②脓已成,脓未成皆可用之。如尤在泾说"大黄牡丹汤,肠痈已成未成,皆得主之,故曰有脓当下,无脓当下血",重在从方后说明中找证据。③适于已成脓之肠痈,不宜于未成脓者。如高学山认为"脓未成可下之"方为大承气、桃核、抵当之类,而大黄牡丹汤系方后注"有脓当下"之方,对于"脓已成,不可下也"一句,不解。但从后世临床实践来看,大黄牡丹汤对脓已成或未成者皆可使用,但须辨寒热虚实,随证加减。

现代临床常用本方治疗急慢性阑尾炎,阑尾周围脓肿,阑尾穿孔合并腹膜炎、急性胆囊炎等感染性疾病等均可。

【原文】

问曰:寸口脉浮微而涩,然当亡血,若汗出,设不汗者云何?答曰:若身有疮,被刀斧所伤,亡血故也。

【注解】

《金匮要略广注》:汗出亡阳则脉微,亡伤阴则脉涩,皆阴脉也,设不汗而疮疡金疮,虽不亡阳而亡血,亦见微涩之脉者,总是荣卫虚衰也。

《金匮发微》:人之一身,皮毛之内,尽含水分,水分所以能化气外泄者,全恃周身之血热,血热之盈亏不可知,以寸口脉为之验,脉微而涩,是为阴虚,阴虚之人或吐血,或盗汗,是为虚劳本证,今见此极虚之脉,既不吐血,又无盗汗,病既不属虚劳,则其人必有凤疾,或身有疮疡,而脓血之抉去者过多,或向受刀创而鲜血之流溢者加剧,虽境过情迁,而营气既衰,断不能复充脉道,盖脉之虚,正不系乎新病也。

《金匮要略心典》:血与汗,皆阴也,阴亡,则血流不行,而气亦无辅,故脉浮微而涩也,经云,夺血者无汗,夺汗者无血,兹不汗出而身有疮,则知其被刀斧所伤而亡其血,与汗出不止者,迹虽异而理则同也。

《金匮悬解》:寸口脉浮微而涩,气虚则浮微,血虚则涩,法当亡血,若汗出,以汗者,气血郁蒸而外泄,汗去则血消,血消则气亡,寸口脉浮微而涩,气血俱虚如此,是非亡血即汗出也,设不汗出,必当亡血,若夫身有疮痛,或被刀斧所伤,营血外亡,故脉如此。

【评析】

本条主要论述金疮亡血脉症。金疮,为被刀斧等利器所伤。脉浮而无力兼涩,常主亡血津伤,汗出,也可见于亡阳,气耗,若无汗出病史,但身有刀斧砍伤,失血过多,亦可为此脉象。

【原文】

病金疮,王不留行散主之。

王不留行散方

王不留行十分(八月八日采),蒴藋细叶十分(七月七日采),桑东南根白皮十分(三月三日采),黄芩二分,芍药、厚朴、干姜各二分,甘草十八分,川椒三分,除目及闭口者,去汗。

上九味,桑根皮以上三味,烧灰存性,勿令灰过,各别杵筛,合治之为散,服方寸匕,小疮即粉之,大疮但服之,产后亦可服,如风寒,桑东根勿取之,前三物,皆阴干百日。

【注解】

《金匮要略广注》:金疮恐有血瘀之患,王不留行,行血定痛者也;蒴藋主绝伤,续筋骨;桑皮为线,可缝金疮,能治虚损绝脉,取东南根皮者,以其受生气也;血遇热则流,黄芩所以清之;血得寒则凝涩,干姜、川椒所以温之;血被伤败耗散,芍药所以收之;金疮伤在肌肉,而肌肉惟脾主之,甘草、厚朴俱入脾,一补一运,所以温气血而长肌肉者也;前三味烧灰存性,则色黑味咸,咸能走败血,黑能止好血也,产后亦可服,以产后多瘀血,此方行瘀故耳。

《金匮发微》:此方有桑皮之润,厚朴之燥,黄芩之寒,椒姜之热,大致金创流血,创口干燥增痛,故宜润,血去既多,湿寒停阻脾阳,故宜燥,血虚则生内热,故宜凉,血分热度以亡血而低,中阳失运,故宜温,而终以通利血脉止金创血为要,故以王不留行,蒴藋细叶为方中主药,而芍药佐之,又复倍用甘草以和诸药,使得通行表里,此王不留行散之大旨也。

《金匮要略心典》:金疮,金刃所伤而成疮者,经脉斩绝,营卫沮弛,治之者必使经脉复行,营卫相贯而后已,王不留行散,则行气血和阴阳之良剂也。

《金匮悬解》:金疮失血,温气外亡,乙木寒湿,必生风燥,王不留行散,甘草补中,厚朴行滞,椒、姜,暖血而扶阳,芩、芍,清肝而息风,蒴藋细叶行瘀而化凝,桑根、王不留行,通经而止血也。

【评析】

本条论述血脉瘀阻金疮的治法方药。以方测证,方用王不留行散消瘀止血镇痛,创面较小,外敷即可;创伤大须内服;产后亦可服。

方中主药王不留行祛瘀活血,体现了活血以止血的治法,《神农本草经》谓其:"主金疮,止血逐痛"。《本草纲目》曰:"王不留行能走血分,乃阳明冲任之药"。

【原文】

浸淫疮,从口流向四肢者可治,从四肢流来入口者,不可治。

【注解】

《金匮要略广注》:脾为生物之本,开窍于口,合肌肉而主四肢者也,浸淫疮从口流向四肢,则自内出外,邪毒将渐消散,故可治;从四肢流来入口,则自外入内,邪毒渐侵于里,而生物之本拔矣,故不可治,即上经云,病在外者可治,入里者死,盖以口为内,四肢为外也。

《金匮发微》:浸淫疮为脂水流溢之通称,说详"脏腑经络篇",黄连苦寒,能清大毒,许半龙治疗毒重用之,往往取效,而其性尤燥,能去湿热,湿热既去,疮中脂水,乃不至蔓延流溢也,然则黄连粉方虽阙,其意则大可知也。

《金匮要略心典》:浸淫疮,义如《脏腑经络篇》中,黄连粉方未见,大意以此为湿热浸淫之病,故取黄连一味为粉粉之,苦以燥湿,寒以除热也。

《金匮悬解》:《素问·玉机真脏论》:夏脉太过,则令人身热而肤痛,为浸淫,"气交变论":岁火太过,身热骨痛,而为浸淫,《灵枢·痈疽》:发于足上下,名曰四淫,四淫者,疮之淫溢于四肢,即浸淫疮之谓也,热毒浸淫,从口流向四肢者,毒散于外,故可治,从四肢流来入口者,毒结于内,故不可治,黄连粉,泻热而清火也,原方阙载,大概以黄连一味作粉,粉疮上,以泻毒热也。

【评析】

本条论述浸淫疮可从其发病部位的先后和发病趋势判其预后。浸淫疮为一种皮肤病,又叫黄水疮,亦即现代皮肤病学中的脓疱疮,初起形如粟米,范围较小,瘙痒不止,搔破则黄水淋漓,浸渍皮肤,蔓延迅速,浸淫成片,遍及全身。如其从口部向四肢蔓延,则为病邪由内向外散发,故易治,反之。

【原文】

浸淫疮,黄连粉主之。

【注解】

《金匮要略广注》:浸淫疮生于湿热,《经》云:疮疡皆属于火,黄连入心经,性寒味苦,寒胜热,苦燥湿,故主之。

《金匮发微》:与上条一起注解。

《金匮要略心典》:与上条一起注解。

《金匮悬解》:与上条一起注解。

【评析】

本条论述浸淫疮的治疗。《素问·至真要大论》云:"诸痛痒疮,皆属于心",可知本病亦多由于湿热火毒所致,以方测证,黄连粉泄心火,解热毒,燥湿浊,内服外敷皆可。但切记不可黄连煎水浸泡或外洗患处,以免其分泌物随水四布浸淫,扩大病变范围。

临床中,对于诸湿邪所致以流水、水泡为主的皮肤病症,多采用草藓渗湿汤化裁为治。

第十九章 跌蹶手指臂肿转筋阴狐疝蛔虫病脉证治第十九

【原文】

师曰：病跌蹶，其人但能前，不能却，刺腨入二寸，此太阳经伤也。

【注解】

《金匮要略广注》：跌蹶，阳明病也，今刺腨入二寸，谓太阳经伤者何？盖太阳经行身之背，为表，阳明经行身之腹，为里，凡邪气外至，皆从太阳经而入，是太阳经为邪气出入之门户，腨者，即足太阳经之穴，刺入二寸，使邪气从太阳经入者，仍从太阳经而出，所以泄邪气于所中之门户也，《经》云：三阳病痛肿、瘘厥、腨痛（三阳，即太阳也）。足太阳经未尝不病蹶也，《灵枢》云：足阳明之脉，循胫外廉，下足跗，足太阳之脉，下合腘中贯腨内（腨，腓肠也），是二经俱走足者也，又足太阳病，腘如结，腨如裂，是为踝厥，是主筋，今跌蹶能前不能却，岂非《难经》所谓筋缓不能收持者乎？故阳明病，而取太阳经穴，盖有由也。李升玺曰：按《明堂图》，腨上有承山、飞扬二穴，腨下二寸为跗阳穴，即阳跷之郄，刺之，皆治瘘厥风痹不仁，此即跌蹶，而取太阳经伤之意也。

《金匮发微》：此湿从下受之证也，跌蹶为足背经脉转戾，其人能前不能却，要为寒湿伤筋之证，昔大禹因治水，久居湿地病湿，至于两足不相过，后世巫者效之，谓之禹步，可为明证，仲师所云“刺瑞二寸”，断为太阳经伤者，盖太阳之经入腘中，贯腨内，出外踝之后，至小指外侧，寒湿伤其经脉，血瘀不通，故强直而不能却，刺腨二寸，正所以泻其瘀也，惟近世内科能用针者少，予尝患右臂酸痛，自肩至于尺泽，长女昭华用毛姜四两，川乌三两，草乌五两，红花二两，良姜一两，每夜浓煎熏洗，月余竟愈，则寒湿伤经，似亦不妨用之也。

《金匮要略心典》：人身经络，阳明行身之前，太阳行身之后，太阳伤，故不能却也，太阳之脉，下贯腨内，刺之所以和利其经脉也。腨，足肚也。

《金匮悬解》：病跌蹶，其人但能前，不能却者，足跌硬直，能前步而不能后移也，缘筋脉寒湿，缩急不柔，是以不能后却，阳明行身之前，筋脉松和，则能前步，太阳行身之后，筋脉柔濡，则能后移，今能前而不能却，是病不在前而在后，太阳经伤也，太阳之经，入胭中，贯腨内，出外踝，至小指之外侧，刺腨入二寸，泻太阳之寒湿，筋柔则能却矣，腨，足肚也，刺腨者，合阳、承筋之间也，此"脏腑经络篇"所谓湿伤于下，寒令脉急者也。

【评析】

本条文论述跌蹶的病因和证治。跌蹶是太阳经脉受伤的病症，并非拘于外伤，治疗当取足太阳经脉，经脉所过，主治所及，用针刺合阳、承筋、承山等穴方法调其经气，舒缓经脉。临床中也可以采用腕踝针、刮痧等方法治疗，效果较好。

【原文】

病人常以手指臂肿动，此人身体瞤瞤者，藜芦甘草汤主之，方缺。

【注解】

《金匮要略广注》：前节病在下部，此节病在上部，凡湿痰凝滞，关节则肿，风邪袭伤，经络则动，手指臂肿动，身体瞤瞤（动貌），风痰为病也，藜芦能吐风痰，故主之，佐以甘草，所以养胃气也。

《金匮发微》：《内经》云，风胜则动，湿胜则肿，仲师言：手臂肿动，身体瞤瞤，此可知为风湿痰涎走窜指臂，延及周身之证，与风痫证略同，特风痫无此表证耳，按子和《儒门事亲》云，一妇病风痫，其始一二年发，后即日发，甚至一日数发，求死不得，什凶岁，采野草充粮，见草若葱状，采蒸饱食，胸膈间胀闷，顷之，涌吐胶痰，数日，约一二斗，甚昏困，后遂轻健如平人，以所食葱访人，即藜芦也，盖风痰内壅，积久旁窜，积者为本，窜者为标，用藜芦者，涌吐而抉其壅也，所以用甘草者，恐藜芦苦寒败胃，甘味以调之也，近痫证有日服控延丹一钱，久而自愈者，亦所以去痰涎也。

《金匮要略心典》：湿痰凝滞关节则肿，风邪袭伤经络则动，手指臂肿动，身体瞤瞤者，风痰在膈，攻走肢体，陈无择所谓痰涎留在胸膈上下，变生诸病，手足项背，牵引钓痛，走易不定者是也，藜芦吐上膈风痰，甘草亦能取吐，方虽未见，然大略是涌剂耳。

《金匮悬解》：手、指、臂者，手三阳、三阴经之所循，手之三阴，自胸走手，手之三阳，自手走头，经气通畅，则不肿，经络壅阻，不能流行，则气血蓄积，结而为肿，气壅而莫泄，故鼓郁而为动也，动则瞤瞤振摇而不宁，此以胸有瘀浊，阻格经脉，气道不通，故至于此，藜芦甘草汤，藜芦吐其瘀浊，甘草和其中气也。

【评析】

本条论述手指臂肿动的证治。手指臂肿是一种手指臂部关节肿胀,并非震颤,全身肌肉也可发生抽动的病症。前人有"风胜则动""湿盛则肿"之论,可知本证为风痰阻于经络之证。陈念祖《金匮要略浅注》说:"病人常以手指臂肿动,盖以肿而知其为湿,动而知其为风。湿盛生痰,风从火起,不易之理也。若此人身体瞤困者,风痰在膈,逼处于心肺,以致心为君主,不行其所含,肺为相傅,不行其治节,泛泛无以制群动也,以藜芦甘草汤主之"。

本病主要是风痰阻于经络而引起。痰滞,则肿胀;风伤经络,则身体肌肉跳动。治疗方法宜涌吐风痰。

方虽未见,但从藜芦、甘草药效来看,藜芦催吐,甘草和中。以药测证,藜芦有涌吐膈间风痰的作用,可知本病为风痰阻膈,攻走流窜经络所致。临床对此种病证,常用导痰汤(胆星、枳实、半夏、陈皮、茯苓、生姜、大枣)或指迷茯苓丸(半夏、茯苓、枳壳、风化硝、姜汁),效果亦好。

【原文】

转筋之为病,其人臂脚直,脉上下行,微弦,转筋入腹者,鸡屎白散主之。

【注解】

《金匮要略广注》:上下行者,脉来搏指,直上直下,不和柔也,弦脉属肝,风脉也,风邪袭伤经络,故臂脚直而转筋入腹,《内经》云:肝之合筋也,其畜鸡也,鸡于卦为巽,秉风木之性,主治风伤筋者,所谓因其气相感,而以意使之者也(犹治风病,即用病风僵蚕之意),其屎白出鸡肠胃中,肠胃皆属阳明经,今主治转筋者,以转筋起于足腓,腓及宗筋皆属阳明故也。

《金匮发微》:转筋入腹之病,予未之见,原其病情,则与痉证之宜大承气汤者略同,痉证云,"痉脉按之紧如弦,直上下行。"与此证"脉上下行微弦"何异。痉证云:脚挛急,与此证"臂脚直"又何异,痉证燥热,阴液垂绝,故急下以救之,所以除里热也,此证用下气破积通利大小便之鸡矢白散,亦所以除里热也,所以然者,里热不除,则筋脉受灼而不得柔和,故必通其大肠,使阳明燥气内熄,而筋脉乃和,考葛仙方中头足往后扯动,弯曲不伸,其形如弓,用鸡矢白三钱,酒五杯,用竹箸搅千遍,日服二次,予按此即痉病之卧不着席证,痉病自中风传来,易于化燥,内脏燥而筋脉受灼,以致全身强急,故借《内经》治臌胀之鸡矢醴以下之,盖亦《金匮》用大承气汤之义也,然则转筋用鸡矢白散,亦何独不然乎。

《金匮要略心典》:肝主筋,上应风气,肝病生风,则为转筋,其人臂脚直,脉上下行,微弦,《经》云,诸暴强直,皆属于风也,转筋入腹者,脾土虚而肝木乘之也,鸡为木畜,其屎反利脾气,故取治是病,且以类相求,则尤易入也。

《金匮悬解》:转筋之为病,其人臂脚硬直,不能屈伸,其脉上下直行,微带弦象,此厥阴肝经之病也,肝主筋,筋脉得湿,则挛缩而翻转也,转筋入腹,则病势剧矣,鸡屎白散,泻其湿邪,筋和而舒矣。

【评析】

本条论述了转筋的证治。转筋,俗称抽筋,是一种筋脉挛急,四肢拘牵作痛的病证,尤以下肢小腿的疼痛为多见。转筋的部位,一般多在下肢,腓肠肌发生痉挛,由于足厥阴肝经循股阴,抵少腹,严重时可以从两腿牵引小腹作痛,称为转筋入腹。其主证是臂脚直,即上肢臂部或下肢小腿部发生痉挛强直,不能屈伸。

本条转筋是由于湿浊化热伤阴所致。治宜泻湿浊、清热。鸡屎白性寒下气,祛湿通利二便。《别录》说鸡屎白治转筋,利小便,《素问》用鸡屎醴治鼓胀,通利大小便。

现代临床中有用鸡屎白治疗破伤风的报道,单用鸡屎白为末,烧酒冲服。

【原文】

阴狐疝气者,偏有小大,时时上下,蜘蛛散主之。

蜘蛛散方

蜘蛛十四枚(熬焦),桂枝半两。

上二味为散,取八分一匕,饮和服,日再服,蜜丸亦可。

【注解】

《金匮要略广注》:偏有大小,以睾丸言,时时上下,以睾丸入小腹,出囊中言。蜘蛛有毒,主瘑疝,疝者,肝木之病,桂能伐肝,以木得桂而枯也,然此方万勿轻试。

《金匮发微》:此寒邪并少阳湿热并注睾丸之证也,湿热偏注,睾丸一胀一否,则偏有小大,发时胀而偏坠,不发则如平人,故时时上下,以其病在下体,与蚀下为狐同例,故谓之阴狐疝,蜘蛛破瘀消肿,昼隐夜出,为阴类之虫,取其下入阴部,桂枝通阳宣郁,能达肝胆沦陷之气,破瘀则寒湿不凝,通阳则郁热外散,而偏坠可愈矣,予昔在同仁辅元堂改散为煎,治愈二人,用桂枝三钱,蜘蛛一枚炙存性,一人二剂愈,一人一剂愈,章次公、王慎轩皆亲见之,今则相隔久远,并病者,姓与居址而忘之矣,乙亥重九日,有倪姓来诊,其证时发时止,今以遇寒而发,偏坠微痛,夜有寒热,睡醒汗出,两脉迟滑,方用大蜘蛛一枚,炙过,川桂枝四钱,一剂即愈,此为前病肠痈之史惠甫介绍,并附记之。

《金匮要略心典》:阴狐疝气者,寒湿袭阴,而睾丸受病,或左或右,大小不同,或上或下,出没无时,故名狐疝。蜘蛛有毒,服之能令人利,合桂枝辛温,入阴而逐其寒湿之气也。

《金匮悬解》：阴狐疝气者，疝结阴囊，出没不测，状似妖狐也，左右二丸，偏有大小，时时上下，出入无常，此少阴、厥阴两经之病，由水寒木陷，肝气下郁而发，蜘蛛散，蜘蛛破瘀而消肿，桂枝疏木而升陷也。

【评析】

本条论述阴狐疝气的证治。阴狐疝气是一种阴囊偏大偏下，时上时下的病症。每卧时上行腹中，起立或行走或腹中用力，则又坠入阴囊。肝之经脉循阴股，环阴器，抵小腹，寒湿之邪凝结于厥阴肝经则成此证。

金元刘河间在其验案中多处赞谓蜘蛛散为"疗疝特效方"。民间以单味"袋蜘蛛"治疗疝气，数剂即愈，推测袋蜘蛛可能为蜘蛛散之主要成分。

袋蜘蛛又名口袋虫、壁口袋、土口袋，性微温，味辛香。无论疝气偏左偏右，肿大疼痛，或大如碗，或大如杯，或上拘而痛，或下坠而痛，或木硬不痛，皆有效验。于夏秋捕获，开水烫死，晒干备用。临用时微火焙干至脆，以气香色黄为度，研为细末，或制成片剂、丸剂、胶囊等，日服2~3次，每次3克，盐汤送下，重症用烧酒送下。据报道，服药后睾丸可有短暂气窜感，或觉疼痛加剧，或见轻度恶心、呕吐，自可消失，勿需顾忌。阴囊木硬不知痛痒者，服后即觉疼痛，继之渐软渐消，多服数次自愈。

【原文】

问曰：病腹痛，有虫，其脉何以别之？师曰：腹中痛，其脉当沉，若弦，反洪大，故有蛔虫。

【注解】

《金匮要略广注》：脾为至阴，其经入腹，风寒感之，则腹痛，阴寒入里，故脉沉也，弦属肝脉，其性束急，木行乘土，故亦主腹痛，《经》云"阳脉涩，阴脉弦，法当腹中急痛"是也，脉反洪大，是蛔虫上厥动膈，与阴寒证不类，故主有蛔虫。

《金匮发微》：此从脉象之异，决其为有虫之痛也，凡腹痛脉沉为寒湿下陷，直四逆汤证耳，脉弦为肝邪乘脾，直小建中汤证耳，若不沉不弦而腹痛，则既非寒湿内停，又非肝胆郁陷，故可决为虫痛，然"洪大"二字，亦为仲师失词，脉不足据，当以病状参验之，不然岂大实满之阳明证，其脉独不洪大耶。

《金匮要略心典》：腹痛脉多伏，阳气内闭也，或弦者，邪气入中也，若反洪大，则非正气与外邪为病，乃蛔动而气厥也，然必兼有吐涎、心痛等证，如下条所云，乃无疑耳。

《金匮悬解》：腹中痛者，肾肝之邪，水寒而木郁也，肾脉沉，肝脉弦，是其脉当沉若弦，乃反洪大，是木郁而生上热也，木郁热闭则虫生，故有蛔虫也。

【评析】

本条论述蛔虫腹痛的脉诊。腹痛是蛔虫病主要的症状。一般来说,里寒所致的腹痛,其脉当沉或弦,今脉反见洪大,而无热象,脉证不符故曰"反"。此乃蛔虫扰动致气机逆乱所致,为诊断蛔虫病的依据之一。

【原文】

蛔虫之为病,令人吐涎,心痛,发作有时,毒药不止,甘草粉蜜汤主之。

【注解】

《金匮要略广注》:《灵枢》云:蛔动则胃缓,胃缓则廉泉开,故涎下,令人吐涎也,蛔上入膈,心在膈上,故疏痛,须臾下膈,则痛止,故发作有时,廉泉,任脉穴名,在颔下骨尖中。蛔得甘则动,其性喜甘故也,胡粉有毒,能杀虫,置粉于甘草蜜汤中,令蛔服毒而死。

《金匮发微》:蛔虫之为病,常起于脾藏寒湿,由寒湿积为水痰,少阳之气不达于三焦,水痰感少阳生气,乃生蛔虫,托生于痰涎,故其腹多涎,蛔饥吐涎,胃不能容,随即倾吐而出,此所以令人吐涎也,心痛者,心下窜痛,蛔上入膈故痛,非真心痛也,蛔安静则如平人,窜动则痛欲死,故发作有时,此病之大概也,然竟有毒药不能奏效者,则以病者曾用杀虫猛药,剂量太少,蛔虫醉而不死,后遂狡避不食也,故不能猛攻,莫如诱劫,不得已而用甘草粉蜜,使虫贪蜜之甘,而不知铅粉之毒,此亦陈人畏宋万多力,使妇人饮之酒醉,而执之之计也,用甘草者,欲病人有受铅粉之毒也,先母侍婢曾患此,始病吐蛔,一二日后,暴厥若死,治以乌梅丸,入口即吐,予用甘草五钱,先煎去滓,以铅粉二钱,白蜜一两调饮之,半日许,下蛔虫如拇指大者九条,其病乃愈,然时医辄非笑之,夏虫不可语冰,岂其然乎。

《金匮要略心典》:吐涎,吐出清水也,心痛,痛如咬啮,时时上下是也,发作有时者,蛔饱而静,则痛立止,蛔饥求食,则痛复发也,毒药,即锡粉、雷丸等杀虫之药,毒药者,折之以其所恶也,甘草粉蜜汤者,诱之以其所喜也,白粉即铅白粉,能杀三虫,而杂于甘草、白蜜之中,诱使虫食,甘味既尽,毒性旋发,而虫患乃除,此医药之变诈也。

《金匮悬解》:蛔虫之为病,令人吐涎沫而心痛,以肝心子母之脏,气通于心,其经夹胃口而贯膈,正由心旁,蛔者木气所化,木郁而上冲,故心痛也,心病则火炎而刑金,津液不布,故涎沫上涌,蛔有动止,故发作有时,毒药不止者,但知杀虫,而木郁不达也,甘草粉蜜汤,甘草补土,白粉杀虫,蜂蜜润燥而清风,滑肠而下积也。

【评析】

本条论述了蛔虫的反治法。吐涎为口吐清水,心痛是指上腹部疼痛,蛔虫动则痛作,静则痛止,所以发作有时,此为蛔虫病心腹痛的特点。治疗当安蛔缓痛之剂,等病势稳定,再用杀虫之剂治疗。

关于本方中的"粉",过去有两种解释:一说是铅粉,为杀虫峻药;一说是米粉,为和中养胃之晶。如治蛔虫病,可用铅粉;蛔痛屡服杀虫剂而痛未解,则用米粉。

《金匮要略辑义》:按:粉,诸注以为铅粉;然古单称粉者,米粉也。而《千金》诸书,藉以治药毒,并不用铅粉。盖本方非杀虫之剂,乃不过用甘平安胃之品而使蛔安,应验之于患者,始知其妙而已。《金匮要略今释》:若用粉锡,则不当单称粉。且经文云"毒药不止",示本方为平剂也。用粉锡杀虫,则仍是毒药矣!若用甘草粉,依桃花汤用赤石脂之例,当云甘草三两,二两锉,一两筛末。今直云甘草二两,粉一两,明非甘草粉也。若谓粉即粉草,将谓水即水银、豆即豆蔻乎?强辞甚矣!惟本方改用粉锡,亦可下蛔,改用草粉,亦可缓急迫,故尾台、雉间各以其试效云尔。

因此,粉现代多以米粉应用,以水600毫升,先煮甘草取400毫升,去滓,纳粉、蜜,搅令和,煎如薄粥,温服200毫升,愈即止。

【原文】

蛔厥者,当吐蛔,今病者静而复时烦,此为脏寒,蛔上入膈,故烦,须臾复止,得食而呕,又烦者,蛔闻食复出,其人常自吐蛔,蛔厥者,乌梅丸主之。

乌梅丸方

乌梅三百个,人参六两,当归四两,桂枝六两,附子六两(炮),干姜十两,细辛六两,川椒四两(去汗),黄连一斤,黄柏六两。

上十味,异捣筛,合治之,以苦酒渍乌梅一宿,去核蒸之,五升米下,饭熟,捣成泥,和药,令相得,纳臼中,与蜜杵二千下,丸如桐子大,先食,饮服十丸,三丸,稍加至二十丸,禁生冷滑臭等食。

【注解】

《金匮要略广注》:《经》云:胃中冷,则吐蛔,是蛔厥为脏寒也,乌梅味酸,黄连、黄柏味苦,桂枝、蜀椒、干姜、细辛味辛,以蛔得酸则止,得苦则安,得甘则动于上,得辛则伏于下也,然胃气虚寒,人参、附子以温补之,吐亡津液,当归以辛润之,而蛔厥可愈矣。

《金匮发微》:蛔厥非手足逆冷,乃心下暴痛,病者目珠上出,瞑然若死之谓,间亦有痛极而手足冷者,要其立名之义,正不在此也,按此证丸药不效,不妨改丸为汤,曾记无锡强福全未病肠痛时,先病腹痛,痛无定时,忽作忽止,知为虫,已服丸半斤矣,痛如故,后即改丸为汤,二剂而差。

《金匮要略心典》:蛔厥,蛔动而厥,心痛吐涎,手足冷也,蛔动而上逆,则当吐蛔,蛔暂安而复动,则病亦静而复时烦也,然蛔之所以时安而时上者何也? 虫性喜温,脏寒则虫不安而上膈,虫喜得食,脏虚则蛔复上而求食,故以人参、姜、附之属,益虚温胃为主,而以乌梅、椒、连之属,苦酸辛气味,以折其上入之势也。

《金匮悬解》:此段见《伤寒·厥阴篇》,蛔厥者,有蛔虫,而四肢厥冷,其证当见吐蛔,蛔虫在内,令病者有时静,而复有时烦,此因脏寒,不能安蛔,蛔虫避寒就温,上入其膈,故烦,蛔虫得温而安,须臾复止,及其得食,脏寒不能消化,随即呕出,呕时气冲蛔虫,蛔虫扰乱,是以又烦,蛔闻食气之上,随呕而出,故其人当自吐蛔,乌梅丸,乌梅、姜、辛,杀蛔止呕而降冲,人参、桂、归,补中疏木而润燥,椒、附,暖水而温下寒,连、柏,泻火而清上热也,盖厥阴之病,水寒不能生木,木郁而热发,故上有燥热而下有湿寒,乌梅丸上清燥热而下温湿寒,蛔厥之神方也。

【评析】

本条论述蛔厥的证治。本方所治蛔厥,是因胃热肠寒,蛔动不安所致。治疗当寒温并用,杀虫安蛔。

蛔虫得酸则静,得辛则伏,得苦则下,故方中重用乌梅味酸以安蛔,配细辛、干姜、桂枝、附子、川椒辛热之品以温脏驱蛔,黄连、黄柏苦寒之品以清热下蛔;更以人参、当归补气养血,以顾正气之不足。全方合用,具有温脏安蛔,寒热并治,邪正兼顾之功。

乌梅丸临床应用辨证要紧扣肝风同夹寒热,乘虚内扰脾胃,以肝脾不和,肝胃不和为主。治疗勿忘重用酸收和调理寒热比例,此乃临证取效的关键。木土不和是治验的主要类型,乌梅丸既有酸甘化阴配伍,又有辛甘温阳、酸苦泄热、苦辛顺其升降等方法。这可谓寒热并用,刚柔共济,气血兼顾,扶正祛邪集于一身。临床用于慢性胃炎、胃溃疡、胃黏膜脱垂、胃肠神经官能症、慢性胆囊炎等多种疑难杂症,疗效较好。

第二十章　妇人妊娠病脉证并治第二十

【原文】

师曰:妇人得平脉,阴脉小弱,其人渴,不能食,无寒热,名妊娠,桂枝汤主之,于法六十日,当有此证,设有医治逆者,却一月,加吐下者,则绝之。

【注解】

《金匮要略广注》:此节病证,即妊娠恶阻是也,寸为阳脉,主气,尺为阴脉,主血,阴脉小弱者,血不足也(凡言尺脉旺者,主有孕,亦不尽然),血以养胎,则液竭而渴,又脾为坤土,厚德载物,胎气赖以奠安,不能食者(多见吐逆证),脾气弱也,凡有他病而渴,不能食者,脉必不平,而有寒热,今虽不食,反得平脉,又无寒热,故主妊娠,桂枝汤用桂枝益卫(庞安常云,桂不坠胎,以其走表,与胎在里无干也,若桂心、肉桂则堕胎矣),芍药养荣,甘草和中,姜枣行津液,为气血交理之剂。娄全善曰:绝之者,谓绝止医治,候其自安也,尝治一二妇恶阻病吐,愈治愈逆,因思仲景"绝之"之旨,遂停药月余,自安。

《金匮发微》:妊娠之脉,关后有余,尺跳动,右甚为女,左甚为男,此历试不爽者也,今师云:妇人得平脉,阴脉小弱,何乃适得其反?盖妊娠停经之初,本无他病,故脉如平人,血凝子宫,胎气尚微,故阴脉小弱,非如四五月后,胎气壮盛之比,月事既停,统血之脾藏顿滞,脾精之上输者少,故渴,脾阳失运,消谷之力微,故不能食,更有湿痰停阻胸中时欲呕者,俗称恶阻,仲师不言也,盖已统于不能食中,非脱漏也,凡见此证,脉平而表无寒热,即可断为妊娠,主以桂枝汤者,所以助脾阳而疏胸中水气也。所以六十日方见此证者,为始停经时,中气尚疏,上中二焦未有所觉也,此证不当治渴及呕,治之为逆,设治渴而误用清燥滋阴之品,胃中心寒,设治不能食而误投下药,脾湿又将下陷,治不得法,后一月必加吐下,中气败也,绝其药,并斥其医,庶几勿药有喜乎。

《金匮要略心典》:平脉,脉无病也,即《内经》身有病而无邪脉之意,阴脉小弱者,初时胎气未盛,而阴方受蚀,故阴脉比阳脉小弱,至三四月,经血久蓄,阴脉始强,《内经》所谓手少阴脉动者妊子,《千金》所谓三月尺脉数是也,其人渴,妊子者内多热也,一作呕亦通,今妊妇二三月,往往恶阻不能食是已,无寒热者,无邪气也,夫脉无故而身有病,而又非寒热邪气,则无可施治,惟宜桂枝汤和调阴阳而已,徐氏云,桂枝汤外证得之,为解肌和营卫,内证得之,为化气调阴阳也,六十日当有此证者,谓妊娠两月,正当恶阻之时,设不知而妄治,则病气反增,正气反损,而呕泻有加矣,绝之,谓禁绝其医药也,楼全善云,尝治一二妇恶阻病吐,前医愈治愈吐,因思仲景"绝之"之旨,以炒糯米汤代茶,止药月余渐安。

《金匮悬解》:妇人得平和之脉,而尺脉小弱,其人渴,不能食,外无寒热表证,此名妊娠,《难经》:命门者,诸神精之所舍,原气之所系也,男子以藏精,女子以系胞,盖子宫者,少阴肾之位也,故脉见于尺,胎之初结,气血凝寒,不复流溢,故脉形小弱,胎妊方成,中气壅满,胃逆不降,故恶心呕吐,不能甘食,胃逆则金火皆升,是以发渴,桂枝汤,甘草、大枣,补其脾精,桂枝、芍药,调其肝血,生姜降逆止呕,妊娠初治之良法也,于妊娠之法,六十日间,当有此证,设有医治之逆者,却一月之内而见此证,加以吐下之条者,日期浅近而吐下大作,此中气之败,不关胎故,则调燮中气,绝其病本也。

【评析】

本条论述恶阻轻症的治疗。已婚孕龄期妇女停经后,诊得平和无病之脉,唯尺脉略显虚弱,并见口渴,不能食,而无外感寒热的表现,是早期妊娠反应,即后世所说恶阻。恶阻轻者无需治疗,饮食调养;重者调和阴阳,安中和胃。此为阴阳失调的恶阻轻症,所以用桂枝汤调阴阳,和脾胃,平冲逆。

此外,阴脉小弱是因早期胚胎发育需要大量气血濡养,母体表现出相对性气血不足,脉道鼓动无力所致。所以,临床中诊断妊娠的滑脉实则出现较晚,多在两三个月以后母体对妊娠过程逐渐适应之后。

【原文】

妇人宿有症病,经断未及三月,而得漏下不止,胎动在脐上者,为症痼害,妊娠六月动者,前三月经水利时,胎也,下血者,后断三月,衃也,所以血不止者,其症不去故也,当下其症,桂枝茯苓丸主之。

【注解】

《金匮要略广注》:凡有胎者,忌漏下,恐血下而胎亦下也,若宿有症病者,经断未及三月而漏下,以致胎气不安,动在脐上,然又有六月动者,前三月经水利时,先已成胎,即上文"经断未及三月,其胎已成,而得漏下不止"是也,后断三月衃者,迄今六月又动,其胎已成矣,"其症不去"句,即申明前漏下不止,为症痼害之故。娄氏曰:凡胎动多,当脐,今动在脐上,故知是症也,方氏曰:胎动胎漏,皆下血,而胎动有腹痛,胎漏无腹痛,故胎动宜行气,胎漏宜清热。

宿血不去,则新血不生,丹皮、桃仁去症,芍药和荣,茯苓淡以渗泄之,桂犹圭也,引导阳气,则症病已通,血止胎安矣。李升玺曰:桃仁、丹皮治症瘕,不致伤胎,即《内经》"有故无殒,亦无殒也"之意。

《金匮发微》:欲安良民,必除盗贼,欲养良苗,必除莸稗,此尽人之所知也,然则欲孕妇之安胎,不去其宿疾可乎! 设宿症不去,或经断未及三月,即有漏下之变,所以然者,养胎之血,不能凝聚子宫,反为宿症所阻,从旁溢出,胎失所养,则动在脐上,其实胎元损,症瘕害之也,然亦有三月后而胎动下血者,其证亦为症,仲师言六月动者,赅四月至六月言之耳,前三月经水通调,忽然中止,当可决其为胎,若经断三月之后,忽然下血,其为瘀血横梗,不能融洽何疑。新血与瘀血不和,因不渗漏之隙,不下其症,胎必因失养而不安,仲师设立桂枝茯苓丸,以缓而下之,盖症之所由成,起于寒湿,故用桂枝以通阳,茯苓以泄湿,丹皮,桃仁,赤芍则攻瘀而疏达之,固未可以虚寒漏下之治治也,间亦有寒湿固瘕之证,阻隔腹中,不下血而胎元不足者,曾记丁卯新秋,无锡华宗海之母,经停十月,而腹不甚大,始由丁医用疏气行血药,即不觉胀满,饮食如常人,经西医考验,则谓腹中有胎,为腐败之物压住,不得长大,欲攻而去之,势必伤胎,宗海邀予赴锡诊之,脉涩不滑,不类妊娠,当晚与丁医商进桃核承气汤,晨起下白物如胶痰,更进抵当汤,下白物更多,胀满悉除,而腹忽大,月余生一女,母子俱安,孙子云,置之死地而后生,禀其然乎。

《金匮要略心典》:症,旧血所积,为宿病也,症瘕害者,宿病之气,害其胎气也,于法妊娠六月,其胎当动,今未三月,胎不当动而忽动者,特以症瘕害之之故,是六月动者胎之常,三月动者胎之变也,夫症病之人,其经月当不利,经不利,则不能受胎,兹前三月经水适利,胞宫净而胎可结矣,胎结故经断不复下,乃未三月而瘀血仍下,亦以症瘕害之之故,是血留养胎者其常,血下不止者其变也,要之,其症不去,则血必不守,血不守,则胎终不安,故曰当下其症,桂枝茯苓丸,下症之力颇轻且缓,盖恐峻厉之药,将并伤其胎气也。

《金匮悬解》:妇人宿有症瘕之病,经断未及三月之久,而得漏下不止,胎动在脐上者,此为症瘕之害,盖症瘕不在子宫,所以受胎将及三月,胎气渐大,与症瘕相碍,此后经血被症瘕阻格,不得滋养胞宫,是以漏下不止,妊娠六月胎动者,前三月经水利时,之胎也,经漏下血者,后断经三月,之瘀也,后断经三月,前经利三月,合为六月,其初漏下之血块,乃后断三月化胎之余血凝而成瘀者也,所以此后之血不止者,无胎时窍隧空虚而莫阻,胎成血阻,而病漏下,此以其症不去也,当下其症,症因土湿木郁而结,桂枝茯苓丸,桂枝、芍药,疏木而清风,丹皮、桃仁,破瘀而行血,茯苓泻水而渗湿,以渐而消磨之,此妊娠除症之法也。

【评析】

本条论述妊娠与癥病的鉴别以及癥病漏下的治疗。妇人素有癥病史,停经不到三个月,又漏下不止,并觉肚脐上有胎动,其实这不是真正的胎动,而是癥积作祟。

类似症状的鉴别在临床上具有重要作用。本条妊娠与癥病的鉴别,应从三方面考虑:①停经前月经是否正常;②胎动出现的时间及部位是否与停经月份相符合;③小腹按之柔软不痛还是疼痛有块。

癥病下血的辨证要点包括三点:一是素有癥病史,如常见小腹胀满疼痛,或有癥块;二是经行异常,如闭经数月后又出现漏下不止;三是伴下血色暗夹块及舌质紫暗等瘀血症状。

因为一般的胎动在受孕后五个月左右出现,部位在肚脐下,而不是肚脐上。如果怀孕六个月有胎动,且停经前三个月月经正常,受孕后胞宫按月份增大,这才属于胎孕。

【原文】

妇人怀娠六七月,脉弦发热,其胎愈胀,腹痛,恶寒者,少腹如扇,所以然者,子脏开故也,当以附子汤温其脏,方缺。

【注解】

《金匮要略广注》:肝藏血,胎气因血以养,弦属肝脉,又为风脉,肝属风木,肝虚血弱,则风非外至,而内自生风,故发热恶寒也,肝虚则无血以养胎,故胎胀,且血脉凝涩不通,故腹痛也,少腹如扇,子脏开者,以肝性疏泄,肝血不藏,胎将堕也,故以附子汤温其脏,按子脏,即子宫也,脐下三寸,为关元,关元左二寸为胞门,右二寸为子户,或以命门为女子系胞之处,谓命门之子脏者,非也,盖命门是穴名,在腰后两肾中,附脊骨第十四椎之两旁,今经文明说少腹如扇者,子脏开,则子脏在少腹明矣,岂有在少腹者,而反谓其在脊后者乎? 此误也。

《金匮发微》:怀妊六七月,胎已长成,血凝于下,热度不高,太阳寒水,化气者少,脾藏乃气虚生湿,寒湿内壅,故胎胀。流入足太阴部分,故腹痛,脾阳不能外达,故发热而恶寒,弦脉为寒,水湿凝固,此《伤寒》《金匮》之通例,以为肝病者,谬也,间有肝邪乘脾脉弦腹痛者,要由脾虚湿胜,肝胆郁陷之气,暴乘其虚,故先用小建中汤以实脾,凡脉见弦急,俱为水胜血寒,胎气张于内,少腹膨急而子藏开,风寒袭之,故少腹如扇,如扇云者,谓逐阵冷气相逼也,附子汤方用附子以温肾,肾下水道接膀胱,故温肾而少腹自暖,茯苓、白术、人参以泄水而扶脾,湿邪去则寒热止而胎胀平,芍药能调阴络阻滞,故治腹痛,《伤寒论》所谓"腹痛加芍药"也。

《金匮要略心典》：脉弦发热，有似表邪，而乃身不痛而腹反痛，背不恶寒而腹反恶寒，甚至少腹阵阵作冷，若或扇之者然，所以然者，子脏开不能合，而风冷之气乘之也，夫脏开风入，其阴内胜，则其脉弦为阴气，而发热且为格阳矣，胎胀者，胎热则消，寒则胀也，附子汤方未见，然温里散寒之意，概可推矣。

《金匮悬解》：木郁则脉弦，木郁阳陷，故发热而恶寒，木郁克土，故胎胀而腹痛，木郁风生，故少腹凉气如扇，所以然者，土湿水寒，肝木不荣，陷而生风，疏泄失藏，致令子脏开张故也，当以附子汤，温其肾脏，苓、附，泻水而驱寒，参、术，补土而益气，芍药敛木而息风，水温土燥，木荣风息，则寒热止而痛胀消矣，《金匮》失载，此取《伤寒》方补。附子汤，附子二枚(去皮)，茯苓三两，人参二两，白术四两，芍药三两，上五味，以水八升，煮取三升，去滓，温服一升，日三服。

【评析】

本条论述妊娠阳虚寒盛腹痛的病症。妊娠六七月出现脉弦发热，胎胀愈加明显，腹痛恶寒，少腹阵阵作冷，有如吹风的感觉，这是肾阳亏虚，阴寒内盛所致。故用附子汤温阳散寒，暖宫安胎。

【原文】

师曰：妇人有漏下者，有半产后，因续下血都不绝者，有妊娠下血者，假令妊娠腹中痛，为胞阻，胶艾汤主之。

胶艾汤方

阿胶二两，艾叶三两，当归三两，芎䓖二两，芍药四两，干地黄四两，甘草二两。

上七味，以水五升，清酒三升，合煮，取三升，去滓，纳胶，令消尽，温服一升，日三服，不差，更作。

【注解】

《金匮要略广注》：漏下，即妊娠下血，《脉经》"以阳不足，谓之激经"是也，半产后续下血，及妊娠下血，有虚实寒热之异，不一端也，胞阻者，足三阴经血不足，无以养胎，则胞阻隔，而上下之气不通，故令腹痛，此汤用四物、阿胶养血，甘草缓脾经腹痛，艾叶入脾、肝、肾三阴经，辛能利窍，苦可疏通，故气血交理，而女科止腹痛，安胎气，暖子宫，带下崩中多用之，煮以清酒，欲其行也。

《金匮发微》：妇人妊娠，有宿症不去，致经血妄行者，前既出桂枝茯苓丸方治矣，但经血妄行，不能一致，有下少数之血，相续不绝者，有因半产，气虚不能摄血，续下不止者，有冲激大下者，设妊娠见此证，但腹中痛脐上不见跳动者，即为内无宿症，宿症利用攻，无症则利用补，胞中之血不得上行冲任二脉，阻塞下陷，故名"胞阻"。胶艾汤方，地黄，阿胶以养血，川芎，艾叶以升陷而温寒，炙草以扶统血之脾，归芍以行瘀而止痛，而下血腹痛愈矣，尝记丁巳年治潘姓漏下证，用仲师方治，改两为钱，服后腹中胀甚，二日而漏下止，二十日后生一男，今十七岁矣。

《金匮要略心典》：妇人经水淋沥，及胎产前后下血不止者，皆冲任脉虚，而阴气不能守也，是惟胶艾汤为能补而固之，中有芎、归，能于血中行气，艾叶利阴气，止痛安胎，故亦治妊娠胞阻，胞阻者，胞脉阻滞，血少而气不行也。

胶艾汤方

干地黄六两，川芎、阿胶、甘草各二两，艾叶、当归各三两，芍药四两。

上七味，以水五升，清酒三升，合煮取三升，去滓，内胶令消尽，温服一升，日三服，不瘥更作。

《金匮悬解》：非经期而下血，如器漏水滴，谓之漏下，土弱木郁，不能养胎，则胎落而半产，半产后，肝脾遏陷，阳败而不能温升，因续下血不止，肝脾阳衰，胎成气滞，木郁血陷，故妊娠下血，如宿症漏下之类，假令妊娠，腹中疼痛而下血，此为胞气阻碍，经血不得上行而下也，胞阻之病，因木郁风动，经脉寒涩而成，胶艾汤，芎、地、归、芍，养血而行瘀涩，阿胶、艾叶，润燥而温寒凝，甘草补土而暖肝气，木达则阻通矣。

【评析】

本条论述妇人冲任脉虚三种下血病症。妇人下血之证，常见以下三种病情，一为经水淋漓不断的漏下，二为半产后的下血不止，三为妊娠胞阻下血。因为妊娠时阴血下漏，以至于不能入胞养胎，而阻其化育故称胞阻。

胶艾汤实则为四物汤加阿胶、艾叶而成，四物汤养血活血，阿胶、艾叶温阳散寒养血，清酒通脉防阿胶滋腻之性，而当归、川芎、清酒等妊娠慎用、禁用药物的使用，也体现了《内经》"是故无殒，亦无殒也"。

【原文】

妇人怀娠，腹中疗痛，当归芍药散主之。

当归芍药散方

当归三两，芍药一斤，芎䓖半斤，一作三两，白术四两，茯苓四两，泽泻半斤。

上六味，杵为散，取方寸匕，酒和，日三服。

【注解】

《金匮要略广注》：此胎中有宿水停渍，故令腹中疗痛（急痛也），用白术健脾燥湿，茯苓、泽泻利水散瘀，当归、芎劳养血行气，芍药独用者，以其敛阴气而安脾经，为血虚腹痛者所必需也。

《金匮发微》：妇人怀孕，全恃养胎之血，因怀孕之故，周身气血环转较迟，水湿不能随之运化，乃停阻下焦而延及腹部，此即腹中疗痛所由来，方用芎、归、芍以和血，并用茯苓、泽泻、白术以泄水而去湿，但令水湿去而血分调，疗病自止，盖治病必伏其所主，宿食腹痛，则治以承气，得下即痛止，寒利腹痛，则治以四逆、理中，寒去则痛止，肝乘脾腹痛，则治以小建中，脾安则痛止，蛔虫腹痛，则治以乌梅丸，虫下则痛止，皆不泛用止痛之药，当归芍药散之治孕妇疗痛，亦犹是耳，自世多不识病原之医士，乃有通治之套方，而古法浸荒矣。

《金匮要略心典》：按：《说文》疗音绞，腹中急也，乃血不足，而水反侵之也，血不足而水侵，则胎失其所养，而反得其所害矣。腹中能无疗痛乎？芎、归、芍药，益血之虚，苓、术、泽泻，除水之气，赵氏曰，此因脾土为木邪所客，谷气不举，湿气下流，搏于阴血而痛，故用芍药多他药数倍，以泻肝木，亦通。

《金匮悬解》：胎成气滞，湿土贼于风木，则腹中疗痛，当归芍药散，芎、归、芍药，润肝而行瘀，苓、泽、白术，泻湿而燥土也。

【评析】

本条论述妊娠肝脾失调腹痛的证治。据方测证，可知妊娠腹痛是由于肝脾失调，气血瘀滞所致。肝藏血，主疏泄，脾主运化水湿，妊娠时，血聚于胞官养胎，肝血相对不足，则肝失条畅而气滞血瘀，木不疏土，脾虚失运则生湿，故用当归芍药散养血调肝，渗湿健脾。

女性妊娠后因肝血聚以养胎，肝体自身因阴血濡养不足而易见肝气疏泄失调，克脾犯胃，出现妊娠焦虑症、抑郁症、胃肠功能下降等，当归芍药散可养血柔肝，助肝疏泄气机，助脾胃运化，减轻恶阻症状等。

当归芍药散现用于妇女功能性水肿、慢性盆腔炎、功能性子宫出血、痛经、妊娠阑尾炎，以及慢性肾炎、肝硬化腹水、脾功能亢进等属脾虚肝郁者。

【原文】

妊娠呕吐不止，干姜人参半夏丸主之。

干姜人参半夏丸方

干姜一两，人参一两，半夏二两。

上三味，末之，以生姜汁糊为丸，如梧子大，饮服十丸，日三服。

【注解】

《金匮要略广注》：呕吐不止，此妊娠病恶阻也，干姜温中，人参养胃，半夏止呕散逆，张元素曰：妊娠忌半夏，姜制则无害矣。

《金匮发微》：妊娠之妇，经血下停，上膈当然湿阻，故六十日，后当见干呕不能食之证，惟湿困脾阳，不妨竟用桂枝汤，但得脾阳略振，胃气自和，若夫湿积成水，停蓄心下，渗入于胃，胃中虚寒，遂有呕吐不止之变，法当去水温中，仲师因立干姜人参半夏丸方，但令心下之水，与胃中之寒并去，呕吐自定，但半夏一味，决宜生用，并不可浸去麻性，以半数之干姜掺杂，又加姜汁为丸，入口必然不麻，此则弃精华而用渣滓，以之泄水，恐无济也。

《金匮要略心典》：此益虚温胃之法，为妊娠中虚而有寒饮者设也，夫阳明之脉，顺而下行者也，有寒则逆，有热亦逆，逆则饮必从之，而妊娠之体，精凝血聚，每多蕴而成热者矣，按：《外台》方，青竹茹、橘皮、半夏各五两，生姜、茯苓各四两，麦冬、人参各三两，为治胃热气逆呕吐之法，可补仲景之未备也。

《金匮悬解》：中焦郁满，胃气上逆，则呕吐不止，干姜人参半夏丸，干姜、人参，温中而益气，半夏、姜汁，降逆而止呕也。

【评析】

本条论述恶阻重症的证治。恶阻多是由妊娠时冲脉之气较甚，上逆犯胃所致。妊娠反应多持续时间不长，一般可不药而愈。

本证呕吐不止，反应较重，且持续时间长，一般药物不易治愈，属于恶阻重症，故宗"有故无损"之意。

【原文】

妊娠小便难，饮食如故，归母苦参丸主之。

归母苦参丸方

当归、贝母、苦参各四两。

上三味，末之，炼蜜丸如小豆大，饮服三丸，加至十丸。

【注解】

《金匮要略广注》：饮食如故，则胎气自安，但小便难者，膀胱气不化而津液少也，当归辛以润之，苦参苦以泄之，贝母入肺经，以开郁利气，使其通调水道，下输膀胱，为水出高源之义。

《金匮发微》：小便难而上焦无热，则下焦水道不利，不由浮阳吸引可知，饮食如故，则心下又无水气，尝见妇人淋带多者，湿痰必少，一见湿痰上泛，淋带即少，则此证要由血虚生热,湿痰下注成淋,阻塞水道所致,贝母本去痰之品,亦主淋沥,此即湿痰与淋带随发异名之确证,方用当归贝母苦参丸,当归补血,苦参泄热,此为妊娠大法,而主要则全在贝母一味,为其去淋沥之瘀塞而小便始通也,所以用丸不用汤者,则以湿浊黏滞,非一过之水所能排决也。

《金匮要略心典》:小便难而饮食如故,则病不由中焦出,而又无腹满、身重等证,则更非水气不行,知其血虚热郁,而津液涩少也,《本草》当归补女子诸不足,苦参入阴利窍、除伏热,贝母能疗郁结,兼清水液之源也。

《金匮悬解》:水生于肺金而泻于肝木,妊娠中气郁满,升降失职,金逆而生上热,木陷而生下热,源流埋塞,故小便艰难,当归贝母苦参丸,当归滋木而息风,贝母泻热而清金,苦参泻湿而利水也。

【评析】

本条论述妊娠血虚热瘀小便难的证治。妊娠小便难,即后世所称"子淋"。妊娠妇女但见小便难而饮食如常,可知病不在中焦,而在下焦。

以方测证,此由妊娠血虚热郁,通调失职,兼有膀胱湿热蕴结,导致小便不利,故当用当归贝母苦参丸养血开郁,清热除湿。

临床中也有将该方用于治疗大便不畅或干燥者,效果良好。

【原文】

妊娠有水气,身重,小便不利,洒淅恶寒,起则头眩,葵子茯苓散主之。

【注解】

《金匮要略广注》:妊娠有水气,由肺虚气不下降,脾虚土不胜水也,故水气下壅,则小便不利,水气外溢,则身重恶寒,水气上蒸,则烦眩(本经云,心下有支饮,其入苦眩冒),葵子滑以利水,茯苓淡以行水,故主之。

《金匮发微》:妊娠之妇,血凝气弱,入胃水饮运化较难,故有水气留积心下,上泛而呕吐者,亦有阻于膀胱,淋沥不清而小便难者。若夫水不化气,湿留肌肉,则病身重。三焦气阻,则小便不利,由肌及表,阳气不通,则洒淅恶寒。水气上乘,不凌心而犯头目,则心下不悸而起即头眩,葵子茯苓散专以滑窍利水为主,其病当愈,葵子滑胎而不忌者,所谓有故无陨亦无陨也。

《金匮要略心典》:妊娠小便不利,与上条同,而身重、恶寒、头眩,则全是水气为病,视虚热液少者,霄壤悬殊矣,葵子、茯苓滑窍行水,水气既行,不淫肌体,身不重矣,不侵卫阳,不恶寒矣,不犯清道,不头眩矣,经曰,有者求之,无者求之,盛虚之变,不可不审也。

《金匮悬解》：妊娠，内有水气，身体沉重，土湿木郁，疏泄不行，故小便不利，木郁阳陷，阴气外束，故洒渐恶寒，水邪阻格，阳气升浮，故起即头眩，葵子茯苓散，葵子、茯苓，滑窍而泻水也。

【评析】

本条论妊娠水气的证治。妊娠水气即后世的"妊娠肿胀"，亦称"子肿"。本证是由于胎气影响，膀胱气化受阻，水湿停聚所致。此非脾肾虚所致，关键在于气化受阻，小便不利。故用葵子茯苓散利水通阳。小便通利，水湿下走，阳气宣通，气化复常，则诸证悉除。

临床中，有些妊娠高血压病与此症相似，可以参考施治。

【原文】

妇人妊娠，宜常服当归散。

当归散方

当归、芍药、芎䓖、黄芩各一斤，白术半斤。

上五味，杵为散，酒饮服方寸匕，日再服，妊娠常服即易产，胎无疾苦，产后百病悉主之。

【注解】

《金匮要略广注》：丹溪以白术、黄芩为安胎圣药，盖白术补土而能厚载，黄芩清热以和阴阳，归芍芎䓖养血行气，故可常服，四物汤中独去熟地者，恐其泥也，昔贤云"胎前母滞，产后母虚"是矣。

《金匮发微》：妊娠之妇，血凝而气聚，血凝则易生热，气聚则易生湿，湿热相抟，则病腹痛，当归散所以为常服之品也，归、芍、川芎以和血，黄芩以清热，白术以燥湿，但令湿热清而血脉和，其胎即安，后世医家有胎前宜凉之说，由此方用黄芩始也。

《金匮要略心典》：妊娠之后，最虑湿热伤动胎气，故于芎、归、芍药养血之中，用白术除湿，黄芩除热，丹溪称黄芩、白术为安胎之圣药，夫芩、术非能安胎者，去其湿热而胎自安耳。

《金匮悬解》：胎之结也，赖木气以生之，藉土气以养之，妊娠所以多病者，土湿而木燥也，燥则郁热而克土，故妊娠所以宜常服者，培养土木之剂也，当归散，白术燥土，归、芍，润木，芎、黄芩，清热而行瘀，土旺木荣，妊娠无余事矣。

【评析】

本条论述血虚湿热胎动不安的治法。妇人妊娠后，最需要重视肝脾两脏。因胎在母体，全赖气血以养之。肝血足则胎得养，脾运健则气血充。若肝血不足，脾运不健，酝酿湿热,则胞胎失养,甚至可导致胎动不安,故用当归散养血健脾,清热祛湿,祛病安胎。

女性怀孕后因肝血不足,出现肝气疏泄失常,加之恶阻影响消化功能,现代医学认为内分泌失调,女性多出现焦虑、抑郁、焦躁、脾气暴躁、情绪不稳等表现。所以,黄芩疏泄肝胆气机,清泄郁热;白术健脾补气燥湿,因此黄芩、白术后世据此作为安胎圣药。

【原文】

妊娠养胎,白术散主之。

白术散方

白术、芎䓖各四分,蜀椒三分(去汗),牡蛎。

上四味,杵为散,酒服一钱匕,日三服,夜一服,但苦痛,加芍药,心下毒痛,倍加芎䓖,心烦吐痛,不能食饮,加细辛一两,半夏大者二十枚,服之后,更以醋浆水服之,若呕,以醋浆水服之,复不解者,小麦汁服之,已后渴者,大麦粥服之,病虽愈,服之勿置。

【注解】

《金匮要略广注》:养胎者,胎无病而调养之,不使其损堕也,凡胎始于肾,天一生水也;长于脾胃,坤厚载物也;保于肝经,蓄血养胎也;系于命门,少火生气也,白术补脾胃以培土,牡蛎涩精气以壮水,蜀椒温脾胃而补命门,使火土相生,芎䓖养肝气以资精血,使癸乙同归一治,是真能养胎者矣,腹痛加芍药,安脾经通壅也,心痛加芎䓖,舒肝气而行滞也,心烦吐痛,不能食饮加细辛,散水逆以去内寒,加半夏,转枢机以散逆气也,呕服酸浆水,味酸敛液,入肝经也,小麦解呕,入心经以安火(《经》云:诸逆冲上,皆属于火),大麦解渴,入心养胃,使生血以润津液也,服之勿置,指全方而言。李玮西曰:前当归散有黄芩,胎热者宜之;此白术散有蜀椒,胎寒者宜之,是皆可为养胎常服之剂。

《金匮发微》:人体有强弱,强者血分多于水分,而热度常高,弱者水分多于血分,而寒湿为胜,观当归散与白术散之异,知"胎前宜凉"之说不可为训也,寒水太胜,则血热被压,下陷而不能升,白术散方,白术以燥湿,牡蛎以泄水,川芎以升陷,蜀椒以散寒,但令寒水下泄,血温上升,其治即安,况水盛血虚之人,养胎尤为不易。

故仲师于当归散后,别无增益之药,独于本方之后,辨证加药,并出善后方治,何其郑重分明乎? 此无他,水微而血盛,不过热郁生燥,不似水胜血寒者,必有坠胎之变也,血瘀则腹痛,故加芍药以通络,水停心下,心藏血郁,故加升陷之川芎。水泛凌心,寒渍入胃,以至心烦吐痛(此痛与悬饮内痛同),不能食饮,故加细辛、半夏,以去水而蠲饮,服以醋浆者,所以平胆胃而止呕也,不解,以小麦汁服之者,以小麦养心除烦,兼能利水故也,若夫病已而渴,常服大麦粥者,以病原起于血虚,胃为生血之原,和胃降逆,俾能食饮,正所以补虚也。

《金匮要略心典》:妊娠伤胎,有因湿热者,亦有因湿寒者,随人脏气之阴阳而各异也,当归散,正治湿热之剂,白术散,白术、牡蛎燥湿,川芎温血,蜀椒去寒,则正治湿寒之剂也,仲景并列于此,其所以诏示后人者深矣。

《金匮悬解》:胎之所以失养者,土湿水寒而木气郁结也,妊娠养胎,燥土暖水,疏木散结而已矣,白术散,术、椒,燥土而暖水,芎䓖疏木而达郁,牡蛎消瘀而散结,敛神而保精,养胎之善方也。

【评析】

本条论述脾虚寒湿的养胎方法。古人虽有多种养胎方法,但一般都是借防治疾病已收安胎之效。

若孕妇素体健康,则无需服药安胎。唯禀赋薄弱,屡为半产漏下,或已见胎动不安或漏红者,则需要积极治疗,此即所谓的养胎或安胎。

【原文】

妇人伤胎,怀身腹满,不得小便,从腰以下重,如有水气状,怀身七月,太阴当养不养,此心气实,当刺泻劳宫及关元,小便微利则愈。

【注解】

《金匮要略广注》:妊娠七月,属手太阴肺经养胎,肺主气,肺虚则气滞不利,故腹满,且不能通调水道,故不得小便,腰以下重,如有水气状,而实非水也,劳宫在手掌中,厥阴心包络相火之穴,肺属金,心包络气实,则火邪克金,故太阴当养不养,刺泻之则火不烁金,而太阴安矣,关元,任脉穴名,任主胞胎,在脐下三寸,小肠之募也,刺泻之,以分理阴阳,利小便也。关元解见水气病第十四篇,《千金》云:关元穴,妇人刺之无子,一云针之则落胎,为女子蓄血之处也。

《金匮发微》:此承上养胎,旁及失养之证也,盖胎得养则安,失养则伤,但胎气营养不惟外借药力,抑更视其本体,初受胎二月,肝液养之,胎气安静,三四月胆火养之,胎至是而始动,五六月脾精养之,脾藏多湿,腹至是而始大,七八月肺阳养之,肺主气,故气充而液下济,九十月肾阴养之,肾主水,故腹以多水而益大,设令肺阴养胎之期,为湿邪凝阻不能下济,湿之所聚,太阴气化不宣,因病腹满,气闭于上,水吸于下,故不得小便,第观其腰以下重,如有水气状,便可知病在下焦矣,水气篇云:肿在腰以下,当利小便,非其明证欤!但膈上气疏,利用从治,膈上气闭,便当曲治,所以然者,不宣上气,无论五苓散,猪苓汤,百无一效,正恐愈利而愈塞也,湿停于中,心气不得下交,则郁而上逆。心气实者,非心气自实，以有所阻隔而然也，脉中营气不动，脉外之卫气不得独行，心气闭于上，则肾气窒于下，故泻掌心之劳宫，脐下之关元，上下两泄，令小便微利即愈，譬之今人开煤油铁箱，上下各开一钉眼，以器下承之，油自从钉眼出，若但有下眼，便涓滴不出矣，附难产方法。

妇人临产，有先下水一日而小儿不下者，有气血两虚，小儿欲出不出者，长女昭华制方，活人甚多，壬申冬十一月，长子湘人之室，亦以下水一日用之。附录之，以告存心济世者，盖一举而救人二命也，方用生潞党二两，当归三两，牛膝四两，上三味，浓煎顿服食顷即产，盖取其气血两补，并利用牛膝之坠胎也，气分充满者，去党参加牛膝一两。

《金匮要略心典》：伤胎，胎伤而病也，腹满不得小便，从腰以下重，如有水气，而实非水也，所以然者，心气实故也，心、君火也，为肺所畏，而妊娠七月，肺当养胎，心气实则肺不敢降，而胎失其养，所谓太阴当养不养也，夫肺主气化者也，肺不养胎，则胞中之气化阻，而水乃不行矣，腹满便难身重，职是故也。是不可治其肺，当刺劳宫以泻心气，刺关元以行水气，使小便微利，则心气降，心降而肺自行矣，劳宫、心之穴，关元、肾之穴。

《金匮悬解》：妇人伤胎，以致怀身腹满，不得小便，从腰以下沉重，如有水气之状，怀身七月，手太阴之经当养而不养，此浊阴上逆，填于阳位，心气郁塞而成实也，盖胎之结也，一月、二月，木气生之，三月、四月，火气长之，五月、六月，土气化之，七月、八月，金气收之，九月、十月，水气成之，五气皆足，而胎完矣。足太阴以湿土主令，手太阴从湿土化气，怀身七月，正手太阴当养之时，而气虚湿旺，故当养不养，湿旺则气滞，不能化水，故腹满而便癃，下重而如水状，湿气凝滞，火无降路，必克辛金而生上热，故心气成实，劳宫者，手厥阴之穴，脉动于掌心，刺劳宫以泻厥阴之滞，则心亦泻矣，以君相之火同气也，关元，任脉之穴，在脐下三寸，小肠之募，刺关元以泻小肠之滞，则心亦泻矣，以丙丁之火同气也，气通火化，小便微利，湿气渗泄，则病愈矣。

【评析】

本条论述妊娠伤胎的证治。此所言伤胎，是指脏腑功能失调，胎失所养而引起的症候。妇人怀孕后，腹部本应逐月增大，但若胀满异常，并见小便不通，腰以下感觉沉重不适，如患水气病，是心肺两脏功能失调所致的伤胎，按逐月份经养胎之说，妊娠七月为手太阴肺经养胎之时，若此时心火气盛，火乘肺金，致肺失清肃，治节之职，影响气血津液的敷布，将始胎失所养，还可妨碍水道通条，气滞水停，故见上述诸证。法当泻心火，利水道，宜针刺劳宫穴、关元穴。

第二十一章　妇人产后病脉证治第二十一

【原文】

问曰,新产妇人有三病,一者病痉,二者病郁冒,三者大便难,何谓也?师曰:新产血虚多汗出,喜中风,故令病痉,亡血复汗,寒多,故令郁冒,亡津液,胃燥,故大便难。

【注解】

《金匮要略广注》:《经》云:阳气者,精则养神,柔则养筋。新产血虚多汗,表虚亡阳,故中风病痉,此柔不能养筋也。郁冒,产后血晕也。《经云》:诸乘寒者,则为厥,郁冒不仁。产后亡血,复汗,阴阳两虚,腠理不密,表邪易入,故为寒多,令郁冒,此精不能养神也。血与汗,皆津液也,液亡胃燥,故大便难,此气血俱虚,皆宜滋阴补阳,固表润里之剂主之。

《金匮发微》:妇人怀孕,周身血及水液,尽资养胎之用,至于临产,养胎之血及水液,载胎以出,譬之顺水行舟,水随身下,产后血液虚耗,正不待言,阴亡于内,则阳张于外,阴耗阳张,故令肠胃内燥,肌腠外疏,营魄弱而汗液泄,风乘其虚,始则中风,风燥伤筋,因转为痉,此即栝蒌桂枝汤证也,脾为统血之藏,血虚则脾精不行,肠胃燥而大便难。此即脾约,麻仁丸证也,血分与阳气合则温,与阳气离则寒,西医谓血中无气者,妄也,但内含而不外散耳(血中无气安有热度)。产后亡血,而阳浮于上,阳浮则表虚而汗出,阴寒袭虚,内藏微阳益不能支,因致郁而上冒,若暴厥状,此桂枝去芍药加龙骨牡蛎汤证也。以上三证,并为亡阳伤津,要其为大便之难则一,设不大便无所苦,不妨徐俟津液之复,大便自通,虽不治亦可也。

《金匮要略心典》:痉、筋病也。血虚汗出,筋脉失养,风入而益其劲也。郁冒,神病也。亡阴血虚,阳气遂厥,而寒复郁之,则头眩而目瞀也。大便难者,液病也,胃藏津液而渗灌诸阳,亡津液胃燥,则大肠失其润而便难也。三者不同,其为亡血伤津则一。故皆为产后所有之病。

《金匮悬解》:新产血虚,多汗,易感风邪,风闭皮毛,血虚筋燥,经脉挛缩,故令病痉。亡血复汗,阳泄汗多,木遏阳陷,不能外发,阴邪闭束,清气幽埋,故令神昏而郁冒,汗亡津液,肠胃干燥,故窍涩而便难。此新产妇人之三病也。

【评析】

本条论述产后三病的形成机理。病痉,郁冒,大便难是妇人产后容易发生的三种病,乃产后亡血伤津,气血不足所致。

所以,产后病症治疗的重点即在补充阴血、阴液,常用四物汤、益胃汤、青蒿鳖甲汤之类方剂化裁治疗。

【原文】

产后郁冒,其脉微弱,不能食,大便反坚,但头汗出,所以然者,血虚而厥,厥而必冒,冒家欲解,必大汗出。以血虚下厥,孤阳上出,故头汗出,所以产妇喜汗出者,亡阴血虚,阳气独盛,故当汗出,阴阳乃复,大便坚,呕不能食,小柴胡汤主之。

【注解】

《金匮要略广注》:产后郁冒,脉微弱者,荣卫俱虚也,呕不能食,胃气未复也,大便坚,血燥也,头为诸阳之会,但头汗出者,孤阳上出也。《内经》云:下虚则厥,上虚则眩。冒即眩也。然前节云,亡血复汗,寒多,故令郁冒,则已汗者,不可再汗,此不忌亡阳之患,而云冒家欲解,必大汗出者,何也?盖前云"寒多"令郁冒者,乃汗时复受外感之寒,非内寒也。《伤寒论》云:病自汗出者,此为荣气和,以卫气不共荣气和谐故耳,复发其汗,荣卫和则愈。此即因汗而致郁冒,复因汗出而郁冒解之意也。可见寒从外感者,必因汗乃解,若云内寒,则《经》云:病人有寒复发汗,胃中冷,必吐蛔。岂有内寒者,不急于温中,汗多者,不令其固表,而反欲其汗出乃解哉?前云孤阳上出,此何以云阳气独盛?盖所谓孤阳者,《经》云:阴在内,阳之守也。今阴虚阳无所丽,故为孤阳,所谓阳气独盛者,指卫气为寒邪所束,怫郁在表,不得发越,乃卫中邪气盛,非正气盛也(以邪气在表伤卫,故即为阳气),惟邪气盛,故必汗出,则邪从汗解,阴阳乃复。若果真阳气盛,安有复致郁冒之理也?大便坚,呕不能食者,小柴胡汤和解之(人参补虚,柴胡解表,黄芩清热,半夏散逆气,姜、枣行津液)。

《金匮发微》:此申上节郁冒大便难而发明其病理,非谓小柴胡汤,可通治郁冒大便难也,仲师所以不出方治者,正以证有轻重,剂量可随时增减也,至不明病理而妄治之,则殆矣。证情由于血虚,自当以养血为主,是故产后血虚,不惟桂枝去芍药加龙骨牡蛎为治标之法,而初非正治,即仲师小柴胡汤,亦为"大便坚,呕不能食"而设,亦非通治郁冒,郁冒之脉所以微弱者,亦由血虚,血虚则肝阴亏而胆液生燥,少阳之气上逆,则呕不能食,呕则胃燥,津液不能下溉大肠而大便坚,故治此者,但需小柴胡汤以平胆胃之逆,使膈上津液足以下润大肠,诸恙可愈,若夫虚阳上浮,则但头汗出,阴虚阳越,则卫不与营和,但令助营气之弱,使与卫气相接,其病自愈,曰"冒家欲解,必大汗出乃愈"者。此即"藏无他病,先其时发汗则愈,宜桂枝汤"之例也。如营气过弱,异于血实不行,即当去芍药,阳气上盛,吸水不降,即当加龙骨、牡蛎,可以片言决也,陈修园乃谓小柴胡汤通治郁冒及便难,有是理乎,予尝治湖南曹姓妇产后冒风恶寒泄泻之证,经前医两进小柴胡汤,泄泻虽止,而壮热头晕,多汗而喘,一身尽疼,恶露不行。予谓产后百脉空虚,风寒易入,此即恶寒泄泻所由来,此时不用温中补虚,反用解外之小柴胡汤张发其阳气,因有发热头晕之变,瘀血为阳气吸引,不得下行,故身痛,阳气郁冒于上,故多汗而喘,予即认定虚寒,用潞参三钱,炙黄芪三钱,熟地黄二两,归身五钱,附子三钱,麦冬四钱,外加姜、枣,一剂而浮阳减,继以胶艾汤,而恶露通,夫小柴胡汤能致郁冒,岂有本郁冒而反用小柴胡汤之理?足见仲师此方,专为大便坚呕不能食而设,盖以止少阳之呕逆,留胃液而润肠燥,并欲下行之腑气,不为浮阳吸引也,仲师恐人误认为郁冒方治,故于节末另提"大便坚,呕不能食"两层,二者之中,又以呕不能食为主,然非好学深思,心知其意,固未易为浅见寡闻道也。

《金匮要略心典》:郁冒虽有客邪,而其本则为里虚,故其脉微弱也。呕不能食,大便反坚,但头汗出,津气上行而不下逮之象。所以然者,亡阴血虚,孤阳上厥,而津气从之也。厥者必冒,冒家欲解,必大汗出者,阴阳乍离,故厥而冒,及阴阳复通,汗乃大出而解也。产妇新虚,不宜多汗,而此反喜汗出者,血去阴虚,阳受邪气而独盛。汗出则邪去,阳弱而后与阴相和,所谓损阳而就阴是也。小柴胡主之者,以邪气不可不散,而正虚不可不顾,惟此法为能解散客邪,而和利阴阳耳。

《金匮悬解》:产妇阳陷,而病郁冒。温气亡泄,故其脉微弱。胃气上逆,故呕不能食。血脱肠燥,故大便反坚。阳不归根,故头上汗出。所以然者,血性温暖而胎君火,血脱则温气亡泻,寒盛而发厥逆,厥则木遏阳陷,必生郁冒。冒家欲解,阳气外达,必大汗出,以其发于群阴之中,透围而出,故作大汗也。血虚下厥,孤阳不归,泄而失藏,故头上汗出。盖阴中之阳下陷,则病郁冒,阳中之阳上逆,则见头汗也。所以产妇喜汗出者,以其亡阴血虚,阳不归根,独盛于上,蒸泄皮毛,故当汗出。阳随汗泄,与阴气相平,阴阳之颠倒而反常者,乃复其本位也。其大便坚硬,呕不能食者,胆胃上逆,饮食不下。宜小柴胡汤,柴、芩、半夏,清胆火而降胃逆,姜、甘、参、枣,补脾阳而滋肝血也。

【评析】

本条指出产妇郁冒,便坚的脉因证治。产妇郁冒由产后亡血伤津,复感邪气,邪气闭阻,上逆所致。欲使郁冒病解,则当全身汗出津津,以使阴阳恢复相对平衡,此即"郁冒欲解,必大汗出"之意。

【原文】

病解能食,七八日更发热者,此为胃实,大承气汤主之。

【注解】

《金匮要略广注》:七八日,邪气传里之时,更发热者,此为胃实,所谓阳明病蒸蒸发热者是也,大承气汤下之。然必在病解能食后,方可慎用此汤。设使病未解而不能食,安可妄议下哉? 此产后汗下二法,万勿轻试也!

《金匮发微》:病解能食,则胆胃气平而呕吐止,胃中津液,得以下润大肠矣,(小柴胡汤重用黄芩,令人大便泄,屡验)。乃至七八日更发热者,此必非阴虚生热可知也,但按其脉而滑大,便当乘胃气之强,用大承气汤以攻之,所谓曲突徙薪也。独怪近世医家,遇虚羸之体,虽大实之证,不敢竟用攻剂,不知胃实不去,热势日增及其危笃而始议攻下,有惜其见几不早耳。

《金匮要略心典》:病解能食,谓郁冒解而能受食也。至七八日更发热,此其病不在表而在里,不属虚而属实矣,是宜大承气以下里实。

《金匮悬解》:郁冒病解,呕止能食,七八日后,更发热者,此产后阳虚,饮食不消,宿谷壅阻,阳格于外而发热也。病本为虚,而宿食停留,则为胃实,大承气下其宿食,则阳秘而热止矣。

【评析】

本条论述郁冒病解转为胃实的证治。产后郁冒,七八日又出现发热,此乃未尽的余邪与未消之食相结,化燥成实所致。当以大承气汤,攻泻实热,荡涤实邪。

【原文】

产后腹中疞痛,当归生姜羊肉汤主之,并治腹中寒疝,虚劳不足。

【注解】

《金匮要略广注》:产后腹痛,乃去血过多,虚寒证也。当归养血,生姜散寒,羊肉补虚。《经》所谓"精不足者,补之以味",故并治虚劳不足之病。治寒疝者,疝从寒生,三味皆温养气血之药也。

《金匮发微》:产后下血过多,其人水分不足,则因虚生燥而大便难,水分过多,则因虚生寒而腹中疞痛,当归生姜羊肉汤,当归以补血,生姜以散寒,羊肉以补虚,而疞痛可止,惟治腹中寒疝虚劳不足,宜于本方中加生附子一枚,非惟去病,兼能令人有子,予于赵振声妻张氏亲验之,盖前此所以不孕者,以其有痛淋也(每痛必下白物一滴),服此方而痛淋止矣。

《金匮要略心典》:产后腹中疞痛,与妊娠腹中疞痛不同,彼为血虚而湿扰于内,此为血虚而寒动于中也。当归、生姜温血散寒,孙思邈云,羊肉止痛,利产妇。

《金匮悬解》:产后阳亡土湿,血虚木燥,湿土过陷,风木不达,郁迫击冲,则病腹痛。当归生姜羊肉汤,当归滋风木而润燥,生姜、羊肉,温肝脾而行郁,治腹痛血枯之良法,亦寒疝虚劳之善方也。

【评析】

本条论述产后血虚里寒的腹痛证治。血虚夹寒之腹痛,当具有腹部绵绵做痛,喜温喜安的特点,故以生姜羊肉汤养血补虚,温中散寒。当归生姜羊肉汤,妙用羊肉,取其血肉有情,大补气血,散寒止痛,体现了"形不足者,温之以气;精不足者,补之以味"。

【原文】

产后腹痛,烦满不得卧,枳实芍药散主之。

枳实芍药散方

枳实烧令黑(勿太过),芍药等分。

上二味,杵为散,服方寸匕,日三服,并主痈脓,以麦粥下之。

【注解】

《金匮要略广注》:腹痛烦满,胃家实也,《经》云:胃不和,则卧不安。枳实芍药散方枳实烧令黑,勿太过,芍药各等分上二味,杵为散,服方寸匕,日三服。并主痈脓,以麦粥下之。枳实下气宽肠,烧黑则入血分,芍药安脾通壅,能于土中泻木,使痛止满消,则卧安矣。又芍药泄邪热,枳实通壅瘀,故并主痈脓,下以麦粥者,麦入心经,诸痛痒疮,皆属心火是也。

《金匮发微》:产后腹痛有三,一为虚寒之痛,上节所谓疝痛是也,一为蓄血之痛,后节枳实芍药散治之有愈者是也,一为胃实,血不流行之证,即此烦满不得卧者是也,血少而不能交会于心则烦,胃气顿滞则满,胃不和则胀懑而不得卧,方用芍药以通血分之瘀,枳实以导胃实之滞,并用大麦粥,以调养肝脾,但使血分通调,中气疏畅,烦满自止,烦满止,然后营卫调适,卧寐坦然矣。

《金匮要略心典》:产后腹痛,而至烦满不得卧,知血郁而成热,且下病而碍上也。与虚寒疝痛不同矣。枳实烧令黑,能入血行滞,同芍药为和血止痛之剂也。

《金匮悬解》:产后腹痛,烦躁胀满,不得眠卧,是木燥而克土,土郁而气滞也。枳实芍药散,泻土郁而清木燥也。

【评析】

本条论述产后气血瘀滞腹痛的证治。产后腹痛有虚实之异。本条腹痛兼有烦满不得卧,属里实。因满痛俱见,病势较剧,故有不得安卧之证。

以方测证,属于产后气血瘀滞,且气滞重于血滞,故治以行气散结,和血止痛的枳实芍药散。

【原文】

师曰:产妇腹痛,法当以枳实芍药散,假令不愈者,此为腹中有干血着脐下,宜下瘀血汤主之,亦主经水不利。

【注解】

《金匮要略广注》:大黄苦以泻实,桃仁苦以行瘀,蟅虫咸以走血。亦主经水不利,要惟血实者宜之,血虚者忌服。

《金匮发微》:前证为血少不能流通,兼胃浊失降之故,故其腹痛,虽与虚寒有别,要犹未为实证也,惟用前方不效者,乃可决为产后瘀血,而利用急攻。胞中之血,由冲任吸引而上者,以脐下为冲要,故血瘀必着脐下,按下瘀血汤方治,大黄桃仁与抵当同,惟用蟅虫而不用虻虫水蛭,则与抵当异,此二方所以不同者,要不可以不辨也,产后血去既多,不同经闭之证,故不用吮血之虫类,恐兼伤及新血也,蟅虫生于尘秽之中,善于攻窜,而又不伤新血,故于产后为宜,虽亦主经水不利,气体虚羸者,或宜之,要未可去坚癖之干血也。

《金匮要略心典》:腹痛服枳实芍药而不愈者,以有瘀血在脐下,着而不去,是非攻坚破积之剂,不能除矣。大黄、桃仁、蟅虫,下血之力颇猛。用蜜丸者,缓其性不使骤发,恐伤上二焦也。酒煎顿服者,补下、治下制以急,且去疾惟恐不尽也。

《金匮悬解》:产妇腹痛,法当以枳实芍药散双泻土木之郁,假令不愈者,此为腹中有瘀血着于脐下,肝气郁阻而为痛也。宜下瘀血汤,桃仁、蟅虫,破其瘀血,大黄下其癥块也。

【评析】

本条论述产后瘀血内结腹痛的证治。产后腹痛,假如药后病不痊愈,可知病情较重,究其原因,当为产后恶露不尽,淤血凝结胞宫。

症见少腹刺痛拒按,痛处固定不移,按之有块,舌紫暗有瘀斑瘀点,脉沉涩。当用下淤血汤破血逐瘀。

【原文】

产后七八日,无太阳证,少腹坚痛,此恶露不尽,不大便,烦躁发热,切脉微实,再倍发热,日晡时烦躁者,不食,食则谵语,至夜即愈,宜大承气汤主之,热在里,结在膀胱也。

【注解】

《金匮要略广注》:此一节具两证在内,一是太阳蓄血证,一是阳明里实证,因古人文法错综,故难辨也。无太阳证,谓无表证也,少腹坚痛者,以肝藏血,少腹为肝经部分,故血必结于此,则坚痛亦在此,此恶露不尽,是为热在里,结在膀胱,此太阳蓄血证也,宜下去瘀血。《经》云:蓄血者,太阳随经,瘀热在里故也。又云热结膀胱,其人如狂,血自下者愈。若不大便,烦躁,脉实,谵语者,阴阳里实也(《经》云:实则谵语)。再倍发热者,热在里而蒸蒸发于外也,阳明旺于申酉戌,日晡是阳明向旺时,故烦躁不能食,病在阳而不在阴,故至夜则愈,此阳明腑病也,宜大承气汤以下胃实。按:《经》云:阳明病,不能食,攻其热必哕,以胃中虚冷故也。又云:发热者,尤当先解表,乃可攻之。况在产后,安可妄议攻下哉?必认证果真,方可用此。

《金匮发微》:产后七八日,无太阳证,则不病痉乃郁冒可知,若少腹坚痛,则为产后恶露不尽,外虽无热,正以热结在里而血瘀胞中,此节盖借热入血室,引起阳明实证,故"热在里"二语,当在"恶露不尽"下。今在节末,则传写之误也,设证情为热入血室,则营气夜行于阳,当得夜分谵语,设但见不大便烦燥发热,犹难断为阳明实证,惟切其脉滑大而实,乃可断为胃家实,加以日晡所太阴湿土当王,阳气衰而地中水气上行,此时不能稍抑其阳气,反见心中烦乱而手足无所措,热势倍于日中,即可断为阳明亢热,且不食则已,食即谵语,至夜中阴盛之时,谵语反止,其不为热入血室而为阳明实证明矣。

《金匮要略心典》:无太阳证者,无头痛、恶寒之表证也。产后七八日,少腹坚痛,恶露不尽,但宜行血去瘀而已。然不大便,烦躁,发热,脉实,则胃之实也。日晡为阳明旺时,而烦躁甚于他时,又胃热之验也。食气入胃,长气于阳,食入而助胃之热则谵语,至夜阳明气衰而谵语愈,又胃热之验也。故曰:热在里,结在膀胱。里即阳明,膀胱即少腹,盖谓不独血结于下,而亦热聚于中也。若但治其血而遗其胃,则血虽去而热不除,即血亦未必能去。而大承气汤中,大黄、枳实,均为血药,仲景取之者,盖将一举而两得之欤?

《金匮悬解》:产后七八日,无太阳表证,但觉少腹坚痛,此恶露之不尽也。其证不大便,烦躁而发热,若切其脉,或觉微实,再患加倍发热,日晡时益以烦躁者,此阳明之腑热。胃气郁满,必当不食,食则中气愈郁,燥热逆冲,而作谵语。至夜而阳消阴长,则愈。是宜大承气汤,泻其腑热。以其热在胃里,结在膀胱之府也。

盖胃肠内实,燥土克水,病及膀胱,膀胱燥结,肝木失滋,故血道瘀涩,恶露不行,木气遏陷,少腹坚痛也。大承气泻阳明之热,故膀胱清而恶露下。若有太阳表证,太阳者,膀胱之经,是宜解表之后,用桃核承气、抵当汤丸,以下瘀血。此无太阳证,全是阳明之累及膀胱,故但清阳明,膀胱自愈也。

【评析】

本条指出产后淤血内阻兼有阳明里实证的证治。产后七八日,无太阳表证,症见少腹坚满疼痛,当考虑恶露未尽,内阻胞宫,可用破血逐瘀的下淤血汤治疗。若兼有不大便,烦躁发热,不食,食则谵语,脉数实等,乃实热结于阳明之证。治当以通腑泄热,主以大承气汤。

【原文】

产后风,续之数十日不解,头微痛,恶寒,时时有热,心下闷,干呕汗出,虽久,阳旦证续在耳,可与阳旦汤。

【注解】

《金匮要略广注》:阳旦汤,即桂枝汤也。产后气血两虚,虽中风至十数日,头痛恶寒等表证不解者,以原自汗出,但宜解肌而不可发汗,故与此汤。

《金匮发微》:产后之证,肌表空虚,中风较易,续续云者,以其虚而易受,故时乘而续受也,续而复续,因致数十日不解,头微痛,恶寒,时时有热,此皆太阳中风,桂枝汤的证,太阳中风,肌腠闭而皮毛开,故汗出,湿痹肌肉,内困脾阳,故心下闷,《伤寒论》所谓系在太阴也,湿在心下,胃不能受,则为干呕,皮毛之浮汗,但泄水气,而肌理之营气不行,故虽至数十日,阳旦证依然不减,仍当用桂枝加桂并加炮附子一枚之阳旦汤,以助里阳而发肌理之汗,其病方愈,所以加牡桂附子者,桂枝汤治其本病,病久而里阳虚,非加桂附以助之,肌理之汗不出也。

《金匮要略心典》:产后中风,至数十日之久,而头疼、寒热等证不解,是未可卜度其虚,而不与解之、散之也。阳旦汤治伤寒太阳中风挟热者,此风久而热续在者,亦宜以此治之。夫审证用药,不拘日数。表里既分,汗下斯判。上条里热成实,虽产后七八日,与大承气而不伤于峻。此条表邪不解,虽数十日之久,与阳旦汤而不虑其散,非通于权变者,未足以语此也。

《金匮悬解》:产后太阳中风,续续数十日不解,头痛恶寒,时时有热,心下壅闷,干呕汗出,此皆太阳中风之证。日期虽久,太阳之阳旦证续在耳,可与阳旦汤,以解其表。

阳旦汤即桂枝汤,《伤寒·太阳篇》:伤寒脉浮,自汗出,反与桂枝汤,欲攻其表,此误也。问曰:证象阳旦,按法治之而增剧。答曰:病证象桂枝。是阳旦即桂枝,义甚明白。喻嘉言无知妄作,乃有桂枝加黄芩之论,又造阴旦之方。庸愚狂缪,何至于此!

【评析】

本条论述产后中风持续不愈的证治。产后营卫皆虚,易感风邪,可致太阳中风表证。如持续数十天仍见上述诸证,乃产后体虚感邪,正气不能祛邪外出,故病程迁延数十日。此时若太阳中风表证仍在,仍可用桂枝汤解表祛风,调和营卫。

【原文】

产后中风发热面正赤,喘而头痛,竹叶汤主之。

竹叶汤方

竹叶一把,葛根三两,防风、桔梗、桂枝、人参、甘草各一两,附子一枚(炮),生姜五两,大枣十五枚。

上十味,以水一斗,煮取二升半,分温三服,温覆使汗出。颈项强,用大附子一枚,破之如豆大,煎药扬去沫,呕者加半夏半升,洗。

【注解】

《金匮要略广注》:发热头痛,表证也,面正赤而喘者,风邪怫郁于上,未得汗解而气逆也。《经》云:面色缘缘正赤者,阳气怫郁在表,当解之熏之,若汗出不彻者,烦躁,不知痛处,其人短气(喘即短气之甚者),但坐以汗出不彻故也。故与竹叶汤,于温补中复令解表。

《金匮发微》:产后中风发热,起于血去过多而营气虚寒,风本阳邪,易于发热,不似寒邪外薄,皮毛之内,水气生寒,必待营热内抗,然后发热也,但发热而面色赤,则阳郁于上,与恶寒时时有热者异,喘而头痛,则与头微疼者亦异,夫面正赤,为胃热上熏,痰饮篇可证也。然产后体虚,岂宜于胃家未实,加大黄以利之,此一难也,中风表证未罢,固不应急攻其里,但在表之浮阳,吸阳明浮热上升,于清热一层,岂宜置之不论,而本体又甚虚寒,此二难也。惟喘而头痛,究为风热相搏,竹叶汤方治,竹叶、葛根以清胃热,防风、桔梗以散风而定喘,余则仍从阳旦汤意,去芍药而加人参,所以去芍药加人参者,则以阴虚不任苦泄而急于营养之故,"伤寒少阴下利,真武汤去芍药""吐下后液亏,桂枝白虎二汤加人参",此其例也,予早年闻北京产妇,三日后即服吉林参汤,一月后,产妇气体如未产时,此其明证,又按本方清太阳阳明风热,温脾藏之虚寒,与桂枝加葛根汤,栝蒌桂枝汤用意略同,不使阳邪内陷经输,发为柔痉,倘亦上工治未病之旨乎?

《金匮要略心典》:此产后表有邪而里适虚之证,若攻其表,则气浮易脱。若补其里,则表多不服。竹叶汤,用竹叶、葛根、桂枝、防风、桔梗,解外之风热。人参、附子,固里之脱。甘草、姜、枣,以调阴阳之气,而使其平,乃表里兼济之法。凡风热外淫,而里气不固者,宜于此取则焉。

《金匮悬解》产后中风,发热,面色正赤,喘而头痛,此阳虚土败,水泛胃逆,肺气壅满,阳郁头面而不降也。竹叶汤,竹叶、桔梗,凉肺而下气,生姜、葛根,清胃而降逆,附子温寒而暖水,桂、防,燥湿而达木,甘、枣、人参,补中而培土也。

盖产后中气虚弱,一感风邪,郁其里气,脾肝下陷而生寒,胃胆上逆而生热。其发热面赤,喘促头痛,皆阳逆上热之证。即其胃逆而上热,知其脾陷而下寒,非寒水下旺,君相之火,不得格郁而不降也。

【评析】

本条指出产后中风兼阳虚的证治。产后气血大虚,卫外不固,复感外邪,以至于正虚邪实。发热头疼为病邪在表之证,面齿气喘乃虚阳外越,如此虚实错杂证,若单纯解表祛邪,易致虚阳外脱,但若扶正补虚,又易助邪碍表。故用竹叶汤扶正去邪,标本兼顾。

【原文】

妇人乳中虚,烦乱呕逆,安中益气,竹皮大丸主之。

竹皮大丸方

生竹茹、石膏各二分,桂枝、白薇各一分,甘草七分。

上五味,末之,枣肉和丸,弹子大,以饮服一丸,日三夜二服,有热者,倍白薇,烦喘者,加柏实一分。

【注解】

《金匮要略广注》:乳,新产时也。产后阴虚,生内热,故中虚而烦乱,咳逆,皆阴火攻冲所致,法当安中,则烦乱止,益气,则咳逆降矣。

《金匮发微》:妇人乳汁,为精血所化,常见乳子之妇,终年月事不行,可为明证,乳中虚者,或产妇体本虚羸,纳谷减少,或因小儿吮乳过多,乳少不能为继,于是营阴不足,心中烦乱,胃纳既少,生血之原,本自不足,加以无餍之吸吮,引动胆胃之火,发为呕逆,仲师出竹皮大丸方治,竹茹、石膏以清胆胃之逆,三倍甘草以和中气,减半桂枝、白薇以略扶中阳而清里热,更用枣和丸,以扶脾而建中,但令胃热除而谷食增,则生血之原既富,胆胃之上逆自平矣。

《金匮要略心典》:妇人乳中虚,烦乱呕逆者,乳子之时,气虚火胜,内乱而上逆也。竹茹、石膏,甘寒清胃。桂枝、甘草,辛甘化气。白薇性寒入阳明,治狂惑邪气,故曰安中益气。

《金匮悬解》:妇人乳子,中气虚弱,胃土不降,相火上炎而生烦乱,浊气熏冲而作呕逆,宜安中益气。竹皮大丸,竹茹、石膏,止呕而清烦,甘草、桂枝,补中而下冲,白薇凉金而退热也。

【评析】

本条论述产后虚热烦呕的证治。妇人产后耗气伤血,复因哺乳,使阴血更亏。阴血不足,虚热内扰心神,则心烦意乱,热犯于胃则呕逆。故用橘皮大丸清热降逆,安中益气。

【原文】

产后下利虚极,白头翁加甘草阿胶汤主之。

白头翁加甘草阿胶汤方

白头翁、甘草、阿胶各二两,秦皮、黄连、柏皮各三两。

上六味,以水七升,煮取二升半,内胶,令消尽,分温三服。

【注解】

《金匮要略广注》:血属阴,产后血虚下利,则更伤阴分,故为虚极也。本汤原治厥阴热利下重,为苦以坚肾之剂,今加甘草益脾,阿胶养血,以补虚生阴也。李玮西曰:前节云中虚,此云下利虚极,则竹皮大丸及此汤寒凉药,不虞其腹痛增剧乎?自非仲景神明,不可轻用。

《金匮发微》:产后下利,寒热不同,今但云"下利虚极,白头翁加甘草阿胶汤主之",此仲师之失辞,不可为训者也。夫热利下重,则为白头翁证,加甘草以补中,阿胶以养血,亦第为热利虚极而设,夫产后血瘀不行,腐败而下利为热,血去过多,因虚受凉而下利为寒,予尝于丙午六月治梁姓妇人,因产后纳凉,下利腹痛,予用附、桂、炮姜,略加白头翁、秦皮,一剂而利止,所以用白头翁、秦皮者,以新产不无血热也,所以去黄连、柏皮者,以暴受新凉,不胜苦寒也,若必执成方以治病,与乡愚用单方,何以异哉?

《金匮要略心典》:伤寒热利下重者,白头翁汤主之,寒以胜热,苦以燥湿也。此亦热利下重,而当产后虚极,则加阿胶救阴,甘草补中生阳,且以缓连、柏之苦也。

《金匮悬解》:产后阳衰土湿,木郁生热,风木疏泄,而病下利。亡血之后,复苦泄利,虚愈极矣,宜白头翁汤清其湿热,加甘草以培中气,阿胶以滋风木也。

【评析】

本条指出产后热痢伤阴的证治。产后阴血不足,又兼有下利,更伤其阴,故曰"虚极"。白头翁汤为治疗热痢下重的主方。以方测证,当有发热腹痛,里急后重,下痢脓血等湿热壅滞肠道症状,并且在产后,尚有体倦,口干,脉虚等脉证。证属虚实夹杂,故用白头翁汤清热止痢,使之清热不伤阴,养阴不恋邪。

第二十二章　妇人杂病脉证并治第二十二

【原文】

妇人中风七八日,续来寒热,发作有时,经水适断,此为热入血室,其血必结,故使如疟状,发作有时,小柴胡汤主之。

【注解】

《金匮要略广注》:中风七八日,表邪传里之时,经水却来,表邪乘血室虚而入之,与血相搏,故血结不行,经水适断,以致寒热发作有时,此血气与邪分争,故如疟状,而实非疟也。小柴胡汤,解表里寒热之邪。血室,即冲脉,所谓血海是也。

《金匮发微》:妇人中风,延至七八日,适当经水初断,热除身凉,既而续发寒热,发作有时,不似病中风时昼夜无间,虽在中工,亦当知其非桂枝汤证,究其所以然,则以经水初断,标阳乘虚而陷血室,因是血结胞中,乘营气夜行于阳,发为寒热,旦即明了,一如疟之休作有时,但热邪甫陷,胞中定无干血,故但需小柴胡汤,使标阳之陷而入者,升发而出之,其病当愈,更不须桃核承气也,此虚实之辨也。

《金匮要略心典》:中风七八日,寒热已止而续来,经水才行而适断者,知非风寒重感,乃热邪与血俱结于血室也。热与血结,攻其血则热亦去。然虽结而寒热如疟,则邪既留连于血室,而亦侵淫于经络。设攻其血,血虽去,邪必不尽,且恐血去而邪得乘虚尽入也。仲景单用小柴胡汤,不杂血药一味,意谓热邪解而乍结之血自行耳。

《金匮悬解》:此段见《伤寒·少阳篇》。妇人中风,七八日后,续得寒热往来,发作有时之证,而值经水适断之时者,此为热入血室,其血必当瘀结。热结血分,少阳之经气不得外达,阴阳交争,互相束闭,故使寒热如疟,发作按时。小柴胡发少阳之经邪,热去则血可自下。不下,然后用下瘀之剂也。妇人中风,而值经水适来、适断之时,及当经传少阳,相火郁发,不得泄路,邪热随经内传,必入血室。以其经脉新虚,最易受邪也。

【评析】

妇人患中风七八日,按照发病的一般规律,表邪已去,应无寒热,现仍有往来寒热,发作有时如疟疾，询问知其适值经期，经行中断，乃因外邪乘行径之虚而侵入血室，邪热与经血互结所致。

血室内属于肝，肝与胆相表里，故见寒热如疟疾的少阳证。治以小柴胡汤，使邪从少阳转枢而出。

【原文】

妇人伤寒发热，经水适来，昼日明了，暮则谵语，如见鬼状者，此为热入血室。治之无犯胃气及上二焦，必自愈。

【注解】

《金匮要略广注》：胃腑为阳，血室为阴，昼为阳，暮为阴。昼日明了，暮则谵语，如见鬼状者邪热不入腑而入血室，抟阴而不抟阳，故禁下药伤胃气也。此虽热入血室，不似前血结寒热，故勿与小柴胡汤散邪发汗，犯其上焦(发汗则动卫气，卫气出上焦)，且胸胁不满，不致如结胸状，故毋刺期门，犯其中焦(刺期门则动荣气，荣气出中焦)。必自愈者，以经行，则热随血去，邪热自除矣。

《金匮发微》：伤寒始病，有已发热、未发热之别，妇人当伤寒发热之期，经水适来，则胞中之血未虚，发热则周身血分热度高，以至高之血热，合始行之，经血热乃并入血室，卫气昼行于阳，水分无热，故明了。营气夜行于阳，血分有热，故暮即谵语，如见鬼状(俗称热昏)。

此证血热在下，但需攻瘀，其病当已，所谓"血自结，下之愈"也，断不可因谵语而妄用承气汤伤及胃气，亦不可发太阳之汗，损上中二焦水液，致血热益无控制，桃核承气汤、抵当汤丸、下瘀血汤，皆足以治之，陈修园乃以为无方之治深于治，盖未识仲师之旨也。

《金匮要略心典》：伤寒发汗过多者，邪气离表则入阳明。经水适来者，邪气离表则入血室。盖虚则易入，亦惟虚者能受也。昼日明了，暮则谵语者，血为阴，暮亦为阴，阴邪遇阴乃发也。然热虽入而血不结，其邪必将自解，治之者但无犯胃气及上二焦阳气而已。仲景盖恐人误以发热为表邪未解，或以谵语为阳明胃实，而或攻之，或汗之也。

《金匮悬解》：此段见《伤寒·少阳篇》。妇人伤寒发热，而值经水适来之时，昼日清白明了，暮则谵语，如见鬼状者，此为热入血室。以血为阴，夜而阳气入阴，血热发作，故谵妄不明。治之勿犯中焦胃气及上焦清气，必自愈也。

【评析】

妇人患伤寒发热时，适值经期，虽经水正行，但邪热乘虚侵入血室，扰及血分。血属阴，故白昼神志清楚，夜幕则谵语，精神错乱。此证不同于阳明腑实证，又非热入心包证，而是热入血室,血分热盛所致。故治之"无犯胃气及上二焦",既不用攻下法伤中焦胃气,也不用汗法损耗上焦清气,但清血室之热,则邪热可随月经外泄,其病自愈。

此证为热邪扰及肝魂,魂不归位所形成的以精神症状为主的疾病,临床当认真辨别。

【原文】

妇人中风,发热恶寒,经水适来,得之七八日,热除脉迟,身凉和,胸胁满,如结胸状,谵语者,此为热入血室也,当刺期门,随其实而取之。

【注解】

《金匮要略广注》:发热恶寒,中风表证也,因经水适来,血室空虚,七八日邪气传里之时,乘虚入于血室,热除、脉迟、身凉,邪气内陷,表证罢也。胸胁满(胸胁者,肝之部分),如结胸,谵语者,热入血室而里实也,期门穴在不容旁一寸五分,上直乳第二肋端,肝之募也。肝藏血,刺期门以泻其实(随其实而泻之,刺期门之意,成注谓刺期门之外,审看何经气实,更"随其实而泻之"者,似多一转语)。

《金匮发微》:中风当翕翕发热之候,仍不免啬啬恶寒,此时病气全在肌表,在妇人虽经水适来,决无里证,乃得病七八日,脉迟身凉,则肌表邪热已解,似可无余病矣,乃一变为胸胁下满,如结胸状,设为太阳标热并水气结于胸胁,要惟有硬满而痛,不当谵语,谵语为阳明实证所常有,但此谵语,当如上节之发于暮夜,不在旦昼,以七八日经水适来推之,便可知标阳内陷血室,所以然者,经后血室空虚,邪热易为入也,热陷在经后,必无干血为患,故但刺乳旁一寸之期门,以泻肝胆之热,诸恙自平,盖胸胁主上中二焦,脐下至膀胱属下焦,并为少阳部分,热郁胸胁,则犹未及下焦,随少阳之热结于上中二焦者,先刺期门以泻之,不使下陷胞中,久成干血,所谓曲突徙薪也。

《金匮要略心典》:热除、脉迟、身凉和而谵语者,病去表而之里也。血室者,冲任之脉,肝实主之。肝之脉布胁肋、上贯膈,其支者,复从肝别上膈,注于肺。血行室空,热邪独胜,则不特入于其宫,而亦得游其部,是以胸胁满如结胸状。许叔微云:邪气蓄血,并归肝经,聚于膻中,结于乳下,以手触之则痛,非汤剂可及,故当刺期门。期门、肝之募。随其实而取之者,随其结之微甚,刺而取之也。

【评析】

妇人患太阳中风,有发热恶寒,适值经水来临,历时七八日后,表热虽除,但有脉迟,胸胁脉,如结胸状、谵语等症状。此为表证以罢,邪热趁机陷入血室,结为瘀热,治疗取肝之募穴期门,泻其实而清其瘀热。

此证即经期感冒,《伤寒论》称之为热入血室,伤及于肝,治疗从肝,多以小柴胡汤治疗。

【原文】

阳明病,下血谵语者,此为热入血室,但头汗出,当刺期门,随其实而泻之,濈然汗出者愈。

【注解】

《金匮要略广注》:阳明经多气多血,热入血室者,血为热迫,故下血也。谵语者,犹太阳蓄血证之如狂善忘也。《经》云:阳明病,法多汗。今但头汗者,邪气内结,不能遍越周身,但熏蒸于头也。刺期门以越其热,则血室之邪可泄,汗出愈矣。或问:病在阳明,热宜入腑,何反入于血室也?曰:《内经》云:阳明者,五脏六腑之海,主润宗筋,冲脉者,经脉之海(冲脉即血室也),主渗灌溪谷,与阳明合于宗筋。又《难经》云:冲脉者,起于气冲,并足阳明之经,夹脐上行,则阳明与冲脉,其经气原自相通,故阳明有病,得以热入血室也。

《金匮发微》:阳明为病,往往血热炽盛,迫水液而外泄,血热炽而肠燥,故谵语,水液涸于自汗,故阙上痛,斯二证,虽不下血,亦在所必有。若妇人病此,但头汗出,而一身无汗,似不当见谵语,则谵语固不由肠燥也(非大承气证)。太阳阳热,随三焦而陷胞中,则为蓄血,蓄血者不下血,今乃热血妄行,则此证又不同血结也(非抵当证)。盖水液不外泄,与热并居,若沸汤然,随三焦而下陷胸中,血海之血乃被灼而横溢,故惟泻期门以泄肝胆之郁,使血分之热得以外达表皮,俾皮毛水分,受血热而蒸化成汗,则热退而病解矣。

《金匮要略心典》:阳明之热,从气而之血,袭入胞宫,即下血而谵语。盖冲任之脉,并阳明之经,不必乘经水之来,而后热得入之,故彼为血去而热入,此为热入而血下也。但头汗出者,阳通而闭在阴也。此虽阳明之热,而传入血室,则仍属肝家,故亦当刺期门以泻其实。刺已,周身濈然汗出,则阴之闭者亦通,故愈。

《金匮悬解》:此段见《伤寒·阳明篇》。阳明病,下血而谵语,此为胃热入于血室。盖心藏神,而神之魂藏于血,血热魂扰,故心神昏乱,而作谵语。头为手足六阳所会,阳气上蒸,表不能闭,故头上汗出。而身无汗,则热入血分,不得外泄。宜刺厥阴之期门,以泻血热。随其实处而泻之,一得濈然汗出,则热解而病愈矣。

【评析】

妇人患阳明病,虽不值经期,但阳明里热炽盛,热邪也可破入血室,使得前阴下血。阳明热盛,心神不宁,故烦躁谵语;肝与冲脉皆上行,里热熏蒸,故但头汗出。治疗仍刺肝之墓穴期门,以泻其热,另阳明和则周身微汗出而愈。

【原文】

妇人咽中如有炙脔,半夏厚朴汤主之。

半夏厚朴汤方

半夏一升,厚朴三两,茯苓四两,生姜五两,干苏叶二两。

上五味,以水七升,煮取四升,分温四服,日三夜一服。

【注解】

《金匮要略广注》:妇人气多郁闷,咽中如有炙脔,诸郁阻塞气道也,半夏、生姜散逆,厚朴、茯苓下气,苏叶入肺经而宣正气,又为开郁利气之总司也。

《金匮发微》:湿痰阻滞,咽中气机不利,如有物梗塞,吐之不出,咽之不下,仲师于无可形容中,名之曰:如有炙脔,即俗所称梅核气也,方用姜、夏以去痰,厚朴以宽胸膈,苏叶以开肺,茯苓以泄湿,务令上膈气宽,湿浊下降,则咽中出纳无阻矣。此方癸酉二月,于四明刘姓男子亲试之,良验,惟不用人造之茯苓,改用有碱性泄黏痰之桔梗,为小异耳,又按近世效方,有用半青半黄梅子,以食盐腌一昼夜,取出晒干,再腌再晒,以盐水干为度,每用青铜钱二枚夹二梅子,麻扎入磁瓶封固,埋地下百日取出,每用梅子一枚含口中,半刻,咽中梗塞即消,当附存之(曾记早年居乡时,见城隍庙道士宋左丞治咽喉痛胀闭塞,用青梅破开去核,中包明矾,烧灰研末,和皂角末少许吹入,吐出痰涎无算,咽喉即通,足见酸味之青梅,当别具挥发性,不当如旧说之收敛矣。

《金匮要略心典》此凝痰结气,阻塞咽嗌之间,《千金》所谓咽中帖帖,如有炙肉,吞不下、吐不出者是也。半夏、浓朴、生姜,辛以散结,苦以降逆。茯苓佐半夏利痰气,紫苏芳香,入肺以宣其气也。

《金匮悬解》:湿土埋塞,浊气上逆,血肉凝涩,结而不消,则咽中如有炙脔,半夏厚朴汤,茯苓泻湿而消瘀,朴、半、姜、苏,降逆而散滞也。

【评析】

本条论述痰凝气滞于咽中的证治。此即后世所说"梅核气"。本病多由于情志不畅,气郁生痰,痰气交阻,上逆于咽喉而成。多见于妇女,男子亦可见。治疗用半夏厚朴汤,解郁化痰,顺气降逆。

【原文】

妇人脏燥,喜悲伤欲哭,象如神灵所作,数欠伸,甘麦大枣汤主之。

甘麦大枣汤方

甘草三两,小麦一升,大枣十枚。

上三味,以水六升,煮取三升,温分三服,亦补脾气。

【注解】

《金匮要略广注》:妇人脏躁,指肺脏而言,肺藏魄,主忧,在声为哭。喜悲伤欲哭,象如神灵所作,此肺虚伤魄也。数欠伸者,肺主气,气乏则欠(呵欠也),体疲则伸也。甘草、大枣俱入脾经而缓急,故亦补脾土以生肺金,又心藏神,更佐小麦入心以安神也。或问脏躁一证,何以不病男子,而独病妇人? 答曰:男子生于寅,秉阳气也,女子生于申,秉阴气也,故悲伤欲哭,皆阴气愁惨之状,且申属金,肺亦属金,同气相求,故不病男子而病妇人,并不病他脏而独病肺脏也。

《金匮发微》:师但言妇人脏燥而不言何藏,然病情方治可知也,肺主悲,亦主哭,悲伤欲哭,病当在肺,凡人倦则欠伸,精神强固则否,所以数欠伸者,脾阳不振而中气怠也,凡人饮食入胃,由脾气散津,上输于肺,脾精不能运输,则肺脏燥,肺阴虚,则主气之藏窒塞,故悲伤欲哭,方后别出"亦补脾气"四字,可知病机专属肺藏矣。方用甘麦、大枣,专取甘味之药,俾脾精上输于肺,肺阴既充,则下足以贯注百脉,外足以输精皮毛,内外调达,气机舒畅,略无抑郁不和之气,悲伤欲哭之证,乃可不作,曰"如有神灵"者,甚言不能自主也。

《金匮要略心典》:脏燥,沈氏所谓子宫血虚,受风化热者是也。血虚脏燥,则内火扰而神不宁,悲伤欲哭,有如神灵,而实为虚病。前《五脏风寒积聚篇》,所谓邪哭使魂魄不安者,血气少而属于心也。数欠伸者,《经》云:肾为欠、为嚏。又肾病者,善伸、数欠、颜黑。盖五志生火。动必关心。脏阴既伤,穷必及肾也。小麦为肝之谷,而善养心气。甘草、大枣,甘润生阴,所以滋脏气而止其燥也。

《金匮悬解》:肺属金,其气燥,其志悲,其声哭,妇人脏燥,则悲伤欲哭,象如神灵所作,不能自由。盖五行之气,升于九天之上,则畅遂而为喜,喜者,心之志也,陷于九地之下,则幽沦而为恐,恐者,肾之志也,方升未升,喜之未遂,则郁勃而为怒,怒者,肝之志也,方陷未陷,恐之将作,则凄凉而为悲,悲者,肺之志也。以厥阴风木之气,善耗津血,风动而耗肺津,肺金枯燥,故悲伤欲哭。欠者,开口而呵气,伸者,举臂而舒筋,阴阳之相引也。日暮阳降,则生欠伸,欠伸者,阴引而下,阳引而上,未能即降也。金主降,燥金欲降而肾阴又引之,故数作欠伸。甘麦大枣汤,甘草培土,大枣滋乙木而息风,小麦润辛金而除燥也。

【评析】

本条论述脏燥的证治。脏燥是因为脏阴不足,虚热燥扰所致。本病初期,多由于情志不疏或思虑过度,肝郁化火,久则伤阴耗液,乃心脾两虚所致。

【原文】

妇人吐涎沫，医反下之，心下即痞，当先治其吐涎沫，小青汤主之。涎沫止，乃治痞，泻心汤主之。

【注解】

《金匮要略广注》：本经云：水在肺，吐涎沫，此水饮上逆也。心下痞者，下后虚其中气，所谓气虚中满是也（《经》云：病发于阴而下之，因有痞）。伤寒心下有水气，主小青龙汤，散水行饮。此病起于吐涎沫，故先治吐以散水饮，却用泻心汤治痞，此治法之次第然也。

《金匮发微》：膈间有寒饮，乃吐涎沫，此宜温药和之者也，乃不用温药而反下之，上膈水痰，断不能一下而尽，加以卫气不行，水气郁于皮毛之里，一经误下，在表水液乘虚入里，乃留积心下而成痞，故治此者，当用小青龙汤。俾饮邪从汗解，然后用大黄黄连泻心汤以泻心下之痞，否则饮邪方盘据阳位，急于攻痞，正恐反被吸引，不得下达，盖先解表而后攻里，此固《伤寒》《金匮》之通例也。

《金匮要略心典》：吐涎沫，上焦有寒也，不与温散而反下之，则寒内入而成痞，如伤寒下早例也。然虽痞而犹吐涎沫，则上寒未已，不可治痞。当先治其上寒，而后治其中痞，亦如伤寒例，表解乃可攻痞也。

《金匮悬解》：妇人时吐涎沫，此水气内格，肺金不降，津液凝瘀而上溢也。医下之，土败胃逆，浊气填塞，心下即痞。当先治其吐涎沫，以小青龙汤泻其积水，涎沫即止。乃治其痞，痞证浊阴痞塞，阳不根阴，二火升炎，下寒上热，半夏泻心汤，姜、甘、参、枣，温补中脘之虚寒，黄芩、黄连，清泻上焦之郁热，半夏降浊而消痞也。

【评析】

妇人杂病的病因为虚、积冷、结气。症候有在上、在中、在下的不同。吐涎沫为症状名，出自《金匮要略·呕吐哕下利病脉证并治》。指口中涎多或呕出涎沫的症状，多属饮邪。治宜温化，可用半夏干姜散、小青龙汤、五苓散、吴茱萸汤等方。因脾虚不能约束津液者，宜六君子汤加减；夹寒而脉迟细者，加肉桂、干姜；夹热而脉滑数者，加枳实、黄连。

【原文】

问曰，妇人年五十所，病下利，数十日不止，暮即发热，少腹里急，腹满，手掌烦热，唇口干燥，何也？师曰：此病属带下，何以故？曾经半产，瘀血在少腹不去，何以知之？其证唇口干燥，故知之，当以温经汤主之。

温经汤方

吴茱萸三两，当归、川芎、芍药、人参、桂枝、阿胶、牡丹（去心）、生姜、甘草各二两，半夏半升,麦门冬一升(去心)。

上十二味,以水一斗,煮取三升,分温三服。

【注解】

《金匮要略广注》:妇人年五十,则已过七七之期,任脉虚,太冲脉衰,天癸竭,地道不通时也,所病下利,据本文带下观之,当是崩淋下血之证。盖血属阴,阴虚故发热,暮亦属阴也。任主胞胎,冲为血海,二脉皆起于胞宫,而出于会阴,正当少腹部分,又冲脉侠脐上行,故任冲脉虚,则少腹里急,有干血,亦令腹满。《内经》云:任脉为病,女子带下瘕聚是也。手背为阳,手掌为阴,乃手三阴经过脉之处,阴虚,故掌中烦热也。阳明脉挟口环唇,以冲脉血阻不行,则阳明津液衰少,不能濡润,故唇口干燥,断以病属带下,以曾经半产,少腹瘀血不去,则津液不布,新血不生,此唇口干燥之所由生也。李升玺曰:妇人血虚,津液不足者,多致口干血瘀,津液不布者,亦致口干。此际毫厘之辨,须要谛审。

《金匮发微》:据内经,女子七七四十九而天癸绝,则妇人年五十所而病下利,数十日不止,似与月事无关,但营气夜行于阳,今病者暮即发热,病在血分可知,加以少腹里急,则瘀当在膀胱血海,腹满为脾湿下陷,手掌烦热唇口干燥,脾精不得上行之象也,以病源论,当用大黄䗪虫丸,以现状论,当用附子理中丸,然则师何以指为带下证,所用者乃为温经汤,治远因而不据近因,不可不求其故也。盖带下之证,寒湿下注而浮阳上升,下寒故少腹急,上燥故唇口干,盖此妇旧有淋浊,少腹常急,唇口常燥。究其远因,则以曾经半产,少腹留积败血,久而腐化,乃下白物,寒湿从之,历年不愈,津液下渗,故唇口燥,积瘀不尽,故少腹急,此二证,为未经下利时所恒有,今淋涩中止,而病下利,知其血寒湿胜,陷入大肠,瘀血业经腐烂,故不用大黄䗪虫丸。病不在中而在下,故不用附子理中汤,用温经汤者,推其原以为治也,方中芎、归、芍、胶、丹皮,以和血而通瘀,桂枝以达郁而通阳,生姜、半夏以去水,麦冬、人参、甘草以滋液而润上燥,吴茱萸疏肝燥脾,温中除湿,故不治利而利可止也,予按此为调经统治之方,凡久不受胎,经来先期后期,或经行腹痛,或见紫黑,或淡如黄浊之水,施治无不愈者。曾记寓华庆坊时,治浦东十余年不孕之妇,服此得子者六七家,江阴街四明范姓妇亦然,此其成效也。

《金匮要略心典》:妇人年五十所,天癸已断而病下利,似非因经所致矣。不知少腹旧有积血,欲行而未得遽行,欲止而不能竟止。于是下利窘急,至数十日不止,暮即发热者,血结在阴,阳气至暮,不得入于阴,而反浮于外也。少腹里急腹满者,血积不行,亦阴寒在下也。手掌烦热,病在阴,掌亦阴也。唇口干燥,血内瘀者,不外荣也。此为瘀血作利,不必治利,但去其瘀而利自止。吴茱萸、桂枝、丹皮,入血散寒而行其瘀。芎、归、芍药、麦冬、阿胶,以生新血。人参、甘草、姜、夏,以正脾气。盖瘀久者营必衰,下多者脾必伤也。

《金匮悬解》：妇人年五十所，病下利数十日不止，脾土湿陷而风木疏泄也。土湿水寒，暮而阳不内敛，是以发热。乙木郁陷，不得升达，故腹满里急。手厥阴之脉，行手掌而上中指，手少阴之脉，行手掌而走小指，下寒而君相之火不根于水，故手掌烦热。阴精脱泄，肺津枯槁，故唇口干燥。此属带下之证，以曾经半产，瘀血在少腹不去，阴精不能上济，故少阴失其闭藏，厥阴行其疏泄，下流而为带也。盖神藏于心，精藏于肾，半产之家，肾气虚寒，瘀血凝涩，结于少腹，阻格阴阳交济之路，故阴精流溢下脱，而为带证。《素问·骨空论》：任脉为病，男子内结七疝，女子带下瘕聚。以任者，诸阴之统任，任中阳秘，则能受妊，任脉寒冷，阴精失温，凝聚则为瘕，流溢则为带。阴精之不脱者，带脉横束，环腰如带，为之收引也，水寒木陷，带脉不引，故谓之带下。何以知其为带下也？其证唇口干燥，是阴精之下脱而不上济，故知之也。带下之病，下寒上热，下寒故下利里急，上热故烦热干燥。此当温肾肝两经之下寒，温经汤，归、胶、芍药，养血而清风，丹、桂、芎䓖，破瘀而疏木，半夏、麦冬，降逆而润燥，甘草、人参，补中而培土，茱萸、干姜，暖血而温经也。

【评析】

本条论述妇人冲任虚寒夹有淤血而致崩漏的证治。下利，又可认为下血。妇人五十岁左右气血已衰，冲任不冲，经水当止，今下血数十日不止，此属崩漏。从唇口干燥判断，为体内有淤血。究其病因，可有冲任虚寒，曾经半产，淤血停留于少腹所致。治疗当养血去淤，扶正祛邪，使得淤血去而新血生，虚热消则诸证除。

【原文】

带下，经水不利，少腹满痛，经一月再见者，土瓜根散主之。

土瓜根散方

土瓜根、芍药、桂枝、䗪虫各三分。

上四味，杵为散，酒服方寸匕，日三服。

【注解】

《金匮要略广注》：带下，少腹满痛，有时经水不利，有时经一月再见，行止迟速不调者，皆瘀血为患也。土瓜根破瘀血，䗪虫下血闭，桂枝导气行阳，芍药泄邪养阴，则瘀血行而经自调矣。阴㿉肿亦属血闭涩，故并治之。

《金匮发微》：带下经水不利，少腹满痛，其为胞中蓄血可知。血瘀则生热，血分有热，故经一月而再见，且行经之期，既已有所阻疑，不得畅遂，余血停顿，遂与后月正期经水，合并充物，不及期而先事排泄，满者必溢，理固然也，土瓜即王瓜，味苦性寒，能驱热行瘀，黄疸变黑，医所不能治，用根捣汁，平旦温服，午刻黄从小便出，即愈，此可证通瘀泄热之作用,芍药能通凝闭之血络,故疡科方书,常用京赤芍。䗪虫即土鳖虫,生灶下乱柴尘土中,善攻积秽,不穴坚土,故大黄䗪虫丸、下瘀血汤用之。伤科亦用之,取其不伤新血也。用桂枝者,所以调达肝脾,变凝结为疏泄也,此土瓜根散之旨也。

《金匮要略心典》:妇人经脉流畅,应期而至,血满则下,血尽复生,如月盈则亏,月晦复朏也。惟其不利,则蓄泄失常,似通非通,欲止不止,经一月而再见矣。少腹满痛,不利之验也。土瓜根主内痹瘀血月闭,䗪虫蠕动逐血,桂枝、芍药,行营气而正经脉也。

《金匮悬解》:妇人带下,经水不利,此以血瘀而不流也。血瘀木陷,不得升达,则少腹满痛。木陷风生,经水疏泄,则一月再见。土瓜根散,桂枝、芍药,达木而清风,土瓜根、䗪虫,破瘀而行血也。

【评析】

本条论述淤血致经水不利的证治。此带下为广义带下病,泛指妇人疾病。由于瘀血内阻,经行不畅而出现上述诸证。治疗以土瓜根散行血祛瘀,以酒冲服,加强活血调经作用。

【原文】

寸口脉弦而大,弦则为减,大则为芤,减则为寒,芤则为虚,寒虚相搏,此名曰革,妇人则半产漏下,旋覆花汤主之。

旋覆花汤方

旋覆花三两,葱十四茎,新绛少许。

上三味,以水三升,煮取一升,顿服之。

【注解】

《金匮要略广注》:血以养胎,而实藉气以生血,所谓阳生则阴长也。若气虚则上逆而不能下济(所谓不能纳气归元是也),血亦虚而下泄,下涌中守,故致半产漏下。盖肺主天气,位高而气下降,旋覆花入肺经而降气,气降则与血交,气血相生,煦濡不绝,胎可保矣;葱入阳明经以安胎,盖阳明即中冲脉,为气血之海,主供应胎孕者也;新绛者,红花染成,用以引经活血,然不竟用红花,而用红花所染之新绛,何也?盖桑乃箕星之精,《神农本经》称桑皮治五劳六极,崩中绝脉,补虚益气,蚕食其叶,吐丝织绢,红花染成绛色,丝有绵绵不绝之形,绛有入心化赤之义。盖医者,意也,以此治半产漏下,欲使胎气继续无穷,源源生血之妙,所谓因其类相感,而以意使之者也。李玮西曰:此节本经凡三见,意各不同,前二篇两引此者,一主虚劳,一主亡血。本篇引此,则专主半产漏下而言也,须有分晓。

《金匮发微》:此节一见于虚劳,一见于吐衄、下血,二篇皆无方治,多"男子则亡血失精"七字。盖节末但有妇人句,语意正未毕也,不知何时浅人将末句删去,又将肝着方治旋覆花汤阑入，药不对病，此又何足致辨，若钱乙所谓"半产漏下，气已下陷"，焉有用旋覆花下气之理，特为中下人说法耳。妊娠篇不云"妇人漏下及半产后下血不绝，胶艾汤主之"乎，然则无干姜者为胶艾汤，加干姜即为胶姜汤，方治即在后一节，本条特为后一节补出脉象，原本固无方治也。

《金匮要略心典》：本文已见《虚劳》篇中，此去男子亡血失精句，而益之曰旋覆花汤主之，盖专为妇人立法也。详《本草》旋覆花治结气，去五脏间寒热，通血脉。葱主寒热，除肝邪。绛帛入肝理血，殊与虚寒之旨不合。然而肝以阴脏而舍少阳之气，以生化为事，以流行为用，是以虚不可补，解其郁聚，即所以补。寒不可温，行其血气，即所以温。固不可专补其血，以伤其气。亦非必先散结聚，而后温补，如赵氏、魏氏之说也。

《金匮悬解》：此段见《伤寒·脉法》，及虚劳、吐衄二篇。水寒木枯则脉弦，营虚卫浮则脉大，弦则阳衰而外减，大则阴衰而内芤，减则阳气不足而为寒，芤则阴血不充而为虚，寒虚相合，此名曰革，如鼓之外硬而中空也。气血虚寒，脉如皮革，妇人见此，则胎孕殒落而半产，经脉沉陷而漏下。旋覆花汤，旋覆花行经脉之瘀，葱白通经气之滞，新绛止崩而除漏也。

【评析】

从经脉的角度来说，肝经最后上注于肺，这是他们之间非常重要的一个联系。肝气主升主动，升而太过，动而太极，影响上焦胸肺。我们用旋覆花佐金平木，相当于助肺气降肝气。

特别是《金匮要略广注》有关新绛之释，颇有新意，丝有绵绵不绝之形，绛有入心化赤之义，既有中医取类比像之意，又符合中医基础理论，值得深入探讨。

【原文】

妇人经水闭不利，脏坚癖不止，中有干血，下白物，矾石丸主之。

矾石丸方

矾石三分（烧），杏仁一分。

上二味，末之，炼蜜和丸，枣核大，内脏中。剧者再内之。

【注解】

《金匮要略广注》：白物，即白带、白淫、白沃之类。经闭、脏坚，湿热下流，津液渐脱，故下白物。矾石味酸涩，烧之则性枯燥，有涩以固脱，燥可去湿之功，所以止白物也。然气行则血行，杏仁利气以通干血。炼蜜为丸者，和血润燥，便于纳脏中也。（脏坚癖，此脏指子宫言。纳脏中，此脏指阴户言。）

《金匮发微》:妇人经闭,累月不至,犹未知其何证也,若子藏坚癖,少腹硬满不消,干血久停,因湿热而腐烂,时下白物(俗名白带),其病固显然矣。盖始则因热结而成干血,其继因浊痰下注而留湿,湿热蒸化,干血乃成白带,尝见妇人有痰病者,痰多则无淋,淋多即无痰,可为明证,故外治之法,要以去湿为主,而三倍矾石,佐杏仁以破下陷之湿痰,而湿浊可去矣。

《金匮要略心典》:脏坚癖不止者,子藏干血,坚凝成癖而不去也。干血不去,则新血不荣,而经闭不利矣。由是蓄泄不时,胞宫生湿,湿复生热。所积之血,转为湿热所腐,而成白物,时时自下,是宜先去其脏之湿热。矾石却水除热,合杏仁破结润干血也。

《金匮悬解》:妇人经水闭涩不利,脏中坚癖不止,中有干血,阻阴精之上济,而下白物。血瘀因于木陷,木陷因于土湿,土湿过抑,木气不达,故经水不利。木陷而风生,疏泄失藏,精液流溢,故下白物。矾石丸,矾石收湿淫而敛精液,杏仁破滞气而消痞硬也。

【评析】

本条论述湿热带下的外治疗法。引起妇人带下的原因很多,如湿热,寒湿,肾虚,脾虚等。本条是淤血内阻,久积而化湿热,进而腐化为白带。用矾石丸为坐药,纳入阴中,去除湿热以止白带。

本方证给药方式类似于现代的栓剂,表明仲景在妇科病症治疗上用药的灵活性,值得今天医者在中医药给药方面好好学习,提升临床妇科病症治疗效果。

【原文】

妇人陷经,漏下,黑不解,胶姜汤主之。

【注解】

《金匮要略广注》:陷经漏下,谓经脉下陷,而血漏下不止,乃气不摄血也。黑不解者,瘀血不去,则新血不生,荣气腐败也。然气血喜温恶寒,用胶姜汤温养气血,则气盛血充,推陈致新,而经自调矣。阿井通济水,用阿井水煮胶,《内经》以济水为天地之肝,肝藏血,属风木,故入肝治血证、风证如神。又按:干姜本辛,炮之则苦,守而不移,功能止血,盖血虚则热,热则妄行,姜炒黑,则能引补血药入阴分,血得补则阴生热退,且黑为水色,故血不妄行也(此姜是炮姜)。

《金匮发微》:此承上节虚寒相挟言之,以虚寒之故,因病漏下,病由出于寒湿下陷,故名陷经,因寒湿下陷而瘀血色黑者,日出不已,则法当温化,吾友丁甘仁云:"凡吐血下血见黑色者,皆当用附子理中汤以温运脾阳,服凉药者多死,数十年来不爽。"则陷经黑不解之当用温药,要可类推,胶姜汤方治,虽阙,其必为胶艾汤加干姜无疑也。

《金匮要略心典》:陷经,下而不止之谓。黑则因寒而色瘀也。胶姜汤方未见,然补虚温里止漏,阿胶、干姜二物已足。林亿云,恐是胶艾汤。按:千金胶艾汤有干姜,似可取用。

《金匮悬解》:妇人经水,温则升而赤,寒则陷而黑。血藏于肝而肝生于肾,肾寒不能生木,木郁血陷,则漏下黑色。久而不解,此以寒水之失藏,风木之善泄也。胶姜汤,阿胶滋木而息风,干姜温肝而暖血也。

【评析】

本条指出妇人陷经的证治。妇人漏下,血色紫黑,有属于冲任虚寒,不能摄血,亦有属于淤血郁热。本条用胶姜汤治疗,应属于冲任虚寒。

【原文】

妇人少腹满如敦状,小便微难而不渴,生后者,此为水与并俱结在血室也,大黄甘遂汤主之。

大黄甘遂汤方

大黄四两,甘遂、阿胶各二两。

上三味,以水三升,煮取一升,顿服,其血当下。

【注解】

《金匮要略广注》:敦,大貌。少腹属肝经,肝藏血,满如敦状,水血俱结在此,正当血室所在也,小便微难者,水与血阻之也,不渴者,非内热也。在生后见此证,自水血并下,以祛邪养正也。

《金匮发微》:少腹满如敦状,谓如敦之膨其外也,少腹为血室所寄,膨在少腹,则胞中有蓄血可知,设令小便自利,直抵当汤证耳,乃小便微难而不渴,水液略无亏损,此即为产后水与血俱结胞门之确证(未产时水与血俱供养胎,产后排泄未尽,乃见此证),而为平人之所无,盖养胎之血及水,混合不别,临产则送小儿及胞衣出产门,一时不能畅泄,余者遂积胞中,治此者便当水血同治,大黄甘遂汤,甘遂以泄水,阿胶入血分,以生新血而去瘀,大黄入大肠,令水与血俱从大便出,少腹之满,可以立除,此与桃核承气汤、抵当汤、下瘀血汤之用大黄同意,盖取后阴容积较宽瘀血之排泄易尽也。

《金匮要略心典》:敦、音对。按:《周礼》注:盘以盛血,敦以盛食,盖古器也。少腹满如敦状者,言少腹有形高起,如敦之状。与《内经》胁下大如覆杯之文略同。小便难,病不独在血矣。不渴,知非上焦气热不化。生后即产后,产后得此,乃是水血并结,而病属下焦也。故以大黄下血,甘遂逐水,加阿胶者,所以去瘀浊而兼安养也。

《金匮悬解》:妇人少腹胀满,其状如敦,小便微难而不渴,病在生产之后者,以水寒土湿,乙木抑遏,积水与瘀血俱结于血室,故腹满而便难也。大黄甘遂汤,阿胶清风而润木,大黄、甘遂,下瘀血而行积水也。

【评析】

本条论述妇人水血俱结血室的证治。妇人少腹满,有蓄水,蓄血及水与血俱结于血室的不同。一般来说,蓄水应口渴而小便不利,蓄血则小便自利。本条出现小便微难而口不渴的症状,病又出现于产后,故诊断为水与血俱结于血室。治疗以大黄甘遂汤破血逐水。

【原文】

妇人经水不利下,抵当汤主之。

抵当汤方

水蛭,虻虫各三十个(熬),桃仁二十枚(去皮尖),大黄三两(酒浸)。

上四味为末,水五升,煮取三升,去滓,温服一升。

【注解】

《金匮要略广注》:经水不利下,有瘀血也。血坚干者,虻虫、水蛭咸以软之;血闭涩者,桃仁、大黄苦以泄之。

《金匮发微》:妇人经水不利,有虚实寒热之分,虚者宜温经汤,兼有湿热则宜土瓜根散,产后水与血俱结胞中,则宜大黄甘遂汤,前数条已详言之矣,然则此条何以但言不利下,而主治乃为抵当汤,盖此条不举病状者,为其于《伤寒·太阳篇》已备言之也。太阳篇云:热在下焦,下腹当硬满,小便利者,下血乃愈,抵当汤主之。又云:脉沉结,少腹硬,小便自利,其人如狂者,血证谛也,抵当汤主之,其明证也。按此证少腹必结痛,大便必黑,要以小便利为不易之标准,使但用寻常通经之药,岂有济乎?

《金匮要略心典》:经水不利下者,经脉闭塞而不下,比前条下而不利者有别矣。故彼兼和利,而此专攻逐也。然必审其脉证并实而后用之。不然,妇人经闭,多有血枯脉绝者矣,虽养冲任,犹恐不至,而可强责之哉。

《金匮悬解》:经水不利,必有瘀血壅阻,宜抵当汤下其瘀血也。

【评析】

本条论述经水不利属于瘀结成实的治法。以方测证,经水不利是由于瘀血阻滞而致,属于瘀血重症。用抵挡汤破血逐瘀,另瘀血去新血生,则其经自行。

【原文】

妇人六十二种风,及腹中血气刺痛,红蓝花酒主之。

红蓝花酒方

红蓝花一两。

上一味,以酒一大升,煎减半,顿服一半,未止再服。

【注解】

《金匮要略广注》:《内经》云:风者,百病之长也。又云:风者,善行而数变。故妇人有六十二种风证。盖风有因外感者,亦有从内生者,如肝藏血,肝虚则血燥,内自生风,所谓风气通于肝也。红蓝花色红,通行血脉,又味辛以润之,能活血润燥,乃"治风先养血,血生风自灭"之义。酒煎,以行血也。又脾裹血,其经入腹,腹中刺痛,乃血气不利使然,所谓通则不痛,痛则不通也。此酒顺气行血,刺痛止矣。

《金匮发微》:此节张隐庵注甚有意味,兹特引申之以博其趣,张云:红花色赤多汁,生血、行血之品也,陶隐居主治胎产血晕,恶血不尽,绞痛(绞作疠),胎死腹中,此可知红花作用,专主调适血分矣,又云:治风先治血,血行风自灭,此又可知红花虽行血之品,其作用实能治风矣,但血虚生风,有从内发者,有从外受者,从内发者,忽然头目眩转,令人倾仆,此宜气血两补,重用参、术、归、芍、地黄者也,从外受者,皮毛开泄,感受阳邪,此宜桂枝汤者也,红蓝花酒,究治何风?然观于方治用酒,可知其专主外风矣,《灵枢》云:饮酒者,卫气先行于皮肤,冲任之络,散于皮肤肌腠间,肌表血虚,易受外风,故以生血、行血之红花主治,而以酒助其药力,使得行于肌表,以拒外风之侵入,妇人月事时下,冲任之血不足,故治风以此方为宜,要之为外皮肤及筋骨酸疼之病,与中风正自不同,近世验方有用延胡索、当归、牡桂等分研末,以酒调服,治周身痛不可忍者,意与此同,曰六十二种风,不过言通治之总方,举多数也,血行则腹中刺痛止,故亦兼治之,固不在六十二种之内也。

《金匮要略心典》:妇人经尽、产后,风邪最易袭入腹中,与血气相搏而作刺痛。刺痛,痛如刺也。六十二种未详。红蓝花苦辛温,活血止痛,得酒尤良。不更用风药者,血行而风自去耳。

《金匮悬解》:妇人六十二种风,总因营血之瘀燥,风木之失养也。红蓝花酒,养血行瘀,以达风木也。

【评析】

本条论述风血相搏血凝气滞的腹痛治法。妇人六十二中风,泛指风寒等一切致病因素外邪。妇人经期或产后,风邪最容易侵入,与腹中血气相搏,气滞血凝,故腹中刺痛。红蓝酒方,可温通气血,令气行血开,则风自散,而刺痛自止,其中并没有治风之药,乃根据"治风先治血,血行风自灭"。

【原文】

妇人腹中诸疾痛,当归芍药散主之。

【注解】

《金匮要略广注》:腹中诸疾痛,此血虚腹痛也。白术固中气,利腰脐间血,然心生血,脾裹血,肝藏血,故用白芍入脾,芎藭入肝,当归兼入心、肝、脾三经,皆以养脏阴而益荣血,茯苓、泽泻,利腹中宿垢癥水,以去旧生新也。

《金匮发微》:妇人腹中疾痛,大要由于水湿太甚,血菀不通,前于妊娠篇妇人怀孕节言之已详,但怀孕之人,水血俱停,人尽知之,不知杂病亦有相类者,盖妇人经水,按月而行,故血常不足,血不足而水湿有余,乃郁结于太阴部而为痛,此方泄湿行血,故可通治,要不惟为妊娠设也。

《金匮要略心典》:妇人以血为主,而血以中气为主。中气者,土气也。土燥不生物,土湿亦不生物。芎、归、芍药滋其血,苓、术、泽泻治其湿,燥湿得宜,而土能生物,疾痛并蠲矣。

《金匮悬解》:妇人腹中诸疾痛,无非风木之克湿土,气滞血凝之病也。当归芍药散,芎、归、芍药,养肝血而行瘀,苓、泽、白术,燥土气而泻满。与妊娠之腹满,无二法也。

【评析】

本条论述妇人因肝脾不调腹中诸痛的治法,其病机与妊娠当归芍药散证相同。用当归芍药散调肝养血,健脾利湿。

【原文】

妇人腹中痛,小建中汤主之。

【注解】

《金匮要略广注》:此中气不足而致腹痛也。《经》云:脾主中州,灌溉四旁。建者,立也。建中者,建立脾气也。甘草、胶饴、大枣,俱味甘入脾,归其所喜,所谓脾欲缓,急食甘以缓之是也;芍药入脾养阴,配以甘草,能安脾经,而止腹痛;桂枝、生姜行阳散寒。由是中州建立,气血通行,而腹痛止矣。

《金匮发微》:此证俗名下肝气,妇人胸襟为处境所限,因而狭小,稍有怫逆,则气不沉而入腹,立见胀痛,所谓肝乘脾也,《伤寒·太阳篇》云,阳脉急,阴脉弦,法当腹中急痛,宜小建中汤主之,重用甘味之药者,《内经》所谓肝苦急,食甘以缓之也。

《金匮要略心典》:营不足则脉急,卫不足则里寒。虚寒里急,腹中则痛。是必以甘药补中缓急为主,而合辛以生阳,合酸以生阴,阴阳和而营卫行。何腹痛之有哉?

《金匮悬解》:妇人腹中痛,风木之克土也。小建中汤,桂枝倍芍药而加胶饴,泻风木而滋脾精也。

【评析】

本条论述妇人虚寒腹痛的治法。本条由于中焦虚寒,气血来源不足,不能温煦经脉,所以腹中绵绵做痛。用小建中汤温补脾胃,益气血生化之源。

【原文】

问曰,妇人病,饮食如故,烦热不得卧而反倚息者,何也? 师曰:此名转胞,不得溺也,以胞系了戾,故致此病,但利小便则愈,宜肾气丸主之。

肾气丸方

干地黄八两,薯蓣、山茱萸各四两,泽泻、牡丹皮、茯苓各三两,桂枝一两,附子一枚炮。

上八味末之,炼蜜和丸,梧子大,酒下十五丸,加至二十丸日再服。

【注解】

《金匮要略广注》:两肾中间,真火所聚,名命门,为女子系胞之处,胞系了戾,非真有纠缠疙瘩之象,此坎水不温,不能熏蒸膀胱,故不得气化而出溺也(肾与膀胱为表里,《经》云:膀胱者,津液藏焉,气化则能出矣)。饮食如故,病不在胃也。烦热者,不得溺,而热蓄于内也。不得卧而倚息者(一呼一吸为息,倚息者,呼吸短促,气不接续也),《内经》云:肾者,水脏,主卧与喘也。盖肺主气,通调水道,为肾之上源,今不得溺,则下流壅塞,肺气不得下降,故不得卧而倚息,是宜利小便也。

方名肾气丸者,气属阳,补肾中真阳之气也。内具六味丸,壮肾水以资小便之源(茯苓、泽泻,俱利小便药),桂附益命门火,以化膀胱之气,则熏蒸津液,水道以通,而小便自利,此所以不用五苓散,而用肾气丸也。或云:此主孕妇而言,盖子宫即血室也,一系在下,上有两歧,一达于左,一达于右,又胞名紫河车,其带起于两肾中间,着脊而生,有一系于儿脐,悬儿于胞中,此通母之气血,遗荫之道路也,外是河车包裹,内含浆水以养儿身。今胞系了戾,则胎气逼近,下压膀胱,小便自不得出,常见数孕妇,胎至七八个月,窘迫不得溺,令收生婆以手探之,略将胞胎拾起,其溺冲手而下,此其验也。果如此说,则方内丹皮、附子,不惧伤胎气者,即《内经》妊娠用毒药,为有故无陨之义欤?

《金匮发微》:饮食如故,则脾胃无热病可知,烦热不得卧,又似阳明热证,若果阳明生燥,上膈决无水气湿痰,岂有反倚息如病痰,饮咳逆之理,此甚可疑也,然究其所以倚息之故,则以小便不通之故,盖下流不通,则上源壅塞,其所以不通者,则以转胞了戾之故,通其小便,则上膈水气下行而倚息自平,所以烦热不得卧者,则以下焦闭结,而少阳之热上薰也。泄其水则邪热之上薰者,息矣,然则何以不用泄水之五苓散?曰,此阴阳两虚之证,恐其愈泄而愈不通也,尝见有气闭而小便不通者,以木通、车前、猪苓等药治之,百无一效,或用白归身一两,川芎五钱,佐以柴胡、升麻,一服即通,可见地黄,山萸,山药之补阴,桂、附之扶阳,为至不可少,必非专用茯苓、泽泻同等之药所能奏功也。用丹皮者,所以通壅塞也(肠痈篇有大黄牡丹汤,可为明证)。

《金匮要略心典》:饮食如故,病不由中焦也。了戾与缭戾同,胞系缭戾而不顺,则胞为之转,胞转则不得溺也。由是下气上逆而倚息,上气不能下通而烦热不得卧。治以肾气者,下焦之气肾主之。肾气得理,庶缭者顺,戾者平,而闭乃通耳。

《金匮悬解》:妇人病,饮食如故,烦热不得卧寐,而反倚物而布息者,此名转胞,不得溺也。以胞系了戾回转,故致此病。此缘土湿水寒,而木气郁燥,不能疏泄也。湿寒结滞,溺孔凝涩不开,胞满而不出,则气鼓而系转。水溺不行,浊气莫泄,肺气逆升,郁而生热,故烦热倚息,不得眠卧。病不在胃,是以饮食如故。肾气丸,苓、泽,泻水而燥湿,丹、桂,疏木而达郁,地黄清风而润燥,附子暖肾而消瘀,山萸、薯蓣,敛肝气而摄水也。

【评析】

本条论述妇人转胞的证治。妇人转胞的主症是小便不通,脐下急迫。本条为肾气不举,膀胱气化不行所致。用肾气丸振奋阳气,蒸化水气。小便通利,则其病自愈。

【原文】

少阴脉滑而数者,阴中即生疮,阴中蚀疮烂者,狼牙汤洗之。

狼牙汤方

狼牙三两。

上一味,以水四升,煮取半升,以绵缠箸如茧,浸汤沥阴中,日四遍。

【注解】

《金匮要略广注》:少阴属肾,阴中,肾之窍也。《内经》云:滑者,阴气有余。又云:数则为热。故阴中生疮蚀烂,皆湿热所致。狼牙味苦性寒,寒能胜热,苦能杀虫,故主洗之。

《金匮发微》:少阴脉,手太阴动脉之尺部也,属下焦,脉滑而数,属下焦湿热,湿热注于焦,或为淋带,或为太阳蓄血,犹未可定为阴蚀也,惟阴中痒痛腐烂,乃可决为阴中生疮,狼牙草近今所无,陈修园以为可用狼毒代之,未知验否,但此证有虫与毒,即世俗所谓杨梅疮,似不知虾蟆散为宜,方用硫磺三钱,胡椒二钱,研末,纳虾蟆口中,用线扎住,外用黄泥和水厚涂,入炭火烧之,俟泥团红透取出,候冷去泥细研,忌用铁器。用时以小磨麻油调,以鸡毛蘸涂患处,去其毒水,数日毒尽,虽肉烂尽亦愈,此葛仙肘后方也,自来注释家徒事说理,不求实用,岂仲师著书之旨欤!

《金匮要略心典》:脉滑者,湿也。脉数者,热也。湿热相合,而系在少阴,故阴中即生疮,甚则蚀烂不已。狼牙味酸苦,除邪热气,疗痒恶疮,去白虫,故取治是病。

《金匮悬解》:手少阴脉动神门,在小指后,掌下高骨间,足少阴脉动太溪,在足内踝后。此少阴脉,即尺中也。尺脉滑而数者,水寒土湿,生气不遂,木郁于水而生下热也。前阴者,肾肝之所司,木郁下热,阴中即生疮。阴中疮蚀肌肉而溃烂者,狼牙汤洗之,泻其湿热也。

【评析】

本条论述妇人前阴蚀疮的外治法。少阴属肾,主下焦。前阴为肾之外窍。少阴脉滑数主下焦湿热。湿热下注,则前阴发生疮疡,糜烂痒痛,并有带浊淋沥,用狼牙汤外洗,有除湿杀虫,止痒痛的作用。

此处中医药采用煎汤后以棉蘸之,塞于阴道,可以根据患者病症随证处方用药,更符合患者病情,临床中亦有以棉蘸中药粉末纳于阴道治疗者,其效均较佳。所以,中医药传统给药方式在今天临床中仍可以较好的借鉴并发挥作用。

【原文】

胃气下泄,阴吹而正喧,此谷气之实也,膏发煎导之。

【注解】

《金匮要略广注》:阴吹者,胃气自阴中吹出也,正喧者,阴吹之声,喧响不已也。盖胃以纳谷,谷气太实,急切不得从大便转出,反从前阴窍中下泄,此倒行逆施之病也。猪膏滑润肠胃,乱发通瘀行滞,且肺合皮毛,与大肠为表里,则毛发属肺所主,其气直走大肠,"导"字妙,谓引导谷气,反其故道,仍从大便中转出,则胃气自不从前阴吹喧矣。

《金匮发微》:凡大便燥实之证,由回肠灼烂前阴者,则小便已而阴中疼热,其有不兼阳明实热而燥实者,在妇人则有阴吹,此非可以大承气汤治之也,阴吹如转矢气声,实由大便不通,矢气无从下泄,转从间道出,此证但苦肠中燥矢与阴络固结,故但用膏发煎以和血滑肠,则大便通而阴吹止矣,《校千金》云,太医史脱家婢黄病,服此,燥粪下便差,神验。乃知方后从小便出为传写之误,黄坤载泄湿通膀胱之解,为大不通也。又按门人吴炳南之妻每患肠燥,纳谷不多,予授以大半夏汤,服之甚效,间一二日不服,燥结如故,吴私念此胃实肠燥之证,乃自制猪膏发煎服之,一剂而瘥,乃知仲师"谷气之实"四字,早有明示人以通治他证之路,不专为阴吹设也。

《金匮要略心典》:阴吹,阴中出声,如大便失气之状,连续不绝,故曰正喧。谷气实者,大便结而不通,是以阳明下行之气,不得从其故道,而乃别走旁窍也。猪膏发煎润导大便,便通,气自归矣。

《金匮悬解》:胃中浊气下泄,前阴气吹而喧鸣,此谷气之实,后窍结塞而不通也。猪膏髮煎,猪膏、乱髮,利水而滑大肠,泻湿而通膀胱也。

【评析】

本条论述阴吹。阴吹乃谷气实,胃肠燥结,脏腑之气不畅,浊气不能从肠道下行,遂从前阴外泄所致。以方测针证,本证除了阴吹而正喧外,大便干结,小便不利等,其病机除胃肠燥热,还兼有淤血,故治疗用猪膏发煎润肠化瘀通便,使得浊气下泄,归于肠道,其病自愈。

【原文】

妇人阴寒,温阴中坐药,蛇床子散主之。

蛇床子散方,温阴中坐药。

蛇床子仁。

上一味,末之,以白粉少许,和令相得,如枣大,绵裹内之,自然温。

【注解】

《金匮要略广注》:阴寒,子宫不温也,必有血虚腹痛,经行不利,不成生育之患。蛇床子味辛甘,温肾助阳,起男子阴痿,暖妇人子宫,故可以温中而为坐药。

《金匮发微》:妇人寒湿下注阴中,或为白带,或为败血,久久化热,皆足生虫,虫多而窜动,则痒不可忍,以川椒、百部洗之,往往不效,惟蛇床子散足治之,昔年予治一妇人历节风,愈后自言阴痒不可忍,自用明矾泡水洗之,洗时稍定,少顷痒如故,予以此方授之,二日而瘥(详历节篇)。盖以蛇床子之燥烈,合铅粉之杀虫,湿去虫死,其痒乃止,但予实变法用之,使之煎汤坐盆中洗之,然后扑以铅粉,此可知仲师立方之旨,在燥湿杀虫而不在祛寒矣。陈修园乃谓遥承上节令阴掣痛,少腹恶寒证,出其方治,岂其然乎?又按阴寒不孕,另是一证,仲师当别有方治,近世所传吴茱萸、蜀椒各八两为末,炼蜜为丸,弹丸大,绵裹内阴中,日夜一换,一月后,子宫温和即孕,用法与此方相似,或即仲师之遗方欤!否则本条所列病证与方治固了了不合也。

《金匮要略心典》:阴寒,阴中寒也。寒则生湿,蛇床子温以去寒,合白粉燥以除湿也。此病在阴中而不关脏腑,故但内药阴中自愈。

《金匮悬解》:妇人阴中寒冷,肾肝之阳虚也。宜以坐药,温其阴中。蛇床子散,去寒湿而暖水木也。

【评析】

本条论述寒湿带下的外治法。以方测证,此由阴寒湿浊之邪凝结下焦所致。因蛇床子性温味苦,有暖宫除湿,止痒杀虫的作用。故用蛇床子散为坐药,直接温其受邪之处,以助阳暖宫,逐阴中寒湿,杀虫止痒。

药物外洗是目前妇科病较常用的给药方式,临床中若能根据患者病情辨证处方,疗效颇佳。